国家卫生健康委员会"十四五"规划教材

全 国 高 等 学 校 教 材

供基础、临床、预防、口腔医学类专业用

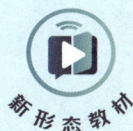

新形态教材

U0658775

麻醉学

Anesthesiology

第 5 版

主　　审 | 曾因明

主　　编 | 李文志　邓小明

副 主 编 | 郭曲练　赵国庆　严　敏

数 字 主 编 | 李文志

数字副主编 | 邓小明　冯　霞

人民卫生出版社

·北 京·

图书在版编目（CIP）数据

麻醉学 / 李文志，邓小明主编. -- 5 版. -- 北京：
人民卫生出版社，2024.7（2024.10重印）.--（全国高
等学校五年制本科临床医学专业第十轮规划教材）.
ISBN 978-7-117-36373-0

Ⅰ. R614

中国国家版本馆 CIP 数据核字第 2024Q5Q163 号

人卫智网	www.ipmph.com	医学教育、学术、考试、健康， 购书智慧智能综合服务平台
人卫官网	www.pmph.com	人卫官方资讯发布平台

麻　醉　学
Mazuixue
第 5 版

主　　编：李文志　邓小明
出版发行：人民卫生出版社（中继线 010-59780011）
地　　址：北京市朝阳区潘家园南里 19 号
邮　　编：100021
E - mail：pmph @ pmph.com
购书热线：010-59787592　010-59787584　010-65264830
印　　刷：鸿博睿特（天津）印刷科技有限公司
经　　销：新华书店
开　　本：850×1168　1/16　印张：20
字　　数：592 千字
版　　次：2004 年 7 月第 1 版　　2024 年 7 月第 5 版
印　　次：2024 年 10 月第 3 次印刷
标准书号：ISBN 978-7-117-36373-0
定　　价：56.00 元
打击盗版举报电话：010-59787491　E-mail：WQ @ pmph.com
质量问题联系电话：010-59787234　E-mail：zhiliang @ pmph.com
数字融合服务电话：4001118166　E-mail：zengzhi @ pmph.com

编委名单

新形态教材使用说明

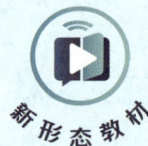

新形态教材是充分利用多种形式的数字资源及现代信息技术,通过二维码将纸书内容与数字资源进行深度融合的教材。本套教材全部以新形态教材形式出版,每本教材均配有特色的数字资源和电子教材,读者阅读纸书时可以扫描二维码,获取数字资源、电子教材。

电子教材是纸质教材的电子阅读版本,其内容及排版与纸质教材保持一致,支持手机、平板及电脑等多终端浏览,具有目录导航、全义检索功能,方便与纸质教材配合使用,进行随时随地阅读。

获取数字资源与电子教材的步骤

1 扫描封底红标二维码,获取图书"使用说明"。

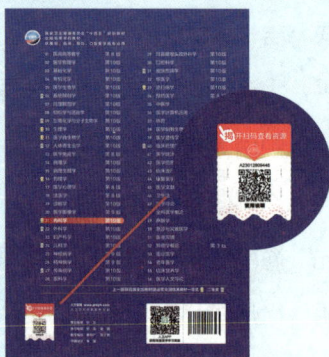

2 揭开红标,扫描绿标激活码,注册/登录人卫账号获取数字资源与电子教材。

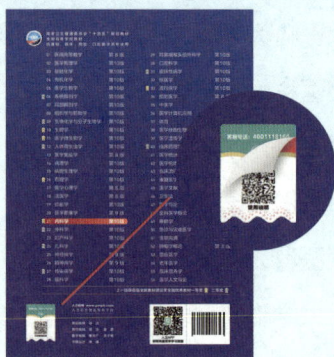

3 扫描书内二维码或封底绿标激活码,随时查看数字资源和电子教材。

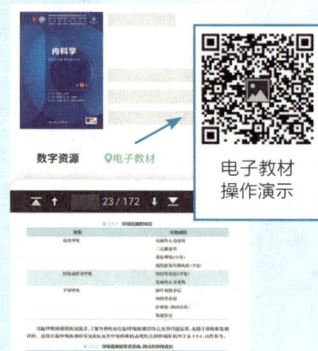

数字资源　电子教材

电子教材操作演示

4 登录 zengzhi.ipmph.com 或下载应用体验更多功能和服务。

扫描下载应用

客户服务热线 400-111-8166

读者信息反馈方式

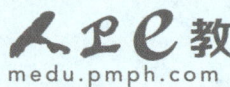

欢迎登录"人卫 e 教"平台官网"medu.pmph.com",在首页注册登录后,即可通过输入书名、书号或主编姓名等关键字,查询我社已出版教材,并可对该教材进行读者反馈、图书纠错、撰写书评以及分享资源等。

序言

百年大计,教育为本。教育立德树人,教材培根铸魂。

过去几年,面对突如其来的新冠疫情,以习近平同志为核心的党中央坚持人民至上、生命至上,团结带领全党全国各族人民同心抗疫,取得疫情防控重大决定性胜利。在这场抗疫战中,我国广大医务工作者为最大限度保护人民生命安全和身体健康发挥了至关重要的作用。事实证明,我国的医学教育培养出了一代代优秀的医务工作者,我国的医学教材体系发挥了重要的支撑作用。

党的二十大报告提出到 2035 年建成教育强国、健康中国的奋斗目标。我们必须深刻领会党的二十大精神,深刻理解新时代、新征程赋予医学教育的重大使命,立足基本国情,尊重医学教育规律,不断改革创新,加快建设更高质量的医学教育体系,全面提高医学人才培养质量。

尺寸教材,国家事权,国之大者。面对新时代对医学教育改革和医学人才培养的新要求,第十轮教材的修订工作落实习近平总书记的重要指示精神,用心打造培根铸魂、启智增慧、适应时代需求的精品教材,主要体现了以下特点。

1. 进一步落实立德树人根本任务。遵循《习近平新时代中国特色社会主义思想进课程教材指南》要求,努力发掘专业课程蕴含的思想政治教育资源,将课程思政贯穿于医学人才培养过程之中。注重加强医学人文精神培养,在医学院校普遍开设医学伦理学、卫生法以及医患沟通课程基础上,新增蕴含医学温度的《医学人文导论》,培养情系人民、服务人民、医德高尚、医术精湛的仁心医者。

2. 落实"大健康"理念。将保障人民全生命周期健康体现在医学教材中,聚焦人民健康服务需求,努力实现"以治病为中心"转向"以健康为中心",推动医学教育创新发展。为弥合临床与预防的裂痕作出积极探索,梳理临床医学教材体系中公共卫生与预防医学相关课程,建立更为系统的预防医学知识结构。进一步优化重组《流行病学》《预防医学》等教材内容,撤销内容重复的《卫生学》,推进医防协同、医防融合。

3. 守正创新。传承我国几代医学教育家探索形成的具有中国特色的高等医学教育教材体系和人才培养模式,准确反映学科新进展,把握跟进医学教育改革新趋势新要求,推进医科与理科、工科、文科等学科交叉融合,有机衔接毕业后教育和继续教育,着力提升医学生实践能力和创新能力。

4. 坚持新形态教材的纸数一体化设计。数字内容建设与教材知识内容契合,有效服务于教学应用,拓展教学内容和学习过程;充分体现"人工智能+"在我国医学教育数字化转型升级、融合发展中的促进和引领作用。打造融合新技术、新形式和优质资源的新形态教材,推动重塑医学教育教学新生态。

5. 积极适应社会发展,增设一批新教材。包括:聚焦老年医疗、健康服务需求,新增《老年医学》,维护老年健康和生命尊严,与原有的《妇产科学》《儿科学》等形成较为完整的重点人群医学教材体系;重视营养的基础与一线治疗作用,新增《临床营养学》,更新营养治疗理念,规范营养治疗路径,提升营养治疗技能和全民营养素养;以满足重大疾病临床需求为导向,新增《重症医学》,强化重症医学人才的规范化培养,推进实现重症管理关口前移,提升应对突发重大公共卫生事件的能力。

我相信,第十轮教材的修订,能够传承老一辈医学教育家、医学科学家胸怀祖国、服务人民的爱国精神,勇攀高峰、敢为人先的创新精神,追求真理、严谨治学的求实精神,淡泊名利、潜心研究的奉献精神,集智攻关、团结协作的协同精神。在人民卫生出版社与全体编者的共同努力下,新修订教材将全面体现教材的思想性、科学性、先进性、启发性和适用性,以全套新形态教材的崭新面貌,以数字赋能医学教育现代化、培养医学领域时代新人的强劲动力,为推动健康中国建设作出积极贡献。

教育部医学教育专家委员会主任委员
教育部原副部长

林蕙青

2024 年 5 月

全国高等学校五年制本科临床医学专业
第十轮 规划教材修订说明

全国高等学校五年制本科临床医学专业国家卫生健康委员会规划教材自1978年第一轮出版至今已有46年的历史。近半个世纪以来,在教育部、国家卫生健康委员会的领导和支持下,以吴阶平、裘法祖、吴孟超、陈灏珠等院士为代表的几代德高望重、有丰富的临床和教学经验、有高度责任感和敬业精神的国内外著名院士、专家、医学家、教育家参与了本套教材的创建和每一轮教材的修订工作,使我国的五年制本科临床医学教材从无到有、从少到多、从多到精,不断丰富、完善与创新,形成了课程门类齐全、学科系统优化、内容衔接合理、结构体系科学的由纸质教材与数字教材、在线课程、专业题库、虚拟仿真和人工智能等深度融合的立体化教材格局。这套教材为我国千百万医学生的培养和成才提供了根本保障,为我国培养了一代又一代高水平、高素质的合格医学人才,为推动我国医疗卫生事业的改革和发展作出了历史性巨大贡献,并通过教材的创新建设和高质量发展,推动了我国高等医学本科教育的改革和发展,促进了我国医药学相关学科或领域的教材建设和教育发展,走出了一条适合中国医药学教育和卫生事业发展实际的具有中国特色医药学教材建设和发展的道路,创建了中国特色医药学教育教材建设模式。老一辈医学教育家和科学家们亲切地称这套教材是中国医学教育的"干细胞"教材。

本套第十轮教材修订启动之时,正是全党上下深入学习贯彻党的二十大精神之际。党的二十大报告首次提出要"加强教材建设和管理",表明了教材建设是国家事权的重要属性,体现了以习近平同志为核心的党中央对教材工作的高度重视和对"尺寸课本、国之大者"的殷切期望。第十轮教材的修订始终坚持将贯彻落实习近平新时代中国特色社会主义思想和党的二十大精神进教材作为首要任务。同时以高度的政治责任感、使命感和紧迫感,与全体教材编者共同把打造精品落实到每一本教材、每一幅插图、每一个知识点,与全国院校共同将教材审核把关贯穿到编、审、出、修、选、用的每一个环节。

本轮教材修订全面贯彻党的教育方针,全面贯彻落实全国高校思想政治工作会议精神、全国医学教育改革发展工作会议精神、首届全国教材工作会议精神,以及《国务院办公厅关于深化医教协同进一步推进医学教育改革与发展的意见》(国办发〔2017〕63号)与《国务院办公厅关于加快医学教育创新发展的指导意见》(国办发〔2020〕34号)对深化医学教育机制体制改革的要求。认真贯彻执行《普通高等学校教材管理办法》,加强教材建设和管理,推进教育数字化,通过第十轮规划教材的全面修订,打造新一轮高质量新形态教材,不断拓展新领域、建设新赛道、激发新动能、形成新优势。

其修订和编写特点如下：

1. **坚持教材立德树人课程思政**　认真贯彻落实教育部《高等学校课程思政建设指导纲要》，以教材思政明确培养什么人、怎样培养人、为谁培养人的根本问题，落实立德树人的根本任务，积极推进习近平新时代中国特色社会主义思想进教材进课堂进头脑，坚持不懈用习近平新时代中国特色社会主义思想铸魂育人。在医学教材中注重加强医德医风教育，着力培养学生"敬佑生命、救死扶伤、甘于奉献、大爱无疆"的医者精神，注重加强医者仁心教育，在培养精湛医术的同时，教育引导学生始终把人民群众生命安全和身体健康放在首位，提升综合素养和人文修养，做党和人民信赖的好医生。

2. **坚持教材守正创新提质增效**　为了更好地适应新时代卫生健康改革及人才培养需求，进一步优化、完善教材品种。新增《重症医学》《老年医学》《临床营养学》《医学人文导论》，以顺应人民健康迫切需求，提高医学生积极应对突发重大公共卫生事件及人口老龄化的能力，提升医学生营养治疗技能，培养医学生传承中华优秀传统文化、厚植大医精诚医者仁心的人文素养。同时，不再修订第9版《卫生学》，将其内容有机融入《预防医学》《医学统计学》等教材，减轻学生课程负担。教材品种的调整，凸显了教材建设顺应新时代自我革新精神的要求。

3. **坚持教材精品质量铸就经典**　教材编写修订工作是在教育部、国家卫生健康委员会的领导和支持下，由全国高等医药教材建设学组规划，临床医学专业教材评审委员会审定，院士专家把关，全国各医学院校知名专家教授编写，人民卫生出版社高质量出版。在首届全国教材建设奖评选过程中，五年制本科临床医学专业第九轮规划教材共有13种教材获奖，其中一等奖5种、二等奖8种，先进个人7人，并助力人卫社荣获先进集体。在全国医学教材中获奖数量与比例之高，独树一帜，足以证明本套教材的精品质量，再造了本套教材经典传承的又一重要里程碑。

4. **坚持教材"三基""五性"编写原则**　教材编写立足临床医学专业五年制本科教育，牢牢坚持教材"三基"(基础理论、基本知识、基本技能)和"五性"(思想性、科学性、先进性、启发性、适用性)编写原则。严格控制纸质教材编写字数，主动响应广大师生坚决反对教材"越编越厚"的强烈呼声；提升全套教材印刷质量，在双色印制基础上，全彩教材调整纸张类型，便于书写、不反光。努力为院校提供最优质的内容、最准确的知识、最生动的载体、最满意的体验。

5. **坚持教材数字赋能开辟新赛道**　为了进一步满足教育数字化需求，实现教材系统化、立体化建设，同步建设了与纸质教材配套的电子教材、数字资源及在线课程。数字资源在延续第九轮教材的教学课件、案例、视频、动画、英文索引词读音、AR互动等内容基础上，创新提供基于虚拟现实和人工智能等技术打造的数字人案例和三维模型，并在教材中融入思维导图、目标测试、思考题解题思路，拓展数字切片、DICOM等图像内容。力争以教材的数字化开发与使用，全方位服务院校教学，持续推动教育数字化转型。

第十轮教材共有56种，均为国家卫生健康委员会"十四五"规划教材。全套教材将于2024年秋季出版发行，数字内容和电子教材也将同步上线。希望全国广大院校在使用过程中能够多提供宝贵意见，反馈使用信息，以逐步修改和完善教材内容，提高教材质量，为第十一轮教材的修订工作建言献策。

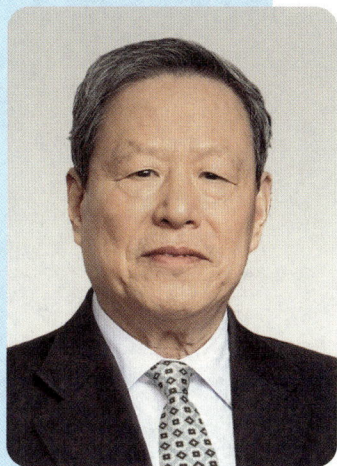

曾因明

　　男,1935 年 11 月出生于江苏省江阴县霞客镇。现任徐州医科大学终身教授、麻醉学院名誉院长,江苏省麻醉医学研究所所长;兼任《国际麻醉学与复苏杂志》名誉总编辑、中国高等教育学会医学教育专业委员会特邀顾问及中华医院管理协会特邀顾问等职务。

　　从事教学工作至今已 64 年。1987 年创建我国第一个麻醉学专业(本科),1990 年被评为博士研究生导师;1991 年起享受国务院政府特殊津贴;1993 年被国家教委、人事部授予"全国优秀教师"称号;1989 年及 1993 年先后两次被评为江苏省优秀研究生导师;1997 年获国家级教学成果奖一等奖(排名第一),在人民大会堂受到党和国家领导人接见;2016 年获江苏省"终身医学成就奖";2019 年获中华医学会医学教育分会"医学教育终身成就专家"称号。

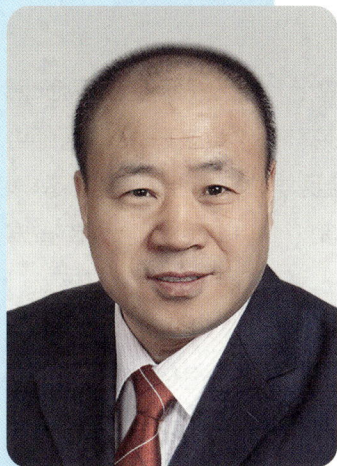

李文志

男,1960 年 11 月生于黑龙江省齐齐哈尔市。1995 年任教授、博士研究生导师。现任黑龙江省领军人才梯队带头人、黑龙江省麻醉与危重病学重点实验室主任。中国医师协会麻醉学医师分会常委,中国老年医学学会麻醉学分会副会长,中国高等教育学会医学教育专业委员会麻醉学教育学组副组长;《中华麻醉学杂志》与《临床麻醉学杂志》常务编委,《国际麻醉学与复苏杂志》副总编辑。曾任中华医学会麻醉学分会常委、中国医师协会副会长。

从事麻醉学临床、教学工作至今 39 年。2002 年获得“卫生部有突出贡献中青年专家”称号,2005 年享受国务院政府特殊津贴,2015 年获得第二届“中国杰出麻醉医师”称号,2018 年获得全国优秀住院医师规范化培训“优秀专业基地主任”称号,并获得黑龙江省优秀教师、省优秀研究生指导教师、省教学名师称号。主讲的课程“危重病医学”为国家级精品课程。主编住院医师规范化培训教材《麻醉学》(第 2 版)以及国家卫生健康委员会“十三五”规划教材《麻醉学》(第 4 版)。获教育部科学技术进步奖二等奖 1 项、黑龙江省科学技术进步奖二等奖 4 项。

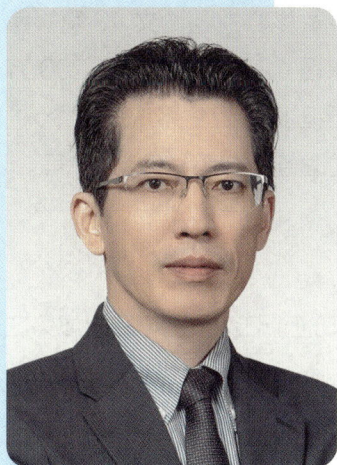

邓小明

男,1963 年 1 月生于江西省吉安市。现为海军军医大学第一附属医院麻醉学部名誉主任、学术带头人、教授、主任医师、博士研究生导师;中国高等教育学会医学教育专业委员会常委与麻醉学教育学组组长,全国高等学校麻醉学专业第四届教材编审委员会主任委员;《国际麻醉学与复苏杂志》总编辑,《中华麻醉学杂志》副总编辑,以及《临床麻醉学杂志》副总编辑等。

从事麻醉学教学工作 38 年,在疑难复杂高危患者麻醉与围手术期管理方面具有丰富的临床经验,主持国家自然科学基金项目 6 项以及省部级重点基金项目多项,在脓毒症的基础与临床方面展开了较深入的研究。主编或主译著作或教材 40 余部,包括《现代麻醉学》(第 4、5 版)、《米勒麻醉学》(中文版第 6 ~ 9 版)以及《麻醉学新进展》系列等,以第一作者或通信作者发表论文约 500 篇,其中 SCI 论文 100 余篇。获得国家科学技术进步奖二等奖 1 项(第三)、上海医学科技奖二等奖 1 项、军队医疗成果奖二等奖 2 项。获得“军队院校育才奖”银奖、上海市“曙光学者”“仁心医者·上海市杰出专科医师奖”,并入选上海领军人才与上海市医学领军人才。培养毕业博士研究生 59 名、硕士研究生 74 名。

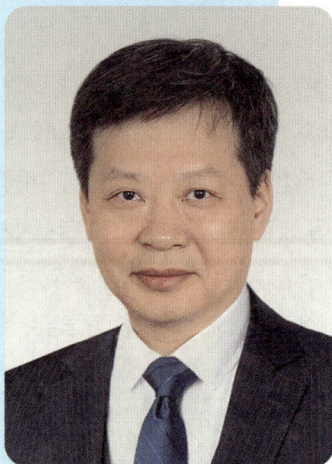

郭曲练

男,1958年10月生于北京市,医学博士,教授,一级主任医师,博士研究生导师。现任中南大学湘雅医学院麻醉医学系主任,中国医师协会麻醉学医师分会顾问,中国高等教育学会医学教育专业委员会麻醉学教育学组副组长,中华医学会麻醉学分会第9~11届常委,湖南省麻醉医师协会会长,湖南省麻醉质控中心主任,《国际麻醉学与复苏杂志》副总编辑。中南大学首届"湘雅名医",湖南省医学学科领军人才。

从事麻醉学医疗、教学、科研工作41年,担任全国高等学校教材《麻醉学》副主编、《临床麻醉学》主编;主持的"临床麻醉学"课程被评为国家级精品课程、国家级一流本科课程。主编、副主编其他教材及专著10余部。主持国家自然科学基金面上项目5项,获得省部级科技成果奖5项,发表SCI论文100余篇。培养硕士、博士研究生100余名。

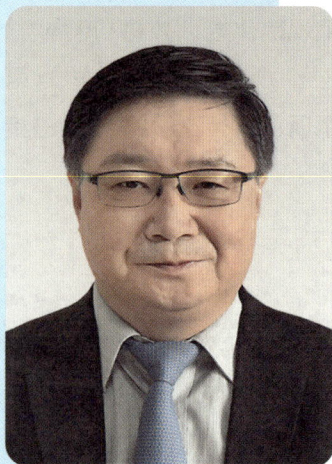

赵国庆

男,1965年11月生于吉林省长春市,医学博士,主任医师,教授,博士研究生导师。现任吉林大学党委常委、副校长。兼任中华医学会麻醉学分会委员、中国医师协会麻醉学医师分会常委、吉林省医师协会会长。

从事临床及教学工作30余年。以第一作者或通信作者发表SCI论文23篇,中华医学会系列杂志论文8篇,核心期刊论文43篇。编写论著6部,获医疗成果奖5项,承担课题12项,获经费近200万元。曾获"全国卫生系统先进工作者""全国医药卫生系统先进个人""长春市五一劳动奖章""长春市白求恩式医务工作者"等荣誉称号。

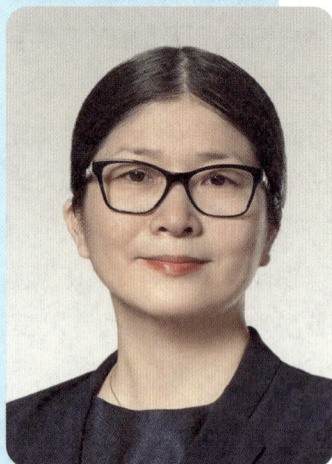

严 敏

女,1967年8月生于浙江省兰溪市。现任浙江大学医学院附属第二医院麻醉手术部主任,浙江大学求是特聘医师,中国医师协会疼痛科医师分会常务委员,中国女医师协会麻醉专业委员会副主任委员,浙江省临床麻醉质控中心常务副主任,浙江省医师协会疼痛科医师分会会长、麻醉学医师分会副会长,浙江省住院医师规范化培训麻醉科专业质量控制中心主任。美国加利福尼亚大学洛杉矶分校(UCLA)兼职教授。

从事教学工作至今32年。入选国家卫生健康突出贡献中青年专家、浙江省特级专家、浙江省卫生创新人才和浙江省卫生领军人才。获"中国女医师协会五洲女子科技奖"(临床医学科研创新奖)和浙江省科学技术进步奖一等奖。主持各类课题项目20余项,发表高质量论文100余篇,主编、主译专著5部。

前言

全国高等学校五年制本科临床医学专业第十轮规划教材《麻醉学》第5版是根据国家教材委员会以及第八届全国高等学校五年制本科临床医学专业教材评审委员会的要求进行修订的。本教材作为中国医学教育的"干细胞"教材之一，按本套教材的总体要求和规划，组建了涵盖24所医学院校的27名著名麻醉学教学专家团队，编委均具有精湛的临床技术和丰富的教育教学经验。编写任务一般按照第4版教材的编委或编委单位安排编写内容，同时兼顾编委的专业或亚专业特长，体现出本版教材的先进性以及上一版教材的延续性。本教材的编写注重思想上的统一和步调上的一致，内容上不但涵盖了执业医师考试的相关内容，简化了操作，而且与住院医师规范化培训对接，坚持麻醉学的"三基""五性""三特定"原则，体现出麻醉学独特的知识、理念及技术在临床中的不可替代性及其为手术患者和急危重症患者提供安全、舒适的医疗保障的作用。

编写中参照本教材第4版的基本框架结构，根据医学发展的现状及临床专业本科生的特点，调整了部分章节内容，即按机体状态评估、系统或器官功能监测、围手术期机体状态的调控管理及麻醉治疗学四方面内容进行排序，调整并增加了相关内容，如将超声技术在临床麻醉中的应用、麻醉相关并发症及其防治分别列出作为独立的章节，增加了围手术期意识状态监测与评估、中医药在围手术期中的应用、加速术后康复等章节内容。本教材虽然增加了内容，但文字更加精练。

本次修订中，编者与主编、副主编以及责任编辑保持密切联系，对于不明确的或不统一的概念等问题进行了反复多次的线上、线下讨论研究，综合国内外相关领域以及其他学科的教材，明确并统一了一些概念的写法，如局部麻醉的概念及分类等。统一了规范术语的写法，解决了前几版中存在的问题及药物剂量问题，更新了相关指南内容，如困难气道操作流程、急性呼吸窘迫综合征的诊断标准以及多器官功能障碍综合征的诊断标准等。数字内容的修订是在纸质版教材以及上一版数字内容基础上，增加了相关视频、动画和思维导图，丰富和拓展了本套教材的内容。

本教材的读者对象不仅是临床专业五年制本科生，也包括临床医学各专业的住培生、研究生，以及麻醉专业的本科生、住培生、研究生及初年住院医师等，也可供各医学专业拟参加执业医师考试、职称考试的读者参考使用。

由于年龄及工作等原因，第4版部分编者未能参加第5版的修订工作，对于他们在第4版教材编写工作中的付出和贡献表示由衷感谢。本教材的编写过程凝聚了各位编委的支持、理解和无私奉献，在此也由衷地表示感谢。由于编写时间和水平有限，错误和不妥之处在所难免，敬请广大同仁及读者不吝赐教，提出宝贵意见。

李文志　邓小明

2024年1月

目录

第十一章　围手术期体温监测与管理　　　　101

第十二章　镇静的临床应用　　　　107

第二十六章　多器官功能障碍综合征　　243

第一章 | 绪 论

自 1846 年乙醚麻醉首次公开演示获得成功而揭开近代麻醉学序幕,迄今已有 170 多年的历史。经过一代又一代人的探索及历史的沉积,麻醉学在其自身发展过程中,汲取并集中了基础医学、临床医学、生物医学工程以及多种边缘学科中有关麻醉学的基本理论和工程技术,形成了麻醉学自身的理论与技术体系。现代麻醉学已发展成为一门研究临床麻醉、生命功能调控、重症监护治疗、疼痛诊疗、舒适化医疗及麻醉治疗的科学,是临床医学中重要的二级学科,其基本理论与技能是临床医师必须掌握、熟悉与了解的。

第一节 | 概 述

一、麻醉学科

(一)学科概念

学科是指由认识主体、认识活动和认识结果有机组成的统一体,因此,作为一个相对独立的学科(二级)应当具备以下基本条件:①具有不可取代的理论与技术体系;②具有相对稳定的工作领域;③能组成相对独立规范的医、教、研功能单位。麻醉学以其自身特有的理论与技术体系,相对稳定的功能定位与工作任务,以及相对统一的建设与管理规范,成为一个独立的临床二级学科是顺理成章的,也是历史发展的结晶。

(二)学科分级

在浩瀚的生命科学范畴中,医学是其中的一个重要组成部分,医学是生命科学中的一个门类。教育部在医学门类中设有 11 个一级学科,包括基础医学、临床医学、口腔医学、公共卫生及预防医学、中医学、中西医结合、药学、中药学、法医学、医学技术、护理学等。临床医学作为一级学科又设有若干个相对独立的二级学科,如内科学、外科学、妇产科学、儿科学、麻醉学等,在二级学科中可根据学科的工作内涵与发展需要设置三级学科,如外科学中泌尿外科学、神经外科学以及内科学中的心血管内科学、神经内科学等。

(三)麻醉学科的名称和定位

根据国务院学位委员会、教育部及国家卫生健康委员会的相关规定,麻醉学科的学名为"麻醉学(anesthesiology)"。学科及专业名称分别为"麻醉学科"及"麻醉学专业",教学组织的名称为"麻醉学教研室""麻醉学系"或"麻醉学院"。医疗机构(医院)的名称为"麻醉科"。实验室及科研单位名称为"麻醉学研究室"或"麻醉学研究所",也可以研究方向或领域命名,如"麻醉与脑功能研究所(实验室)"等。麻醉科是麻醉学科在医院中的功能单位,根据国家专科、专业目录及医疗机构名录的相关规定,上述名称的变更必须经论证并报相关主管部门的批准并下文件确认。

根据卫生部 1994 年发布的医疗机构名录,麻醉科与内科、外科、妇产科、儿科等同是医院中的一级临床诊疗科目(一级临床科室),在一级诊疗科目中可设置二级诊疗科目,如内科设有 11 个二级诊疗科目,外科设有 9 个二级诊疗科目,但是麻醉科的二级诊疗科目至今未能列入国家诊疗机构名录之中,仍需继续共同努力,将麻醉科的二级诊疗科目尽快地得到设置,以促进我国麻醉学科向名副其实的临床二级学科发展。

(四)围手术期医学

围手术期医学(perioperative medicine)是一门研究手术患者从术前准备至术后主要治疗结束这

一时间段内所进行的针对性的准备、诊断与治疗的科学。1981年,这一名称被列入 Dorlan's 医学词典。围手术期医学涉及的学科相当广泛,包括外科学、内科学、重症医学、急救医学、护理学、影像医学、检验学、病理学等,外科学是主导学科,麻醉学是其中不可或缺的重要学科。围手术期医学不是一个学科,而是由多学科组成的共同体。因为"手术"是"术"的一个特定的组成部分,因此不能用"围术期医学"取代"围手术期医学"的称谓。

二、核心竞争力

核心竞争力是学科独立存在与发展的基础,学科的核心竞争力是指学科必须具备的一种超越其他学科的实力,这种实力是以核心技术为基础、以资源为根本、以管理为纽带。核心技术实质上是学科的科技实力,包括科技理论与技术体系,为此,必须构筑麻醉学科的核心技术体系,并在此基础上构建高技术平台。资源涵盖人、财、物,在资源中最关键的是人才资源。因此,以资源为根本也可以认为是以人才为根本。管理的内涵涉及工作运行的流程、规范与核心制度及其相关的运行体制与机制。

为提高学科的核心竞争力,必须形成科技与人才的优势。这种优势应具有"三性",即显著性、可持续性和独特性。其中,显著性就是差异显著,尽可能做到人无我有、人有我优;可持续性是指能常规、持久开展,即可持续发展;独特性就是不可取代性,即其他学科难以取代,独特性建立在人才及技术显著性的基础上。

就竞争的本质而言,一个学科的存在与发展取决于学科整体,特别是人才与技术的不可取代性。麻醉学科经过170多年的沉积已经初步具备这一特质,但还不够强大,面对未来,面对医学科学的迅猛发展,麻醉学科要继续做大做强,必须坚持在临床(手术)麻醉的基础上拓展工作领域,强化科技创新,构建高技术平台,培育卓越创新人才,在生命功能调控、重症监护治疗、疼痛诊疗、舒适化医疗及麻醉治疗等方面有所作为,为此,医院麻醉科的运行必须要贯彻落实以医疗为基础、以科研为先导、以教育为根本的指导思想,努力克服被动局面,形成医、教、研相辅相成、良性循环的发展格局。

三、麻醉学科的发展历程

随着社会的不断发展和社会文明的进步,提高生活质量是人类生命活动的一个永恒主题,控制疼痛理所当然地成为其重要内容之一。对手术疼痛的控制以及麻醉实施的探索在我国虽可追溯到几千年以前(图1-1),但近代麻醉学的发展则始于19世纪40年代(图1-2)。170余年在历史的长河中虽然是很短暂的,但确实是一部麻醉学人拼搏奋斗、艰苦创业,持续发展壮大的辉煌历史,从追求无痛或镇痛(analgesia)演变到麻醉(anesthesia),从麻醉技术发展到麻醉处理,又从临床麻醉学发展为现代麻醉学(modern anesthesiology),确是近代的事态。本节重点从学科的层面讲述麻醉学科的发展历史,以能继承创新,把我国麻醉学科的建设推向更高的平台。综观170余年的发展历史,可将近代麻醉学

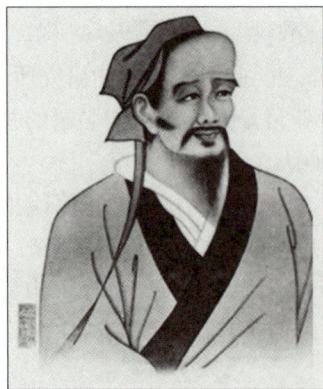

图1-1　我国麻醉之鼻祖——华佗（145—208年）

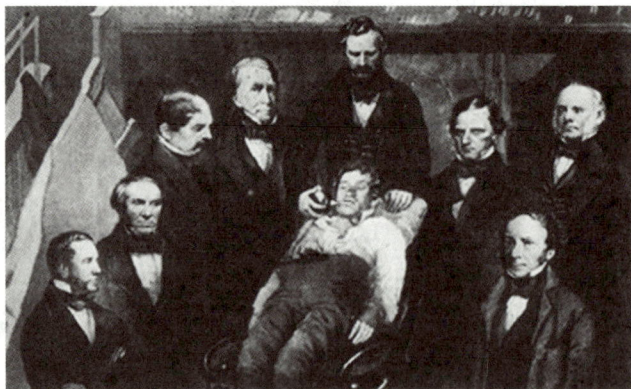

图1-2　1846年10月16日乙醚麻醉示范成功的场面

科的发展分为三个互相衔接而又各具特征的重要阶段。

(一) 麻醉 (anesthesia) 或麻醉术 (anesthetic technique)

麻醉或麻醉术是近代麻醉学发展的第一阶段,其时间跨度较长,从 19 世纪 40 年代起大致经历了近一个世纪的发展历程,其标志性事件是 1846 年乙醚麻醉示范成功,是近代麻醉学的起步及奠基阶段。由于其主要工作内容是用药物或方法(技术)去解决手术疼痛,解决无痛与麻醉问题,因此具有明显的医疗技术特征,因而麻醉科被定为医技科室,但该发展阶段是十分重要的,因为它奠定了现代麻醉的方法学基础。

在这一发展阶段中,麻醉工作者的主要任务是解决手术创伤所造成的疼痛,即以消除手术疼痛为目的。为了能有效地控制疼痛,从事麻醉工作的先驱们致力于麻醉药和/或麻醉方法的开发、创新和临床应用。麻醉技术的不断发展及其临床应用的与时俱增,也迫切要求麻醉工作者去解决与此相关的理论和临床实际问题,诸如解剖、生理、药理、病理生理、生物医学工程等相关问题以及并发症的防治等,因而麻醉学的理论内涵开始得到积累和丰富,这不仅对日后的临床实践起到指导作用,而且成为学科不断发展的重要基础。

(二) 临床麻醉学 (clinical anesthesiology)

麻醉学科发展的第二阶段是临床麻醉学,始于 20 世纪 40 年代初,其标志性事件是 1942 年肌肉松弛药(简称肌松药)的临床应用。与第一阶段相比,其工作特征发生了很大的变化,概括而言,可归纳为:①麻醉工作者不仅要为手术提供无痛与麻醉,还要为手术的顺利进行提供肌松、无不愉快记忆、合理控制应激及其他所必需的条件。②除了麻醉技术的实施外,患者安全的保障也被提到重要议事位置。由于保障患者安全的需要,临床麻醉的工作从麻醉技术转向对生命功能的监测、调节与控制。③肌松药的临床应用(右旋筒箭毒碱,1942 年)以及气管内插管和人工通气使胸外科能打开"胸腔禁区";支气管麻醉技术(1950 年)使"湿肺"患者获得安全保障;低温麻醉(1950 年)的应用为阻断循环、打开"心脏禁区"进行心内直视手术奠定了基础。此外,控制性降压及"人工冬眠"等也相继应用。④监测并早期处理各种围手术期并发症,保障患者的术中安全,并利于患者术后顺利康复,由此麻醉医师获得了"生命卫士"的殊荣。

临床诊疗是一个学科从医技科室向临床科室发展的重要标志,由于麻醉学科已具备明显的临床诊疗特征,因此麻醉学科也就理所当然地从医技科室转变为临床科室,成为临床医学的重要组成部分,即外科学中的一个重要分支学科。

在这一发展阶段中,麻醉学先驱们曾以其卓越的成就为推动外科学的发展而瞩目于世,在麻醉学的支撑下,外科学所属各专科如颅脑外科、心脏外科、胸外科、小儿外科等专科的手术以及危重疑难患者的手术治疗均有迅猛的发展。因此,这是麻醉学趋于完善与成熟,从医技科室发展成为临床科室的重要阶段。

(三) 现代麻醉学 (modern anesthesiology)

在临床麻醉学持续发展的基础上,从 20 世纪 50 年代末至今,麻醉学又一次经历了重要的飞跃。其标志性事件是 1958 年麻醉科成立了第一个麻醉重症监护治疗病房 (anesthesia intensive care unit, AICU),麻醉科的工作领域开始从手术室发展到门诊与病房,麻醉科的组织构架与内涵已从临床麻醉拓展到重症监护治疗与疼痛诊疗。进入 21 世纪,其工作领域更是从临床麻醉、重症监护治疗、疼痛诊疗("三驾马车")推进到舒适化医疗及麻醉治疗。因此,在临床医学中麻醉学已发展成为一个与内、外科并立的重要的临床二级学科(图 1-3)。

现今麻醉医师的任务不仅是为手术顺利进行提供镇静、无痛、肌松及合理控制应激等必需条件,还要对患者生命功能进行监测、调节与控制,维护重要器官功能,提高危

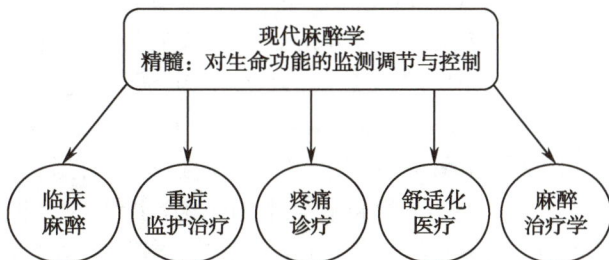

图 1-3　麻醉学的重要分支学科

重患者医疗救治质量,并在确保患者术后快速顺利康复方面起支撑作用,日间手术与各种诊疗的麻醉与镇静、慢性疼痛诊疗以及麻醉治疗等也是麻醉医师的工作。麻醉科的工作已从手术室内拓展到手术室外;临床麻醉的时间跨度也从术中延伸到术前与术后;其内涵包括一切与患者安全、生存质量有关的领域;不仅有专业技术,更有系统的专业理论。目前疼痛学与重症医学虽然已发展成为新的专业,但与麻醉学的关系源远流长、难以分割,疼痛与重症治疗仍然是麻醉学的一个重要组成部分。

当今,临床麻醉、重症监护治疗、疼痛诊疗(含慢性疼痛)、舒适化医疗及麻醉治疗学已经或正在发展成为麻醉学的重要分支学科(三级学科)。我国麻醉学科的建设与发展正在按照独立临床二级学科的构架迅速推进。

第二节 | 麻醉科的组织结构与工作任务

遵照国家卫生健康委员会、国家发展和改革委员会、教育部等七部委《关于印发加强和完善麻醉医疗服务意见的通知》(国卫医发〔2018〕21 号)和《卫生部关于将麻醉科改为临床科室的通知》(卫医字〔89〕第 12 号)的精神,医院麻醉科的组织结构及其工作任务如图 1-4 所示,现分别叙述如下。

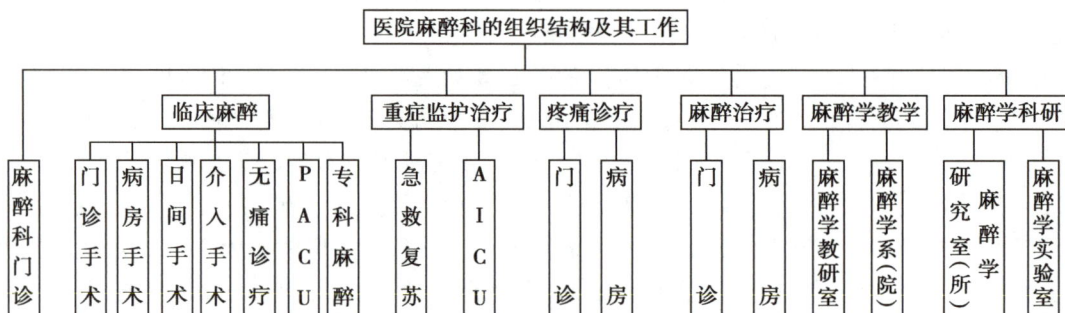

图 1-4　麻醉科组织结构示意图

一、麻醉科门诊

设置麻醉科门诊的目的是:①对择期手术患者,包括病房手术、日间手术及无痛诊疗等患者,进行麻醉前检查、评估与准备,以期在最佳状态下接受手术与诊疗;②对麻醉手术后患者的相关并发症进行诊治;③对需要进行麻醉治疗的患者进行初诊,包括慢性疼痛诊疗等;④会诊及咨询工作等。

设置麻醉科门诊可明显缩短患者住院日,提高床位周转率,落实麻醉科诊疗患者的初诊负责制。按照国家卫生健康委员会的文件要求,三级医院和有条件的二级医院均应设置麻醉科门诊,加强麻醉科门诊的相关服务。要制定麻醉科门诊建设管理规范,完善麻醉科门诊管理流程及各项核心制度,安排资深麻醉医师出诊,以确保门诊医疗质量。

二、临床麻醉

临床麻醉(clinical anesthesia)是麻醉科重要的基础性医疗工作,临床麻醉的工作任务主要是住院手术麻醉及日间手术麻醉。临床麻醉的工作是由麻醉前、麻醉中及麻醉后三个各有重点而又相互衔接的阶段组成的,其相应的组织结构主要由门诊手术、病房手术、日间手术、无痛诊疗及麻醉后监护治疗病房(postanesthesia care unit,PACU)等组成。舒适化医疗即介入手术和内镜诊疗的镇静与麻醉,可列入临床麻醉,具有规模者也可单独成立"舒适化医疗中心"。

根据医院的规模和手术科室的诊疗水平,应在临床麻醉中建设专科麻醉,如小儿麻醉、心血管外科麻醉、胸外科麻醉、脑外科麻醉、产科麻醉等(图 1-5)。

1. 住院手术麻醉、日间手术麻醉和手术室外诊疗的麻醉与镇静　其主要工作是:麻醉前检查、评估与准备,麻醉的实施,以及为手术与诊疗操作的顺利进行提供必要条件;对患者的生命功能进行监测、调节与控制,确保患者安全,提高医疗服务质量,以及促进患者手术麻醉后快速康复等。

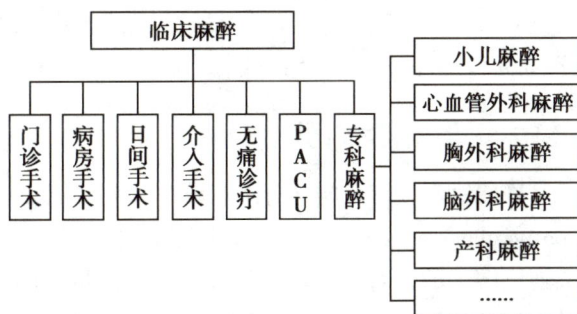

图 1-5　临床麻醉的工作结构图

无痛诊疗或舒适化医疗目前多数采用分散式管理,有条件的单位可建立"舒适化医疗中心"实行集中管理。日间手术的类别要日益增多,其占比要日益提高,有条件的单位可建立"日间手术中心",日间手术中心的麻醉工作要涵盖手术麻醉前评估、麻醉实施及麻醉后管理,以利于医疗服务质量的提高与患者手术麻醉后恢复及安全。

2. **麻醉后监护治疗病房(PACU)**　PACU 是麻醉后恢复期对患者进行监护与处理、预防并早期诊治并发症、保障麻醉恢复期患者安全的重要场所。PACU 的日常工作由麻醉科主治医师及以上职称的医师主持,在麻醉医师负责下由麻醉科护士进行监测与护理,并按规范要求认真记录及书写医疗文件。

3. **专科麻醉**　要因地制宜建设好专科麻醉。专科麻醉的学术带头人应"一专多能",即在具备广泛麻醉学理论与技术的基础上,对某一专科的麻醉处理有较丰富的经验和较深的造诣,并在某一专科麻醉的医疗、科研与教学方面作出导向性贡献。

三、麻醉(科)重症监护治疗病房

危重症救治是现代麻醉学的重要内涵,是麻醉医师必须承担的责任与担当,因为:①麻醉医师的常态工作是对生命功能的监测、调节与控制,在常态工作中的重点是危重疑难病例(含重大复杂手术)的麻醉处理,因此,麻醉医师对危重症的救治不仅具有坚实的理论与技术基础,更是职责与担当。②对手术患者而言,术前、术中与术后是一个连续、统一的诊疗过程,因此,确保麻醉医师在术后继续对危重症患者进行诊疗是提高救治质量的重要原则。③危重症具有明显的多学科性,危重病患者的诊治是各科室共同的医疗任务。医院中的重症医学科(综合 ICU)与专科 ICU 应互补,相辅相成。④建设 AICU 是麻醉学专业教育的需要,是医学生的启蒙教育的需要,是规范化住院医师培训以及专科医师培训的需要,更是研究生教育及科学研究的需要。

AICU 应定位于专科 ICU,重点面向围手术期,AICU 的建设应以麻醉手术后危重症患者为主体,以生命复苏为主线,以确保术前、术中、术后诊疗的连续性,提高救治质量为目标,特别是面向那些没有建立专科 ICU 的手术科室。AICU 建设要坚持多模式、强调因地制宜,AICU 的建设应与医院、学科的建设与发展同步。

四、疼痛诊疗

疼痛诊疗(pain clinic,PC)是麻醉科工作不可分割的重要组成部分,麻醉与镇痛密切相关、无法分开。麻醉科疼痛诊疗(anesthetic pain clinic,APC)的工作理念应是运用麻醉学的理论、方法和技术进行疼痛诊疗。麻醉科疼痛诊疗工作应以急性疼痛诊疗为基础,以慢性疼痛诊疗为特色,即因地制宜地开展慢性疼痛诊疗,要在科学研究与临床实践中形成麻醉科自己的疼痛诊疗技术特色。

麻醉科是"无痛医院"及"舒适化医疗"建设的主导科室,这项工作面广量大、惠及医院、造福患者。在做好急性疼痛诊疗及无痛、舒适化医疗的基础上,要根据医院的条件有目的地开展慢性疼痛诊疗工作,建立麻醉科疼痛诊疗门诊与病房。

五、麻醉治疗

麻醉治疗学是麻醉学的新兴分支学科,是一门运用麻醉学理论、药物与技术对原发病症进行治疗的科学,治疗内容如药物成瘾及其戒断、顽固性失眠、精神神经性疾病等。麻醉治疗学的开拓与深入研究对麻醉学乃至临床医学的未来发展具有重要的推动作用。要努力开展除慢性疼痛以外的麻醉治疗（anesthetic treatment，AT）工作。

六、麻醉学教育

现代医学教育已向终身医学教育体系发展，即在校的基础教育（basic education，BE）、毕业后教育（postgraduate education，PGE）和继续医学教育（continuous medical education，CME），这是 3 个分阶段又连续统一的教育体系。为建设具有中国特色的麻醉学终身教育体系，医学院校附属医院及承担教学任务的教学医院均应成立麻醉学教研室。若医学院校有多个附属医院，可联合组建麻醉学系，有条件者可成立麻醉学院，以统一安排教学任务，统一合理使用教学资源，统一教学质量标准及其评估，统一有计划地建设与培训师资队伍。

学校基础教育的重点是在临床医学专业设置"麻醉学"必修课程，毕业后教育的重点是住院医师规范化培训及专科医师培训，而继续医学教育正向制度化、规范化发展。除医学内涵外，还应注重人文及社会科学教育，注重医师的职业教育。

研究生教育是一特定又非常重要的阶段，是卓越人才培养不可或缺的组成部分，要努力探索具有中国特色的研究生教育的目标与路径。

七、麻醉学科研

科学研究在麻醉学科的建设中具有重要地位，因为麻醉学科不同于其他临床学科，麻醉学科是基础与临床紧密结合的桥梁学科，在麻醉学科研究中，临床研究与基础研究占有同等重要的地位，两者必须紧密地结合。

为提高麻醉学科研工作的水平，应从以下方面着手：①必须改变科研的理念，要以问题与需求为导向，要将临床作为科学研究的起点与终点；②必须形成相对稳定的研究方向或领域；③必须改变科研思路，要从指标、模型依赖性思维向创新思维发展；④必须改变科研方法，要充分重视学科交叉、多中心研究及大数据库的建设；⑤必须重视实验室建设；⑥必须设立一支素质好、水平高、能力强的科研队伍，素质的重点是善于发现问题，水平的重点是善于抓住关键科学问题，能力的重点是善于提出思路并能砥砺前行解决问题。

不要"神化"科研工作，要在日常的临床工作中，树立"临床工作向前走一步就是科研"的意识，要在日常诊疗工作中做有心人，注意思考并发现问题，根据拟解决的问题确定课题、进行科研设计，完善记录、积累资料，经统计分析后撰写论文，勿以题小而不为，坚信涓涓之水终将成江河。这也是提高临床医疗水平和麻醉科学术地位的重要途径。为更好地推进麻醉科的科学研究工作，在有条件的医院，麻醉科应建设麻醉学实验室，成立麻醉学研究室（所）。

第三节 | 做个优秀的临床医师

一、要追求卓越、注重奠基

要追求卓越，注重奠基。首先要立大志，要敢于想让自己成为卓越（优秀）的麻醉医师，但只"敢想"是不能成事的，必须奠定一个坚实的基础，如同随处可见的高楼大厦，它的地基都深埋在地下，若没有这个牢固的地基，大厦是建不成的。只有一个具有坚实基础的医师才有可能成为优秀的医师。

如何奠基？关键是三个方面：精神奠基、学识奠基与能力奠基。

第一是精神奠基，要有理想、有追求、有信念，要立志为麻醉学、医学以及社会与人民贡献自己的力量。若只追求个人的名与利则难成大才，甚至会走向邪路。

第二是学识奠基，要知识面宽，基础扎实，专业精通。"书到用时方恨少"，当今科学的发展都是相互交叉、相互融合的,只有不断拓宽自己的知识面,将来才能在确定努力或研究方向后,在某一方面或领域去形成合力,并取得重大成绩。

第三是能力奠基,只有目标与思路,但是没有完成目标的能力往往会事倍功半,甚至一事无成。能力奠基包含两个方面,即思维能力与执行能力(实际工作能力),要想成事,必须具备这两方面的能力,思维与执行能力的培养"三分天注定,七分靠自身"。思维的培养要努力做到"无论何事、何时、何地都要联想、反思与探索",还要注重"纲举目张",培养"不谋长远者不足以谋一时,不谋全局者不足以谋一域"的战略思维。而能力的培养要注重实践,要致力于实践、总结、再实践的反复升华,而创新是能力的灵魂。

在青年时期注重奠定自己坚实的基础,有这样一个基础,将来才有可能建成属于自己的"大厦",才能成为卓越人才。

二、要医德高尚、医术精湛、服务艺术

医界楷模、两院院士吴阶平老师总结:一名优秀的医生必须具备高尚的医德、精湛的医术和艺术的服务。做个优秀的临床医师必须首先从"心"开始,正如古代名医孙思邈所言,"凡大医治病,必当安神定志,无欲无求,先发大慈恻隐之心,誓愿普救含灵之苦",医师必须急患者所急,痛患者所痛,这是优秀医师之根本。

在高尚医德的基础上,必须"求技"与"求艺"。"求技"是指医疗技术必须精湛,而"求艺"是因为医师面对的是人,在技术的实施中,即在施医的过程中必须讲究"治病救人",因此在讲究医德时还要讲究人文。"医学是一门崇高的艺术",因为医学是人学,要重人性,讲人文,要精准施治,"德不近佛者不可为医,才不近仙者不可为医",只有在学技与施技的过程中"求艺",才能具备"佛心仙道",才能真正成为优秀医师。

"求道"指的是要知其然,还要知其所以然,因此一个优秀医师要善于在临床实践中发现问题,通过悉心钻研,创新解决问题,再运用到临床实践,反复升华,促进医学科学的发展。这是一个优秀医师的必由之路,也是"名医""专家"的必由之路。

三、优秀之路:听、悟、行

综上所述,一个优秀的临床医师必须有追求、有学识、有能力、有修为;一个优秀的临床医师还必须"一专多能",即在知识面宽、基础扎实、专业精通的基础上对某一领域有更深的造诣。为此,必须"认一事、做一生",无论遇到何种艰难困苦,都能不忘初心,坚持执着追求医学事业的发展。没有这种追求与信念就没有精神,没有精神就没有动力。一个优秀的临床医师要淡泊名利,弘扬"名利是事业的影子"的理念。一个优秀的临床医师必须具备战略思维,有清晰的学科建设思路,因为思路决定出路。一个优秀的临床医师还必须具有谋事与成事的能力,没有这种能力就难能成事,能力是成事的保证。

优秀之路在于听、悟、行。听而要悟,悟其中之精华而汲之;听而不悟,激情难以持久。悟而要行,悟而不行,不付诸实践,只能沦为空谈,不能在实践中历练,难成优秀。更可贵的是要在悟中行、行中悟,反复升华形成自己的路,才能成为优秀人才。

时代在进步,科学技术在发展,医疗卫生事业从其服务模式到内涵正与时俱进发生深刻的变化。我国麻醉学科是个发展中的学科,因此,"因势而谋、因势而动、因势而进"将成为我国麻醉学科建设与发展的必由之路。对于一个学科而言,进步与发展是硬道理,麻醉学科更不能例外。因此,人才创新、科技创新、管理创新是摆在全国麻醉工作者面前的一个重大议题。学科的建设与发展关键靠人才,根本在教育,期望投身于麻醉学事业的志士同仁(麻醉学人),要勇于承担这一历史重任。以人才为本、造就优秀的麻醉学人是中国麻醉学科未来发展的希望。

(曾因明)

第二章 | 麻醉前患者状态评估与准备

评估和准备患者麻醉前的状态是围手术期麻醉医师管理患者的关键临床流程。通过这一流程，可以降低患者身体和心理方面的不利因素，提高他们对手术的耐受性。此外，根据患者的具体情况，可以优化麻醉或手术方案，从而更大程度地提高围手术期患者的安全性。

麻醉的危险性、手术的复杂性和患者病情的特殊性都会影响围手术期患者的承受能力，因此，这些是麻醉前患者状态评估的重要内容。为了准确评估患者的全身健康情况、特殊病情的危险所在，以及患者对麻醉和手术的耐受性，麻醉前需要对手术患者进行访视和准备。具体包括：①麻醉前访视：医师需要了解患者的全身健康情况和具体病情，明确各器官功能和特殊病情的危险所在。②评估患者的耐受性：医师需要评估患者对麻醉和手术的耐受性，并确定是否需要手术前调整与纠正。③预防并发症：医师需要预测术中可能会发生的并发症，并制定相应的防治措施。④选择麻醉方法：医师需要选择合适的麻醉前用药和麻醉方法，并拟订具体的麻醉实施方案、备选方案和麻醉器械准备。

第一节 | 麻醉前患者状态评估

一、麻醉前患者状态评估门诊

麻醉前患者状态评估门诊又称"麻醉科门诊"，由资深麻醉医师进行评估。患者预约就诊后，如需进行择期手术，可前往麻醉科门诊进行病情评估。麻醉医师将根据病史、体格检查、常规检查和专科检查的结果，综合评估患者对麻醉及手术的耐受情况。

麻醉科门诊的主要任务包括为拟实施手术的患者进行麻醉及手术风险评估、术前准备指导、麻醉预约、麻醉前准备、生命体征观察等，并为实施麻醉后的患者提供术后随访、恢复指导等。患者入院后可安排在当天手术或尽快进行手术，有效避免了因并发症控制不良或术前检查结果不全而推迟手术的情况，同时也提高了手术麻醉的安全性。

二、麻醉前会诊

麻醉前会诊是高年资麻醉医师对有特殊情况及高危患者的病情进行评估，并与手术医师及家属沟通的过程，旨在评估手术风险、优化术前准备。若有必要，会进行多学科术前讨论。对于急诊患者，会诊的地点和时间可能因病情的轻重而异，可在术前几小时或数十分钟，在病房、急诊室或手术室对患者或家属进行简短会诊（或咨询），迅速评估病情。

患者入院后，完成各项术前检查通常需要2～3天。若麻醉医师在会诊时发现患者存在麻醉禁忌证，会建议推迟或暂停手术。如需进一步检查或多学科会诊，会告知患者或家属检查或会诊的目的及必要性。麻醉前会诊不仅为完善术前准备提供有力保障，还可确保未经麻醉科门诊评估入院患者的围手术期安全。

第二节 | 麻醉前患者状态评估的内容和方法

一、麻醉前患者状态评估的内容

1. **病史复习**　进行麻醉前患者状态评估时,应系统地查阅病史资料,力求全面、详细,主要包括手术情况以及患者并存的疾病和治疗情况。在与手术医师充分沟通后,需要了解疾病的诊断,手术的目的、部位、方式,预计出血量、手术时间和手术危险程度,以及是否需要专门的麻醉技术,如低温麻醉、控制性降压等。同时,需要了解患者的个人史、既往史、手术麻醉史和治疗用药史,明确并存的疾病及其严重程度、当前的治疗情况、近期的检查结果,并判断是否需要进一步检查和特殊的功能测定。尤其应注意心血管系统、呼吸系统、内分泌系统及神经精神系统的用药情况,必要时请专科医师会诊以协助评估有关器官功能状态,共同商讨术前准备方案。

2. **辅助检查结果分析**　择期手术患者通常需要进行一系列常规的术前检查,包括血、尿常规化验,凝血功能、血生化(肝、肾功能、电解质等)检查,X线胸片、心电图以及感染性疾病方面的检查(如病毒性肝炎、HIV等相关检查)。对于有并存疾病的患者,可能需要进一步的检查,以便麻醉医师和手术医师更全面地了解患者情况,作出正确的评估,提前做好相关准备,最大限度地降低手术和麻醉风险。

3. **术前访视和体格检查**　术前访视可以在病房或麻醉科门诊进行,通常在麻醉前1~2天完成,目的是:①获取与手术及麻醉相关的病史、体格检查及精神状态的资料,进行麻醉前病情评估;②介绍麻醉过程,消除患者紧张、焦虑情绪,建立良好的医患关系;③与手术医师及患者达成一致的处理意见。

此外,体格检查也是必要的,主要是检查患者的全身状况,并针对性地查找与麻醉手术相关的现存或潜在的危险因素,这些因素可能涉及心血管系统、呼吸系统、神经系统及内分泌系统等。值得注意的是:所有患者都必须进行气道评估,做好相应的准备。

4. **麻醉和手术风险评估**　根据麻醉前访视的结果对手术、麻醉的风险进行综合分析。美国麻醉医师协会(American Society of Anesthesiologists,ASA)发布的患者健康状况分级是目前临床麻醉较常采用的评估分级方法之一,其分级标准见表2-1。

表 2-1　美国麻醉医师协会(ASA)健康状况分级

分级	标准
Ⅰ级	无器质性和心理疾病的患者、生理生化无明显异常的患者,能耐受麻醉和手术
Ⅱ级	伴有系统性疾病,尚无功能受限,如控制良好的高血压、非复杂性糖尿病。能耐受一般麻醉和手术
Ⅲ级	伴有严重系统性疾病,已出现功能不全,如糖尿病伴血管系统并发症、既往心肌梗死病史。对麻醉和手术的耐受性较差
Ⅳ级	有严重系统性疾病,经常威胁生命,机体代偿功能不全如充血性心力衰竭、不稳定型心绞痛。手术麻醉风险很大
Ⅴ级	濒死患者,无论手术与否,随时都有生命危险,如主动脉破裂、颅内出血伴颅内高压。麻醉和手术风险极大
Ⅵ级	确证为脑死亡,其器官拟用于器官移植手术

注:如系急诊手术,在评定上述等级前标注"急"或"E"(emergency)。

ASA分级Ⅰ、Ⅱ级患者,麻醉和手术耐受性良好,麻醉经过平稳;Ⅲ级患者对接受麻醉存在一定的风险,麻醉前需做好充分准备,对围手术期可能发生的并发症,要采取积极有效的预防措施;Ⅳ级患者的麻醉风险性大,充分细致的麻醉前准备尤为重要;Ⅴ级患者病情极危重,麻醉和手术异常危险,随时有死亡的可能；Ⅵ级患者确证为脑死亡，其器官拟用于器官移植手术。

5. **术后镇痛管理的术前评估**　疼痛已经被列为人类的第五大生命体征，良好的术后镇痛可以减轻患者生理及心理的痛苦，并加速康复。由于患者体质及对疼痛的耐受性不同，以及手术部位和创伤的差异，术前访视时应综合评估，制订安全、有效且个体化的术后镇痛方案，并充分告知患者以消除疑虑。

6. **知情同意**　知情同意是术前评估的必要内容，知情同意书更是必不可少的法律文书。术前应向患者及家属解释麻醉和手术的必要性、风险性及相应的处理过程、措施，取得患者或监护人的认可并签字。

二、麻醉前患者状态评估的方法

（一）总体评估方法

术前病情的总体评估应包括：患者的自身条件、全身情况、有无并存疾病及其严重程度、重要的器官功能和手术的复杂性等。

1. **患者的自身条件**　主要包括性别、年龄、经济状况、自身意愿等。随着我国已步入老龄化社会，高龄已成为重要的麻醉风险因素。

2. **全身情况**　包括精神状态、发育、营养情况，有无贫血、脱水、水肿、发绀、发热、过度消瘦或肥胖症等。全身情况对判断患者的麻醉耐受性非常重要。

3. **并存疾病及器官功能**　患者若并存一种或多种系统疾病，如心脏病、糖尿病、慢性阻塞性肺疾病等，会使麻醉的风险性增加。对于合并其他系统疾病的患者，其麻醉耐受性主要取决于重要器官的功能状态，特别是心、肺功能的代偿能力。因此，在系统评估中，应重点关注心血管系统和呼吸系统。

4. **手术的复杂性**　手术部位特殊、涉及两个器官或系统、手术时间长、大出血等因素都会显著增加麻醉的风险性。此外，麻醉的风险性与手术大小并非完全一致，复杂的手术可增加麻醉的风险性，而有些较简单的手术，由于患者的病情和并存疾病，其麻醉的风险性也可能会增加。

（二）心血管风险的评估

心脏病患者行心脏或非心脏手术，麻醉和手术前准备的关键是改善心功能。对非心脏手术的患者，应重点关注是否存在心血管方面的疾病，如心力衰竭、瓣膜病、缺血性心脏病、心律失常、高血压、周围血管病、脑栓塞、卒中等病史。术前心功能良好，可反映患者有较强的代偿能力和对手术麻醉的承受能力。超声心动图检查不仅可以显示心腔内解剖结构的变化，还可以评估心室功能。其中最重要的一个指标是左心室射血分数（EF）。EF 小于 50% 者，属中度危险患者；EF 小于 25% 者，则为高度危险患者。

1. **心功能的临床估计**　麻醉医师可以通过一些简易的床旁试验来判断患者当前的心肺储备能力，方法如下。

（1）体力活动试验：根据患者在日常活动后的表现估计心功能，详见表 2-2。

表 2-2　心功能分级及临床意义

心功能	屏气试验	临床表现	心功能与耐受能力
Ⅰ级	30秒以上	普通体力劳动、负重、爬坡、上楼无心悸、气短	心功能正常
Ⅱ级	20～30秒	能正常活动，跑步或较用力工作后出现心悸、气短	心功能较差。若麻醉处理恰当，麻醉耐受性仍好
Ⅲ级	10～20秒	必须静坐或卧床休息，轻度体力活动即出现心悸、气短	心功能不全。麻醉前准备充分，麻醉中避免增加心脏负担
Ⅳ级	小于10秒	不能平卧，端坐呼吸，进行任何活动均可出现心悸、气短	心力衰竭。麻醉耐受性极差，择期手术必须推迟

（2）屏气试验（breath holding test）：先嘱患者做数次深呼吸，然后在深吸气后屏住呼吸，记录其能屏住呼吸的时间。一般以屏气时间在 30 秒以上为正常；屏气时间短于 20 秒，认为其心肺功能代偿低下，对麻醉耐受性差。

2. **Goldman 心脏危险指数**（cardiac risk index，CRI）　该指标为评估围手术期心脏危险性的依据之一（表 2-3）。CRI 愈高，其心脏危险性愈大（表 2-4）。在总分 53 分中，有 28 分是可以经过积极的术前准备和治疗而得以纠正的，如心力衰竭、心律失常、低氧血症等，病情改善后可使麻醉和手术的风险性降低。

表 2-3　Goldman 心脏危险指数评估

评价项目	指数分
1. 病史	
（1）年龄＞70 岁	5
（2）最近 6 个月内发生心肌梗死	10
2. 心脏检查	
（1）存在舒张期奔马律或颈静脉怒张	11
（2）明显的主动脉瓣狭窄	3
3. 心电图	
（1）非窦性心律或房性期前收缩	7
（2）室性期前收缩＞5 次 / 分	7
4. 病情危重者(有下列任何一项)	3
PaO_2＜60mmHg 或 $PaCO_2$＞50mmHg	
血清 K^+＜3.0mmol/L 或 HCO_3^-＜20mmol/L	
BUN＞17.85mmol/L 或＞50mg/dl（正常为 2.5～8.0mmol/L 或 14～48mg/dl）	
Cr＞265.2μmol/L 或＞3mg/dl（正常为 45～120μmol/L 或 0.5～1.4mg/dl）	
ALT 异常，有慢性肝病征象	
5. 实施手术	
（1）腹腔内、胸腔内或主动脉手术	3
（2）急诊手术	4

表 2-4　不同的心脏危险指数分级和病死率

分级	CRI/ 分	心脏原因病死率 /%
Ⅰ	0～5	0.3～3
Ⅱ	6～12	1～10
Ⅲ	13～25	3～30
Ⅳ	26～53	19～75

3. **高血压患者的风险**　原发性高血压患者的麻醉风险取决于是否并存继发性重要器官损害及损害程度。对于严重高血压患者（收缩压＞200mmHg，舒张压＞115mmHg），建议暂缓择期手术，直至血压控制至 180/110mmHg 以下。如有终末器官损害，术前应尽可能将血压降至正常。围手术期降压应避免速度过快或血压过低，以免发生冠状动脉、大脑等重要器官缺血。

4. **冠心病患者的风险评估**　对此类患者围手术期的风险性进行综合评估，需考虑三个基本要素：患者存在的风险因素、机体器官的功能状态以及手术本身存在的风险，具体如下。

患者存在的风险因素：①高危风险因素：新发心肌梗死（＜6 周），不稳定型心绞痛，心肌梗死后仍存在的心肌缺血、缺血性及充血性心力衰竭，严重心律失常，近 40 天内接受过冠状动脉再血管化手术等。高危患者只适合进行急诊或挽救患者生命的手术。②中危风险因素：近期发生心肌梗死（＞6 周且<3个月）而未遗留后遗症或处于危险状态的心肌,在药物控制下的稳定型心绞痛（Ⅰ～Ⅱ级）,既往发生过围手术期缺血性事件,糖尿病,心脏射血分数低（EF<35%）,心力衰竭代偿期。③低危风险因素:年龄≥70岁,高血压,左心室肥厚,6年内施行过冠状动脉旁路移植术（CABG）或经皮腔内冠状动脉成形术（PTCA）且未残留心肌缺血症状。

患者的心肺功能储备状态可采用代谢当量（metabolic equivalent,MET）进行评估。MET是一种表示相对能量代谢水平和运动强度的重要指标,以安静且坐位时的能量消耗为基础,反映各种活动时相对能量代谢水平的常用指标。1.0MET指休息时的氧消耗。心肺功能储备状态可被分为优秀、良好、中等和差:①体力活动>10.0METs为优秀;②体力活动在7.0～10.0METs为良好;③4.0～7.0METs为中等;④若患者功能耐量<4.0MFTs,提示患者体能状态差（表2-5）。储备功能差的患者,麻醉医师应与患者和手术团队协商,确定进一步的评估性检查是否会影响患者的安全。若不清楚患者的功能耐量,可考虑进行运动负荷试验。若运动试验有异常,必要时行冠状动脉造影和血管重建。

表2-5　不同体力活动时的能量需要量

体力活动	能量需要量/METs
休息	1.00
室内行走	1.75
吃、穿、洗漱	2.75
平地行走100～200m	2.75
轻体力活动,如用吸尘器清洁房间等	3.50
整理花园,如耙草、锄草等	4.50
性生活	5.25
上楼或登山	5.50
参加中等程度活动,如跳舞、高尔夫、保龄球、双打网球、垒球	6.0
参加剧烈体育活动,如游泳、单打网球、足球、篮球	7.5
重体力活动,如搬运重家具	8.0
短跑	8.0

（三）呼吸功能的评估

1. **危险因素**　术后肺部并发症在围手术期死亡原因中仅次于心血管因素。其危险因素包括:①肺功能损害程度;②有慢性肺部疾病;③并存中至重度肺功能不全,行胸部或上腹部手术;④PaO_2<60mmHg或$PaCO_2$>50mmHg;⑤有长期吸烟史或戒烟时间<8周;⑥有支气管肺部并发症。患者手术部位在胸腔或靠近膈肌、急诊手术、手术时间>3小时、年龄>70岁,以及近期发生的心肌梗死、慢性心力衰竭等均是增加肺部并发症的潜在危险因素。

2. **评估方法**

（1）一般评估方法:根据相关病史和体征排除有无呼吸道的急、慢性感染;有无哮喘病史,是否具有气道高反应性（airway hyperresponsiveness）;对于合并慢性阻塞性肺疾病（COPD）的患者,术前需通过各项检查,如胸部影像学检查、肺功能试验（pulmonary function test）、血气分析（blood gas analysis）等来评估患者的肺功能。

（2）肺功能的评估:术前患者的肺功能评估可为围手术期的呼吸管理提供可靠的依据,特别是对于原有呼吸系统疾病,或需进行大手术,或手术本身可进一步损害肺功能者,肺功能评估显得更为重要。例如,若肺活量<60%、通气储备百分比<70%、第一秒用力呼气量占用力肺活量的百分比（FEV_1/FVC）<60%,术后有发生呼吸功能不全的危险。当FVC<15ml/kg时,术后肺部并发症的发生

率常明显增高。最大自主通气量(MVV)也是一项有价值的指标。以 MVV 占预计值的 50%～60% 作为手术安全的指标,低于 50% 为肺功能较差,低于 30% 者为手术禁忌证。需行全肺切除者最好能行健侧肺功能测定或分侧肺功能测定。动脉血气分析简单易行,可以了解患者的肺通气功能和换气功能。

(3)手术部位的影响:评估术后发生肺部并发症的危险时,手术部位十分重要。切口邻近膈肌时风险增加;上腹部和开胸手术发生术后呼吸系统并发症的风险性最大。上腹部手术后功能残气量和肺活量降低可持续 5～7 天。

睡眠呼吸暂停综合征常见于肥胖患者,其围手术期麻醉管理尤其是气道管理非常困难,应高度重视麻醉前评估。

(四)中枢神经系统功能的评估

中枢神经系统疾病多数涉及生命重要部位的功能状态,其并发症多,围手术期处理存在一定的复杂性,因此必须针对原发疾病、病情进展及进展原因等做好麻醉前准备工作。术前神经系统查体需要确定意识状态、言语功能、脑神经、步态和运动感觉功能。这些检查可为术后新发神经功能损害提供证据。

除颅内疾患和颅脑外伤涉及患者意识和颅内压等问题外,目前临床上还需要关注老年患者可能发生的认知障碍以及抑郁症。对抑郁症患者要注意其是否长期服用抗抑郁药,特别是单胺氧化酶抑制剂,长期服用该药的患者建议用至手术当天,应注意单胺氧化酶抑制剂与麻醉药(如哌替啶、曲马多、氯胺酮、麻黄碱)间的相互作用,避免不良反应的发生。

(五)凝血功能的评估

着重了解患者有无异常出血的情况。术前应常规检查凝血功能,主要是测定凝血酶原时间(PT)、活化部分凝血活酶时间(APTT)和纤维蛋白原(FIB)含量等。异常出血的原因有先天性或后天性的,应明确引起出血的原因以及是否有并发症,以便在术前给予相应的病因治疗与全身支持治疗。凝血功能异常的疾病有:血小板减少性紫癜、肝损害或维生素 K 缺乏所致的凝血因子缺乏、血友病(甲型)等。

抗凝血药已成为治疗心血管疾病和预防围手术期静脉血栓的常规用药。在选择椎管内麻醉和神经阻滞时,需要特别注意,一旦发生硬膜外血肿(epidural hematoma),后果严重。若患者服用抗血小板聚集药阿司匹林、噻氯匹定、氯吡格雷,建议术前停药至少 1 周,停药期间采用低分子量肝素替代治疗;维生素 K 可拮抗华法林的作用,建议华法林术前停用 5 天。

(六)内分泌系统的评估

术前应常规询问患者是否有糖尿病病史,重点关注是否累及心血管系统和其他器官。糖尿病患者术前空腹血糖最高不超过 11.2mmol/L,尿糖和尿酮体均应为阴性。

对于甲状腺功能亢进患者,术前需要有效控制病情、降低基础代谢率,以防止围手术期甲状腺危象的发生。

第三节 ｜ 麻醉前准备和用药

一、麻醉前准备

麻醉前准备的目的是使患者的体格和精神达到最佳状态,以提高患者对麻醉和手术的耐受能力,确保麻醉过程的安全性,并避免麻醉意外和减少麻醉后并发症。麻醉前准备主要有:①患者体格和精神方面的准备:由患者、麻醉医师和手术医师共同完成;②麻醉前的胃肠道准备;③根据患者的情况,合理使用麻醉前用药;④准备好麻醉用具、仪器设备和药品(包括急救药品)。全面、充分的麻醉前准备可提高围手术期患者的安全性。

(一)改善患者全身状况

麻醉手术前应尽力改善患者的全身情况,采取相应措施使各器官功能处于最佳状态。准备要点包括:改善营养状况;纠正贫血和水、电解质紊乱;停止吸烟;术前心理和精神状态的准备;增强体力和心肺储备功能,以提高患者对麻醉和手术的耐受能力。

营养不良可导致血浆白蛋白降低、贫血、血容量不足以及某些维生素缺乏,使患者耐受麻醉、手术创伤及失血的能力降低。因此,术前应改善营养不良状态,一般要求血红蛋白≥80g/L,血浆白蛋白≥30g/L,并纠正脱水、电解质紊乱和酸碱平衡失调。

非急诊的休克患者,麻醉和手术应待休克得到纠正后才能进行。但如果手术本身能消除休克病因或为主要治疗措施,则可以在纠正休克的同时进行手术。对于急诊的低血容量性休克的患者,围手术期应补充血容量以改善循环功能和组织灌注,同时进行手术。对于感染性休克患者,围手术期除改善循环功能和组织灌注外,还需要积极抗感染治疗。

(二) 呼吸系统的准备

合并急性呼吸道感染患者,术后呼吸系统并发症发生率明显增高,因此择期手术应暂缓,一般在感染得到充分控制1周后方可手术。对合并有慢性呼吸系统感染,如肺结核、慢性肺脓肿、重度支气管扩张等的患者,尽可能使感染得到控制后再行手术。

气道高反应性常见于有哮喘和慢性阻塞性肺疾病(COPD)的患者。为了预防术中发生支气管痉挛,术前可应用支气管扩张药和糖皮质激素。β_2肾上腺素受体激动药、白三烯受体拮抗药是治疗和预防术中支气管痉挛的有效药物。对于COPD患者,术前准备的原则包括:控制呼吸道感染、清除气道分泌物、治疗支气管痉挛、改善呼吸功能。对于已发展为肺源性心脏病的患者,还应注意控制肺动脉高压,减少心脏后负荷。

麻醉前应进行肺功能检查的情况包括:①有肺部疾病史;②有肺通气限制因素,包括肥胖(超过标准体重20%)、脊柱后侧凸和有神经肌肉接头疾病;③明显影响肺通气的手术,如腹疝、胸内及胸壁手术;④吸烟量大者(每月超过20包);⑤近期(<30天)患上呼吸道感染者。

(三) 心血管系统的准备

随着医学的发展,越来越多的心脏病患者接受非心脏手术。心血管系统疾病患者麻醉的主要危险因素包括:①充血性心力衰竭病史;②不稳定型心绞痛;③陈旧性心肌梗死(<6个月);④心律失常;⑤曾接受过心脏手术。次要危险因素包括:①糖尿病;②吸烟;③高脂血症;④肥胖;⑤高龄。麻醉和手术前评估与准备的关键是正确评估和改善心功能。心功能的状态直接关系到麻醉和手术的风险。其他次要危险因素也应在术前加以控制,将患者调整至最佳状态。

原发性高血压也是术前常见的合并症。对高血压患者要了解内科治疗的方法、用药情况及不良反应,以及有无重要器官的损害,并选择高血压患者的最佳手术时机。如果高血压为轻度或中度,且无代谢紊乱或重要靶器官损害,则手术可按原计划进行。血压显著升高(收缩压>180mmHg和/或舒张压>110mmHg)患者应在术前控制血压,除急诊外,手术应推迟。术前血压控制欠佳的高血压患者,围手术期血压波动剧烈,气管内插管和手术等刺激易引发心脑血管意外。

手术患者若术前服用抗高血压药、抗心绞痛药(β受体拮抗药)、抗心律失常药,一般不主张麻醉和手术前停药,否则有可能导致反跳性心率增快或血压增高。

(四) 麻醉前的胃肠道准备

胃内容物反流误吸是麻醉期间最危险的并发症之一。一般认为,择期手术患者,无论选择何种麻醉,术前都应禁食(fasting),目的在于防止术中或术后发生胃内容物反流(gastric reflux)、误吸(aspiration),避免误吸导致的肺部感染或窒息等意外发生。正常胃排空时间是4~6小时,但老年人、胃肠动力不足或糖尿病患者,或者情绪激动、恐惧、焦虑或疼痛不适等状态下,胃排空显著减慢。推荐成人麻醉前食用易消化固体食物及脂肪量较少的食物,并且至少禁食6小时;而若食用肉类及油炸类等脂肪含量高的食物,需要禁食至少8小时。如果上述食物摄入量多,应适当延长禁食时间。新生儿、婴幼儿麻醉前需禁食母乳至少4小时,而进食易消化的固体食物、牛奶、配方奶等非人乳后应禁食至少6小时(表2-6)。近年随着加速术后康复(enhanced recovery after surgery,ERAS)理念的不断深化,认为患者麻醉前 2 小时可适量饮用清淡液体,包括饮用水、糖水、果汁、苏打饮料、清茶等,这样不会增加呕吐误吸的概率,还可有效促进患者加速康复。对饱胃(full stomach)的急诊手术患者应采取措施以避免发生反流误吸,保证呼吸道通畅,防止误吸导致的肺部并发症。

表 2-6　麻醉前禁食禁饮时间

食物	禁食禁饮时间 /h*
易消化、脂肪量较少的固体食物	>6
肉类、油炸食物	>8
高脂肪食物	>8
母乳(婴幼儿)	>4
易消化的固体食物(婴幼儿)	>6
非人乳、配方奶(婴幼儿)	>6

注:* 若进食量偏大,需要适当延长禁食禁饮时间。

(五)其他方面的准备

一般情况下,轻中度肝功能异常不是麻醉和手术的禁忌证,但应考虑使用对肝功能影响较小的麻醉方案。对于重度肝功能不全者,不宜行择期手术。肝病急性期,除急症外,禁忌进行手术,因为施行急诊手术也很容易使肝功能进一步损害以及导致出现严重的凝血功能障碍等并发症,预后较差。

对于终末期肾病患者,应在围手术期适时进行透析治疗,以降低围手术期肺水肿和尿毒症,以及贫血、药物代谢障碍、凝血功能障碍等的发生率。术后肾功能不全是围手术期死亡的重要原因之一。影响围手术期肾功能的危险因素包括:①术前肾功能储备降低,如合并糖尿病、高血压、肝功能不全者;②与手术相关的因素,如夹闭主动脉、体外循环、长时间手术、大量失血等;③麻醉和手术中可能造成急性肾损害的因素,如低血压、低血容量及抗生素使用等。对肾功能受损患者需做好术前准备,给予适当治疗,并针对导致肾功能不全的危险因素制订相应的麻醉方案以保护肾功能。

孕妇需要手术时,手术和麻醉必须考虑孕妇和胎儿的安全。在妊娠的前 3 个月,缺氧、麻醉药或感染等因素容易引发胎儿先天畸形或流产,故应尽可能避免手术。若为择期手术,应尽可能推迟到产后施行。如系急诊手术,麻醉时应避免缺氧和低血压。一般认为妊娠第 4~6 个月是手术治疗的最佳时机,如有必要可施行限期手术。

二、麻醉前用药

(一)麻醉前用药的目的

1. **镇静**　减少患者恐惧,解除焦虑,安定情绪,产生必要的遗忘。
2. **镇痛**　减轻术前置管、局部麻醉(简称局麻)、搬动、保持体位时疼痛。
3. 抑制呼吸道腺体分泌,预防局麻药的毒性反应。
4. 调整自主神经功能,消除或减弱一些不利的神经反射活动。

(二)常用药物

1. **镇痛药(narcotics)**　镇痛药能提高痛阈,与全身麻醉药起协同作用,从而减少全身麻醉药的用量。对于手术前疼痛剧烈的患者,麻醉前应用镇痛药可使患者疼痛减轻或消除。椎管内麻醉时辅助应用镇痛药能减轻腹部手术的内脏牵拉痛。常用的镇痛药有曲马多(tramadol)、吗啡(morphine)和芬太尼(fentanyl)等,一般于麻醉前半小时肌内注射。

2. **苯二氮䓬类药物(benzodiazepines)**　有镇静、催眠、解除焦虑、遗忘、抗惊厥及中枢性肌肉松弛作用,对局麻药毒性反应也有一定的预防和治疗效果。常用药物有地西泮(diazepam)、咪达唑仑(midazolam)等。咪达唑仑还可以产生顺行性遗忘作用,其特点是即刻记忆完整,事后记忆受损,无逆行性遗忘作用。术前应用具有顺行性遗忘作用的药物对预防术中知晓有明显作用。

3. α₂ 肾上腺素受体激动药　具有镇静、抗焦虑、催眠、镇痛和抗交感作用。右美托咪定（dexmedetomidine）是一种高选择性 α₂ 肾上腺素受体激动药。在临床麻醉中主要用于镇静、抗焦虑、减少麻醉药的用量、降低麻醉和手术引起的交感神经兴奋效应，提高血流动力学的稳定性。作为麻醉前用药，主要用于全身麻醉（简称全麻）诱导前，静脉注射 0.5～1μg/kg，可有效减少其他麻醉诱导药物用量，减轻气管内插管过程中的循环波动。常见不良反应有低血压、心动过缓及口干等，重度心脏传导阻滞和重度心室功能不全患者禁用；应用时应缓慢静脉注射。

4. 抗胆碱药　能阻断节后胆碱能神经支配的效应器上的胆碱受体，主要使气道黏膜及唾液腺分泌减少，便于保持呼吸道通畅。阿托品（atropine）还有抑制迷走神经反射的作用，使心率增快。但现在不主张在麻醉前用药中常规使用抗胆碱药，而应根据具体情况酌用。

盐酸戊乙奎醚（penehyclidine hydrochloride）对中枢和外周的抗胆碱作用均明显强于阿托品，对 M 胆碱受体的亚型（M₁、M₂、M₃）有明显的选择性，即主要选择作用于 M₁、M₃ 受体，而对 M₂ 受体作用较弱或不明显。由于这种选择性，它在人体中具有中枢镇静作用，对心脏无明显影响，不增快心率，无尿潴留、肠麻痹等不良反应。

5. 抑制胃酸分泌药　①H₂ 受体拮抗药：西咪替丁（cimetidine）或雷尼替丁（ranitidine）。②H⁺-K⁺-ATP 酶抑制药（质子泵抑制药；proton pump inhibitor，PPI）代表药如奥美拉唑、兰索拉唑、泮托拉唑、雷贝拉唑、埃索美拉唑等。术前口服此类药物可提高胃液的 pH，减少胃液分泌量。急腹症患者和临产妇未空腹者，此类药可以减少其麻醉和手术中反流、误吸的危险。

（三）用药方法

麻醉前用药应根据患者情况和麻醉方法确定用药的种类、剂量、给药途径和时间。拟行择期或日间手术患者，可在进入手术室前 2 小时，口服镇静催眠药（不可服药时饮用过多的水），消除患者的紧张情绪。如患者疼痛剧烈或将接受疼痛性操作，可以在麻醉前给予镇痛药。M 胆碱受体拮抗药可减少呼吸道分泌，降低迷走神经张力。小儿可通过口服给予麻醉前用药。

（四）注意事项

为了使麻醉前用药发挥预期的效果，其剂量还需要根据病情和麻醉方法作适当的调整：①对于一般情况欠佳、年老、体弱、恶病质、休克和甲状腺功能减退的患者，吗啡、巴比妥类等药物应酌减剂量。此外，呼吸功能不全、颅内压增高者或临产妇，禁用吗啡。②年轻、体壮、情绪紧张或甲状腺功能亢进的患者，麻醉前用药应适当增加剂量。创口剧痛者应给予镇痛药。③心动过速或甲状腺功能亢进者，或周围环境温度高时，可不用或少用抗胆碱药。④吸入麻醉前，使用适量阿托品可减低迷走神经张力，并能够对抗心率减慢作用。⑤小儿对吗啡的耐量小，剂量应酌减。但因小儿腺体分泌旺盛，全身麻醉前抗胆碱药的剂量应略大。⑥复合给药时，剂量应酌减。

第四节 ｜ 麻醉前其他相关工作

一、交代麻醉风险

完善麻醉前准备后，在术前需与患者进行良好的沟通。向患者和家属介绍麻醉相关的流程，消除患者的焦虑和恐惧，告知可选择的麻醉方式，并交代手术麻醉风险。由于手术医师会在术前向患者详细交代相关的手术风险，因此麻醉医师重点交代麻醉风险，并告知麻醉风险的发生都是在麻醉医师采取力所能及的预防措施的前提下，由于个体差异、自身疾病状态及治疗过程而可能发生的。

（一）患者自身合并症相关风险

患者自身合并糖尿病、高血压或心脏病，围手术期可能发生酮症酸中毒、电解质紊乱、高血压脑出血、心肌梗死等风险；如患者合并血栓或血管内斑块，则围手术期可能并发血栓脱落导致的肺栓塞、脑

NOTES

梗死、心肌梗死等；如患者合并血液系统疾病，围手术期可能并发出血及需要输血治疗等；如患者合并呼吸系统疾病，围手术期可能并发低氧血症等。

(二) 全身麻醉风险

全身麻醉如进行气管内插管或置入喉罩可能引起口唇、舌、咽喉、声带、气管和支气管损伤，以及喉痉挛、支气管痉挛和声音嘶哑、牙齿松动脱落等。发生不能插管、不能面罩通气等情况时，可能需要进行紧急气管切开术。

(三) 椎管内麻醉风险

椎管内麻醉及区域阻滞发生神经、血管、脊髓等组织结构损伤时，可能出现全脊髓麻醉、截瘫、椎管内感染、血肿、腰痛、头痛、肢体麻木，甚至呼吸心搏骤停等风险。

(四) 其他麻醉风险

围手术期可能出现局麻药中毒、过敏等反应，可能因发生药物代谢缓慢而出现苏醒延迟、心脑血管意外、重要器官功能损害、呼吸循环衰竭、休克，甚至危及生命。此外，围手术期还可能发生术中知晓、恶性高热等罕见风险事件；麻醉时可能发生反流误吸，严重时可引起呼吸循环衰竭等；而且围手术期麻醉治疗性操作可能引起一些相对应的风险。

二、完善相关医疗文书和签署知情同意书

向患者及家属交代完麻醉风险后，必须完善相关医疗文书和知情同意书。保证患者就诊过程清晰完整，及时了解患者的病情进展，便于紧急情况时救治方案的确定。

(一) 麻醉前访视记录

根据麻醉前患者状态评估内容制订麻醉前访视记录单，有助于麻醉医师复习患者的病史病程，确保麻醉前访视记录的完整性，避免访视项目缺失，优化麻醉方法及药物的选择，制订个体化麻醉方案，将麻醉风险降到最低。

(二) 麻醉知情同意书

麻醉知情同意书应包含患者的基本信息、住院信息以及手术方式、麻醉方式。术前麻醉医师应向患者及家属交代麻醉风险，并要求患者或委托人知晓病情及可能发生的麻醉风险，最后签署麻醉知情同意书。

(三) 麻醉计划书

麻醉计划书应记录患者的现病史、既往史、个人史、家族史、体格检查、实验室检查及麻醉专科检查结果，归纳麻醉前准备，并针对性制订围手术期麻醉注意事项及防治措施。

(四) 手术安全核查表

在麻醉实施前、手术开始前和患者离开手术室前，手术医师、麻醉医师和巡回护士对患者进行三方核查，填写手术安全核查表，保证患者手术信息的完整及正确。

(五) 手术风险评估表

麻醉医师填写手术风险评估表，评估手术风险的等级，并署名。

(王海英)

本章思维导图　　　本章目标测试

第三章 | 呼吸道评估与管理

在临床麻醉和危重病患者急救过程中,建立和维持完整而通畅的气道是保证患者正常通气和氧合的前提,也是保证患者安全和进行后续治疗的先决条件。气道管理技术不仅是麻醉医师必须掌握的基本技术,也是其他科室临床医师在处理危重病患者时所必须具备的基本技能,尤其是重症监护治疗病房(ICU)和急诊科医师。

第一节 | 呼吸道的解剖

呼吸系统由气道和肺两部分组成。气道又可分为上呼吸道和下呼吸道。临床上将口、鼻、咽和喉部称为上呼吸道(图 3-1);将气管、支气管及其肺内各级分支支气管称为下呼吸道。其中口、鼻、咽部也是呼吸系统与消化系统的共同通道。上述解剖结构中的任一部位出现异常,都可能影响气道通畅。

图 3-1 上呼吸道剖面示意图

一、声门上的解剖结构与特点

1. 颌面及口部　颌面部的解剖结构与面罩辅助通气时的气密性和气管内插管操作等有着密切的联系。诸如张口度过小、下颌退缩以及颊部消瘦凹陷等都可能增加操作难度。口腔和牙齿的解剖异常也与插管困难密切相关,如舌体过大、口腔内的肿瘤、缺齿、残齿、门齿过长或前凸、全口无牙等,都可增加面罩通气和气管内插管的难度。

2. 鼻　鼻是呼吸道的起始部分,可以湿化和加温吸入的气体,并且鼻毛和黏液有过滤作用,以阻挡空气中的粉尘和细小颗粒。平静呼吸时,2/3 的气道阻力是气流通过鼻腔时所产生的。经鼻呼吸时的气道阻力几乎是经口呼吸时的 2 倍,这亦是剧烈运动时人类会张口呼吸的重要原因。在鼻腔顶部,尤其是鼻中隔前上区的黏膜,分布着来自上颌动脉分支的极丰富的血管丛,该区域亦称为鼻易出血区(即 Little 区)。与置管损伤相关的鼻出血 90% 以上都发生在该区域。经鼻置管时,严禁气管导管或胃肠引流管等插入上鼻道,以免造成难以控制的损伤和出血。鼻部气道梗阻的常见原因包括:鼻息肉、鼻中隔偏曲、炎症引起的黏膜水肿和分泌物增加等。

3. 咽　咽腔为漏斗状的肌性管道,上接鼻后孔,下至食管上端、梨状隐窝附近。以软腭下缘和会厌软骨上缘为界,人为地将咽腔分为鼻咽、口咽和喉咽(下咽)。鼻咽主要结构包括咽扁桃体(腺样体)、咽鼓管圆枕等;口咽经咽峡与口腔相通,主要结构包括会厌谷、腭扁桃体等;喉咽下界为环状软骨下缘,主要结构为梨状隐窝。鼻咽部和口咽部引起气道梗阻的主要原因分别是腺样体肥大和颏舌肌松弛引起的舌后坠。

4. 喉　喉位于第 3 颈椎至第 6 颈椎之间,主要作用是发声和保护下气道。喉由肌肉、韧带和软骨组成。软骨包括甲状软骨、环状软骨、会厌软骨以及 3 对成对的软骨(杓状软骨、小角软骨和楔状软

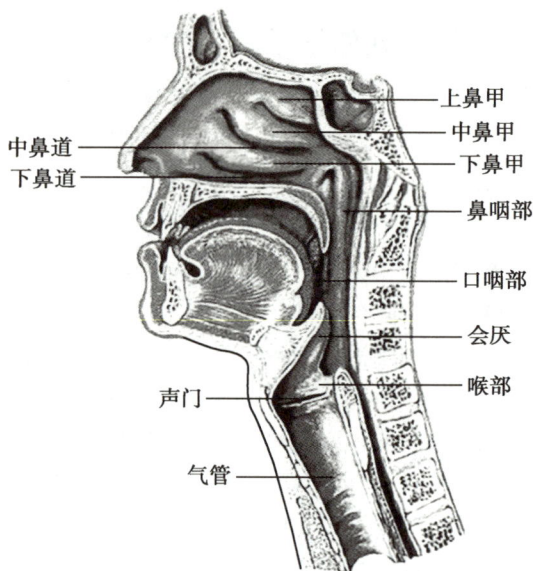

骨),其表面由黏膜覆盖。喉部的肌肉非常活跃,主要由迷走神经的分支支配。插管刺激或喉部的操作刺激可引起喉痉挛,这也是气道梗阻的常见原因。

二、声门下的解剖结构与特点

气管和主支气管:如图 3-2 所示,气管通常由 12～20 个 C 形软骨环组成,一般为 15～16 个。成人气管长度为 10～15cm,平均约 10.5cm。上部起始于环状软骨(相当于第 6 颈椎水平),下部止于隆嵴处(相当于第 4 胸椎下缘,胸骨角水平),向下气管分为左、右主支气管。气管和支气管黏膜表面分布有丰富的迷走神经纤维末梢,尤其是隆嵴部位,遇刺激后易引起剧烈的咳嗽和支气管痉挛。引起气管和支气管梗阻的主要原因为气道分泌物或异物等阻塞、颈部巨大肿瘤侵犯或压迫以及严重支气管痉挛等。

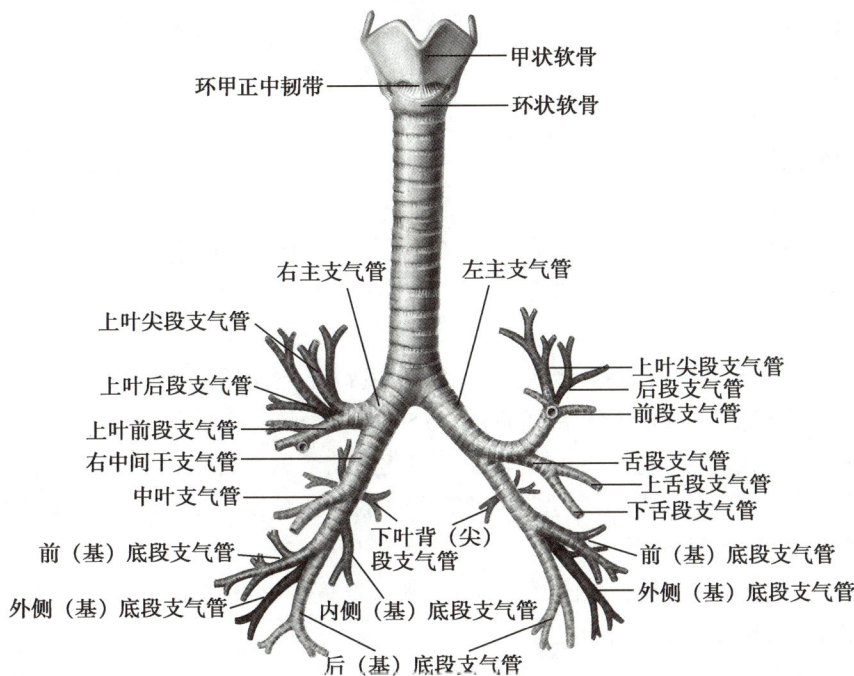

图 3-2　气管和支气管

第二节 │ 呼吸道评估常用方法

一、一般方法

1. **病史评估**　困难气道风险信息可从患者病史或医疗记录中获得。这些信息包括人口统计学和个人特征(如年龄、性别、身高、体重、体重指数)、临床特征(如困难气道史、气道解剖结构异常、打鼾、糖尿病、肥胖、类风湿性关节炎、强直性脊柱炎、巨大甲状腺、头面部创伤、头颈部肿瘤、哮喘、纵隔肿物)以及诊断性检查结果(如 X 线、CT 等)。

2. **体格检查**　麻醉医师在术前访视时应对可以配合的患者进行有针对性的体格检查。

(1)头面部评估

1)张口度:指患者最大张口时上下切牙切缘之间的距离。正常的张口度应为 3.5～5.5cm,或不少于 3 横指。牙齿凸出不齐、面部的瘢痕牵拉均可能使张口度减小。

2)改良的 Mallampati 分级:是最常使用的筛查方法之一,通常用于评估舌的大小、口咽腔大小及它们之间的关系。患者保持端坐位,最大限度地张口伸舌,不发"啊"音时进行评估。根据观察到的结构将暴露程度分为 4 级:Ⅰ级可见咽峡弓、悬雍垂、软腭和硬腭;Ⅱ级可见部分悬雍垂、软腭和硬腭;

Ⅲ级可见软腭和硬腭；Ⅳ级仅见硬腭（图 3-3）。级数越高提示喉镜暴露和气管内插管的难度也越大。

3）上唇咬合试验：试验要求患者用下切牙尽量去咬上唇，评估其下颌活动度。结果分为 3 级：超过上唇线为Ⅰ级，低于上唇线为Ⅱ级，不能咬住上唇为Ⅲ级（图 3-4）。Ⅱ～Ⅲ级的患者可能存在喉镜暴露困难。

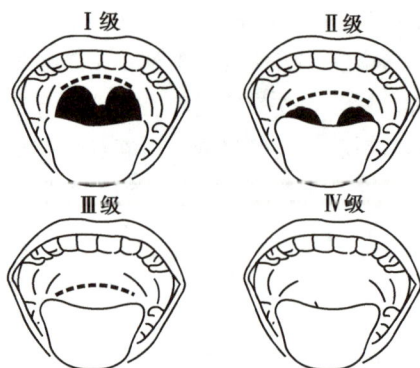

图 3-3　改良的 Mallampati 分级

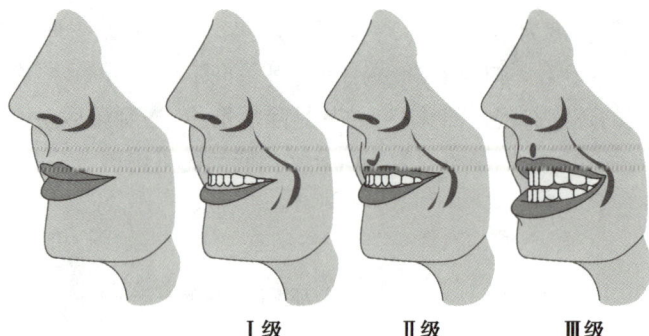

图 3-4　上唇咬合试验

4）其他形态学特征：其他的头面部评估内容包括是否存在门齿凸出、无牙、活动性义齿、牙齿松动、舌体肥大、下颌后缩、下颌前伸、多胡须等。

（2）颈部评估

1）甲颏间距和胸颏间距：指在患者头部尽力后仰的情况下，测量下颌骨颏突到甲状软骨切迹或胸骨柄上缘切迹的距离。正常成人的甲颏间距在 6.5cm 以上，胸颏间距在 12.5cm 以上。

2）颈椎活动度：指患者尽量低头及抬头仰颌，以此评估寰枢外侧关节的伸展状况，正常颈部活动度为 90°～110°。颈椎活动度较好的患者通常胸颏间距较长。颈椎的关节炎、骨折史、颈部烧伤史、颈部放疗史、颈粗短等可导致颈部活动受限，无法充分暴露声门。

3）其他：其他的测量指标包括颈围、舌颏间距、甲颏高度等，检查颈部是否存在巨大甲状腺、呼吸困难相关的三凹征以及既往气管切开史等。

（3）胸部评估：麻醉医师术前在床旁评估患者状态时，需要听诊肺部，判断是否存在异常呼吸音，如哮鸣音、痰鸣音、鼾音以及啰音等。

二、特殊方法

1. 气道评估量表

（1）Wilson 评分：Wilson 评分包含 5 项参数，分别是体重、颈椎活动度、下颌活动度（采用张口度与下颌前伸程度进行评估）、下颌后缩程度和门齿凸出程度。每个参数赋予的分值分别是 0、1 或 2 分，总分值为 0～10 分。总分超过 2 分提示可能存在困难气道。

（2）其他评估工具：如用于筛查阻塞性睡眠呼吸暂停综合征的 STOP-Bang 问卷，包含 7 项气道评估参数的 El-Ganzouri 风险指数，用于预测 ICU 困难插管的 MACOCHA 评分等。

2. 影像学评估

（1）X 线、颈胸部 CT 检查以及 MRI 检查：对于存在解剖学异常的特殊患者，首先应进行影像学检查。通过 X 线检查能够观察到气道及其毗邻解剖结构的异常，如肿大甲状腺对气管的压迫、颈椎骨折等。此外，还可在颈椎 X 线片上测量某些可预测困难气道的特定指标参数，如寰枕间距。CT 检查及 MRI 可以清楚地显示气道的断面解剖，从而揭示各种先天性疾病、感染性病变、气道内外的肿瘤、息肉、创伤、退行性病变等特殊疾病对气道的影响。麻醉医师可以从矢状面、冠状面和横断面测量特定的气道参数，分析气道解剖结构的异常改变，评估患者是否存在困难气道，进而制订相应的麻醉方案。

（2）超声检查：超声因具有安全、快速、实时动态监测、无电离辐射的特点而得以在气道评估和困难气道预测方面发挥重要的作用。例如,超声可以测量颈前软组织厚度和舌体截面积,确定环甲膜位置,引导喉上神经阻滞,测量气管直径,气管内插管时可确认导管是否置入气管。此外,超声还可以鉴别气胸、胸腔积液和肺实变,评估膈肌运动从而判断神经阻滞后膈肌的麻痹情况,识别胃内容物,评估反流误吸风险等。

3. **内镜评估** 经鼻内镜检查可以直视声门上气道的解剖结构,尤其是声门周围的病变。对于已预料的困难气道,可在适度镇静、表面麻醉下行可视软镜或可视喉镜检查,对声门可视程度及气管、支气管行进一步的评估。

第三节 │ 困难气道的评估

困难气道(difficult airway)是临床麻醉与重症医学实践中比较多见而又十分危急的情况。据统计,30%~50%的麻醉相关严重并发症都与气道管理有关。因此,掌握困难气道的相关知识和处理流程具有十分重要的临床意义。

一、困难气道的定义与分类

1. **困难气道的定义** 2022版ASA困难气道管理指南对困难气道的定义进行了更新:经历过正规培训的麻醉医师遇到以下一项或多项的困难或失败情况,这些情况包括面罩通气、喉镜显露、声门上气道通气、气管内插管、气管拔管和建立有创气道,这些情况可以是已预料或未预料的。

(1)面罩通气困难(difficult facemask ventilation):因面罩密闭困难、气体泄漏过多或通气阻力过高,无法提供足够的面罩通气。

(2)喉镜显露困难:多次喉镜尝试仍无法显露声带的任何部分。

(3)声门上气道通气困难:声门上气道装置置入困难,需要多次尝试,密闭不佳,气体泄漏过多或通气阻力过高,因以上一种或多种情况而无法维持有效通气。

(4)气管内插管困难或插管失败(difficult or failed tracheal intubation):气管内插管需要多次尝试或经多次尝试后仍插管失败。

(5)拔管困难或拔管失败:对于已知或可疑困难气道者,拔除气管导管或声门上通气装置后气道不通畅及通气不足。

(6)有创气道建立困难或失败:由解剖特征或某些异常导致经颈前部建立有创气道困难或失败。

(7)通气不足:通气不足的表现包括呼气末二氧化碳波形的缺失或低平,无胸部起伏或胸部起伏不佳,未闻及呼吸音或较弱的呼吸音,氧饱和度下降,发绀,胃胀气,呼出气流量不足或缺失,以及与低氧血症或高碳酸血症相关的血流动力学改变(如高血压、心动过速、心动过缓)。其他可能的临床症状包括精神状态改变或嗜睡。

2. **非紧急气道和紧急气道** 根据是否合并面罩通气困难和声门上通气困难,将困难气道又分为非紧急气道和紧急气道。

(1)非紧急气道:仅有气管内插管困难而无面罩通气或声门上通气困难。患者能够维持足够的通气和氧合,能够允许有充分的时间考虑其他建立气道的方法。

(2)紧急气道:同时存在通气困难和插管困难。患者极易陷入缺氧状态,必须紧急建立气道,否则可导致脑损伤和死亡的严重后果。

3. **已知的困难气道和未知的困难气道** 根据麻醉前的气道评估情况,困难气道分为已知的困难气道和未知的困难气道。

(1)已知的困难气道:包括明确的困难气道和可疑的困难气道,两者的判断依据患者实际情况及操作者自身的技术水平而定,具有一定的主观性。对已预料的困难气道患者,最重要的是维持患者的自主呼吸,预防出现紧急气道。

（2）未知的困难气道：术前评估未发现存在困难气道危险因素的患者中，极少数可于全麻诱导后出现困难气道，因此需常备应对措施。

二、困难气道的预测与评估

大约 90% 以上的困难气道可以通过术前评估发现。对于已知的困难气道患者，有准备、有步骤的气道管理将显著提高患者的安全性。因此，所有患者都必须在麻醉前明确是否存在困难气道。

1. **了解病史**　详细询问气道方面的病史是气道管理的首要工作，如打鼾或睡眠呼吸暂停综合征病史、气道手术史、头颈部放疗史等。必要时还应查阅相关的麻醉记录，了解既往气道处理的经过。

2. **影像学检查**　X 线片、CT、超声等影像学检查有助于评估困难气道的可能性，并可明确困难气道的特征与困难程度。

3. **面罩通气困难危险因素**　年龄大于 55 岁、打鼾史、多胡须、无牙、肥胖（BMI≥28kg/m²）是困难面罩通气的 5 项独立危险因素。另外 Mallampati 分级 III 或 IV 级、下颌前伸能力受限、甲颏间距过短（<6cm）等也是困难面罩通气的独立危险因素。当具备 2 项以上危险因素时，提示面罩通气困难的可能性较大。

4. **体格检查评估气道**　推荐以下 6 种最常用的方法，包括改良的 Mallampati 分级、张口度、甲颏间距、上唇咬合试验、颈椎活动度、喉镜显露分级，多个指标综合分析价值更大。

其他提示困难气道的因素还包括：上门齿过长、小下颌或下颌巨大、颈短粗、病态肥胖、孕妇、烧伤、会厌炎、类风湿性关节炎、肢端肥大症以及咽喉部肿瘤等。以上预测困难气道的方法均具有一定的灵敏度和特异度，但没有一种方法可以预测所有的困难气道，因此在临床上应联合应用这些方法。

第四节 ｜ 维持呼吸道通畅的常用方法

一、维持呼吸道通畅的基本方法

不同的临床情况下，气道管理方法的选择都应遵循相同的基本原则：选择最简便、有效、安全而又为操作者所熟悉的方法。通常情况下，适宜的手法辅助通气和一些简便的人工气道建立方法，即可解决临床中绝大多数问题。

（一）单手抬下颏法和双手托下颌法

这两种手法是解除舌后坠所致上呼吸道机械性梗阻的最简便有效的方法，也是所有临床工作者均需掌握的基本方法。

1. **单手抬下颏法**　如图 3-5A 所示，患者仰卧位，操作者将患者的头后仰，以一只手在其下颏部向上方抬举下颏，尽力将舌体抬离咽后壁，从而解除舌后坠造成的气道梗阻。此方法在临床使用时的

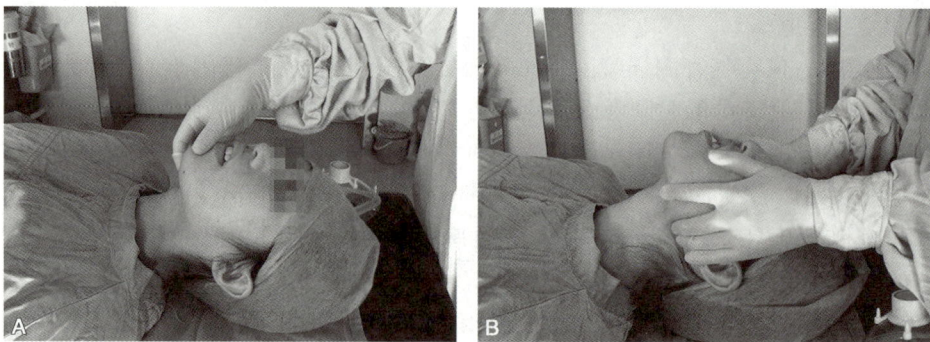

图 3-5　手法维持气道通畅
A. 单手抬下颏法；B. 双手托下颌法。

局限性较多。当患者存在头颈部短粗、肥胖、鼻道阻塞、牙关紧闭、颈部强直等情况时,往往难以奏效。此时需考虑采用双手托下颌法或其他方法。

2. **双手托下颌法**　如图3-5B所示,患者仰卧位,操作者站在患者头端,将患者的头略向后仰,双手示指或中指置于患者下颌角的后支,向前、上方托举下颌。为了有效地将患者的舌体抬离咽后壁,应尽量使患者下门齿的高度超过上门齿(俗称为"地包天")。

(二) 口咽、鼻咽通气道的使用

如需较长时间解除梗阻或手法托举无效时,可放置口咽通气道或鼻咽通气道,以帮助开放气道。

1. **口咽通气道**(oropharyngeal airway)　是用金属、硬橡胶或硬塑料制成的、外观略呈J形、中空的人工气道(图3-6)。

操作方法:首先,依据患者的体形选择适当型号的通气道。然后,将通气道前端(其凹面朝向头端)插入患者口腔,一边将通气管旋转180°一边推进通气道直至咽腔。此方法可有效避免在推送通气道的过程中将舌体推向口腔深部,造成置管困难。必要时也可利用压舌板或喉镜片压迫舌体后,将通气道放入口。此时口咽通气道的弯曲弧线恰好与患者舌体的自然弧度贴合。

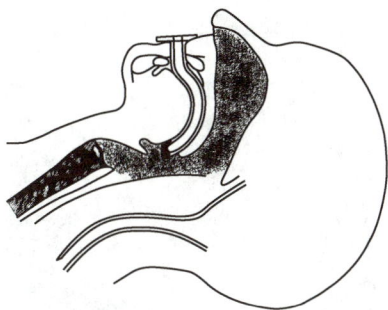

图 3-6　放置口咽通气道

注意事项:①当患者清醒或浅麻醉时使用口咽通气道,可引起恶心呕吐、呛咳、喉痉挛和支气管痉挛等反应,因此只适用于非清醒或麻醉深度恰当的患者;②如果通气道位置放置不恰当,反而会将舌根推向咽腔深部而加重梗阻或引起喉痉挛、舌及咽部损伤等;③如患者不能开口,又不宜使用鼻咽通气道时,可先将2个压舌板分别置入双侧上下后磨牙之间,利用杠杆原理撬开口腔,再置入口咽通气道。

2. **鼻咽通气道**(nasopharyngeal airway)　是用橡胶或塑料等制成的软质中空导管,长度约15cm,外形与气管导管相似。其前端斜口较短而钝圆,不带气囊。主要用于解除舌后坠等所致的上呼吸道梗阻,尤其是不能配合张口的患者(图3-7)。患者对其耐受性较好,较少发生恶心、呕吐和喉痉挛。但由于通气道经患者的鼻孔插入,且管径较粗,使用不当易致出血,因此,对于凝血功能异常、颅底骨折、鼻咽腔感染或鼻中隔外伤移位等患者禁忌使用。

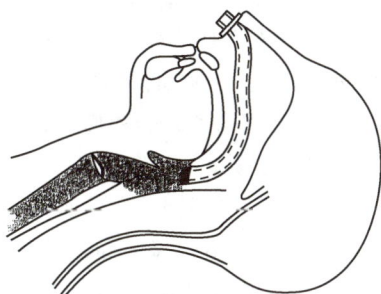

图 3-7　放置鼻咽通气道

操作方法:①选择通畅的一侧鼻孔。插入前在鼻腔内滴入适量血管收缩药,如麻黄碱,可减少鼻腔出血的风险。②于通气管表面涂抹含局麻药的医用润滑剂。③通气道必须沿总鼻道插入,保持插入方向与面部完全垂直,严禁指向鼻顶部方向插入,以免造成损伤出血。④通气道的插入长度通常为鼻尖至外耳道的距离,以确保通气道前端位于会厌上方。⑤插入动作应轻柔、缓慢,遇有阻力不应强行插入,可稍稍旋转导管直至无阻力感后再继续推进。

二、面罩通气术

面罩通气(mask ventilation)技术是临床医师必须掌握的基本技能。其设备要求简单、操作方便、通气效果确切且可提供较高浓度的氧疗;在无明显呼吸道梗阻的情况下,其通气效果与气管内插管相似;患者的耐受性良好,不需要较深的麻醉亦可配合完成操作。因此,在紧急气道处理和危重病救治中,面罩通气至今仍发挥着不可替代的作用。

1. **适应证**　包括:①为无胃内容物反流、误吸风险的短小手术施行全身麻醉通气;②气管内插管前为患者预充氧去氮;③紧急情况下进行辅助或控制呼吸,如心肺复苏的现场急救。

2. **操作方法**

(1)物品的准备:选择大小合适的透明面罩,以使面罩能紧贴鼻梁、面颊和口周,以便观察口唇颜色和分泌物情况。检查贮气球囊,使之与供氧管相连接,并确保无漏气。应备有适当的口咽通气道、鼻咽通气道,以及负压吸引装置等。

（2）面罩的放置:单人操作时,操作者左手持面罩,用小指与无名指提起下颌角,中指置于颏下,示指与拇指置于面罩上,适当用力以保持面罩的气密性;右手控制贮气球囊行手法通气(图 3-8A)。如患者头面部较大、面罩难以密闭,需要双人操作。这时,操作者双手采用"C-E"或"V-E"手法维持面罩与患者面部的紧密贴合,同时托起下颌,由助手控制贮气球囊(图 3-8B、C)。也可使用四头带辅助将面罩固定于患者的面部。

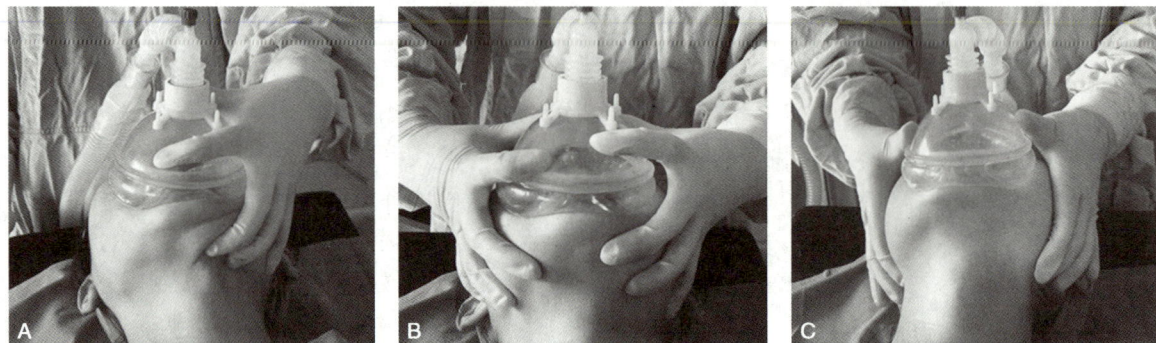

图 3-8　面罩通气的手法

（3）辅助或控制呼吸的操作要点:在操作者用右手或由助手行辅助或控制呼吸时,应通过观察患者胸廓起伏幅度和挤压贮气球囊的感觉来判断通气阻力的大小,同时评估通气效果。可通过使患者头部略后仰、抬起颏部或托起下颌的方法,使患者下颌骨向前上抬起并张口,从而改善通气效果。必要时可置入口咽或鼻咽通气道。吹入一次潮气量(6～8ml/kg)的时间一般不少于 1 秒。缓慢而均匀地供气可最大限度地避免胃胀气的发生。

3. **注意事项**　面罩通气并未将人工气道与下呼吸道紧密连接,因而使用时需要注意以下事项。

（1）必须彻底清除气道内的分泌物、血液和异物等,否则在正压通气下,有加重气道梗阻的风险。

（2）面罩通气时,气体有可能进入胃肠道,增加患者发生反流误吸的风险。

（3）对于下呼吸道梗阻,面罩通气往往效果差或无效。

4. **常见并发症**　长时间面罩通气引起的口、眼或鼻周围软组织压伤最为常见,而胃内容物反流误吸是其最严重的并发症。保持患者镇静和 / 或配合、控制通气压力、压迫环状软骨等是防止反流误吸的有效措施。

三、喉罩通气术

喉罩(laryngeal mask airway,LMA)是一种特殊形状的通气管,多由硅胶或塑料制成,自 1983 年首次应用以来,现已广泛应用于临床,最初用于困难气道,逐渐扩展到临床麻醉与急危重症医学中的气道处理。目前喉罩的种类和型号多样,可根据不同患者及临床需要、医师习惯和经验等选择相应的喉罩。

1. **喉罩的优点**　包括:①携带方便;②操作简便易学;③对喉头的刺激小,适当镇静的患者在保留自主呼吸的状态下即可置入;④呛咳、喉痉挛等并发症的发生率低;⑤误入食管的可能性极低;⑥能够有效地避免或减轻声带和气道损伤;⑦无需特殊的辅助器械或设备,通常以盲插法置入;⑧气道阻力通常低于气管内插管。

2. **喉罩的局限性**　作为一种声门上的通气工具,喉罩并不能完全控制气道,因而在使用中存有一定的局限性,主要包括:①难以完全杜绝反流误吸的发生,第二代喉罩增加了防反流误吸的设计,减少了此类风险的发生;②在气道压过高或置入位置不佳时,可能导致喉罩漏气以及胃胀气;③当喉罩置入位置不佳,推挤会厌致其变形或卷曲时,易引发气道梗阻,导致通气失败;④长时间使用可造成咽喉部压迫性损伤,甚至引发会厌水肿和气道梗阻。

3. 适应证 随着新型喉罩的不断涌现和临床应用范围的不断拓展,喉罩的适应证也在不断地扩大。目前其主要适应证包括:①用于反流误吸低风险的手术麻醉中建立并维持气道,尤其是短小手术需人工通气或保留自主呼吸的患者;②在已预料或未预料的困难气道中作为通气工具或引导插管的工具;③出现紧急气道或心肺复苏时作为急救气道工具。

4. 禁忌证 主要包括:①饱胃、腹内压过高、有反流误吸高风险的患者;②张口度过小(小于2.5~3.0cm)而限制喉罩置入的患者;③存在咽喉部感染、水肿、活动性出血、组织损伤和肿瘤等病变或下咽部、颈部放疗史从而限制喉罩对位或通气的患者;④通气压力预计需大于$25cmH_2O$的气道狭窄和慢性阻塞性肺疾病患者。

5. 喉罩的置入方法 因喉罩种类多,置入方法略有差异。仅以经典喉罩为例,简要介绍喉罩的置入方法。经典喉罩在其通气管的前端连接一扁长凹形(勺状)气囊。气囊充气后,恰好能盖住喉头,从而将人工气道与患者的自然气道(喉及下呼吸道)相通。一般设有1、1.5、2、2.5、3、4、5和6号共8种型号,分别适用于新生儿、婴儿、儿童和成人。临床上通常依据患者的体重和性别来选择喉罩型号。

(1)喉罩置入前应检查喉罩各部分的连接是否可靠,气囊是否漏气。在喉罩勺状气囊的背面适度涂以润滑剂,在患者适度镇静加咽喉部表面麻醉下即可置入。不能配合者也可进行麻醉诱导,应用肌松药后置入。

(2)一般采用盲插法放置。患者仰卧位,操作者用左手使患者仰头或由助手托起下颌并打开口腔。右手持喉罩,罩口朝向患者下颌方向,将气囊平整地抵向患者硬腭方向置入,示指引导气囊沿中线贴咽后壁向下推进,直至遇阻力不能再推进为止。左手固定通气管,退出右手后,将气囊充气。判断置入位置合适后,固定喉罩。

(3)喉罩位置的判断:喉罩置入的最佳位置应该为:喉罩前端紧贴并堵塞食管上括约肌;喉罩占据下咽部,紧贴杓状软骨后面,位于第2至第7颈椎前方;喉罩两侧位于梨状隐窝内;会厌应平坦展开并位于近端喉罩与舌根部之间,其尖端与近端气囊的上缘平齐;罩内的通气口应正对声门(图3-9)。一般通过连接麻醉机或呼吸囊行正压通气初步判断喉罩位置。如胸廓起伏良好,CO_2波形正常,且听诊咽喉部无明显的漏气,多提示喉罩位置良好。采用支气管软镜检查是判断喉罩位置最确切的方法。然而,即使喉罩的位置欠佳,只要没有明显的漏气和气道阻力增高,也多能维持较好的通气。

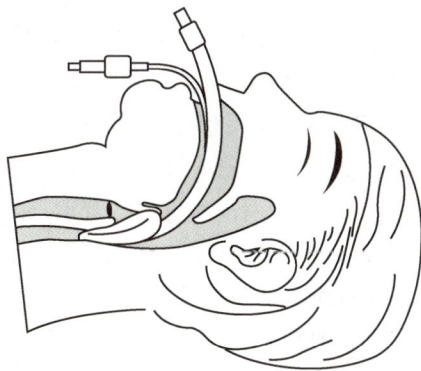
图3-9 喉罩的正确位置

(4)喉罩通气失败的处理:喉罩置入后,如有漏气应及时处理:①喉罩后退一段距离后重新置入,来回重复几次,有助于复原舌体,并有效解除会厌下折;②调整患者头颈部的位置;③喉罩气囊适当充气或放气;④调整喉罩置入深度,或重新置入喉罩;⑤选择不同型号或不同类型的喉罩;⑥如仍漏气明显,应考虑行气管内插管。

6. 喉罩的常见并发症 包括:①喉罩拔除后口咽喉部的不适和疼痛,多可自行恢复;若长时间留置、气囊压力过高或喉罩位置不佳,可引起暂时性的构音障碍、喉头水肿、声门梗阻等;②胃内容物反流误吸是最严重的并发症,多与气道压力过高、喉罩漏气以及在饱胃人群中应用有关。带有引流管的双管喉罩可置入胃肠引流管引流,一定程度上可降低反流误吸风险。

四、气管内插管

气管内插管是将人工气道与解剖气道连接的最可靠的方法,也是临床医师和急救工作人员所必须掌握的基本技能之一。

1. 适应证 气管内插管可保持患者的呼吸道通畅,防止异物进入呼吸道,便于及时吸出气管内分泌物或血液;进行有效的人工或机械通气;便于吸入全身麻醉药的应用。因此,凡是在全身麻醉时,因手术方式或体位难以保证患者呼吸道通畅者(如颅内手术、开胸手术、俯卧位手术等),因疾病难以保持呼吸道通畅者(如肿瘤压迫气管),饱胃或反流误吸高风险者,需要使用对呼吸有明显抑制作用的全麻药或应用肌松药者,都应行气管内插管。因各种原因需要进行机械通气者、心肺复苏以及新生儿严重窒息时,亦是气管内插管的适应证。

2. 插管前准备　插管前必须准备好所有设备和器材,人员到位,相关药品(麻醉药、血管活性药等)准备齐全。插管前准备不足或对困难气道预计不够,不仅可导致插管失败,更可能威胁患者的生命安全。常用器械包括:喉镜、气管导管、牙垫或口塞、润滑剂、注射器、管芯、插管钳、固定胶带以及负压吸引装置等。

(1)插管前的检查和评估:插管前应常规对患者进行相关检查和评估,以了解插管的难易程度。

(2)喉镜的选择和检查:临床上可供选择的直接喉镜种类较多,其用途和使用方法也各不相同,应根据操作者使用习惯和患者情况加以选择。目前最常用的仍是最经典喉镜(弯喉镜片),成人气管内插管多选择 3 号或 4 号喉镜片。使用前须检查喉镜电池的电量是否充足、喉镜片前端的灯泡或光纤是否明亮。随着可视化技术的发展,目前可视喉镜被广泛应用于临床。

(3)气管导管的选择和检查:成人一般选择内径 7.0~7.5mm 的气管导管,小儿气管导管内径(mm)可根据经验公式进行选择,即导管内径(mm)= 患儿年龄(岁)/4+4。选好导管后,应分别再准备 1 根大于和小于该导管内径 0.5mm 的导管,以备插管过程中根据患者的实际情况及时更换导管的型号。检查导管气囊是否漏气,并将导管前端用医用润滑剂或生理盐水润滑;将导管芯置于气管导管内,将气管导管塑形至合适的弯曲度,以便提高插管的成功率,且管芯不应超出气管导管的前端。以上所有的操作均应保持气管导管的无菌状态。

(4)药品的准备和核对:根据患者的病情,选择和准备合适的麻醉药品以及辅助用药,包括镇静催眠药、麻醉性镇痛药和肌松药等。麻醉期间所用药品,必须经过核对后方可使用。

3. 气管内插管方法　根据插管时是否需要显露声门分为明视插管和盲探插管;根据插管路径分为经口插管和经鼻插管;根据插管前麻醉方法分为慢诱导插管、快诱导插管和清醒插管等。

(1)经口明视气管内插管术

1)预充氧去氮:患者插管前以面罩吸纯氧至少 3 分钟,以排出患者肺泡内的氮气,增加肺内的氧气储备,延长插管的安全时限。

2)插管的体位:自患者的口腔至气管之间可以人为地划出 3 条解剖轴线:口轴线(OA)为口腔至咽后壁的轴线,咽轴线(PA)为咽后壁至喉头的轴线,喉轴线(LA)为喉腔至气管上段的轴线。患者仰卧时,这 3 条轴线彼此相交成角,并不处于一条直线。如果在患者头下垫一薄枕,使患者的头部垫高约 10cm,并使头后仰("嗅花位"),可以使患者口、咽、喉三轴线接近重叠,插管径路接近为一条直线,利于显露声门(图 3-10)。

3)插管操作方法:操作者左手持喉镜柄,右手提颏张口并拨开上下唇。从患者右侧口角置入喉镜片,沿患者的舌背面向下滑行,在将喉镜片逐渐移至口正中部的同时,将舌体略压向左侧。显露悬雍垂后,继续沿舌背部的曲线轻柔地将喉镜片向下滑入,直至看见会厌软骨。使用弯喉镜片时,在明

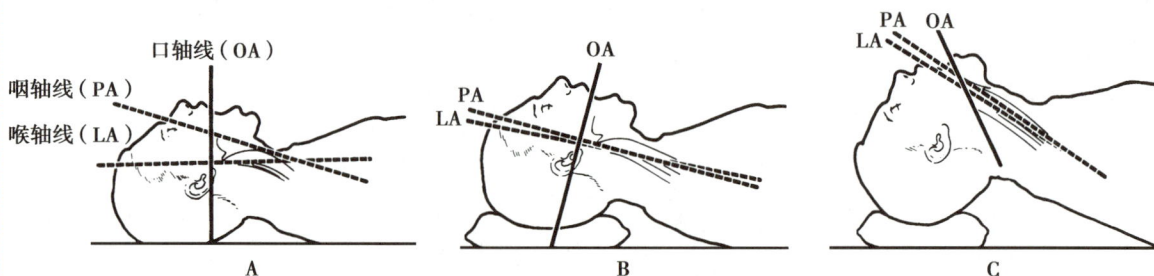

图 3-10　气管内插管时头部位置示意图

视下将喉镜片的前端伸入舌根与会厌软骨根部之间的会厌谷,再向上、略向前方上提喉镜,使会厌向上翘起紧贴喉镜片,以显露声门(图 3-11)。如果使用直喉镜片,在暴露会厌软骨后,将镜片置于会厌软骨的喉面,直接向前上方挑起会厌,即可显露声门。注意上提喉镜时,用力的方向应与喉镜柄的方向一致,即朝向患者足部上方天花板的方向,大致为前上方 45°。上提喉镜时注意不要弯曲持喉镜手的腕部或将喉镜片在患者的牙齿上撬动,以免损伤牙齿或软组织。

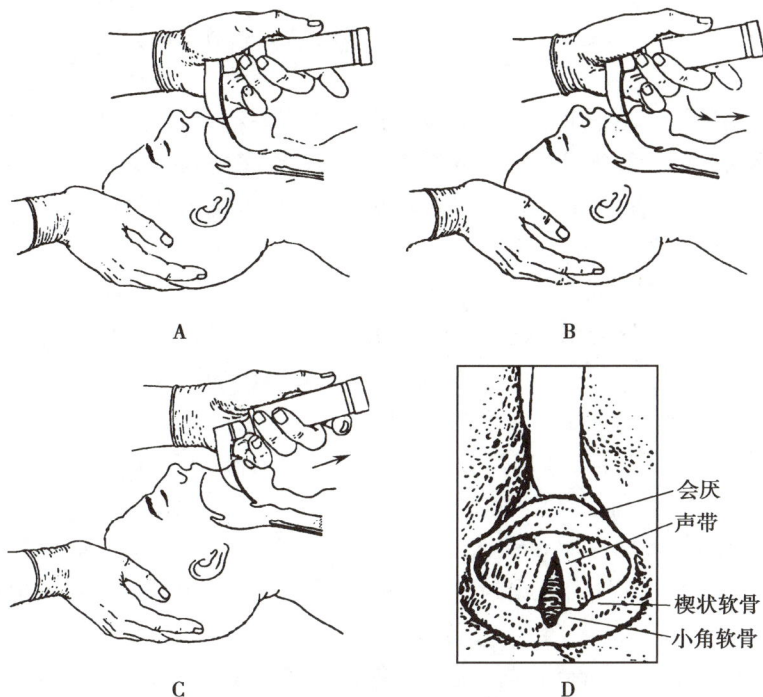

图 3-11 喉镜(弯喉镜片)操作示意图

置管时右手以持笔式持气管导管,在声门可视的情况下将导管沿患者右口角置入,要避免导管阻挡操作者的视野,亦要避免牙齿刮破导管气囊。气管导管进入声门后,拔出导管芯,继续置管,直到气囊进入声带下 3~4cm。置入牙垫,并退出喉镜。导管气囊的最佳充气标准是注入最小容积的气体使手控呼吸下气囊周围无漏气。成人置管平均深度(即气管导管前端至门齿距离)为 20~24cm。

4)气管导管位置的判定:理想的导管位置是其前端位于气管的中段,隆嵴(俗称隆突)上 3~7cm。确认气管导管位置的常用方法包括:①将气管导管与 CO_2 探测器或呼气末 CO_2 监测仪相连,行数次人工通气,出现正常的呼气末二氧化碳分压($P_{ET}CO_2$)波形是气管导管位于气管内的可靠标志。②听诊双肺的呼吸音并观察正压通气时胸廓起伏幅度是否一致。③喉镜直视下看到气管导管经声带间置入气管内,或使用支气管软镜经导管检查可见隆嵴和气管环。④透明导管在吸气时管壁清亮,呼气时管壁见白雾。

5)气管导管的固定:最好采用专用的导管固定器来固定导管,也可采用胶带或气管导管固定带来固定导管。ICU 患者插管后应用适当的镇静药,并限制患者上肢的活动,以防患者自己意外拔管。

6)注意事项:①插管时患者应处于适当的麻醉深度,以使咬肌松弛、张口满意,并抑制咽喉反射;②暴露过程中如发现咽喉反射活跃,宜暂停插管,在辅助通气下适当加深麻醉,清醒插管者应做好完善的气道表面麻醉;③喉镜的着力点应始终位于喉镜片的顶端,并采用上提喉镜的手法,严禁将上门齿作为支点来暴露声门,以防损伤牙齿;④导管插入声门时必须轻柔,避免使用暴力。

(2)经鼻气管内插管术

1)适应证:与经口气管内插管相似,尤其适用于一些不适合经口插管的患者,如下颌骨骨折、张口受限的患者;也适用于口腔内导管会影响术野(如口腔肿瘤)以及需较长时间机械通气者等。

2）禁忌证:此操作的创伤程度高于经口气管内插管,禁用于颅底骨折、广泛面部骨折、凝血功能障碍、有反复鼻出血病史以及影响鼻腔通畅度的鼻腔疾病等患者。

3）操作要点:经鼻气管内插管包括经鼻明视法和盲探法两种。

经鼻明视气管内插管时,喉镜的操作要领与经口气管内插管相似。选择通气较好的一侧鼻孔插管。应用生理盐水棉签清洗鼻腔内的分泌物,对鼻腔内施行表面麻醉,并滴入数滴麻黄碱以收缩鼻腔黏膜血管,减少出血风险。置管前充分润滑气管导管,置管时注意气管导管应与面部相垂直而置入鼻孔,并沿总鼻道插管。导管难以进入声门时,可在喉镜的暴露下采用插管钳经口辅助置管,插管深度一般比经口深 2～3cm。

经鼻盲探气管内插管术是根据患者呼吸气流的导引而盲探置管的一种方法,既往多用于喉镜暴露困难或不适于喉镜暴露而需气管内插管的患者。该方法要求操作者具备丰富的插管经验,但成功率难以保障,并不适合初学者使用。近年来,随着支气管软镜等辅助插管技术日益成熟和推广,该方法在临床上的使用日渐减少。

4. 气管内插管的常见并发症

（1）气管内插管所引起的创伤:气管内插管可能造成口唇、舌、牙齿、咽喉或气管黏膜的损伤,患者术后可有咽喉痛的表现;偶可引起环杓关节脱位或声带损伤,可出现声音嘶哑、说话困难等表现。只要细心轻柔操作,避免暴力,一般不会发生或症状轻微。

（2）气管导管梗阻:气管导管扭曲打折、导管气囊充气过多阻塞导管开口、俯卧位时头部扭曲或头过度后仰等体位使导管前端开口贴向气管壁,患者气管存在变形移位等解剖异常,痰液或血液阻塞气管导管等多种原因,均可能导致气道不同程度的阻塞。应根据原因做好预防。一旦发生,经处理仍不能解除时,可用支气管软镜检查以明确原因,并给予相应处理,必要时立即更换气管内导管。

（3）气管导管置入过深:气管导管置入过深可能损伤隆嵴,并容易误入一侧支气管(多为右侧)而使另一侧支气管无通气,特别是在插管后头部位置变动或者腹腔镜气腹手术引起膈肌和气管上抬时。最好的诊断方法是听诊双肺呼吸音和观察两侧胸部呼吸幅度,支气管软镜检查可以确诊。一旦发生,应及时调整气管导管的位置。

（4）气道痉挛:气管内插管可引起支气管痉挛,多见于麻醉过浅,也可以是过敏反应的一种临床表现,有哮喘发作史的患者在不当的刺激下容易诱发。当发生支气管痉挛时,应加深麻醉,吸入纯氧,必要时可给予小剂量肾上腺素注射,雾化吸入支气管扩张药等。喉痉挛可由浅麻醉下插管、拔管及咽喉部分泌物刺激引起,缺氧和二氧化碳蓄积亦可诱发。出现喉痉挛时应加深麻醉,去除局部刺激,面罩加压吸氧,必要时注射肌松药并重新插管。

第五节 | 困难气道的处理原则

一、困难气道处理的工具和方法

充分完善的气道评估和熟练使用不同的气道管理工具是困难气道处理的基石。根据麻醉前对气道评估的结果判断气道的类型,再依据气道类型选择麻醉诱导方式(清醒镇静或常规全麻诱导);根据面罩及声门上气道通气的情况判断气道的紧急性及气道建立的方法,无创方法优先;结合困难气道处理流程图,在处理过程中根据每一步的效果来决定下一步的方法,有目的、有准备、有步骤地预防和处理将显著降低患者的危险性。处理非紧急气道的目标是无创,而处理紧急气道的目的是挽救生命。麻醉医师应遵循先无创、后有创的原则建立气道,并优先选择最简便、有效、安全而又为操作者所熟悉的方法。

用于困难气道的工具和方法有百余种之多,可按照所处理气道的紧急性和创伤的大小来分类。

1. 非紧急无创工具和方法 主要分为喉镜、经气管导管类和声门上气道工具 3 类。

（1）喉镜：分为直接喉镜和可视喉镜。

1）直接喉镜：包括弯型镜片和直型镜片。选择合适的尺寸类型非常重要，必要时需更换不同尺寸类型的镜片。

2）可视喉镜：临床上有许多种类，不需要口、咽、喉三轴重叠，可有效改善声门显露，但一般需借助管芯，以防显露良好却插管失败。

（2）经气管导管类：包括管芯类、光棒、可视管芯、支气管软镜 4 类。

1）管芯类：包括硬质管芯、可弯曲管芯以及插管探条。需喉镜辅助，方法简便，可提高插管成功率。

2）光棒：利用颈前软组织透光以及气管位置比食管更靠前（表浅）的特性。优点是快速简便，可用于张口度小和头颈不能活动的患者。

3）可视管芯：其优点是结合了光棒和支气管软镜的优势，快捷可视。

4）支气管软镜：包括纤维支气管镜和电子支气管镜，常用于清醒镇静表面麻醉下引导气管内插管以应对各种困难气道。然而，它一般不适用于紧急气道，且此项操作必须由经过培训的有经验的医师进行。

（3）声门上气道工具：包括引流型喉罩、插管型喉罩等。

1）引流型喉罩：是应用最广泛的声门上气道工具。这类喉罩的置入成功率高，既可改善通气，也可代替气管内插管维持气道通畅。

插管型喉罩：插管型喉罩的优点是可同时解决困难通气与困难气管内插管，插管成功率高，但受患者张口度的限制。

3）其他：包括 i-gel、SLIPA、Cobra 喉周通气管、喉管、食管 - 气管联合导管等声门上工具。

（4）其他方法：经鼻盲探气管内插管的优点是无需特殊设备，但在支气管软镜广泛应用后已较少使用该方法。

2. 非紧急有创工具和方法

（1）逆行气管内插管：适用于普通喉镜、喉罩、纤维支气管镜等插管失败的情况，颈椎不稳定、颌面外伤或解剖异常者可根据情况选择使用。

（2）气管切开术：经皮气管切开术有专用工具套装，创伤虽比手术切开小，但仍大于其他建立气道的方法，且并发症较多、用时较长，只用于必需的患者，如喉肿瘤、上呼吸道巨大脓肿、气管食管上段破裂或穿孔以及其他建立气道方法失败又必须手术的病例。

3. 紧急无创（微创）工具和方法 存在紧急气道时需要迅速解决通气问题，在保证患者生命安全的同时，也为进一步建立气道和后续治疗创造条件。常用的紧急无创和微创气道工具和方法包括以下几种。

（1）双人加压辅助通气：在嗅花位下置入口咽和 / 或鼻咽通气道，由双人四手，用力托下颌、扣面罩并加压通气。

（2）再次行气管内插管：在保证患者安全的情况下，可以谨慎尝试再次气管内插管。

（3）喉罩：既可以用于非紧急气道，也可以用于紧急气道。

（4）食管 - 气管联合导管（esophageal-tracheal combitube）：联合导管是一种双气囊和双管腔的导管，无论导管插入食管还是气管均可通气。

（5）环甲膜穿刺置管和经气管喷射通气（transtracheal jet ventilation，TTJV）：用于声门上途径无法建立气道的紧急情况，每次喷射通气后必须保证患者的上呼吸道开放以确保气体完全排出。

4. 紧急有创方法 环甲膜切开术是紧急气道处理流程中的最终解决方案。商业化的快速切开套装可快速完成环甲膜切开术。操作虽然简便，但只有事先接受过专门训练的有经验的操作者才能迅速完成。

二、注意事项

1. 困难气道的处理涉及处理流程的制订、困难气道设备的准备、气道处理方法与用具使用的培训等方面,均需予以高度重视。

2. 气道处理尤其是已知的困难气道处理要制订完备的计划,除了按指南推荐的流程外,还应明确和强调以下四点:首选气道处理的方法(最适用、最熟悉的)、备选方法(至少一种)、以上方法失败时的通气方法与其他处理方法(唤醒患者、取消手术等)、紧急气道处理方法(LMA、联合导管等)。要有所侧重,层次突出,切忌各种困难气道方法轮番尝试而毫无重点的策略。

3. 完善的人员准备是处理困难气道最重要的。对于已知的困难气道,应确保至少有一名对困难气道有经验的高年资麻醉医师主持气道管理,并有一名助手参与。对于未知的困难气道,人员和用具往往准备不足,应尽快请求帮助,呼叫上级或下级医师协助处理。

4. 麻醉诱导的常用方式包括清醒镇静表面麻醉和常规的全麻诱导,依据气道类型而定。已预料的或可疑的困难气道应首选清醒镇静表面麻醉,可疑的困难气道可根据操作者的技术水平与条件充分评估和准备后选择全麻诱导,"正常"气道患者选择全麻诱导。对于饱胃或存在胃内容物误吸高危险的患者,评估为"正常"气道时可以采用快速顺序诱导(rapid sequence induction,RSI),评估为困难气道时采用清醒镇静表面麻醉。麻醉医师应当熟悉各种困难气道方法的适应证与禁忌证,在处理困难气道时要选择自己最熟悉和有把握的技术。

5. 各种建立气道的方式虽然不同,但目的均是维持通气与氧合,气道处理过程中要全程持续优化吸氧并密切监测 SpO_2 变化。

6. 气道操作注意动作轻柔,尽量减少损伤,以免组织水肿、出血等,进一步增加插管困难或演变为紧急气道。

7. 当插管失败后,要严格限制尝试次数(≤3+1),应当及时分析,更换思路和方法或者更换人员和手法,允许的情况下应在每次尝试后评估面罩通气通畅与否。当单一方法无法解决所遇到的气道问题时,两种甚至多种方法联合应用常可发挥最大的作用。

8. 完整的困难气道处理过程包括气道的建立、患者自主气道的恢复以及后续的随访与处理。困难气道患者的拔管需要制订一套方案来保证拔管时的安全。理想的拔管应该是待患者自主呼吸完全恢复,在可控、分步且可逆的前提下拔除气管导管。还应评估、随访并处理经过困难气道处理后可能有潜在并发症的患者。

9. 麻醉医师应该在麻醉记录中记录患者存在困难气道,并对其特征进行描述,并有必要将这些信息告知患者(或家属),为以后处理提供指导。

(刘克玄)

本章思维导图　　　　本章目标测试

第四章 | 呼吸功能的监测和临床应用

呼吸功能的监测除基本的临床体征外，还包括通气功能、换气功能以及呼吸力学等方面，还可借助仪器测定呼吸功能数据并绘制图形进行分析。呼吸功能的监测在临床上越来越受到重视，而呼吸功能和心脏功能既独立又相互关联，对患者的状态及疾病发展的判断具有重要意义。

第一节 | 呼吸功能的一般监测

一、呼吸运动的监测

呼吸运动的监测包括呼吸频率、幅度、模式等。正常自主呼吸时两侧胸廓对称，胸腹同步；呼吸频率为10~16次/分，超过20次/分即提示有潜在的呼吸障碍，大于30次/分常表现为明显的呼吸窘迫。当呼吸频率长时间超过35次/分时，呼吸做功显著增加而可导致呼吸衰竭。因此，观察呼吸频率的变化是最简单而实用的呼吸功能监测方法之一。呼吸频率过慢可见于严重缺氧、中枢神经系统病变或阿片类药物过量。上呼吸道梗阻可呈现"三凹征"，而下呼吸道梗阻表现为呼气时腹肌紧张、呼气期延长。

二、胸部的听诊与叩诊

听诊与叩诊是了解肺部病变的基本方法。干湿性啰音、哮鸣音等均提示相应的肺部病变；而呼吸音不对称，除提示一侧肺不张、炎症、气胸或胸腔积液外，在气管内插管者还提示导管位置过深并进入一侧主支气管（通常为右侧）。胸部叩诊有助于气胸、胸腔积液及胸膜病变的诊断。

三、常用简易呼吸功能检测方法

患者肺功能状况可以通过以下临床常用简单易行的检测方法进行评估。

1. **屏气试验**　指导患者深呼吸数次并在深吸气后屏住呼吸，记录其能屏住呼吸的时间。屏气时间在30秒以上为正常。如屏气时间小于20秒，可认为肺功能显著不全。要注意其特异度和灵敏度方面的问题，比如，心功能异常的患者屏气时间也有缩短的可能，而特异体质的患者（练习过潜泳）的屏气时间可能无法代表其肺功能状况，故只作为床旁判断呼吸功能的参考。

2. **吹火柴试验**　点燃火柴并置于距离患者口部15cm处，让患者吹灭。能吹灭说明肺功能良好；如果不能吹灭，可以估计 FEV_1/FVC 小于60%，FEV_1 小于1.6L，MVV小于50L/min。

3. **登楼试验**　嘱患者按自己的步幅及步频登楼，但不能停顿。通常定义20个阶梯为一层，每个阶梯高约15cm。若能登3层楼或更多楼层，则患者术后并发症发生率及病死率显著降低；登楼不足2层被认为是一个高危因素。

4. **6分钟步行试验（6MWT）**　需在平坦无障碍的走廊内测量患者6分钟行走的最大距离，速度由患者自己控制。患者步行距离<610m，则说明最大氧耗量（ VO_{2max} ）<15ml/（kg·min）及运动过程中会有 SpO_2 下降。运动过程中 SpO_2 下降4%（相当于登楼2~3层），术后并发症发生率及病死率升高。

第二节 | 通气功能的监测

一、常用通气量监测

1. **潮气量**（tidal volume，V_T）　是指平静呼吸时，每次吸入或呼出的气体量，正常自主呼吸时潮气量为 5～7ml/kg。当 V_T 不足时，为了维持 $PaCO_2$ 在正常范围，必须增加呼吸频率来代偿。但呼吸频率越快，无效腔通气量就越大，呼吸做功增加。机械通气时 V_T 根据患者具体情况而定。

2. **每分通气量**（minute ventilation，V_E）**和肺泡通气量**（alveolar ventilation，V_A）　V_E 指在静息状态下每分钟吸入或呼出气体的总量，等于潮气量与呼吸频率的乘积。正常值：成年男性约为 6.6L，成年女性约为 5.0L。由于无效腔的存在，V_E 并不能代表肺泡通气量。V_A 指每分钟吸入肺泡的新鲜气量，计算公式如下：

$$V_A=（潮气量 - 无效腔量）\times 呼吸频率$$

成人 V_E 低于 3L 表示通气不足，其原因或为呼吸频率过低，或为潮气量不足。V_E 超过 10L 为过度通气。V_E 或 V_A 过小将导致缺氧和 CO_2 蓄积；V_E 或 V_A 过大可因 CO_2 排出过多而导致呼吸性碱中毒。在正压通气时，存在与呼吸机管道的顺应性和吸气 - 呼气压力差有关的压缩容量。由于呼吸机环路的压缩容量和机械无效腔的增加，设置的 V_E 可高于非机械通气时的 20% 左右。

3. **无效腔量 / 潮气量**（V_D/V_T）　无效腔量是指潮气量中没有参加气体交换的气体量。临床常用 V_D/V_T 来表示无效腔量的大小，V_D/V_T 的正常值为 0.25～0.40。V_D/V_T 升高表示无效腔通气量增加。自主呼吸时，如果 V_D/V_T 大于 0.6，肺泡通气效率很低，呼吸做功显著增加，可导致呼吸衰竭。在机械通气时，因气道内正压使呼吸传导系统的容量扩张，无效腔增加，V_D/V_T 升高。当 V_D/V_T 达 0.5 时仍可被临床所接受，而高于 0.6 时则很难撤离呼吸机。计算方法：

$$V_D/V_T=（PaCO_2-P_{ET}CO_2）/PaCO_2$$

4. **最大自主通气量**（maximum voluntary ventilation，MVV）　简称最大通气量，指尽力做深快呼吸时，每分钟所能吸入或呼出的最大气量。一般测量 15 秒最深最快的呼出或吸入气量，再换算成每分钟最大通气量。正常值：成年男性约为 104L；成年女性约为 82L。一般以实测值占预计值的百分比作为判断指标，低于 80% 为减少。MVV 反映了个体的通气储备功能。临床上常以通气储量百分比表示通气功能的储备能力：

$$通气储量百分比 =（最大通气量 - 每分通气量）/ 最大通气量 \times100\%$$

通气储量百分比高于 93% 者为正常，低于 86% 者提示通气储备不佳；70% 以下为通气功能严重受损，胸科手术应慎重。MVV 常用于胸外科患者手术前的肺功能评价，MVV＜50% 预计值提示患者不能耐受肺切除术。

5. **用力肺活量**（forced vital capacity，FVC）**和用力呼气量**（forced expiratory volume，FEV）　FVC 指最大吸气后，尽快呼气所能呼出的最大气量。FEV 是根据 FVC 计算出单位时间内所呼出的气量及占用力肺活量的百分比，如 1 秒、2 秒、3 秒的用力呼气量以 FEV_1、FEV_2、FEV_3 表示，以 FEV_1 最有意义。FEV_1、FEV_2、FEV_3 百分比分别为 83%、96%、99%。正常人 FEV_1/FVC 一般大于 80%，主要用于判断较大气道是否有阻塞。

正常者 FVC 在 3 秒内呼完，如在第 1、2 秒呼完提示存在限制性通气障碍，而阻塞性通气障碍时呼气延长。$FEV_1\%＜70\%$ 说明气流阻塞，见于支气管哮喘、肺气肿、慢性支气管炎等阻塞性肺病。$FEV_1\%$ 大于正常值提示存在限制性通气功能障碍，见于胸膜增厚粘连、胸廓畸形等。在 COPD 患者中，FEV_1 降低比 FVC 更明显，因而 $FEV_1\%$ 也降低；而在限制性肺疾病患者中，FEV_1 和 FVC 均降低，但 $FEV_1\%$ 仍可正常，甚至超过 80%。

6. **最大呼气中段流量**（maximal mid-expiratory flow，MMEF）　将用力呼气中段曲线起、止点间分成四等份,计算中间两等份(25%~75%)的平均流量。正常值:成年男性约为 3.36L/s,成年女性约为 2.38L/s,或以实测值占预计值百分比表示,大于 75% 者为正常。MMEF 主要取决于 FVC 的非用力依赖部分,所以对识别气道阻塞较 $FEV_1\%$ 和 MVV 更敏感,对评估阻塞性通气障碍有一定价值。

二、二氧化碳的监测

1. 监测指标和方法

(1)动脉血二氧化碳分压($PaCO_2$):是血液中物理溶解的 CO_2 分子所产生的分压,可采动脉血或由血管内电极连续测定。正常值为 35~45mmHg,是反映肺通气功能的可靠指标。

(2)经皮二氧化碳分压($P_{tc}CO_2$):是无创监测项目。增加局部皮肤温度可使其毛细血管的血流量和气体经皮肤角质层弥散的速率升高,以电极测定皮肤表面的 CO_2 分压即为 $P_{tc}CO_2$。$P_{tc}CO_2$ 一般较 $PaCO_2$ 高 5~20mmHg,在婴幼儿中与 $PaCO_2$ 相关性较好,但有滞后现象,可反映 $PaCO_2$ 变化趋势。

(3)呼气末二氧化碳分压(end-tidal PCO_2,$P_{ET}CO_2$)和 CO_2 波形图(capnography):$PaCO_2$ 是衡量肺泡有效通气量的最佳指标,由于 CO_2 的弥散能力很强,肺毛细血管血中的 CO_2 可迅速透过肺毛细血管膜而进入肺泡内,并达到平衡状态。所以临床上常用肺泡 CO_2 分压(P_ACO_2)代替 $PaCO_2$;而呼气末的 CO_2 浓度与肺泡 CO_2 浓度很接近,因此 $P_{ET}CO_2$ 可反映 $PaCO_2$,一般较 $PaCO_2$ 低 3~5mmHg。可应用红外线分析仪或质谱仪以主气流或旁气流形式连续测定 $P_{ET}CO_2$,并同步绘制出 CO_2 波形图。婴幼儿呼吸频率快且潮气量小,主气流监测法优于旁气流监测法。

CO_2 波形图所代表的内容:①波形高度:代表肺泡气 CO_2 浓度,即 $P_{ET}CO_2$;②基线:代表吸入气 CO_2 浓度,正常应为零;③形态:只有出现正常形态的图像时,特别是肺泡气平台出现时,$P_{ET}CO_2$ 才能代表 $PaCO_2$;④频率:反映自主呼吸或机械通气的频率;⑤节律:反映患者呼吸中枢或通气机的工作状态。正常图形如图 4-1 所示。图中 AB 段表示呼气开始,呼出的气体为不含 CO_2 的无效腔气。随肺泡气排出,CO_2 浓度急剧上升,形成曲线的 BC 段。CD 段代表含 CO_2 的肺泡气被持续呼出,形成平台。下次吸气时,由于吸入不含 CO_2 的新鲜气,$P_{ET}CO_2$ 快速下降为零,形成 DE 段。

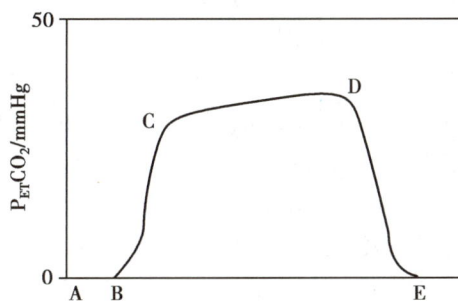
图 4-1　正常 CO_2 波形图

2. 二氧化碳监测的临床应用

(1)$PaCO_2$:$PaCO_2$ 直接反映患者的通气状况,同时也是判断呼吸性酸碱失衡的重要指标。$PaCO_2$> 45mmHg 见于:①CO_2 生成增加,如高热、寒战、输入碳酸氢钠等;②中枢性或外周性呼吸抑制导致肺泡通气不足,如术后全身麻醉药残余作用、椎管内麻醉平面过高时;③手术需要行 CO_2 气腹所导致腹内压增高和膈肌上移使呼吸受限,CO_2 吸收入血也可使 $PaCO_2$ 增高;④机械通气时也可由通气量设置过低、无效腔量过大或 CO_2 吸收剂失效、呼出活瓣失灵导致重复吸入,使 $PaCO_2$ 增高。$PaCO_2$<35mmHg 常见于:过度通气或低体温,机体代谢率降低,CO_2 生成减少。

(2)CO_2 波形图:图 4-2 为常见的异常 CO_2 波形图。

波幅增高常见于:①在波形不变的情况下,波幅逐渐升高可能与每分通气量不足、CO_2 产量增加或 CO_2 气腹时 CO_2 吸收有关。恶性高热时,骨骼肌强烈持续收缩导致 CO_2 产量急剧增加,$P_{ET}CO_2$ 可高达正常的 3~4 倍。②如果同时伴有基线抬高提示有 CO_2 重复吸入,见于呼吸环路中活瓣失灵、CO_2 吸收剂耗竭、无效腔量增加等。③波幅突然增高可能由静脉注射碳酸氢钠或松解肢体止血带引起。

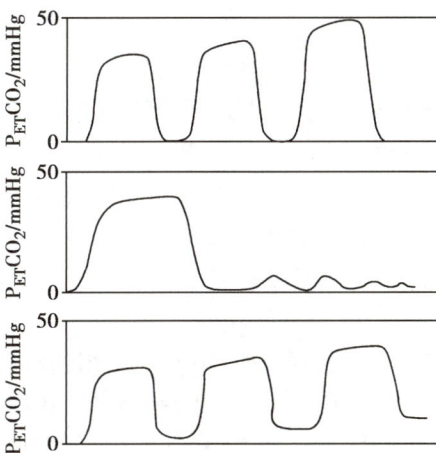
图 4-2　几种常见的异常 CO_2 波形图

波幅降低常见于：①突然降低为零，可见于呼吸环路断开、气管导管脱出或采样管阻塞等。②波幅呈指数形式降低，见于短时间内循环血容量快速减少致肺血流减少、肺栓塞及心搏骤停等。如果 $P_{ET}CO_2$ 逐渐回升，表示心肺复苏措施有效。③突然降低但不为零，可能是气管导管扭折、回路部分脱连接等。

麻醉中还可根据 CO_2 波形图判断患者自主呼吸恢复情况和肌松药的残留作用。肺泡气平台的斜率与气流阻塞的严重程度相关。

判断 $P_{ET}CO_2$ 及 CO_2 波形图的临床意义时首先要排除由采样管不完全扭折和其内水蒸气集聚造成的数值和波形伪差。此外，也应正确识别因心脏搏动对肺脏挤压形成的呼气平台心脏拍击波。

三、呼吸力学的监测

（一）监测指标和方法

1. 气道压力（图4-3）

（1）气道峰压（peak airway pressure，P_{peak}）：指呼吸周期中气道内达到的最高压力。在胸肺顺应性正常的患者中，气道峰压应低于 $20cmH_2O$。气道峰压与气道阻力和胸肺顺应性相关，气道峰压过高可损伤肺泡和气道，导致气胸、纵隔气肿等气压伤，一般限制气道峰压在 $40cmH_2O$ 以下。

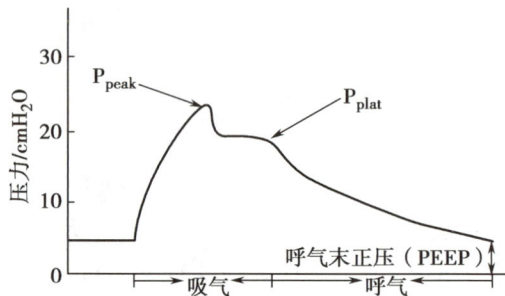

图 4-3　气道压力波形

（2）平台压（plateau pressure，P_{plat}）：为吸气末到呼气开始前气道内压力。此时肺内各处压力相等，并无气流，因此在潮气量不变的情况下，P_{plat} 只与胸肺顺应性有关，可用于计算静态顺应性。正常情况下，P_{plat} 为 $9\sim13cmH_2O$，通常情况下设定呼吸机平台压维持时间约占整个呼吸周期的 10%。平台压能真正反映肺泡内的最大压力，限制平台压是防止肺泡过度膨胀的重要环节。同时，平台压过高和吸气时间过长可增加肺循环的负荷。

（3）呼气末压（end-expiratory pressure）：为呼气末至吸气开始前肺内平均压力值，自主呼吸情况下应为零。在机械通气治疗中经常应用呼气末正压（positive end-expiratory pressure，PEEP）或持续气道正压（continuous positive airway pressure，CPAP）呼吸模式，此时呼气末压按设定值提升。

气道压力监测是全麻期间及 ICU 中行机械通气必不可少的监测内容。如气道压力超过报警限，通气机可发出声光报警以提醒医师注意。

2. 气道阻力（airway resistance，R_{aw}）　R_{aw} 是指气体流经呼吸道时由气体分子间和气体分子与气道壁之间产生的摩擦力，可用单位时间内维持一定量气体进入肺泡所需的压力差表示。通过测定体积描记仪仓内压力或容积变化，以及受试者的口腔压（气流暂时阻断时等于肺泡压）和呼吸流量仪算出受试者气道阻力。通气机内附有流量仪时，可直接测得气流流量，按下式计算：

$$R_{aw}=(P_{peak}-P_{plat})/气流流量$$

R_{aw} 正常值为 $1\sim3cmH_2O/(L\cdot s)$，麻醉状态下机械通气时 R_{aw} 可增加至 $9cmH_2O/(L\cdot s)$。

3. 肺顺应性（lung compliance，C_L）　肺顺应性是指单位跨肺压改变时所引起的肺容量的变化，即 C_L＝肺容量的改变（ΔV）/跨肺压（P_{tp}）。跨肺压＝肺泡压（P_{alv}）－胸腔内压（P_{pl}）。肺顺应性又分为静态顺应性（static compliance，C_{st}）和动态肺顺应性（dynamic compliance，C_{dyn}）。C_{st} 系指在呼吸周期中，气流暂时阻断时所测得的顺应性，相当于肺组织的弹性，正常值为 $50\sim100ml/cmH_2O$。C_{dyn} 则指在呼吸周期中，气流未阻断时测得的顺应性，由于受到气道阻力的影响，只能反映呼吸系统的弹性。C_{dyn} 正常值为 $40\sim80ml/cmH_2O$。

4. 压力-容量环（P-V环）　P-V 环是指受试者在平静呼吸或接受机械通气时，用肺功能测定仪描绘的一次呼吸周期潮气量与相应气道压力(或气管隆嵴压力、胸腔内压、食管内压)相互关系的曲线环（图4-4）。因其表示呼吸运动产生的力以克服肺弹性阻力(肺顺应性)和非弹性阻力(气道阻力和组织黏性)而使肺泡膨胀的压力-容量关系，故也称为顺应性环。P-V 环也反映呼吸肌克服阻力维持通气量所

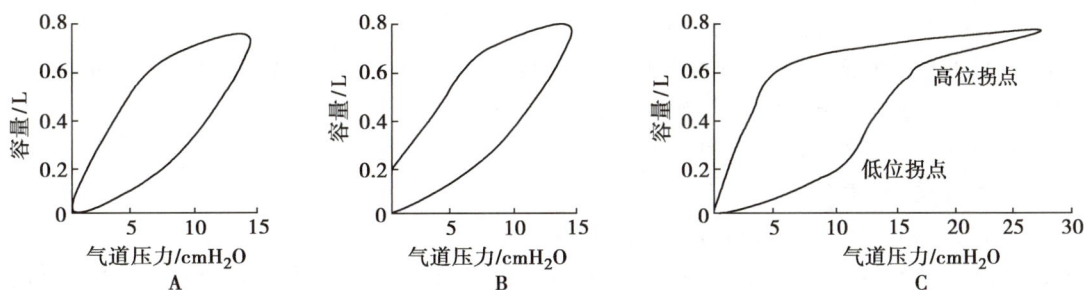

图 4-4　压力 - 容量环

A. 正常机械通气时的 P-V 环；B. 回路漏气时的 P-V 环；C. 肺过度膨胀时的 P-V 环。

做的功（呼吸功）。P-V 环吸气支具有低位和高位拐点。低位拐点是 P-V 环吸气支的低肺容积处出现的一个转折点，表示肺泡开始开放时对应的压力和容积。高位拐点是 P-V 环吸气支在接近肺总容积时出现的转折点，提示部分肺泡和 / 或胸壁过度膨胀。围手术期多采用旁气流（SSS）技术作连续气道监测（CAM）。

5. **流速 - 容量环（F-V 环）**　流速 - 容量环可显示呼吸时流量和容量的动态关系（图 4-5），可通过呼吸功能监测仪或多功能呼吸机监测到。

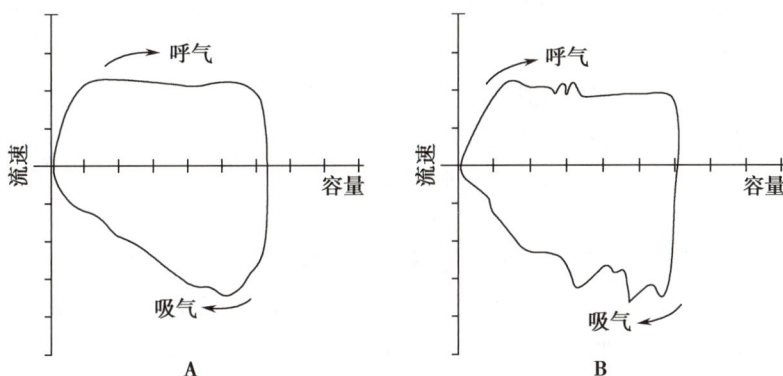

图 4-5　流速 - 容量环

A. 正常；B. 气道有分泌物时。

6. **呼吸功（work of breathing，WOB）监测**　呼吸功是指呼吸肌克服阻力（气道阻力、肺及胸廓的弹性回缩力和组织阻力）以维持通气量所做的功。正常 WOB 为 0.4～0.6J/L，占全身氧耗的 1%～2%。气道阻力增加、肺及胸廓顺应性降低时 WOB 可增加数十倍。可用多功能呼吸机测得 P-V 环来计算患者自主呼吸或机械辅助通气时的 WOB。

（二）呼吸力学监测的临床应用

1. **气道压力**　气道压力是机械通气的常规监测项目。在其他因素不变的前提下，气道压力可以间接反映气道阻力和肺顺应性的变化。气道峰压明显升高而平台压较低提示气道阻力增加。气道峰压和平台压均升高提示肺顺应性下降或使用较高 PEEP。监测气道压力的意义如下。

（1）为实施肺保护性通气策略，及时、合理调节通气机工作参数提供依据。

（2）根据气道压力变化趋势判断病情进展和治疗效果。

（3）有助于及时发现呼吸回路连接脱落、气管导管打折、分泌物阻塞等异常情况。

2. **气道阻力**　气道阻力受气流速度、气流形式和管径大小影响。术中一旦发现气道阻力异常增加，就应立刻检查其原因并进行合理的处置，如清理呼吸道分泌物、更换气管导管、应用支气管扩张药等。

3. **肺顺应性**

（1）评价肺组织的弹性：C_{st} 降低常见于肺实质损害、肺表面活性物质功能障碍或肺容积减少，如急性呼吸窘迫综合征（ARDS）、肺不张、弥漫性肺间质纤维化、肺水肿、肺炎、限制性肺疾病等；还见于肺外疾病，如胸膜肥厚、脊髓灰质炎、胸廓成形术后，以及心脏疾患如二尖瓣狭窄、心房（心室）间隔缺损等。C_{st} 增高多见于肺气肿、肢端肥大症。

（2）检测小气道状态：患小气道疾病时，随呼吸频率增加，C_{dyn} 可明显降低，称为动态顺应性的频率依赖性（FDC）。FDC 是检测小气道疾病最敏感的指标之一。

（3）指导机械通气模式的调整和 PEEP 的应用。

4. 压力 - 容量环（P-V 环）

（1）可以根据 P-V 环的形状判断某些疾病的状态。

（2）机械通气时，对重症肺部疾病（如 ARDS）患者，监测 P-V 环意义重大。P-V 环吸气支低位拐点对选择最佳 PEEP 有重要意义。目前认为最佳 PEEP 为高于低位拐点 2～3cmH$_2$O。P-V 环吸气支高位拐点对应的容积可作为潮气量的高限。为避免肺损伤，应将潮气量设置在出现高位拐点以下。

（3）利用 P-V 环可以计算呼吸功：对呼吸功能不全的患者，特别是机械通气患者，监测 WOB 具有重要意义。但是，利用 P-V 环计算呼吸功有其局限性。在无容积改变时，无法根据 P-V 环计算出呼吸功，如气道明显阻塞、高水平内源性呼气末正压时。另外测量压力部位不同也影响呼吸功的计算。

5. 流速 - 容量环（F-V 环）　F-V 环的临床意义包括以下几方面。

（1）监测呼吸道回路是否有漏气。若呼吸回路有漏气，则 F-V 环不能闭合，呈开放状或面积缩小。

（2）自主呼吸时，波形出现锯齿状提示有分泌物。

（3）判断支气管扩张药的治疗效果。呼气流量波形变化可反映气道阻力的变化，从而判断用药后支气管可以扩张的程度。

（4）监测内源性 PEEP。如果气流阻力过大，流速过慢，导致呼气不充分，可发生内源性 PEEP，阻力环上表现为持续的呼气气流，F-V 环不能闭合。

6. 呼吸功（WOB）　监测 WOB 具有以下临床意义。

（1）可以选择和评价呼吸支持模式，调整机械通气的支持水平，为压力支持通气（PSV）的应用提供客观的定量指标。为使患者呼吸肌得到完全休息，可以用较高的压力支持，使呼吸做功为零；如患者需要呼吸锻炼，可逐步降低 PSV 水平，使呼吸做功逐渐增加至正常水平，以恢复患者的呼吸肌力。

（2）指导呼吸机撤离：如呼吸做功小于 0.75J/L，撤机多能成功；呼吸做功大于 0.75J/L 可导致呼吸肌疲劳。

（3）定量判断呼吸困难的程度：呼吸做功为 0.85～1.15J/L 时提示典型的呼吸肌运动负荷增加；呼吸做功大于 1.25J/L 为严重呼吸肌疲劳的高负荷状态。

（4）评价气管内插管、呼吸机和其他治疗对呼吸功的影响。

（5）寻找 WOB 增加的原因，WOB 增加可见于气道阻力增加、胸肺顺应性下降、呼吸机的触发水平调节不当、患者和呼吸机对抗、通气方式选择不当、存在内源性 PEEP 等。

第三节 ｜ 氧合功能的监测

氧合（oxygenation）功能的监测对于早期纠正和预防组织缺氧具有重要意义。呼吸过程包括三个环节：①外呼吸（肺呼吸）：空气被吸入肺，肺泡内气体与肺毛细血管血液进行气体交换，氧进入血液循环，CO_2 进入肺泡并随呼吸排出体外；②氧与 CO_2 在血液中的运输；③内呼吸（组织呼吸）：指气体在血液与组织细胞间的交换，即氧从血液中进入组织细胞，而 CO_2 则由组织进入到血液中。

一、氧交换功能

1. 呼吸气中氧浓度　现代通气机、麻醉机均配备有氧浓度监测仪，可同时监测吸入气氧浓度（FiO$_2$）和呼出气中氧浓度（FeO$_2$）。根据 FiO$_2$ 和 FeO$_2$ 的差值可计算出氧耗量。

2. 动脉血氧分压（PaO$_2$）　指物理溶解在动脉血浆内的氧所产生的张力。它不仅反映血浆中溶解的氧量，更重要的是影响氧与血红蛋白结合。所以，PaO$_2$ 是决定氧运输量的重要因素，也是判断低氧血症（hypoxemia）的唯一指标。健康人在海平面呼吸空气时，PaO$_2$ 的正常值为 80～100mmHg。

PaO_2 60～79mmHg 为轻度低氧血症,40～59mmHg 为中度低氧血症,低于 40mmHg 为重度低氧血症。但 PaO_2 正常值随着年龄的增大而降低,60 岁以上者,每增长 1 岁,PaO_2 降低 1mmHg。根据氧解离曲线,当 PaO_2 为 60mmHg 时,血氧饱和度为 90%,如 PaO_2 低于 60mmHg,血氧饱和度则显著降低。测定 PaO_2 须取动脉血进行血气分析。

3. **氧合指数**(PaO_2/FiO_2)　为 PaO_2 与吸入氧浓度的比值,即 PaO_2(mmHg)/FiO_2(%)。当肺弥散功能正常时,随着 FiO_2 增加,PaO_2 也相应升高,否则提示肺弥散功能障碍或有不同程度的肺内分流。PaO_2/FiO_2 为 400～500mmHg 提示肺氧交换效率正常;PaO_2/FiO_2≤300mmHg 表明肺的气体交换功能受损,提示发生了急性呼吸窘迫综合征(ARDS)。新的 ARDS 诊断及分级标准内容详见第二十三章。

4. **动脉血氧含量**(CaO_2)　为 100ml 血液中实际携带的氧量,包括血液中物理溶解的氧量和与血红蛋白结合的氧量。每 100ml 血液的正常含氧量为 19ml。CaO_2 是决定氧供的主要因素之一。

5. **氧摄取率**(oxygen extraction ratio,O_2ER)　是指在毛细血管处组织细胞从动脉血中摄取氧的百分比,可用公式 O_2ER= 氧耗(VO_2)/ 氧供(DO_2)×100% 计算。正常值为 22%～32%。正常情况下组织可以通过改变氧摄取率来满足 VO_2 的增加。当机体的氧耗高于氧供时发生无氧代谢。氧耗随机体各组织代谢速率的改变而变化,在正常生理状态和病理状态下也各不相同。机体可通过调节呼吸、循环及微循环系统等以满足机体代谢的需要。若氧摄取率低于 22%,表明存在氧摄取异常,可能原因为心排血量过多、血流灌注异常分布等;若氧摄取率大于 30%,表明氧耗增加,输送到组织的氧不能满足细胞代谢的需要。

6. **脉搏血氧饱和度**(pulse oxygen saturation,SpO_2)　SpO_2 是用脉搏血氧饱和度仪经皮测得的动脉血氧饱和度值,为临床常用的评价氧合功能的指标。脉搏血氧饱和度仪(pulse oximeter)是根据氧合血红蛋白和还原型血红蛋白具有不同的吸收光谱,并通过动脉搏动信号排除静脉和毛细血管的干扰而设计的。影响 SpO_2 准确性的因素有:①低温(<35.0℃)、低血压(平均动脉压<50mmHg)或应用血管收缩药使脉搏减弱;②血液中存在与氧合血红蛋白或还原型血红蛋白可吸收光一致的物质,如亚甲蓝、高铁血红蛋白(MetHb)、碳氧血红蛋白(COHb);③不同测定部位、外部光源干扰等也影响其结果。连续监测 SpO_2 能及时发现各种原因引起的低氧血症。正常时 SpO_2>94%,SpO_2<90% 提示低氧血症。而在 PaO_2 高时,SpO_2 不会随 PaO_2 的变化而变化。

7. **混合静脉血氧饱和度**(mixed venous saturation of oxygen,SvO_2)　是指肺动脉血氧饱和度,是反映由心排血量、动脉血氧饱和度、血红蛋白量决定的氧供与氧耗之间平衡关系的指标,氧供减少或氧耗增加都将会导致 SvO_2 下降。麻醉手术中一段时间内如无意外,动脉血氧饱和度(SaO_2)、血红蛋白量和全身氧耗相对恒定,此时 SvO_2 的变化主要反映心排血量的改变。当发生缺氧时,机体的代偿机制主要有两个方面:第一是增加心排血量,第二是从毛细血管中摄取更多的氧。正常时 SaO_2 为 97%,动、静脉血氧饱和度差为 22%,而心功能有很大的代偿潜力。正常人在活动时可以通过增加心排血量来增加氧供,同时组织摄取氧量也有所增加,所以运动时 SvO_2 可以下降至 31%,动、静脉血氧饱和度差可以从 22% 增加到 66%。

监测 SvO_2 的主要意义是:①连续反映心排血量的变化;②反映全身氧供和氧耗之间的平衡;③确定输血指征:SvO_2<50%。

SvO_2 正常值为 75%(65%～85%),SvO_2>65% 为氧贮备适当,SvO_2 50%～65% 为氧贮备有限,SvO_2 35%～49% 为氧贮备不足。SvO_2 及 PvO_2 变化的常见原因见表4-1。

表4-1　SvO_2 及 PvO_2 变化的常见原因

SvO_2/%	PvO_2/mmHg	氧供	氧耗	常见原因
>80	>44	升高	降低	心排血量增加,左向右分流,FiO_2 增加,高压氧,测量错误,脓毒症,低温,全麻,使用肌松药,甲状腺功能减退
60～80	31～44	正常	正常	心排血量正常,SaO_2 正常,机体代谢状态正常
<60	<31	下降	升高	贫血,低血容量,心源性休克,低氧血症,右向左分流,通气血流比例失调,发热,抽搐,寒战,疼痛,体力劳动,甲状腺功能亢进

注:PvO_2 为混合静脉血氧分压。

中心静脉血氧饱和度（central venous saturation of oxygen,ScvO₂）是指上腔静脉血或右心房血的氧饱和度,近年来临床应用较为普遍。研究表明,ScvO₂与SvO₂具有很好的相关性,在临床上更具可操作性,所代表的趋势是相同的,可以反映组织灌注和氧合状态;监测ScvO₂能够在病程早期判断和治疗潜在的组织缺氧,对预后更有利。ScvO₂的正常值为70%~80%。

8. 肺泡气 - 动脉血氧分压差[（A-a）DO₂] （A-a）DO₂是指肺泡气和动脉血之间的氧分压差值,是衡量肺弥散功能及肺内分流量的重要参数。健康人吸入空气时,（A-a）DO₂的正常值为5~10mmHg,而吸纯氧时为40~50mmHg。

临床监测（A-a）DO₂对判断低氧血症的原因很有帮助。①（A-a）DO₂正常的低氧血症:通气不足或 FiO₂过低均可使 P_AO_2 和 PaO₂同时下降,而（A-a）DO₂不变;如同时伴有 PaCO₂升高,提示低氧血症由通气不足引起;如 PaCO₂不变或降低,则可能为 FiO₂过低。②（A-a）DO₂升高的低氧血症:除受 FiO₂、年龄、呼吸商和心排血量的影响外,通气血流比例失调、肺内分流及气体弥散障碍均可使（A-a）DO₂升高。（A-a）DO₂的动态变化能反映分流的改变,是判断病情严重程度和转归的指标。

9. P₅₀ 当 SaO₂为50%时的 PaO₂称为 P₅₀,是反映血红蛋白（Hb）与 O₂亲和力的指标,正常值为26.5mmHg。以 PaO₂为横坐标,相应的 SaO₂为纵坐标可绘制出氧解离曲线（图 4-6）。氧解离曲线右移,氧合血红蛋白解离增多,向组织中释放氧;若左移,则 Hb 与 O₂亲和力增加而不易解离,氧释放减少。使氧解离曲线右移的因素包括 pH 降低、PaCO₂升高、温度升高和2,3- 二磷酸甘油酸（2,3-DPG）增加;使氧解离曲线左移的因素包括 pH 升高、PaCO₂降低、温度降低和2,3-DPG 含量下降等。输注大量库存血时,红细胞内 2,3-DPG 含量下降,氧解离曲线左移。

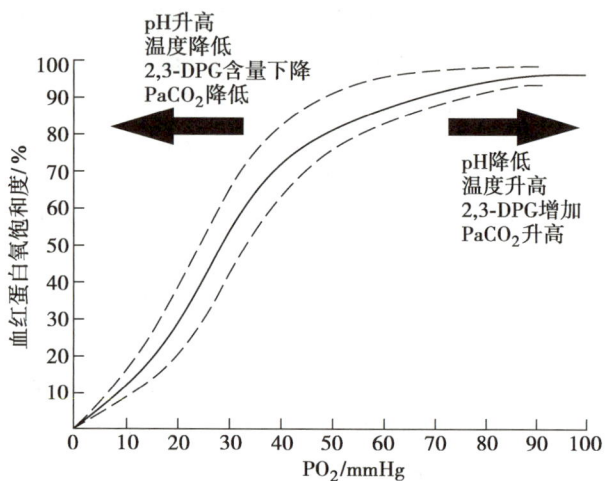

图 4-6　氧解离曲线及影响其左移和右移的因素

二、肺内分流率

肺内分流率（Q_S/Q_T）指每分钟未经氧合即直接进入左心的血流量占心排血量的比例。正常生理情况下,来自支气管、胸膜和心小静脉的血液未经过肺毛细血管床的气体交换而直接进入肺静脉,称为解剖分流（anatomic shunt）,一般不超过 3%~5%。合并肺血管瘤、动静脉瘘以及先天性心脏病右向左分流时,解剖分流增加。某些病理情况下,如肺不张、COPD、肺水肿等,血液流经不通气或通气不良的肺泡时,通气血流比例失调,血液得不到充分的氧合,导致病理性分流增加。Q_S/Q_T 大于 10% 说明有病理性分流。Q_S/Q_T 大于 30% 时即使吸入高浓度氧也难以改善低氧血症,需要进行呼吸支持治疗。Q_S/Q_T 的计算方法:

$$Q_S/Q_T=（CcO_2-CaO_2）/（CcO_2-CvO_2）$$

式中,CcO₂为肺泡毛细血管末端血氧含量;CaO₂为动脉血氧含量;CvO₂为混合静脉血氧含量。CcO₂可由下式计算:

$$CcO_2=1.38×Hb+0.003\ 1×P_AO_2$$

三、氧供与氧耗

1. 氧供（oxygen delivery,DO₂） 氧供是机体通过循环系统在单位时间内向组织提供的氧量,也就是动脉血单位时间内运送氧的速率。其数值为心指数（CI）与 CaO₂的乘积,即 DO₂=CI×CaO₂。

$$CaO_2=1.38×Hb×SaO_2+0.003\ 1×PaO_2$$

式中,1.38 为每克 Hb 结合最大氧量的系数;0.003 1 为氧在血液中物理溶解系数。

从公式中可以看出,决定向组织供氧量的因素有:循环因素、呼吸因素和血液因素。DO_2 正常值为 520~720ml/（$min·m^2$）。在临床中,麻醉药因抑制心脏功能而使心排血量降低、失血导致 Hb 浓度降低或通气不足使 SaO_2 降低均可使 DO_2 下降。

2. 氧耗（oxygen consumption,oxygen uptake,VO_2）　氧耗是指单位时间内全身组织消耗氧的总量,取决于机体的功能代谢状态。正常值为 110~180ml/（$min·m^2$）。生理状态下,DO_2 与 VO_2 相互匹配,维持组织氧供需平衡。

氧耗的测定方法:①反向 Fick 法:根据 Fick 原理,氧由器官摄取或释放的总量等于到达该器官的血流量与动、静脉血氧含量差的乘积,可以用公式来表示,即 $VO_2=CI×（CaO_2-CvO_2）$;②直接法:直接测定单位时间内吸入气中的氧含量与呼出气中的氧含量之差即可得到,可以表示为:$VO_2=（FiO_2×Vi）-（FeO_2×Ve）$,其中 FiO_2 为吸入气的氧浓度,FeO_2 为呼出气的氧浓度,Vi 为每分吸入气量,Ve 为每分呼出气量。使氧耗增加的因素主要有:①温度升高,体温每升高 1.0℃,氧耗增加 10%~15%;②感染或全身炎症反应综合征;③烧伤、创伤或手术;④交感神经兴奋、疼痛、寒战或癫痫发作等,如寒战可使氧耗增加 100%;⑤$β_2$ 受体激动药,苯丙胺和三环类抗抑郁药等;⑥高代谢状态或摄入高糖饮食等。应用镇静药、镇痛药或肌松药等可以降低细胞代谢率,使机体氧耗降低。

第四节 ｜ 呼吸功能监测和评估

广义的呼吸监测是指对机体外呼吸和内呼吸的气体交换过程进行持续性或间断性评估。在所有麻醉中,必须持续评估患者的氧合、通气、循环和体温,这是基本的麻醉监测标准。

全身麻醉时在肌松药的作用下肌肉张力消失,可引起外向力量（即呼吸肌）和内向力量（即肺弹性组织）之间的平衡发生改变,导致功能残气量（FRC）降低。这可引起或伴随肺弹性回缩力增强（顺应性下降）和呼吸系统阻力增加。FRC 下降影响肺组织膨胀,导致肺不张和气道闭合,通气/血流比值改变,血液氧合作用和 CO_2 排出受阻。麻醉期间肺通气功能的监测亦可按该思路进行,所包含内容很多,除了一般的临床观察内容,如呼吸频率与节律、呼吸幅度、口唇颜色、呼吸音等,常需监测的内容还有:潮气量、每分通气量、吸呼气时间比（简称吸呼比）、气道压力以及 SpO_2、$P_{ET}CO_2$ 和血气分析等。

围手术期还要进行肺功能的评估,以判断其手术和麻醉的风险,以及术后患者的去向（病房或 ICU 等）。

一、常用监测指标和方法

临床工作中,围手术期常用的监测指标和方法简述如下。

1. 肺容量和气道压力监测

（1）麻醉机监测:现代麻醉机均具备一些呼吸参数的设定和监测功能,如潮气量、吸呼比、气道压力、压力-容量环等（其详细意义见前面内容）。麻醉期间根据麻醉机所显示的呼吸参数值结合其他氧合参数,调整通气参数,保证氧供。

（2）麻醉机无法监测而术中需要准确监测 V_T 时,可以使用呼吸感应体积描记法（respiratory inductive plethysmography,RIP）监测,包括共用气道（例如,喉气管手术、软质和硬质气管镜检查）或未行气管内插管的患者。

RIP 技术运用电池感应原理测量截面积的变化,传感器为两条弯曲成"正弦"状的导线,通过弹性缚带分别缠绕在胸部和腹部。胸腹腔的横向运动引起线圈围绕截面积变化,从而引起线圈电感量改变,再经谐振电路将非电量的变化——呼吸容积变化转变成电量变化,从而描记出胸、腹呼吸运动曲线。RIP 可用于评估 V_T、呼吸频率、高频振荡通气（HFOV）效果、气管支气管吸痰过程中肺容量的变化及胸腹运动的同步性。RIP 在使用中不需要面罩、喉罩或气管内插管,已用于儿科监测 V_T 和呼吸频率。

2. **气体监测**　目前临床上应用的气体监测仪所监测的内容包括 O_2、CO_2 和吸入麻醉药的浓度，其中呼出气中的 CO_2 反映通气、肺血流和有氧代谢的基本生理状态。持续监测有助于麻醉医师确定气管内导管或喉罩的位置是否准确以及呼吸回路的完整性。$P_{ET}CO_2$ 是围手术期麻醉管理最常用的一个指标，可反映很多临床情况，指导麻醉医师根据不同的原因进行相应的处理(详见前文)。

3. **脉搏血氧饱和度**(SpO_2)　SpO_2 监测能及时发现低氧血症，指导机械通气模式和吸入氧浓度的调整。SpO_2 虽能准确反映 SaO_2，但并不能完全取代动脉血气分析。对 SpO_2 准确性有疑问时需要及时做血气分析。SpO_2 90% 相当于 PaO_2 60mmHg，95% 相当于 PaO_2 70mmHg。麻醉期间监测 SpO_2 有下降的趋势时，要及时查找原因，进行相应的处理。目前 SpO_2 也作为 ARDS 诊断和分级的标准。

4. **动脉血气分析**　在手术过程中，对急危重患者根据其病情变化要求随时进行动脉血气分析，掌握患者的呼吸功能变化并作出相应处理。动脉血气分析主要用于评估氧合、通气和酸碱平衡状态(详细内容见相关章节)。需要注意的是，导致其误差的两个常见原因是采样后分析延迟以及采样注射器中存在气泡。在室温甚至 4℃ 下延迟 20 分钟进行血样分析即可能导致 PaO_2 下降。

二、肺功能的评估

术前完善的肺功能评估有利于制订预防术后呼吸系统并发症的措施。呼吸功能可分为三个相互联系而又相互独立的部分，即呼吸动力学(通气功能)、肺实质功能(血气分析、一氧化碳弥散量、通气/血流扫描)和心肺储备功能(运动试验)。

1. **通气功能**　通气功能的常用指标有用力肺活量(FVC)、第 1 秒用力呼气量(FEV_1)、FEV_1/FVC、最大呼气中段流量(MMEF)、最大自主通气量(MVV)等，这些参数以占预计值的百分比表示，而预计值则以年龄、性别、体重校正后得出。FVC 及 FEV_1 对开胸手术及肺切除术的肺功能预测价值最大，比较使用支气管扩张药前后的 FVC 及 FEV_1 能有效地了解肺功能可逆程度。MVV 是阻塞性、限制性肺功能障碍以及肌力、营养状况等因素的综合反映。《胸外科围手术期肺保护中国专家共识》(2019 版)指出肺功能指标可以预测术后并发症，即术前肺功能与术后肺部并发症风险具有相关性。FVC<50% 预计值时为中度危险，FVC<15ml/kg 时为高度危险；FEV_1<2L 时为中度危险，<1L 时为高度危险；FEV_1/FVC<70% 预计值时为中度危险，低于 35% 预计值时为高度危险；MVV<50% 预计值时为中度危险。

在胸科手术中，目前普遍被接受的保证肺叶切除术后长期生存的最低标准为 FEV_1%>50%，$PaCO_2$<50mmHg，术后预计值 FEV_1%($ppoFEV_1$%)>40%。

2. **肺实质功能的评估**　术前肺功能评估中能体现肺实质功能，即能体现气体弥散功能的常见指标有一氧化碳弥散量(DL_{CO})和动脉血气分析。术后预计值 DL_{CO}%($ppoDL_{CO}$%)<40% 通常预示较高的术后心肺系统并发症发生率；血气分析结果中 PaO_2<60mmHg 和/或 $PaCO_2$>45mmHg，高度提示术后可能出现肺部并发症。若有显著的低氧血症，应进行肺通气/血流扫描，明确是否有明显的分流存在。

3. **心肺联合功能评估**　常规肺功能检查提示患者存在中、重度呼吸功能不全，而外科手术指征明确，需行心肺运动试验。VO_{2max}>20ml/(kg·min) 时，并发症发生率为 0～10%；VO_{2max}<10ml/(kg·min) 时，并发症发生率为 43%～100%。

(崔晓光)

本章思维导图　　　　　本章目标测试

第五章 | 血流动力学监测

第一节 | 血流动力学监测指标

血流动力学监测可以获得反映心脏、血管、血流和组织的氧供、氧耗等方面的功能指标,是评估患者心血管功能和判断循环状态的重要手段,为指导临床治疗提供依据。血流动力学监测一般可分为无创性血流动力学监测(noninvasive hemodynamic monitoring)和有创性血流动力学监测(invasive hemodynamic monitoring)。前者是指通过应用对机体没有机械损害的途径而获得各种心血管功能参数的监测方法,使用安全方便,患者易于接受,如无创血压、心率、脉搏的监测等;后者是指经体表插入各类导管或探头至血管或心腔内,直接测定心血管功能参数的监测方法,如有创动脉血压、中心静脉压、肺动脉压和肺毛细血管楔压、心排血量、外周血管阻力和肺血管阻力的监测等。有创性血流动力学监测能够获得较全面的血流动力学参数,适用于危重患者的诊治,但因其对机体产生一定程度的伤害,可能会引起相关并发症。因此,临床工作中应根据患者的病情及治疗需要考虑具体采用何种监测方法。

一、一般监测指标

血流动力学的一般监测包括:无创动脉压(noninvasive blood pressure,NIBP)、心率和脉搏的监测。

(一)无创动脉压监测

动脉血压(arterial blood pressure)一般是指血流对动脉血管壁的侧向压力,循环系统内的血液充盈和心脏射血是形成血压的基本因素。在心室收缩时,主动脉压急剧升高,在收缩中期达到最高值,称为收缩压(systolic blood pressure,SBP);心室舒张时,血液停止射入动脉,而已流入动脉的血液依靠动脉血管弹性回缩继续流动,对血管壁仍有压力,在心脏舒张末期动脉血压的最低值称为舒张压(diastolic blood pressure,DBP)。收缩压和舒张压之间的差值称为脉搏压,简称脉压。一个心动周期中每一瞬间动脉血压的平均值称为平均动脉压(mean arterial pressure,MAP)。

动脉血压是最基本、最重要的血流动力学监测指标之一。监测方法可分为无创间接测压法和有创直接动脉测压法。

1. **无创动脉压监测** 是一种间接测量动脉血压的方法。临床常用手动听诊测压法和自动间断测压法。

(1)手动听诊测压法:由俄国医师 Korotkoff 提出,也称为柯氏音法。将袖套绑扎于上臂肱动脉搏动处,充气后缓慢放气,将听诊器听到的第一声响亮的柯氏音时对应的压力记为收缩压,柯氏音音调改变时的压力记为舒张压。该方法是国际无创血压测量的"金标准"。

(2)自动间断测压法:采用振荡技术测定血压。其技术原理是利用袖套内的监测仪感知放气过程中动脉搏动引起的压力变化,通过压力换能器形成振荡电信号,并经放大后得到血压数值。当振荡电信号最大时为平均动脉压,收缩压和舒张压的数值由压力变化速率有关的公式计算,因此平均动脉压比收缩压和舒张压更为可信。临床所用监护仪上的自动无创测压法即采用此种方法测量。

(3)连续自动血压:是将传感器固定于上臂或前臂,也有的固定在手指上,利用动脉搏动来连续监测动脉压力。此方法虽然可连续监测,但会受监测部位和身体变动的影响。

2. **无创动脉压监测的临床意义** 成人收缩压正常范围为90~140mmHg,舒张压为60~

90mmHg,平均动脉压 = 舒张压 +1/3 脉压。动脉血压在一定范围内(即 MAP 50～150mmHg)变化时,各个器官可通过自动调节机制使血流量维持恒定,以满足组织氧供。但在麻醉状态及患者自身疾病影响下,该自动调节机制被削弱,血压波动易造成组织灌注不足。因此,常规监测血压并维持血压于正常范围十分重要。成人普通手术中至少每 5 分钟测量一次血压,并根据患者和手术情况调整时间间隔或测压方式。同时应避免过于频繁或测压时间太久而引起的肢体缺血、麻木等并发症。

3. 无创动脉压监测的优点　包括:①无创伤性,重复性好;②操作简单,易于掌握;③适用范围广泛;④可按需定时测压;⑤自动报警等。但也存在不能迅速、实时、连续地显示动脉压力的改变等缺点。因此,在危重患者抢救和大手术时,尤其当外周血管严重收缩、血容量不足等导致血压剧烈波动时,无创动脉压监测不易准确及时地测定动脉血压,不能完全满足临床需求。

(二)心率

心率(heart rate,HR)是指心脏每分钟搏动的次数,反映心泵对代谢改变、应激反应、容量改变、心功能改变的代偿能力。正常值为 60～100 次 / 分。

1. 心率的测量方法　心率通常通过使用听诊器感知心脏搏动频率,或者通过心电图检查得到实时心率。心率和心律都是反映心脏搏动规律的指标,前者指每分钟心脏搏动的次数,后者指心脏搏动的节律。心率正常时亦可出现节律异常,如房性或室性期前收缩、房颤、窦性心律失常等。

2. 心率监测的临床意义　成人心率＞100 次 / 分,称为心动过速,常见于心律失常、心肌病、心力衰竭等器质性心脏病,也可见于甲状腺功能亢进、严重贫血、感染等。心率＜60 次 / 分,称为心动过缓,常见于窦房结功能障碍、高度房室传导阻滞、甲状腺功能减退、颅内疾病、严重缺氧、低温等。心率在正常范围内适当加快有助于心排血量的增加。心率＜50 次 / 分或＞160 次 / 分,心排血量均明显下降。

(三)脉搏

脉搏即脉率(pulse rate),指动脉搏动的频率,一般以每分钟脉搏的次数来计量。脉率的产生源于心脏,心脏收缩射血时动脉扩张,当心室舒张,动脉又弹性回缩,动脉随心脏的收缩和舒张而出现周期性的起伏搏动,即动脉脉搏。

1. 脉率的测量方法　脉率通常通过检查者指腹触摸动脉感知动脉搏动次数。正常情况下,脉率与心率一致。当出现心律失常或者心脏不能有效将血液泵至全身而出现脉搏缺失或者脉搏细弱时,可能出现心率与脉率不一致,此时应以心率为准。

2. 脉率监测的临床意义　成人脉率＞100 次 / 分,常见于心脏器质性或功能性疾病、低血容量、低血糖、内分泌疾病(如甲状腺功能亢进)、感染、发热等情况;脉率＜60 次 / 分,常见于正常健康人(运动员等)、应用 β 受体拮抗药者,疾病所致的窦性停搏、窦房阻滞、房室传导阻滞、急性心肌梗死、甲状腺功能减退等。脉率小于心率,且脉搏强弱不等、快慢不一,常见于房颤,常见原因为风湿性心脏瓣膜病、冠心病。

二、有创动脉血压监测

(一)有创动脉血压的测定方法

有创动脉血压能够反映每一个心动周期的血压变化。有创直接动脉测压是将动脉穿刺导管置于动脉内,通过压力换能器,连续显示动脉压力波形和数值的方法。桡动脉、足背动脉、肱动脉和股动脉是临床上常采用的穿刺部位。

(二)有创动脉血压监测的临床应用

有创直接动脉测压主要适用于:①需连续、实时地进行术中动脉血压监测,包括:血流动力学有较大波动的手术,如嗜铬细胞瘤切除术等;大量失血的手术,如巨大脑膜瘤切除术、海绵窦瘘修复术、动脉瘤切除术等;有特殊要求的手术,如需进行术中血液稀释、控制性降压等;②心脏及大血管手术、体外循环、危重患者手术等;③需实时监测收缩压及脉搏变异以观察患者容量变化的情况,如各类休克、严重高血压、心功能不全等;④需要反复采取动脉血样时;⑤需要监测动脉波形时;⑥无创测压失败时。

有创动脉测压具有实时、准确、连续等优点,能直接显示动脉压力波形,对于血管痉挛、休克、体外循环转流患者的测量结果更为可靠,有助于迅速评估患者的循环状态。此外,该法方便采血行动脉血气分析,有利于及时了解患者的内环境状态,因此对危重患者和大手术患者的血流动力学监测具有重要意义。但作为一种有创监测方法,动脉穿刺可引起动脉栓塞、肢端缺血、出血、血肿、动脉瘤形成、动静脉瘘、感染和周围神经损伤等并发症。

(三)有创动脉血压监测的临床意义

动脉血压是反映心肌收缩力和组织灌注情况的重要指标。在无主动脉瓣狭窄的患者中,收缩压反映左心室最大压力,可用于监测左心室后负荷;舒张压反映动脉内血流速度和血管弹性,并决定冠状动脉的灌注压。

1. 影响有创血压数值的因素

(1)测量部位:动脉收缩压从主动脉、肱动脉至桡动脉逐渐升高,舒张压逐渐降低。主要原因是动脉内径从主动脉到肱动脉逐渐变窄,血管僵硬度逐渐增加,这些净效应使血压折返波增大,从而导致不同部位测出不同的血压值(图 5-1)。

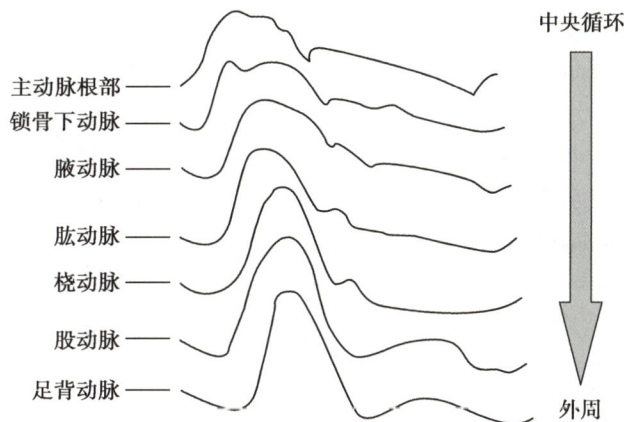

图 5-1　不同部位动脉压差

(2)传感器的位置:在数值上表现为传感器的位置每升高或降低 5cm,血压值就会相应降低或升高 3~4mmHg。

2. 动脉血压的波形　正常动脉血压波形包括收缩相和舒张相(图 5-2)。①收缩相:以桡动脉为例,收缩相出现在心电图(ECG)的 R 波之后,包括陡直的压力上升支、峰值和下降支,反映的是左心室收缩射血。②舒张相:出现在 ECG 的 T 波之后,动脉压波形持续下降,主动脉瓣关闭,下降支出现重搏切迹,继而随着血液流向外周继续下降达到最低点即为舒张压。

通过分析不同动脉血压波形的特征,能为疾病的诊断提供以下重要信息。

(1)主动脉瓣狭窄时,阻碍了左心室射血,从而引起搏出量减少和动脉压力波形上升缓慢(滞脉),收缩期的峰值出现较晚,动脉压幅度变小(细脉)。

(2)主动脉瓣反流时,其动脉压波形表现为

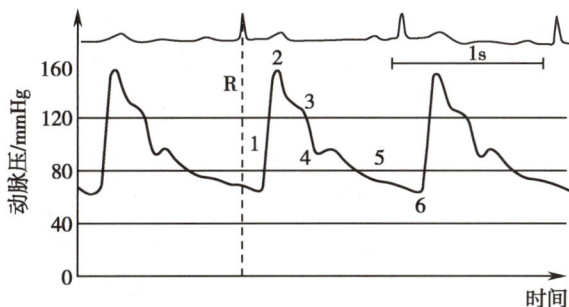

图 5-2　正常动脉压波形
1. 收缩期上升支;2. 收缩期峰值;3. 收缩期下降支;4. 重搏切迹;5. 舒张期血液流向外周血管;6. 舒张末期。

上升支陡直,脉压宽和舒张压低。这是由于舒张期部分血液反流回左心室。在这种情况下,左心室射血量大,动脉压波形可能出现两个收缩期峰值(二重脉),且两个峰值意义不同。前者是由左心室射血引起的,后者是由外周血管内血流折返引起的。

(3)左心室收缩障碍时,可出现交替脉(脉压大小不一)。

(4)心脏压塞时,出现奇脉(自主呼吸时收缩压过度下降)等。

3. 动脉血压用于容量负荷的评估 对于机械正压通气的患者,动脉血压监测还可用于评估容量负荷。

(1)吸气时:因肺膨胀挤压肺静脉,左心室回心血量增加,从而增加左心室的前负荷。胸腔内压的升高促使左心室后负荷减小。前后负荷的变化使左心室每搏输出量增加,动脉压相应增高;同时,增高的胸腔内压使右心室回流(右心室前负荷)减少,肺膨胀使肺循环阻力(右心室后负荷)增加,导致右心室射血量减少。

(2)呼气时:左心室回心血量(左心室前负荷)因右心室射血量下降而减少,胸腔内压下降使体循环阻力增加,左心室射血量减少,动脉血压下降。因此,动脉收缩压的降低与左心室前负荷以及搏出量减少密切相关。

(四)动脉血压的衍生指标及其临床意义

1. 衍生指标 随着呼吸的周期性变化,动脉血压可衍生出以下动态指标。

(1)收缩压变异度(systolic pressure variation,SPV):SPV 作为一个动态血流动力学参数,可经有创动脉波形测得。以呼气末暂停期的收缩压作为参照值,将呼吸周期中收缩压的最大值与参照值之间的差值定为 Δup,将参照值与收缩压最小值的差值定为 Δdown,即 Δup=SBP_{max}-$SBP_{呼气末}$,Δdown=$SBP_{呼气末}$-SBP_{min}。Δdown 可反映心脏前负荷的改变,Δup 可反映左心室后负荷的改变。SPV=Δup+Δdown=SBP_{max}-SBP_{min}。全麻机械通气时,正常 SPV 为 7~10mmHg,其中 Δup 为 2~4mmHg,Δdown 为 5~6mmHg。低血容量时,Δdown 值增加,SPV 增大。

(2)脉压变异度(pulse pressure variation,PPV):是通过机械正压通气的呼吸周期中动脉血压脉压的最大值与最小值之差,除以最大和最小脉压的平均值计算得出,即 PPV=(PP_{max}-PP_{min})/[(PP_{max}+PP_{min})/2]$\times$100%,通常不超过 15%。低血容量时,PPV 值增大。

SPV 和 PPV 的检测方法相对简单,只需要选择任意动脉穿刺后连续监测动脉血压,通过分析动脉压力波形即可得出。

(3)每搏量变异度(stroke volume variation,SVV):SVV 是指在一个呼吸周期中左心室每搏量的变异度。SVV=(SV_{max}-SV_{min})/[(SV_{max}+SV_{min})/2]$\times$100%,其中 SV_{max} 和 SV_{min} 分别为一段时间内每搏输出量(stroke volume,SV)的最大值和最小值。通常以 13% 作为 SVV 的阈值,SVV 增高提示容量不足,需要进行补液治疗。

不同于 SPV 和 PPV,SVV 主要通过心排血量监测获得。常用的方法有:肺热稀释测定法、锂稀释法结合动脉脉搏能量分析法、动脉脉搏波形法(arterial pressure-based cardiac output,APCO)等。其中APCO 法仅仅需要行桡动脉置管,简单易行,目前临床应用最为广泛。

2. 临床意义 SPV、PPV 及 SVV 均属于动态参数。在评估容量状态方面有较高的灵敏度和特异度。如患者 SPV、PPV、SVV 超过正常范围,即使动脉血压正常,也仍可能有容量不足。这些参数可预测容量反应性,其理论依据是心室功能曲线(Frank-Starling 定律),主要是左心室前负荷与 SV 之间的关系,即在一定范围内左心室舒张末容积越大,心肌收缩力越强,SV 越大,血压越高。当血容量不足时(左心室前负荷降低),左心室前负荷处于曲线上升段,由机械通气导致的 SV 变化比血容量正常时更为显著。此时,扩容引起前负荷增加后可以显著增加 SV 并升高血压。当左心室前负荷处于曲线平坦段时,SV 的变化不明显,扩容不会引起 SV 增加,过度补液反而使容量负荷过重,引起组织水肿、心力衰竭等。所以,容量治疗应该使患者的前负荷处于曲线的拐点,SV 处于最大值,以保证组织灌注。

3. 影响因素 对于自主呼吸、心律失常以及胸壁或者肺顺应性明显改变的患者,SPV 和 PPV 并不适用。这些动态指标在临床应用时，主要的影响因素包括以下方面。

（1）肺通气的影响：SPV、PPV、SVV 仅适用于机械通气的患者，其准确性受以下因素影响。

1）通气模式：SVV 只能预测容量控制模式下患者对液体治疗的反应性，不能预测压力支持模式或面罩吸氧保留自主呼吸患者对液体治疗的反应性。其原因可能是压力控制通气时，呼吸周期和潮气量不固定。

2）潮气量：SPV、PPV 和 SVV 是由机械通气导致胸腔内压变化而产生的。因此，潮气量是重要的影响因素。当潮气量过大（＞15ml/kg）时，如果患者血容量充足，可能出现测量值高于阈值，即为假阳性结果；当潮气量过小（＜5ml/kg）时，这些指标对容量负荷反应不敏感。推荐将潮气量控制在 8～10ml/kg。

3）呼吸频率：在不改变潮气量和吸呼比的情况下，当呼吸频率从 14～16 次/分增加到 30～40 次/分时，SVV 值从 21% 降至 4%，而心指数并未发生明显改变，提示呼吸频率过高时，SVV 与容量的相关性下降。机械通气时呼吸频率在 8～20 次/分时，SVV 较为准确。

4）气道压力：机械通气加用呼气末正压（PEEP）对 SPV、PPV 和 SVV 的准确性有一定影响。PEEP 介于 0～10mmHg 时，对心脏前负荷无明显影响，所以对 SPV、PPV 和 SVV 的影响较小；PEEP 介于 10～15mmHg 时，则通过影响胸腔内压而使心脏前负荷明显降低，可引起假性 SPV、PPV 和 SVV 增高。

5）单肺通气：单肺通气时，胸腔内压、胸廓和肺的顺应性发生改变，同时部分肺组织发生缺氧性肺血管收缩，均可能对 SVV 产生影响。因此，单肺通气是否可以使用 SVV 指导容量治疗目前仍存在争议。

（2）心脏泵功能的影响

1）心律：心律失常本身就能使 SPV、PPV 和 SVV 的变异程度增大，因此无法准确反映循环系统液体反应性及容量状态。SPV、PPV 和 SVV 不适用于房颤及频发性期前收缩等心律失常患者。

2）静脉回心血量：静脉回心血量是影响前负荷的重要因素。体位改变所造成的血管容量再分布是改变静脉回心血量的主要因素。俯卧位引起 SVV 升高，侧卧位引起 SVV 降低，但是不影响其对液体反应性的预测作用。

3）心肌收缩力：心肌收缩力下降时，左心室 Frank-Starling 曲线上升段的斜率可能与心肌收缩力正常时的平台段相似。故当心功能不全合并容量不足时，SVV 可能与心功能良好且容量充足时相近。因此，仅凭 SVV 不能完全反映机体的容量状态及对液体负荷的反应性，需要结合其他血流动力学指标综合判断。

4）外周血管阻力：外周血管阻力对 SVV 的影响主要源于其对心脏后负荷的影响。α_1 受体激动药等血管活性药或强烈疼痛刺激等可引起血管收缩、外周血管阻力增加、血压升高，导致心脏后负荷增加，从而影响 SVV 的准确性。

5）脉压：动脉粥样硬化患者的血管弹性降低，脉压增大。对脉压大于 60mmHg 的患者，不建议使用 SVV 指导液体治疗。

（3）胸壁或肺顺应性改变的影响：胸壁或肺顺应性明显改变会影响 SPV、PPV 和 SVV 的准确性，此类患者不推荐使用 SPV、PPV 和 SVV 指导液体治疗。

SPV、PPV 和 SVV 因其灵敏度和准确性高，已被广泛应用于临床，近年来与目标导向治疗（goal-directed therapy，GDT）相结合，其临床应用价值得到进一步提高。SPV、PPV 和 SVV 联合 CI、每搏量指数（stroke volume index，SVI）等指标，指导个体化补液及血管活性药物的应用，从而实现心排血量和组织器官氧供最大化的目标。

三、中心静脉压监测

中心静脉压（central venous pressure，CVP）是指位于胸腔内的上、下腔静脉近右心房入口处的压力,主要用于反映右心室前负荷。

(一)测定方法

临床常经右颈内静脉或右锁骨下静脉穿刺置管进入上腔静脉,左颈内静脉及股静脉也可选用。将置入上、下腔静脉的中心静脉导管连接换能器或压力测量装置,即可测出 CVP 值。

影响 CVP 准确性的因素包括:①导管置入深度:中心静脉导管尖端必须位于右心房或近右心房的上、下腔静脉内。导管位置过深,可致 CVP 值偏低;位置过浅,CVP 值偏高。②操作者失误:测压管道中有气泡而未及时排气,管道接头松动、漏液等。③零点定位:一般以右心房中部水平线作为标准零点。仰卧位时,相当于腋中线水平;侧卧位时,相当于胸骨右缘第4肋间水平。④胸腔内压:机械通气、咳嗽、屏气、因伤口疼痛而呼吸受限以及麻醉和手术因素等,均可通过改变胸腔内压影响 CVP。⑤测压系统的通畅度:测压时,血液反流、液体黏稠、血凝块等因素均可造成通道不畅,影响测压值的准确性。⑥换能器芯片异常。

中心静脉导管不仅可测量 CVP,还可作为靠近心脏的大静脉通路,紧急情况下可用于快速补液及各种药物(如各类高渗的静脉营养液、血管活性药物、电解质、化疗药物等)的输注。还可经中心静脉导管采血,进行检验分析。

对凝血功能严重障碍和血气胸患者,行颈内静脉及锁骨下静脉穿刺应非常谨慎,对局部皮肤感染者应另选穿刺部位。中心静脉穿刺及护理不当,可引起局部血肿、气胸、心脏压塞、血胸、神经损伤、空气栓塞、心律失常、感染等并发症。应用超声定位或在超声引导下穿刺,可以提高穿刺成功率和安全性,最大限度避免穿刺造成的损伤,减少并发症。

(二)临床意义

CVP 正常值为 $5\sim10cmH_2O$,反映右心室对回心血量的排出能力。CVP 在舒张期三尖瓣开放时与右心室压力相当,因此常被用来估计右心室前负荷。一般来说,前负荷的评估可通过测定心室充盈压来估计心室容量。而心室充盈压是由大血管及心腔内压力与血管及心脏外所受压力的差值(即跨壁压)决定的。CVP 由于并不能代表跨壁压,因此反映右心室前负荷存在局限性。有研究表明,当血容量明显变化时,CVP 仅有轻度变化甚至没有变化。因此,单次的 CVP 测量或 CVP 的绝对值并不能准确地反映循环状况,不应将其作为评估血容量及体液治疗的唯一指标,更不能过量输液以维持所谓的正常值,引起液体过负荷。CVP 用于评估机体血容量及指导液体治疗时,必须结合其他指标如血压、尿量等,同时动态观察 CVP 的变化趋势,综合判断机体循环状况。

监测 CVP 的目的是提供适当的充盈压,以保证心排血量。由于心排血量不能常规测定,因此,对左、右心功能一致,无心脏瓣膜病和肺疾病的患者,可依据动脉压、脉压、尿量及临床症状和体征等,结合 CVP 变化,对病情作出判断,指导治疗(表5-1)。

表5-1 引起中心静脉压变化的原因及处理

中心静脉压	平均动脉压	原因	处理
低	低	血容量不足	补充血容量
低	正常	心功能良好,血容量轻度不足	适当补充血容量
高	低	心功能差,心排血量减少	强心、供氧、利尿、纠正酸中毒,适当控制补液或谨慎选用血管扩张药
高	正常	容量血管过度收缩、肺循环阻力增高	应用血管扩张药扩张容量血管及肺血管
正常	低	心功能减低、容量血管过度收缩、血容量不足或正常	强心、补液试验,容量不足时适当补液

四、肺动脉压和肺动脉楔压监测

肺动脉压(pulmonary arterial pressure,PAP)是指肺动脉内血流对管壁的侧压力,包括肺动脉收缩压（pulmonary artery systolic pressure，PASP）、肺动脉舒张压（pulmonary artery diastolic pressure，PADP）和平均肺动脉压（mean pulmonary artery pressure，MPAP）。肺动脉楔压（pulmonary arterial wedge pressure，PAWP）是指将肺小动脉楔嵌阻断血流后，在其远端测得的压力，又称肺毛细血管楔压（pulmonary capillary wedge pressure，PCWP）。

（一）测定方法

1. **操作步骤**　临床上常将肺动脉漂浮导管（Swan-Ganz 导管，图 5-3）经颈内静脉、锁骨下静脉置入上腔静脉，而后进入右心房，可以观察到右心房压力波形（0～6mmHg）；再将导管远端气囊充气（1～1.5ml），利用心脏搏动时血流的推送，使导管远端通过三尖瓣漂流进入右心室，出现典型的右心室压力（right ventricular pressure，RVP）波形（收缩压为 15～25mmHg，舒张压为 0～6mmHg）；继续进入肺动脉主干，此时收缩压改变不大，而舒张压显著升高，大于右心室舒张压，呈现肺动脉压力波形（PAP）（收缩压为 15～28mmHg，舒张压为 8～15mmHg）；将导管继续推进，气囊楔嵌肺小动脉，阻断了局部血流，此时气囊远端测得的即是 PAWP 压力波形（5～12mmHg）。

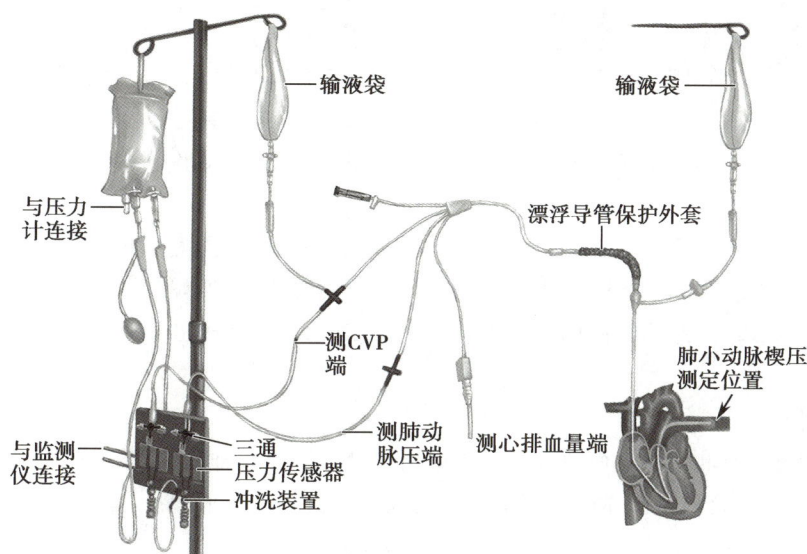

图 5-3　肺动脉漂浮导管示意图

经右侧颈内静脉置入肺动脉漂浮导管时，穿刺点距离右心房、右心室及肺动脉的距离分别为 20～25cm、30～35cm、40～45cm，楔嵌肺小动脉时的距离为 45～55cm。置入肺动脉漂浮导管过程中，在相应位置记录到的波形特征和压力变化见图 5-4。

2. **用途**　含有光导纤维的肺动脉漂浮导管可持续测定能反映全身氧供/氧耗平衡的混合静脉血氧饱和度（mixed venous saturation of oxygen，SvO_2）；带有快反应热敏电阻的肺动脉漂浮导管可测定右心室射血分数（right ventricular ejection fraction，RVEF）；在离肺动脉漂浮导管的顶端 14～25cm 处加上电热丝，通过血液热稀释法可连续监测心排血量；如在肺动脉漂浮导管上安装超声探头，还可连续测定肺动脉血流。

3. **并发症**　肺动脉导管在放置和监测过程中的常见并发症包括：心律失常，导管扭曲、打结、折断，血栓形成、肺栓塞，肺动脉破裂、出血，心内膜、瓣膜损伤、感染等。肺动脉压监测的实施应综合考虑患者情况、操作本身带来的风险及配套设施等三方面因素，确定患者可从该项检查中获益后再进行。

4. **适应证**　下列情况下可考虑行肺动脉压监测。

（1）血流动力学不稳定，如严重心脏疾病、严重肺功能不全、肾功能不全者；合并其他可能导致血流动力学不稳定的患者，如高龄、内分泌系统紊乱、脓毒症、创伤、烧伤等患者。

（2）ASA 分级Ⅳ、Ⅴ级合并血流动力学紊乱，可能导致器官功能不全者。

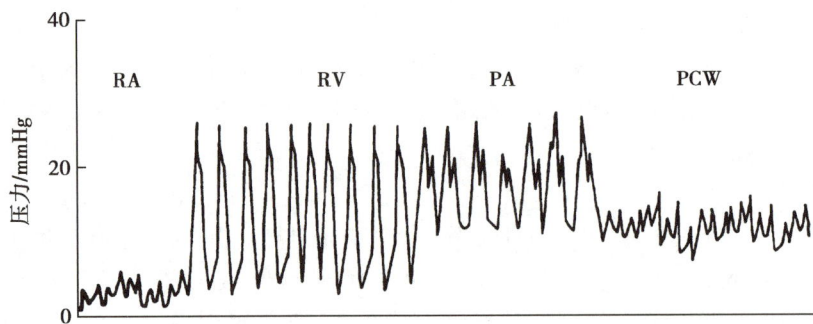

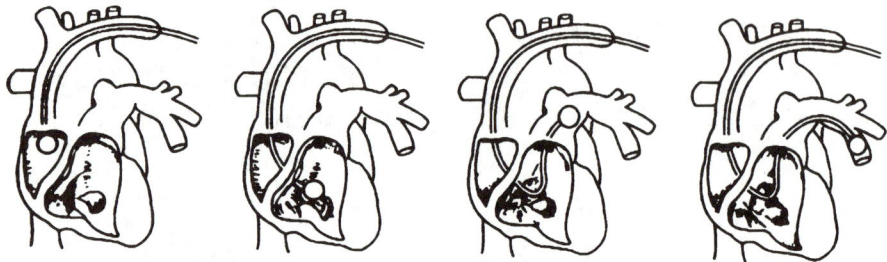

图 5-4　肺动脉漂浮导管放置过程中压力波形的变化
RA. 右心房；RV. 右心室；PA. 肺动脉干；PCW. 肺小动脉远端。

（3）可导致大量体液丢失，引起血流动力学紊乱，并可能引起重要器官功能损害的高危手术。

5. 禁忌证　肺动脉压监测无绝对禁忌证。对于三尖瓣或肺动脉瓣狭窄、右心房或右心室内肿瘤、法洛四联症等患者，一般不宜使用。严重心律失常、凝血功能障碍、近期放置起搏导管者为相对禁忌证。

（二）临床意义

肺动脉导管可以监测一系列血流动力学参数，包括肺动脉压、肺动脉楔压、心排血量、混合静脉血氧饱和度等，有助于综合评估机体的血流动力学情况和全身氧供需平衡状态。

1. 肺动脉压（PAP）　为主动脉压的 1/5，是反映右心室后负荷的重要指标。其正常值为：PASP 15~28mmHg，PADP 8~15mmHg，MPAP 10~25mmHg。静息时 MPAP 超过 25mmHg 或动态时超过 30mmHg，即可诊断为肺动脉高压。肺动脉收缩压（PASP）取决于右心室功能、射血速率和肺动脉的弹性。肺动脉舒张压（PADP）取决于右心室舒张期时长和肺动脉阻力。如肺血管无病变，PADP 仅比 PAWP 高 1~3mmHg，故 PADP 可反映 PAWP 水平。

PAP 受胸腔内压的影响，测定压力时应在呼气相开始时进行。PAP 的降低常见于低血容量；PAP 升高可见于左心衰竭、输液超负荷、慢性阻塞性肺疾病、原发性肺动脉高压、心肺复苏后、心内分流等。此外，缺氧、高碳酸血症、ARDS、肺栓塞等引起肺血管阻力增加，也可引起 PAP 升高。

当肺部疾病致肺血管阻力增加而引起肺动脉高压时，PAP 可升高，PAWP 可正常或偏低；左心衰竭时，PAP 升高，PAWP 也升高。可以此来鉴别肺动脉高压是心源性还是肺源性的。

2. 肺动脉楔压（PAWP）　由于左心房和肺静脉之间不存在瓣膜，左心房压可逆向经肺静脉传到肺毛细血管。若无肺血管病变，PAWP 可反映肺静脉压、左心房压（LAP）；若无二尖瓣病变，PAWP 可间接反映左心室舒张末压（LVEDP），可帮助判断左心室前负荷。

（1）当左心功能不全时，心排血量减少，PAP 和 PAWP 升高。

（2）若 PAWP 在 8~12mmHg，提示心室功能良好。

（3）在有低心排血量或循环功能障碍的征象时，若 PAWP<8mmHg，提示血容量相对不足。

（4）若 PAWP>20mmHg，提示左心室功能欠佳，心室顺应性降低，LVEDP 显著升高且常常超过 PADP 和 PAWP。当 PAWP 为 18~20mmHg 时，肺开始充血；21~25mmHg 时，肺出现轻至中度充血；

26～30mmHg 时,肺出现中至重度充血;>30mmHg 时,则会发生肺水肿。

3. 评估瓣膜病变　依靠肺动脉导管,通过测量跨瓣膜压差,可以诊断三尖瓣和肺动脉瓣是否存在狭窄。二尖瓣病变可以通过 PAWP 波形的变化反映出来。

4. 对于循环不稳定、心功能不全的危重患者,可通过肺动脉漂浮导管同时监测 PAWP 和心排血量,绘制出左心室功能曲线图。根据心室功能曲线所处位置进行分析、判断和治疗,并可根据治疗后心室功能曲线变化的趋势及时调整方案,进一步指导容量治疗以及正性肌力药物、血管活性药物等的应用。

五、心排血量监测

心排血量(cardiac output,CO)是指单位时间内心脏的射血量,是反映心泵功能的重要指标,受心率、心肌收缩力、前负荷和后负荷等因素影响。CO 对于评价心功能具有重要意义,有助于指导补液、输血和心血管药物的使用。也可以通过 CO 计算一些重要循环参数,如全身血管阻力、肺血管阻力和心室每搏功等。

(一) CO 测定方法

1. 无创测定　主要包括经胸连续多普勒技术、经食管超声心动图技术、经胸生物阻抗法和二氧化碳重复吸入法。

(1)经胸连续多普勒技术:采用经胸部体表的连续多普勒超声技术,通过测量主动脉或肺动脉的射血速度,再乘以其管腔截面积,计算 CO。超声传感器的波束应与动脉血流紧密平行。

(2)经食管超声心动图技术:将超声探头放在食管内对心脏大血管进行探查,利用心电图确定心脏机械收缩时相,二维超声心动图测定瓣环口面积,多普勒血流计测定经过瓣环口的血流速度,从而计算出 SV 和 CO。

(3)经胸生物阻抗法:将电极分别放置于颈部和胸部两侧,利用心动周期与胸部电阻抗的变化来测定左心室收缩时间间期,并计算 SV,然后再演算出 CO。此方法简单可靠,重复性好,但是容易受干扰,临床应用受到限制。

(4)二氧化碳重复吸入法:利用二氧化碳弥散能力强的特点,将其作为指示剂。在呼吸管路中连接监测管路,用重复吸入的二氧化碳,根据 Fick 原理来测定 CO,仅适用于机械通气的患者。

2. 有创测定　需要放置肺动脉漂浮导管或外周动脉导管,利用温度稀释原理或通过动脉压力波形分析而得出。主要方法包括经肺动脉漂浮导管的温度稀释法、脉搏指示连续心排血量测定和FloTrac/Vigileo 监测系统测定。

(1)经典温度稀释法:将室温(25℃)或冷(0～5℃)的生理盐水/5% 葡萄糖溶液 10ml(小儿5ml),从肺动脉漂浮导管头端 30cm(小儿 15cm)的开口快速注入右心房的腔内。注入的溶液与心内的血液混合,造成局部血流温度下降。低温的血流随着血液的稀释,其温度逐渐升高,到达肺动脉后被距导管尖端 4cm 处的热敏电阻感应,根据温度 - 时间曲线计算得到 CO。一般需要连续测定 3 次,取其平均值。利用肺动脉漂浮导管进行床旁 CO 测定具有安全、简便和精确的特点,至今仍是临床上最常采用的方法。但是,如果患者存在心内分流、三尖瓣或者肺动脉瓣反流等情况,那么稀释法所测得的 CO 将产生误差。

(2)脉搏指示连续心排血量(pulse indicator continuous cardiac output,PiCCO)测定:采用温度稀释法测定单次的 CO,并通过分析动脉压力波形曲线下面积来获得连续 CO。需要置入外周动脉导管及中心静脉导管来完成。经中心静脉注入冰盐水(0～4℃),经肺将温度稀释后,通过外周大动脉(股动脉、腋动脉、肱动脉)导管内的热敏电阻感应温度变化,从而测得 CO。根据 CO 可计算出其他血流动力学参数,例如心指数、胸内血容量、全心舒张末期容积、血管外肺水以及肺血管通透性指数等。通过经肺温度稀释法对动脉压力波形进行校正后,可通过后者进行连续监测。该方法与经典的温度稀释法测得的 CO 相关性良好,具有实时、动态监测和操作简单等特点,临床实用性更强。

（3）FloTrac/Vigileo 监测系统测定：是一种新的微创血流动力学监测系统，通过 FloTrac 传感器采集患者外周动脉压力波形，结合患者的年龄、性别、身高、体重、体表面积，计算得到 SV，再进行运算，得到 CO 等血流动力学参数，无须经过校准。该监测系统在各种临床情况下均可以准确地反映 CO 变化，而且可以连续监测，适用于机械通气、无严重心律失常的危重症、心血管功能障碍、创伤或大手术患者。

（二）临床意义

1. 监测心脏泵功能　在静息状态下，健康成年男性的 CO 为 5～6L/min，SV 约为 70ml，CI 为 3.0～3.5L/（min·m²）。剧烈运动时，在复杂的神经和体液调节下，CO 可增加 4～7 倍。CO 主要取决于心率和心律和 SV（前负荷、心肌收缩力和后负荷）。监测 CO 不仅可对心泵功能进行全面、动态的分析和判断，而且可根据心室功能曲线指导输液和血管活性药物的应用。结合其他指标，利用 CO 可计算 CI、SV、SVI、SVV、PPV、外周血管阻力（SVR）、肺血管阻力（PVR）、全心舒张末期容积（GEDV）、血管外肺水（EVLW）等一系列重要的血流动力学参数。

（1）心指数（CI）：CO 除以体表面积可得到 CI。CO 在不同个体之间差异较大，因此，CI 成为比较不同个体心脏排血功能的常用参数。其正常值为 2.5～4.0L/（min·m²）。

（2）SV 和每搏量指数（SVI）：SV 是指心脏每次收缩的射血量。SV 除以体表面积，即为 SVI。在低血容量和心力衰竭时，SV 和 SVI 是首先改变的变量，结合 PAWP 有助于作出正确的临床诊断。SVI 降低、PAWP<6mmHg，提示可能为低血容量；SVI 降低、PAWP>18mmHg，则通常反映左心衰竭。SV 的下降可以通过增加心率来代偿，从而维持 CO 的正常，故 CO 有时不能准确反映心脏射血功能。SVI <24ml/m²，提示心脏射血功能减弱。

（3）全心舒张末期容积（GEDV）和血管外肺水（EVLW）：都是经肺温度稀释法计算出的容量负荷指标。GEDV 是指心脏 4 个腔室内的血容量，与 CVP、PAWP 等压力负荷指标相比，其与 SV 有更好的相关性，更适宜指导液体治疗。EVLW 是指肺内含有的水量，可以在床旁定量判断肺水肿的程度，还用于判断心源性或非心源性肺水肿，目前已成为重症患者的一个独立危险因素，受到越来越多的重视。

2. 判断组织氧供需平衡　通过监测血红蛋白、CO、动脉血氧饱和度以及混合静脉血氧饱和度（SvO_2），可以分别计算氧供（DO_2）和氧耗（VO_2），了解组织灌注、氧合及代谢状态，指导临床治疗和评价疗效。SvO_2 不仅反映呼吸系统的氧合功能，还反映循环功能和代谢的变化，是用来衡量机体氧供需平衡的综合指标。SvO_2 正常值为 70%～75%，相对应的混合静脉血氧分压（PvO_2）为 35～39mmHg。SvO_2<60% 反映全身组织氧合不足，小于 50% 表明组织严重缺氧，大于 80% 提示氧利用不充分，大于 90% 提示组织分流显著增加。新一代的肺动脉漂浮导管在连续监测 CO 及循环功能变化时，可以同时测定 SvO_2，有助于了解全身氧供需平衡的情况。

六、外周血管阻力和肺血管阻力测定

心脏射血的血管阻力为后负荷，左心室后负荷用外周血管阻力（systemic vascular resistance，SVR）表示，右心室后负荷则用肺血管阻力（pulmonary vascular resistance，PVR）表示。

（一）测定方法

临床上外周血管阻力和肺血管阻力均不是由监测直接测得的，而是通过其他测量指标计算而来。计算公式为：SVR=80×（MAP−RAP）/CO，其中 RAP 为右心房压，测量困难时可用 CVP 替代；PVR=80×（MPAP−LAP）/CO，LAP 是左心房压，测量困难时可用 PAWP 代替。

（二）临床意义

1. SVR 指外周小动脉和微动脉对血流的阻力，是左心室后负荷指标。SVR 正常值是 900～1 400（dyn·s）/cm⁵。将 SVR 标准化后，可计算外周血管阻力指数（systemic vascular resistance index，SVRI）。SVRI=80×（MAP-RAP）/CI，正常值为 1 700～2 600（dyn·s）/cm⁵。SVR 降低提示全身血管阻力下降，常常发生在药物影响、败血症等情况下；心力衰竭、心源性休克时交感神经系统和肾素 - 血管紧张素系统张力增加,此时 SVR 显著升高,提示全身血管阻力高,可能会影响心脏射血功能和器官组织的血液灌注。

2. PVR 反映肺循环状态,是右心室后负荷指标。PVR 正常值是 20～130(dyn·s)/cm^5。肺血管阻力指数(pulmonary vascular resistance index,PVRI)的计算公式:PVRI=80×(MPAP−LAP)/CI,正常值为 70～180(dyn·s)/cm^5。PVR 升高可能是可逆的,见于心力衰竭或低氧血症;也可能为不可逆的解剖改变,如原发性肺动脉高压或重度左向右分流的先天性心脏病。临床医师需要明确升高的 PVR 能否很快降低,以便制订正确的治疗方案。

第二节 | 重要器官灌注的监测

一、脑血流灌注的监测

成人脑的重量仅占体重的 2%～3%,但脑血流量约为每分钟 750～1 000ml,静息时脑血流量约占心排血量的 15%。因其代谢旺盛,氧耗量占全身氧供的 20%,葡萄糖摄取量占全身用量的 25%。脑组织的糖原贮备极少,脑组织巨大的氧需求量主要通过脑血流的氧供来满足。脑血流灌注的监测可有效预防围手术期脑灌注不足引起的中枢神经系统并发症,为脆弱脑功能患者的评估和管理提供有力的依据。

脑血流灌注监测方法,包括有创和无创脑血流灌注监测。

(一) 有创脑血流灌注监测

1. 颈静脉球血氧饱和度(jugular bulb venous oxygen saturation,SjvO$_2$) 是最早的脑氧监测方法。约 80%～90% 颅内静脉血经乙状窦回流至颈内静脉球,该处的血液很少与颅外静脉血混合,因此将监测导管置入颈静脉球,监测到的 SjvO$_2$ 可代表颅静脉血氧饱和度,间接反映全脑氧供和氧耗情况,术中动态监测 SjvO$_2$ 可以对患者脑血流和脑代谢进行综合评价。SjvO$_2$ 正常值为 55%～75%,SjvO$_2$>75% 提示脑代谢率降低或脑组织过度灌注;SjvO$_2$<50% 提示脑去氧饱和状态,提示脑血流量和脑氧供率下降或脑代谢率增高。SjvO$_2$ 监测的缺点是不能定位脑组织局部缺血、有创及难以识别导管放置的最佳位置。

2. 热弥散血流测定(thermal diffusion flowmetry,TDF) 是近年来引入临床的新型脑血流监测技术。原理是基于组织的散热特性,通过将近端和远端带有温度传感器的探针放置于颅内脑组织中,计算它们之间的温差,脑血流量越高,两传感器间温度差越大,然后通过微处理器计算出脑血流量。优点是可以连续监测,对定位具有高度灵敏度;缺点是容易受到环境光、温度和体位的影响,只能反映局部脑血流的变化。目前指导治疗的临床数据有限,还需要进一步临床研究。

3. 激光多普勒(laser Doppler flowmetry,LDF) 需要将 LDF 探头放置于颅内(通常选择脑白质区域),连接监测器,原理是利用激光多普勒效应,通过将光信号转化为电信号,再经转换器转换为相对流量。LDF 的优点是可以连续和简便监测;缺点是容易受到环境光、温度和体位的影响,且测定范围小,只能反映局部血流变化。近年来研发的激光散斑血流成像技术较 LDF 技术更具有优势,如监测面积更大、成像快等优点,可满足临床应用中大面积、高分辨率及动态成像的需要。

(二) 无创脑血流灌注监测

1. CT、MRI 及正电子发射断层成像(positron emission tomography,PET) CT 和 MRI 均广泛用于脑血管疾病手术的术中监测,脑梗死、脑缺血的诊断以及脑灌注的评估。PET 技术分辨率高、精确度高,能定量测量脑血流量和获得脑功能成像,是定量测量脑血流量的金标准。不足之处是 PET 价格昂贵,需要专门的技师操作,因此不作为常规监测脑血流量的首选检查。近年来出现了低剂量 CT 灌注成像技术、动态对比增强 MRI 技术及动脉自旋标记 MRI,这些技术提高了脑灌注评估的灵敏度,可用于急性脑缺血的早期检测。尽管如此,但影像学方法仍不能用于围手术期脑血流灌注连续监测,并且需要将患者转运至特定成像场所,限制了围手术期的应用。

2. **经颅多普勒**（transcranial Doppler，TCD） 其原理是超声波穿过颅骨薄弱处并经血管中流动的红细胞反射回来，其频率变化与血流速度成正比，可以由此估算脑血流的速度。由于脑血流速度与脑血流量有良好的相关性，TCD可通过脑血流速度的快慢评估脑灌注情况。TCD具有方便、无创、安全、费用低、可反复操作等优点，实时监测脑血流对一些脑功能脆弱的患者具有重要意义。不足之处是测量结果受探头放置位置、颅骨密度、操作者熟练程度、血流信号强弱的影响。近年来研发的新型自动TCD系统将有助于临床推广应用。

3. **近红外光谱技术**（near infrared spectroscopy，NIRS） 是目前临床上使用最广泛的无创性的床旁脑血氧监测技术。其原理是利用近红外线（波长700～950nm）能穿透头皮、颅骨及脑组织，体内有色物质如血红蛋白和细胞色素的透射光量根据氧浓度不同而出现不同的吸收光谱。NIRS通过检测入射光和透射光的强度，计算氧合血红蛋白和还原型血红蛋白的浓度，推算出脑血流量和脑血容量。NIRS具有简单、无创、实时、连续、真实等优点，已广泛用于小儿、心脏及移植手术患者脑氧饱和度监测，但容易受到患者的年龄、血红蛋白水平、监测电极放置、颅外组织、颅外循环等影响。不同个体存在基础差异，因此动态监测脑氧饱和度更具有临床意义。

二、其他重要器官血流灌注的监测

（一）肝脏

彩色多普勒超声是临床上常用的监测肝脏灌注的定量评价方法，也能间接判断肝功能状态。测量的肝血流动力学参数主要包括肝血流指数、门静脉主干内径与门静脉血流流速、肝动脉峰值流速、肝动脉舒张末期流速、肝动脉阻力指数。肝移植术中及术后肝脏的血流动力学变化明显，动态监测肝动脉、门静脉血流可以预测肝移植术后肝动脉血栓形成风险、肝移植术后排斥反应等并发症，监测这些参数可为潜在的肝损伤高危患者的诊治提供有益提示。

（二）肾脏

1. **尿量** 直接反映肾脏灌注情况，还可间接反映重要器官的灌注。成人尿量＞0.5ml/（kg·h），小儿尿量＞0.8ml/（kg·h）提示器官灌注基本正常。

围手术期通过尿量来反映肾功能存有争议。术中许多非肾因素如心排血量减少、激素（醛固酮、肾素等）水平波动、神经系统反射、儿茶酚胺浓度增加均可改变肾小球滤过率，因此少尿不能作为术中评价肾损伤的可靠指标。与术中不同，术前或术后出现明显且长时间的少尿［＜0.5ml/（kg·h）］持续超过6小时可以预测甚至诊断急性肾损伤。

2. **肾血流量评估** 临床用来评估肾脏灌注的无创技术包括彩色多普勒超声、增强CT和增强MRI，通过监测肾皮质、肾髓质血流量进一步评估肾功能。近年来随着影像技术的发展，动脉自旋标记的功能MRI因无创、敏感、定量、可重复测量等优势，能早期评估肾脏血流动力学变化、识别肾损害，应用前景广阔，但如何提升扫描技术、减少呼吸运动伪影等问题仍有待进一步研究。

3. **肾脏血氧饱和度** 临床上NIRS已广泛用于临床脑血氧监测，评估脑灌注。近年来也将NIRS用于肾脏血氧饱和度监测，特别是在早产、新生儿中发现肾脏血氧饱和度与急性肾损伤有明显的相关性。NIRS是一种无创动态监测技术，可以早期发现肾脏缺血缺氧，为早期诊断及预防急性肾损伤提供依据。

第三节 | 其他监测

一、血红蛋白

血红蛋白（hemoglobin，Hb）的主要生理功能是运输氧和二氧化碳，维持组织器官代谢所需的氧供。围手术期重要器官损伤及病死率增高与贫血相关，因此对危重患者动态监测Hb十分重要。

无创的分光光度法血红蛋白（spectrophotometric hemoglobin，SpHb）测定具有连续、实时、动态的优点,能够准确监测血红蛋白水平及变化趋势,可以指导 ICU 重症患者的容量治疗和输血。SpHb 由于其无创性,可减轻患者采血带来的疼痛和不适,降低感染风险。

二、胃肠道黏膜 pH

机体出现休克而发生血流再分布时,胃肠道是缺血缺氧发生最早而恢复最迟的器官。胃肠道黏膜 pH(gastrointestinal intramucosal pH,pHi)不但可以早期敏感地反映胃肠道血液灌注,也可以间接反映全身组织血液灌注和氧合情况。

pHi 检测有直接测定法和间接测定法。直接测定法是将微电极放置于胃肠道黏膜直接测定,该方法有创且较复杂,临床应用较少。间接测定法主要是胃张力测定仪法。方法是插入监测胃导管,监测囊内 PCO_2 来代表黏膜内 PCO_2,同时测动脉血气中 HCO_3^- 来代表黏膜内 HCO_3^-,将上述测定值代入公式自动计算 pHi。早期研究表明 pHi 小于 7.20 与严重并发症(远端区域缺血、多器官衰竭及死亡)高发生率有关,灵敏度 100%,特异度 81%。关于脓毒症休克患者的研究发现,24 小时内 pHi 恢复正常是治疗成功的标志,治疗后 pHi 仍持续低水平则说明预后差。pHi 及胃黏膜 PCO_2 可作为反映内脏灌注和氧合情况的早期、敏感、特异的指标,对危重病的早期诊断、判断预后、指导治疗等具有重要作用。

三、血乳酸

缺氧或低灌注时,机体葡萄糖只能通过无氧糖酵解途径产生乳酸。当缺氧时间较长时,出现乳酸堆积。目前临床上常将血乳酸作为监测组织灌注以及氧供代谢的有效指标,也可以作为判断患者预后的指标。

单一时刻的血乳酸水平不能准确反映疾病的严重程度及对治疗的反应性,动态监测乳酸联合其他标志物可以提高脓毒症休克早期诊断与预后判断的特异度与灵敏度。

四、微循环监测

临床监测微循环的手段主要包括皮温、皮肤颜色、毛细血管再充盈时间和代谢指标如胃肠道黏膜 pH、混合静脉血氧饱和度、血乳酸。近年来研发的舌下微循环监测能实时、直观监测微循环,可以指导脓毒症休克患者复苏,减少早期液体的摄入量,减轻脓毒症休克早期的器官功能损伤,而且不影响患者的宏观循环指标。微循环监测被认为是在危重病患者救治中指导血流动力学支持治疗及判断预后非常有前景的技术,但还需要进一步的临床研究。

五、超声心动图

超声心动图有助于了解血流动力学的各种参数,并进一步评估心脏和大血管的形态结构和功能。经胸超声心动图(transthoracic echocardiography,TTE)和经食管超声心动图(transesophageal echocardiography,TEE)通过计算血流动力学指标如 SV、EF、CO、SVI 及 CI,评估心脏泵血功能和血容量(详见第十四章"超声技术在临床麻醉中的应用")。

(严　敏)

本章思维导图　　本章目标测试

第六章 | 围手术期危重患者的监测与评估

围手术期危重患者病情复杂、危急,往往需要紧急的医疗干预,临床医师如何快速准确地评估危重患者的病情,采取针对性的监测,对危重患者的围手术期治疗与预后至关重要。

第一节 | 围手术期危重患者的监测

一、呼吸功能监测

围手术期对危重患者进行呼吸功能监测的目的主要在于评估呼吸功能状态,了解呼吸功能动态变化,以指导和调整医疗干预措施。本节只简要概述呼吸功能的监测指标,具体内容详见第四章"呼吸功能的监测和临床应用"。

(一)呼吸运动监测

呼吸运动的变化能反映呼吸中枢功能、呼吸肌功能、胸廓完整性、肺功能、循环功能的状态。

1. **一般性观察** 包括呼吸频率、呼吸幅度、呼吸节律、吸呼比以及胸腹式呼吸活动是否正常。

2. **呼吸肌功能监测** 包括最大吸气压、最大呼气压等。

3. **呼吸力学监测** 气道阻力、肺顺应性、压力-容量环、流速-容量环、呼吸功等。

(二)肺功能监测

1. **通气功能监测**

(1)静态肺容量:包括潮气量、补吸气量、补呼气量、残气量、深吸气量、功能残气量、肺活量、肺总量等指标。

(2)动态肺容量:是单位时间内进出肺的气体量,可反映气道的状态,包括每分通气量、肺泡通气量、用力呼气量、最大呼气中段流量、最大呼气流量-容积曲线、最大通气量、流速-容量环等。

(3)小气道功能监测:主要包括闭合容积和闭合容量等指标。

(4)动脉血二氧化碳分压和呼气末二氧化碳分压:主要反映肺的通气功能,同时也可反映循环功能、肺血流情况。

2. **换气功能监测** 换气功能受通气/血流比值、肺内分流、生理无效腔、弥散功能等因素的影响,常用的监测指标包括一氧化碳弥散量、肺泡动脉氧分压差、肺内分流量和分流率、脉搏血氧饱和度、动脉氧分压和氧合指数等指标。

二、循环功能监测

单一循环监测指标通常不能准确反映围手术期危重患者的循环功能,需要对多项监测指标进行动态综合评估,为患者治疗提供依据。本节只简要概述循环功能的监测指标,具体内容详见第五章"血流动力学监测"。

(一)动脉血压监测

动脉血压监测方法分为无创间接测压法和有创直接动脉测压法。由于有创直接动脉测压具有实时、准确、连续等优点,适用于围手术期危重患者。

（二）中心静脉压监测

中心静脉压与循环血容量、静脉张力及右心功能有关,需要动态观察其变化趋势,结合其他循环功能监测指标综合分析,从而评估危重患者的循环血容量、前负荷和右心功能等循环状况。

（三）肺动脉压监测

当患者无肺部疾病时,肺动脉压和肺动脉楔压是分别反映右心后负荷和左心前负荷的监测指标,尤其适用于左心功能不全的危重患者。

（四）心排血量监测

心排血量是反映心泵功能的重要指标,受心率、心肌收缩性、前负荷和后负荷等因素影响。心排血量监测尤其是连续心排血量监测及其衍生的相关参数,如每搏量变异度(SVV)对于指导围手术期危重患者的治疗以及判断病情进展具有重要的意义。

（五）超声心动图

超声心动图检查具有无创、迅速、连续、实时等优点,快速评估能力大大超过有创监测,在循环功能监测中占有十分重要的地位,尤其对于循环不稳定的危重患者,可迅速提供前、后负荷及心肌收缩力等指标,及时有效指导临床治疗。

（六）心电图监测

心电图监测是围手术期必要的监测项目之一,可监测心率、心律及 ST-T 变化,发现和诊断心律失常、心肌缺血与心肌梗死,以及评估心脏起搏器功能和药物治疗的效果等。

三、中枢神经系统功能监测

目前临床监测中枢神经系统功能的技术和设备发展很快,但对中枢神经系统功能状态的判断需要综合分析患者的临床表现、神经系统检查、影像学资料等多方面因素。

（一）颅内压监测

颅内压监测是诊断颅内压增高最迅速、最准确的方法,其影响因素包括:动脉血二氧化碳分压、动脉血氧分压、血压、中心静脉压以及药物和低温等。

颅内压的监测方法包括有创性颅内压监测和无创性颅内压监测。有创性颅内压监测方法包括腰椎穿刺测压、脑室内测压、脑实质内测压、蛛网膜下腔测压和硬脑膜外测压。无创性颅内压监测方法主要有经颅多普勒超声和无创脑电阻抗监测。

（二）脑电监测与麻醉深度监测

1. 脑电图(electroencephalography,EEG)　EEG 检查有助于诊断或鉴别诊断某些中枢神经系统(CNS)疾病。

2. 诱发电位(evoked potential,EP)　根据 EP 可了解各种感觉通路及皮质各代表区甚至整个皮质的功能状态。诱发电位主要包括:体感诱发电位、听觉诱发电位、视觉诱发电位和运动诱发电位。

3. 数量化脑电图　数量化脑电图使脑电分析量化、实时、直观,适用于危重患者的连续监测。主要包括脑功能监测、脑功能分析监测、脑电周期分析、频谱分析、双频分析等。

4. 大脑皮质抑制程度的监测　采用脑电信号监测麻醉期间镇静催眠深度的变化。常用指标包括脑电双频指数(bispectral index,BIS)、听觉诱发电位指数(auditory evoked potential index,AEP index)、非线性脑电分析(近似熵)等。

（三）脑血流监测

经颅多普勒超声(transcranial Doppler ultrasound,TCD)是目前临床最为常用的监测脑血流的技术,测定的是脑动脉的血流速度,而不是血流量,但两者之间有显著相关性。

（四）脑组织氧合的监测

当颅内压(intracranial pressure,ICP)增高或低血压时,脑灌注压降低,可产生继发性脑缺血缺氧,引发或加重脑水肿,使 ICP 进一步增高,形成恶性循环。因此在监测 ICP 时,为防止继发性脑损害,应同时监测脑氧供需平衡状态。目前脑氧监测技术主要包括：颈静脉血氧饱和度监测、无创脑血氧饱和度监测和脑组织氧监测。

四、消化系统功能监测

肝脏是消化系统最大的实质性腺体器官，是人体新陈代谢的枢纽，是维持生命的重要器官之一，其生理功能极为复杂和重要。

（一）肝功能监测

1. 反映肝脏合成功能的监测指标

（1）血清蛋白质：包括血清总蛋白、血清白蛋白、血清球蛋白（α_1 和 α_2 球蛋白、β 球蛋白、γ 球蛋白）等。

（2）凝血因子和凝血相关指标：包括凝血因子Ⅰ（即纤维蛋白原）、维生素 K 相关凝血因子（Ⅱ、Ⅶ、Ⅸ、Ⅹ）、凝血酶原时间、活化部分凝血活酶时间、凝血酶时间等。

（3）脂质和脂蛋白代谢指标：包括血清总胆固醇、血清磷脂、血清甘油三酯、血清游离脂肪酸、载脂蛋白、血清脂蛋白等。

（4）血清胆碱酯酶：包括乙酰胆碱酯酶和假性胆碱酯酶。

（5）蛋白质代谢产物：包括血氨和血浆游离氨基酸。

2. 反映肝脏排泄功能的监测指标

（1）胆红素代谢：包括血清总胆红素、血清结合胆红素（直接胆红素）等。

（2）胆汁酸代谢：主要指标为血清胆汁酸。

3. 反映肝细胞损害的监测指标　通过测定血清中肝酶的活性变化，可评估肝细胞的破坏程度以及酶的代谢功能。常用的监测指标包括：血清转氨酶及其同工酶（谷丙转氨酶、谷草转氨酶）、乳酸脱氢酶及其同工酶、谷氨酸脱氢酶等。

4. 反映胆汁淤积的监测指标　主要包括碱性磷酸酶、γ- 谷氨酰转移酶、血清亮氨酸氨基肽酶、脂蛋白等。

5. 肝血流量监测　肝血流量的测定方法很多，包括直接法如气泡流量计测定法、转子流量计测定法；间接法如 Fick 原理氧化亚氮法和指示剂（染料、温度、放射性核素等）稀释法；较新的方法有电磁流量计测定法和多普勒超声流量计测定法等。吲哚菁绿和色氨酸排泄试验也可用来测定肝血流量。

6. 肝脏影像学检查　主要包括 X 线检查、MRI、放射性核素显像及超声检查等。

（二）胃肠道黏膜 pH 和 CO_2 分压监测

胃肠道黏膜 pH（pHi）和 CO_2 分压监测能反映胃肠道黏膜组织灌注和氧合情况，从侧面反映重要器官组织的灌注情况，且往往较全身血流动力学监测如血压、心排血量和尿量监测更为敏感。

五、肾功能监测

围手术期肾功能监测不仅能评价肾脏本身的功能状态，还可作为评估细胞外液和心血管功能的重要参数，尤其对于可能发生急性肾衰竭的危重患者。

（一）影像学检查

主要包括 X 线及 CT 检查、血管造影（肾动脉造影、肾静脉造影）、肾脏核素扫描以及超声检查。

（二）肾小球滤过功能监测

1. 肾小球滤过率（glomerular filtration rate，GFR）　正常人的肾小球滤过率为 90～120ml/min，可以通过菊粉、肌酐或碘海醇的清除率来测定 GFR。

2. 血尿素氮（blood urea nitrogen，BUN）　成人的正常值范围是 3.2～7.1mmol/L。BUN 并非反映肾小球滤过功能的敏感指标。

3. 血肌酐测定　血肌酐正常值为 44～133μmol/L，当血肌酐超过 133μmol/L 时表明肾功能受损。

4. 肾血流量监测　肾血流量是指单位时间内流经肾脏的血浆量，可以通过染料稀释法、温度稀释法、造影或者多普勒超声技术来测定。

5. 肾小管功能监测　主要包括尿量、尿 pH、尿比重、尿渗透压、尿糖等指标。

六、血液系统监测

血液系统监测有助于围手术期危重患者在最恰当的时机获得最佳治疗和良好结局。常规监测指标如下。

1. 组织氧供 / 氧耗及内环境监测指标　主要包括：血红蛋白（Hb）、血细胞比容（hematocrit，HCT）、血小板计数、血乳酸、动脉血气分析等。

2. 凝血功能监测指标

（1）反映血管壁和血小板相互作用的指标：主要包括出血时间（bleeding time，BT）和毛细血管脆性试验。

（2）反映凝血机制的指标：主要包括凝血酶原时间（prothrombin time，PT）、凝血酶时间（thrombin time，TT）、国际标准化比值（international normalized ratio，INR）、活化部分凝血活酶时间（activated partial thromboplastin time，APTT）、活化凝血时间（activated clotting time，ACT）等。

（3）反映纤维蛋白溶解系统的指标：主要包括血浆纤维蛋白原、纤维蛋白降解产物（fibrin degradation product，FDP）、D- 二聚体（D-Dimer）等。

（4）血栓弹力图（thromboelastogram，TEG）：是一种动态监测凝血过程的技术，可了解凝血因子的水平、血小板功能、纤维蛋白的形成速度和纤溶状况，从而指导新鲜冰冻血浆、冷沉淀或血小板的输注。

七、营养状况监测

通过对危重患者的营养状况监测，可判断患者是否存在营养不良及其种类和程度，估计患者各种营养素的需要量，比较患者营养支持前后的营养状况以了解营养支持的效果和患者代谢改变。具体内容参见第二十八章。

八、免疫功能监测

对围手术期危重患者进行免疫功能监测有助于判断某些疾病的病程变化、疗效和预后，并可能为探索某些疑难病症的机制和制订治疗方案提供依据。围手术期免疫功能监测目前处于起步阶段，尚无法完整、客观地反映围手术期机体免疫功能的变化。

（一）非特异性免疫功能测定

主要包括：周围血白细胞（粒细胞、淋巴细胞、单核细胞）计数及分类测定；中性粒细胞趋化、吞噬及杀菌功能测定；血清溶菌酶测定；C 反应蛋白测定等。

（二）特异性免疫功能测定

淋巴细胞是机体最复杂的细胞系统，分为 T 淋巴细胞、B 淋巴细胞、自然杀伤细胞（NK 细胞）等。淋巴细胞数量或功能异常均可引起机体免疫功能的紊乱或缺陷。主要监测项目包括淋巴细胞检测（T 淋巴细胞亚群的检测、B 淋巴细胞亚群的检测）、淋巴细胞转化以及白细胞介素测定等。

（三）体液免疫功能测定

主要包括对各种免疫球蛋白、补体（含量及活性）、免疫复合物的测定。

第二节 │ 围手术期常见危重患者的临床评估

一、休克患者的临床评估

通过病史和临床表现快速评估休克患者具有非常重要的临床意义。休克的临床特征包括心动过速、呼吸急促和低血压等。低血压可能是血压绝对值下降（收缩压<90mmHg，平均动脉压<65mmHg）或相对下降（低于基线水平超过40mmHg）。由于循环系统自身的稳态调节机制，在休克早期阶段低血压可能不明显。外周血压的维持依赖于心排血量（CO）和体循环阻力（SVR）的共同作用，因此，CO降低的患者可以通过收缩血管暂时维持血压，SVR降低的患者也可通过增加CO来维持血压。

不同类型休克的临床过程各有不同的特点。根据休克的病程演变，休克可分为三个阶段，即休克代偿期（休克早期）、休克进展期（休克中期）和休克难治期（休克晚期）。术前各种检查可帮助判断休克的类型和分期。在临床医疗实践中对常见的失血性休克和脓毒症休克还需注意其临床征象特征。失血性休克除了上述休克的临床表现外，突出的症状是急性大量失血导致的面色、球结膜苍白，皮肤湿冷，脉搏细速，低血压、脉压减小。脓毒症休克的临床表现则因血流动力学分型的不同而不同。

如果休克原因不明，在设备和人员条件具备且时间允许的情况下，即时床旁快速超声检查有助于判断休克的原因和类型。

有关休克的具体评估参见第二十四章。

二、严重感染患者的临床评估

严重感染患者常表现为脓毒症和脓毒症休克，可迅速发展为多器官功能障碍和衰竭，伴随累及的器官增多，病死率也增高。革兰氏阴性菌感染时，病原菌大多数为胃肠道的共生菌，但必须注意患者住院后不久，消化道和呼吸道的微生物可变换为医院内的常见菌株，这些菌株几乎都对抗生素耐药，伤情越危重，越易感染这类菌株。患者的基础疾病常决定主要的病灶所在，即在腹部手术时肠道是可能的病灶；泌尿生殖道器械检查时病灶主要在泌尿生殖道；烧伤患者的主要病灶在皮肤和皮下组织；免疫抑制患者的病灶在肺；而体弱的患者如广泛播散的癌肿或肝硬化患者，其原发病灶不明显，轻微的感染便可导致休克。因此，至关重要的措施是诊断并有效处理原发病灶，并适时监测致病微生物的变化。

三、严重创伤患者的临床评估

创伤尤其是严重创伤常伴有大量失血，晚期还可伴有严重感染。严重创伤患者除出现休克的常见症状和体征外，早期还会因严重创伤或处置措施不力而迅速出现致命三联征（triad of death）：凝血功能障碍、低温、代谢性酸中毒（图6-1）。

1. **凝血功能障碍**　严重创伤以大量失血为基本特征，创伤后早期死亡病例中30%～40%死于出血。机体受到创伤后，血管内皮细胞的完整性被破坏，暴露的内皮下基质介导了血小板的活化、黏附以及血小板血栓的形成。血小板血栓参与活化凝血蛋白，加速凝血过程，致使凝血因子耗损。组织损伤、缺氧和休克等因素会激活凝血过程，随之激活纤溶系统，导致大量出血。创伤早期急性凝血功能障碍的原因除了直接的凝血因子丢失外，还有凝血过程中被激活的血栓调节蛋白-蛋白C通路和继发的纤溶亢进。蛋白C是由肝脏产生的一种丝氨酸蛋白酶，在血液中以非活性的酶原形式存在。当创伤启动体内凝血过程而形成血栓时，血栓与内皮细胞表面的一种膜蛋白——血栓调节素形成酶复合物，后者激活蛋白C而形成活化蛋白C（aPC），在辅助因子蛋白S的参与下使Ⅴa和Ⅷa失活，导致不能形成凝血酶原复合物，从而阻断血栓的形成。aPC除了直接抑制纤维蛋白形成外，还直接抑制纤溶酶原激活物抑制物1（PAI-1），导致纤溶亢进，使已形成的血凝块降解，导致广泛的创面渗血。

2. **低温**　创伤后机体因开放的伤口、大量失血、快速容量复苏、手术散热、腹腔冲洗等而出现体温降低。低体温直接与损伤严重程度相关，是导致死亡的独立危险因素。体温为35.0℃时凝血因子Ⅺ与Ⅻ的功能水平仅为正常体温时的65%，体温34.0℃时Ⅶ因子活性仅达正常体温时的80%，肛温

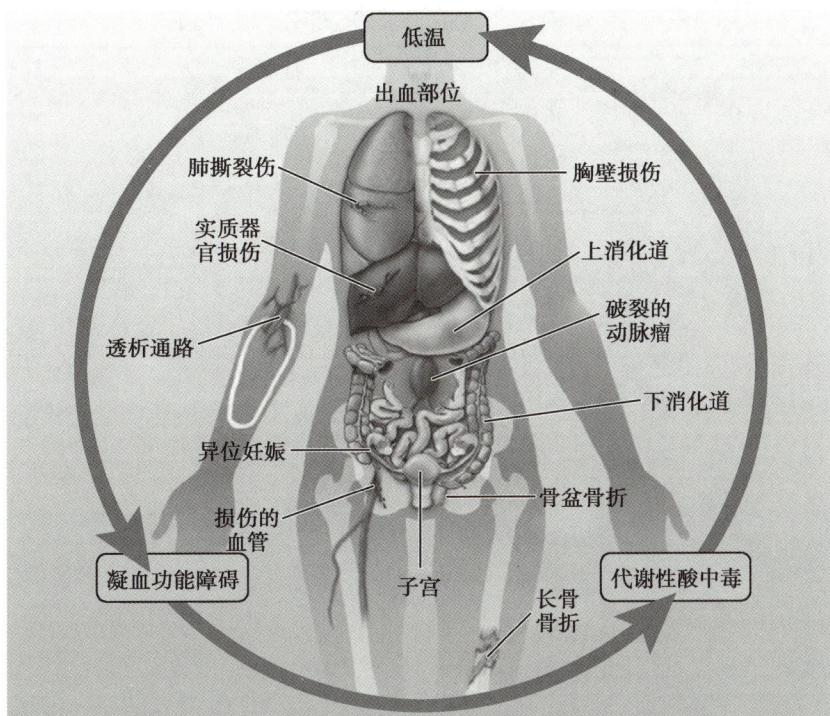

图 6-1 创伤性休克的致命三联征

32.8℃将致 100% 死亡。在创伤复苏期间要警惕,低温和酸中毒都可因复苏期间大量的液体治疗而加重。

3. 代谢性酸中毒 代谢性酸中毒是严重创伤患者的并发症。当动脉血 pH 达 7.2 以下时,可出现心肌收缩力下降和心排血量降低,表现为血管扩张、低血压、心动过缓以及重要器官血流减少。酸中毒可影响凝血功能,使Ⅶa 活性降低。当 pH 从 7.4 降低到 7.06 时,凝血酶活性将下降 90%。酸中毒情况下血小板会改变内部构型而失去变形能力,钙离子结合位点的亲和力下降。pH 达 7.1 时,由凝血酶产生的血凝块将减少 50%,纤维蛋白原减少 35%,血小板数量减少 50%。

严重创伤患者可迅速出现以"凝血功能障碍、低体温、代谢性酸中毒"为特征的致命三联征,对此类患者应考虑实施损伤控制性手术(damage control surgery,DCS),其目的在于控制活动性出血,并即刻展开损伤控制性复苏(damage control resuscitation,DCR)治疗和积极实施麻醉处置。损伤控制性复苏的中心内容包括:在有效循环血容量接近正常的基础上,维持"允许性低血压",应用新鲜血液或血液制品补充凝血因子,纠正早期凝血功能障碍,应用等量血浆、红细胞和血小板(1:1:1)进行容量复苏,减少晶体液应用,纠正酸中毒,以及恢复体温等急救措施。应避免持续、大量应用血管收缩药维持血压"正常"的假象,以免造成后续的急性肾衰竭。

四、围手术期危重患者肺部感染评估

危重患者接受机械通气可继发肺部感染,即呼吸机相关肺炎,其临床诊断主要根据临床症状与 X 线胸片(表 6-1)。临床肺部感染评分(Clinical Pulmonary Infection Score,CPIS)综合了临床、影像学和微生物学标准等来评估感染严重程度,预测患者使用抗生素时应该是调整或者停止的评分系统,目的是减少不必要的抗生素应用。这些指标共 7 项,包括:体温、白细胞计数、气管分泌物、氧合情况、X 线胸片、肺部浸润影的进展情况和气管吸取物培养。最高评分为 12 分,当 CPIS≤6 分时可以停用抗生素。CPIS≥6 分,评分越高,病情越重,病死危险性越高。

表 6-1 临床肺部感染评分

项目	症状	分值
体温（12 小时平均值）/℃	36.0～37.9	0
	38.0～38.9	1
	≥39.0 或＜36.0	2
白细胞计数 /（×10^9/L）	4.0～10.9	0
	11.0～17.0	1
	＜4.0 或＞17.0	2
分泌物（24 小时吸出物的性状和数量）	无痰或少许	0
	中至大量,非脓性	1
	中至大量,脓性	2
氧合指数 /mmHg	＞250	0
	≤250	2
X 线胸片浸润影	无	0
	斑片状	1
	融合片状	2
肺灌洗液或痰培养	无致病菌生长	0
	有致病菌生长	1
	2 次培养到同一种细菌或者革兰氏染色与培养结果一致	2

　　临床医师应当注意,所有评估结果反映的是患者在一定时间点或时间段内的病情,而随着病情的发展,以及对病因的处理,这些指标可发生动态的变化。

（邓小明）

本章思维导图　　本章目标测试

第七章 | 围手术期意识状态监测与评估

本章数字资源

第一节 | 意识状态监测的意义

意识和记忆是所有生命科学问题中最复杂和最有挑战性的内容。人类具有丰富的意识和记忆内容,并具备通过语言来表达的能力,这是人类的特征性标志之一。全身麻醉是一种药物诱导的可逆性状态,表现为无意识、无痛和肌肉松弛,还包括各个器官的抑制状态。适宜的全身麻醉不仅要维持术中无意识、术后无记忆,还需保持适当的肌肉松弛,有效抑制伤害性刺激和神经反射,同时各器官功能得到最大限度的保护。然而,多种药物复合全身麻醉以及患者的个体化差异使麻醉深度不易预测,过浅或过深的麻醉均可能导致严重后果。因此,对围手术期全身麻醉患者的意识状态进行监测和实时评估对确保患者安全和提升麻醉质量至关重要。

一、实时评估围手术期患者的意识状态

患者术前可能因自身病情而出现意识改变,术中因麻醉药的作用而出现意识消失,术后可能因自身病情、手术因素以及麻醉药的残留作用等原因出现意识状态变化。当今临床麻醉中,全身麻醉是最主要的麻醉方式。全身麻醉是麻醉药作用于脑干、下丘脑以及前脑基底节等部位,参与调控睡眠 - 觉醒状态,同时麻醉药作用于皮质和丘脑皮质网络结构的连接,可能是导致意识消失的重要原因。全身麻醉对有意识记忆的可逆抑制,是大多数全身麻醉药最重要的作用之一,全身麻醉药作用于海马、杏仁核和前脑皮质以及这些结构之间的相互联系是全身麻醉药产生遗忘作用的重要机制之一。此外,全身麻醉期间还需维持心血管系统、自主神经系统、体温调节系统和呼吸系统等系统及器官功能的相对稳定,这些系统或器官功能的稳定与全身麻醉期间患者的意识状态密切相关。因此,持续监测全身麻醉患者术中的意识状态,及时调整意识状态非常重要。

二、判断全身麻醉期间患者意识消失的重要手段

临床上对气管内插管(或喉罩通气)的全身麻醉患者,可根据麻醉机显示的气道压力判断肺通气功能状态,可连续监测全身麻醉患者的脉搏血氧饱和度和呼气末二氧化碳分压水平等参数来判断全身麻醉患者的心血管系统功能。而全身麻醉患者的记忆监测颇具挑战,目前无法直接监测,只能通过意识消失间接判断。全身麻醉期间患者意识消失,通常认为患者暂时失去记忆。因此,持续监测全身麻醉患者术中的意识状态是确保其全身麻醉期间意识消失的重要手段。

三、确保患者围手术期安全的重要监测措施

手术中合适的麻醉深度既可使患者免受痛苦,为手术医师提供良好的手术条件,又能保证患者术中安全,因此全身麻醉期间患者意识状态和麻醉深度的评估非常重要。麻醉过深可导致术后精神或神经方面并发症甚至危及生命,而麻醉过浅则不能有效抑制伤害性刺激,还可导致术中知晓和术后脑功能障碍等并发症。因此,围手术期持续监测和评估患者的意识状态对确保患者安全和麻醉的顺利实施至关重要。意识状态分为正常意识和意识障碍,而意识障碍分为以觉醒度改变为主的意识障碍和以意识内容改变为主的意识障碍,前者包括嗜睡、意识模糊、昏睡、浅昏迷、中昏迷或深昏迷,后者包括意识模糊或谵妄等。麻醉和手术后意识状态可能发生改变,可表现为注意力与记忆力下降和反应

NOTES

61

时间延长。有时部分全身麻醉术后患者似乎完全清醒，但术后一段时间内仍可能丧失记忆。此外，麻醉和手术后认知功能恢复时间的长短受多种因素的影响，包括手术类型、患者自身病理生理状态和麻醉类型等。因此，围手术期意识状态的监测和评估对及时发现各种意识障碍非常重要，有助于早期发现、及时干预，确保患者围手术期安全和术后加速康复。

第二节 │ 意识状态的监测和评估

手术患者入手术室后，麻醉医师就开始评估其意识状态。全身麻醉患者通常在全身麻醉诱导后10～30秒内意识消失，通过观察生命体征和监测脑电图（EEG）相关指数可判断患者的意识状态。基于脑电图信号特征（图7-1）计算得出相关指数是监测全身麻醉时意识消失的常用方法之一，全身麻醉诱导开始后，这些指数逐渐从代表清醒状态的高值降至代表镇静和意识消失的低值。当全身麻醉药停用后，全身麻醉进入苏醒期，麻醉医师可借助生命体征、神经系统体征及脑电图相关指数变化来判断患者意识恢复状态。

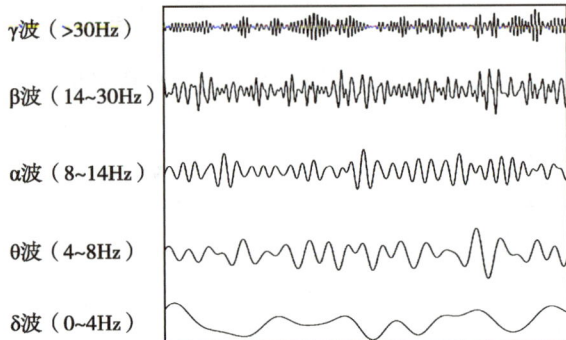

图 7-1　EEG 中不同脑电波形及频率

一、主要生命体征监测

1. **视线追踪**　嘱患者注视麻醉医师的手指移动而转动眼球。患者意识消失前，眼球的侧向移动逐渐减少，并可出现眨眼频率增加和眼球震颤。意识消失时眼球突然固定于正中位置。

2. **头眼反射**　对于无神经病损和反射弧完好的患者，全身麻醉诱导前，其眼球运动的方向与头的运动方向相反。头眼反射的发生需第Ⅲ、Ⅳ、Ⅵ对脑神经回路保持完整，第Ⅲ、Ⅳ对脑神经运动核位于中脑，第Ⅵ对脑神经核位于脑桥。头眼反射消失标志着全身麻醉药已作用于控制眼球运动的上述神经核团。

3. **角膜反射**　观察角膜反射的传统方法是将少许棉花丝接触眼角膜，也可将无菌生理盐水滴于眼角膜上，如果角膜反射完好，则双眼可同时眨眼，角膜反射受抑制时仅一侧眨眼，角膜反射完全消失时双侧均不眨眼。正常角膜反射的传入通路经视交叉到达第Ⅴ对脑神经的感觉核，其传出通路始于第Ⅶ对脑神经的运动核。

头眼反射和角膜反射相关的神经核团均紧邻中脑、脑桥、基底前脑附近的觉醒中枢。全身麻醉诱导时，头眼反射和角膜反射消失与意识消失同时发生，这是由于脑干是给予镇静药后最先产生作用的部位之一。因此全身麻醉诱导时可以通过上述生理反射变化进行判断。

二、脑电图监测的主要指标

（一）监测指标

1. **脑电双频指数**（BIS）　是通过前额四导联集成电极采集 EEG，测定脑电频谱、双频谱特征及暴发抑制水平，采用数学加权方式把这些 EEG 衍生特征转换而得出的指数。BIS 监测仪可显示 BIS 值、原始 EEG、频谱图及肌电活动，其作为一种监测全身麻醉和镇静患者意识水平的有效方法已得到广泛的临床应用。BIS 值（取值范围为 0～100 的整数）随意识水平变化而变化（图7-2），目前公认术中适宜的镇静深度范围是 40～60。

2. **患者安全指数**（patient safety index，PSI）　通过前额四导联集成电极采集 EEG，PSI 监测仪可显示 0~100 指数值(图 7-3)、原始 EEG(包含频谱图)、伪迹指数、肌电活动及暴发抑制率。为监测维持适宜的镇静深度,应当使 PSI 维持在 25~50。PSI 监测患者意识水平与 BIS 呈显著相关,但目前临床应用不及 BIS 广泛。

100	80	60	40	20	0
清醒 对正常声音有反应	**轻度/中度镇静** 对大声命令或轻刺/摇头有反应	**全身麻醉** 对语言刺激无反应,外显回忆概率低	**深度催眠状态**	**暴发抑制**	**EEG呈直线**

图 7-2　脑电双频指数与意识状态

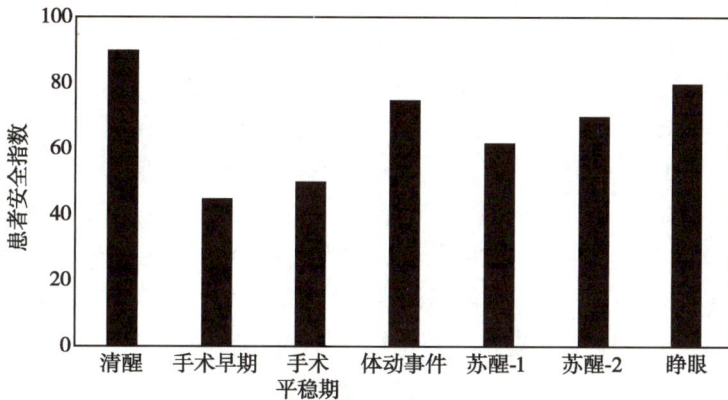

图 7-3　患者安全指数与意识状态

3. Narcotrend 指数　也是基于 EEG 的镇静深度指数,它将镇静深度分为 A~F 级,每个分级代表不同的意识状态(表 7-1)。A 代表患者完全清醒,F 代表脑电暴发抑制直至等电位状态。新版本的 Narcotrend 监测仪与 BIS 监测仪类似,监测镇静深度范围为 0~100。Narcotrend 指数的临床应用也较 BIS 少。

表 7-1　Narcotrend 分级和指数与意识状态

意识状态	Narcotrend 分级	Narcotrend 指数	意识状态	Narcotrend 分级	Narcotrend 指数
清醒	A	95~100		D_1	47~56
	B_0	90~94		D_2	37~46
镇静	B_1	85~89	全身麻醉伴深度催眠	E_0	27~36
	B_2	80~84		E_1	20~26
浅麻醉	C_0	75~79		E_2	13~19
	C_1	70~74	全身麻醉伴暴发抑制	F_0	5~12
	C_2	65~69		F_1	1~4
全身麻醉	D_0	57~64			

4. 熵指数(entropy index,EI)　采用熵指数监测镇静和全身麻醉患者意识水平是一种相对较新的监测方法。熵是一个在数学、物理学和信息论领域常用的概念,用于描述系统中混乱程度或无序程度。熵指数监护仪一般采用频域和暴发性分析来测定全身麻醉患者 EEG 的熵。全身麻醉患者意识消失时的显著特征是 EEG 模式变得更加规律有序,EEG 的熵明显下降。熵指数监护仪设有两个熵

值,分别为反应熵(response entropy,RE)和状态熵(state entropy,SE)。RE反映较高频率范围(0.8～47Hz)内EEG功率的变化,用于间接评估伤害性刺激或反应强度(取值范围:0～91)。SE反映较低频率范围(0.8～32Hz)内EEG功率的改变,用于评估镇静深度(取值范围:0～100)。RE和SE的相对变化有助于区别镇静深度改变和肌电活动导致的熵值改变。当患者意识消失时,RE比SE下降更快,这有助于鉴别意识消失和体动干扰。因此,SE和RE之间的差异增大可认为麻醉深度过浅或过深。

5. **听觉诱发电位**(auditory evoked potential,AEP)　通过耳机传递双侧声音刺激,从混杂的脑电信号中识别并提取刺激诱发的脑电信号并处理为中潜伏期听觉诱发电位,反映丘脑和初级听觉皮质内的脑电活动。AEP指数包括基于EEG的频谱参数、暴发抑制比和肌电参数,取值范围:0～100。AEP指数的不同取值范围代表不同的意识状态:≥60～100代表清醒状态;≥40～<60代表嗜睡状态;≥30～<40代表浅麻醉状态;低于30代表麻醉状态(临床适宜的麻醉深度为15～25);低于10代表深度麻醉状态。

6. **脑状态指数**(cerebral state index,CSI)　是通过模糊逻辑算法进行频域分析,根据肌电和暴发抑制比推导得出的单通道脑电指数,其数值范围为0～100。不同的取值范围代表的镇静状态与BIS类似。CSI与BIS整体性能相当,可作为BIS的替代麻醉深度指数。

7. **意识指数**(index of consciousness,IOC)　是通过脑电频谱分析、肌电和暴发抑制比计算并结合人工神经网络和模糊逻辑系统推导得出的单通道脑电指数。IOC监护仪主要包括量化意识指数(quantum consciousness index,qCON)和量化伤害指数(quantum nociceptive index,qNOX)。qCON是对镇静的监测,而qNOX是对伤害性刺激的监测。虽然两个指数是通过不同的脑电频率计算得出的,但其数值范围均为0～99。qCON的不同取值范围也与BIS类似,而qNOX取值范围是通过甲床加压后分析患者运动脑电图信号计算得出的。因此,IOC监护仪是可同时监测镇静和伤害性刺激的麻醉深度监测仪。

8. **麻醉深度指数**(depth of anesthesia index,Ai)　基于EEG样本熵、95%边缘频率和暴发抑制比等特征参数,采用决策树和最小二乘法计算得到脑电指数,取值范围:0～100。Ai基于国人的脑电数据研发,除可显示脑电指数外,还能显示脑电功率谱。Ai与BIS在意识预测方面的性能相似,均能客观反映患者实时的麻醉深度。

(二)局限性

目前临床使用的基于EEG的意识和麻醉深度的监测存在一定的局限性。首先,患者自身的生理或病理因素,包括种族、年龄和病理生理状态(如血糖过低、体温过低、脑缺血、酸碱平衡失调和癫痫发作等)可作用于原始EEG信号,进而影响EEG信号作为判断意识和麻醉深度状态指标的可靠性。其次,部分麻醉药如氧化亚氮、氯胺酮和氙气在全身麻醉后不会明显改变脑电指数,但可显著影响患者的麻醉状态,肌松药或抗癫痫药也会对脑电信号产生影响。其他局限性还包括EEG信号中可能存在未滤除的伪迹,麻醉深度变化后麻醉指数显示滞后。因此,迄今为止,尚未发现适用于所有全身麻醉患者和麻醉药的统一脑电特征,目前研发了多种基于EEG信号的麻醉深度监测仪(图7-4),这些麻醉深度监测仪仅能通过EEG和其他相关参数(如肌电)间接评估意识和麻醉状态变化。

三、全身麻醉苏醒期间意识状态监测

(一)脑电图主要相关指数变化

EEG相关指数可监测全身麻醉苏醒期间由无意识状态向清醒状态的转变。尽管苏醒期间EEG相关指数的数值逐渐回升,但目前没有一种EEG指数能够预测在某一数值时患者意识完全恢复。BIS、PSI和Narcotrend指数一般回升至90及90以上预示绝大多数全身麻醉患者的意识已恢复。

(二)不同意识状态的临床体征与脑电波变化

1. **意识消失阶段**　患者对唤醒无反应;闭眼、瞳孔对光反射存在;无体动、无痛觉;EEG表现为δ波、α波的活动到暴发抑制。

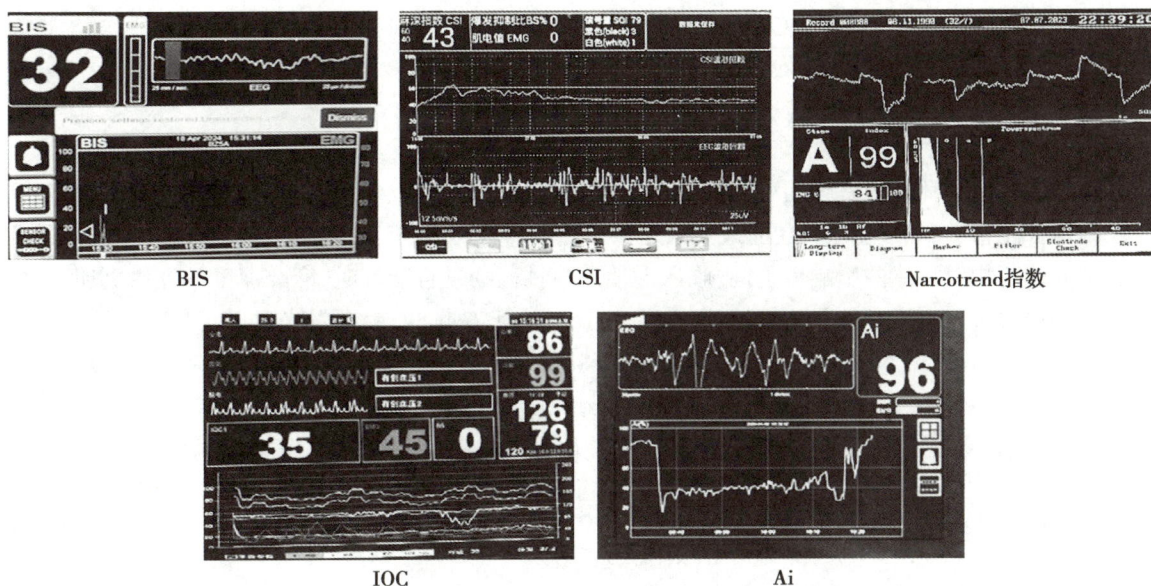

图 7-4 基于 EEG 信号的常用麻醉深度监测仪

2. 苏醒第一阶段 自主呼吸从无到有,从不规律到规律;无自主活动;EEG 表现为 α 波、β 波活动增加。

3. 苏醒第二阶段 自主神经反应恢复;对疼痛刺激有反应;心率增快、血压升高;皱眉(提示第 V 和 VII 对脑神经功能恢复);流泪(提示第 VII 对脑神经功能恢复);吞咽和咳嗽(提示第 IX 和 X 对脑神经功能恢复);肌张力恢复(提示脊髓、网状脊髓束、基底神经节和运动相关的功能恢复);可拔除气管内插管或喉罩(只要自主呼吸能满足通气和氧合、气道保护性反射充分恢复及运动功能恢复,不必要求患者能够执行语言指令);EEG 表现为 α 波、β 波活动进一步增加。

4. 苏醒第三阶段 睁眼是全身麻醉患者苏醒期最后恢复的体征之一;正确地执行语言指令表明脑干、下丘脑和皮质之间的协调功能已恢复,是判断苏醒程度和能否拔除气管导管或喉罩的一个常用标准,也是苏醒的必要条件;可拔除气管内插管或喉罩;EEG 相关指数值如 BIS 一般大于 90,EEG 表现为清醒模式。

四、展望

目前围手术期意识状态监测技术多基于原始 EEG 信号,通过不同专有算法分析获得不同的脑电指数进行意识状态监测。然而,目前全身麻醉诱导意识消失的机制仍未完全阐明,通过监测神经电生理信号间接反映意识状态的技术还不能满足麻醉医师精准调控麻醉深度的需求。目前神经环路被认为是神经系统功能活动最为重要的物质基础和载体,而全身麻醉药作用相关的神经网络机制研究,如睡眠-觉醒环路、丘脑-皮质环路、皮质-皮质网络的研究,为探讨全身麻醉诱导意识消失的机制提供了新的思路,为推动围手术期意识状态监测技术的革新指明了新方向。此外,人工智能算法由于其强大的数据分析和自我学习能力,可通过解析全身麻醉诱导的脑电特征结合生命体征监测大数据,实现兼具意识状态与镇痛水平预测的麻醉深度监测。随着对麻醉相关神经网络认知研究的不断深入,利用无创性的先进技术(如经颅直流电刺激和重复经颅磁刺激)发挥麻醉对神经网络的调控作用。未来脑功能监测相关技术的发展可能实现精准调控麻醉深度,如通过调控特定神经环路或核团调控麻醉深度,从而提高麻醉苏醒质量。

第三节 | 意识状态监测的临床应用

围手术期许多因素均可影响患者的意识状态,主要包括自身病情、麻醉及手术操作因素等方面。

围手术期意识状态的变化可对患者的身心健康产生明显影响,目前围手术期意识状态监测越来越受到重视并广泛应用于临床,其临床应用主要包括以下方面。

一、协助评估麻醉深度

全身麻醉是一种药物诱导的可逆的无意识状态。适宜的麻醉深度既能维持术中无意识状态,有效控制伤害性刺激和神经反射,还能最大限度保护重要器官功能,有助于术后各项生理功能的快速恢复。不同的药物对机体的影响也不同,临床上使用多种药物进行麻醉时,麻醉深度的评估更加复杂。麻醉医师仅通过监测患者的非特异性反应(如血压升高、心率增快、瞳孔对光反射、出汗等)评估麻醉深度,叫导致患者出现术中知晓和创伤后应激障碍,部分患者甚至发展为慢性精神障碍,严重影响患者的康复和身心健康。此外,肌松药和血管活性药的使用可掩盖麻醉过深对重要器官功能的抑制作用,从而导致患者出现术后苏醒延迟、神经认知障碍等并发症,甚至威胁患者的生命安全。因此,客观、真实的意识水平或状态评估有助于术中实时调整全身麻醉药剂量、优化麻醉管理方案,进而有利于患者术后加速康复。

二、降低围手术期意识相关不良事件的发生率

1. 有助于预防术中知晓　术中知晓(intraoperative awareness)是指患者在手术过程中意识恢复,术后可以回忆术中发生的与手术相关联的不良事件。患者术后常描述为:在手术过程中能够听到手术医师的谈话或感到疼痛,但无法睁眼或体动,感到绝望、无助和恐惧。术中知晓虽然是全身麻醉较为罕见的并发症(发生率为0.1%~0.4%),但应该引起麻醉医师的高度重视。此外,剖宫产术、心脏手术和创伤手术是术中知晓的独立危险因素,这些患者术中知晓的发生率较高。除患者病情因素和手术操作因素外,麻醉因素也是发生术中知晓的主要因素之一,不可忽视,这些因素包括短效麻醉诱导药物和麻醉维持药物衔接不当、过早停药导致意识过早恢复、维持期过度依赖肌松药导致无体动患者麻醉过浅及全凭静脉麻醉等。因此,加强术中意识状态的监测是避免发生术中知晓的有效措施。

2. 有助于降低术后神经认知障碍的发生率　术后神经认知障碍(postoperative neurocognitive dysfunction,PNCD)是一种比较常见的严重术后并发症,因手术的复杂程度、时间长短和观察人群不同,PNCD的发生率约为10%~50%。PNCD的发生不仅延长住院时间、增加病死率,还能对患者造成长期的认知功能损害。高龄、原有的神经系统损伤、术中失血、手术类型和疼痛等因素是PNCD的危险因素。此外,术中意识状态亦与其有关。研究发现,术中脑电暴发抑制与全身麻醉苏醒时长、术后谵妄和认知损害程度有关。因此,术前认知功能评估、术中分析脑电信号来监测意识状态,可降低术后PNCD的发生率。

3. 其他　良好的意识状态监测与评估有助于提供良好的手术条件、避免术中体动,指导麻醉用药,缩短术后苏醒和拔管时间。此外,意识状态的监测还有助于维持术中血流动力学稳定,减轻手术应激反应,降低术后恶心、呕吐发生率。另有文献报道,意识状态监测还可指导睡眠障碍患者的治疗。

(王晓斌)

本章思维导图　　本章目标测试

第八章 | 围手术期体液平衡的评估与调控

体液的主要成分是水、电解质、低分子有机化合物和蛋白质等,广泛分布于细胞内外。体液平衡(body fluid balance)是指机体各部分水、电解质、渗透浓度和酸碱度在一定范围内保持相对稳定的状态。围手术期体液失衡超过机体自身调节的限度可影响生理功能,严重者可危及生命。

第一节 | 围手术期水、电解质平衡的监测

一、体液中的水、电解质成分

(一) 水

人体总水量(total body water,TBW)约占成人体重的60%,因年龄、性别、肥胖程度的不同而异,一般女性、肥胖者和老年人较低,而婴幼儿较高。人体的体液分为细胞内液(intracellular fluid,ICF)和细胞外液(extracellular fluid,ECF),由细胞膜所分隔,水能自由通过细胞膜。细胞内液约占总水量的2/3(约为体重的40%),细胞外液约占总水量的1/3(约为体重的20%)。细胞外液中约3/4分布在细胞间隙内,称为组织间液(interstitial fluid,ISF),只含有少量的蛋白质,不含红细胞;约1/4分布在血管内,称为血管内液(intravascular fluid,IVF),是血浆的主要组成部分(图8-1)。

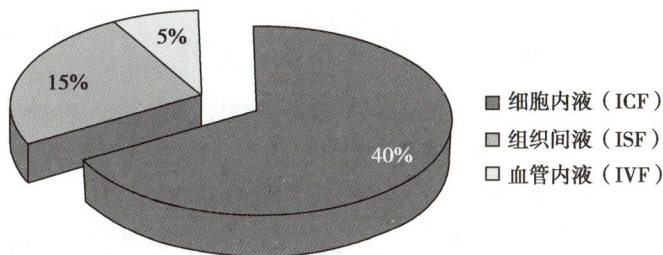

图 8-1 体液与体重占比图

绝大部分组织间液能与血管内液进行迅速交换并取得平衡,称为功能性细胞外液,约占体重的18%(包括血浆),对维持血容量至关重要。不能或仅能缓慢地与血浆或细胞内液进行物质交换的细胞外液称为非功能性细胞外液,主要包括结缔组织液和跨细胞液(transcellular fluid),如脑脊液、胸膜液、腹膜液、关节液等,约占体重的1%~2%。传统上,第一间隙指组织间液,第二间隙指快速循环的血浆,第一间隙和第二间隙在毛细血管壁侧相互交换成分,处于动态平衡状态,都属于功能性细胞外液。非功能性细胞外液所在部位称为第三间隙。

(二) 电解质

不同部位的体液中含有不同浓度的电解质成分(表8-1)。

1. **钠** 钠是细胞外液中含量最多的阳离子,在维持细胞外液的渗透浓度和神经、肌肉的兴奋性(静息膜电位)以及动作电位的形成中起重要作用。细胞外液的钠平衡取决于钠的摄取和排出。正常情况下,钠主要经肾脏排泄,并与摄入保持平衡。

2. **钾** 钾是细胞内液中含量最多的阳离子,也是细胞内液的主要渗透分子,并参与酸碱平衡。体内约98%的钾分布在细胞内。短时间的钾平衡(细胞内外平衡)受胰岛素、β肾上腺素受体激动药和酸碱平衡状态的影响,而长时间的钾平衡受肾脏和醛固酮调节(通过影响钾排泄发挥作用)。

3. **钙** 钙在维持神经、肌肉的正常兴奋性,调节肌肉收缩过程,影响心肌电生理,参与腺体分泌

表 8-1　不同部位体液中的主要电解质成分浓度　　　　　　　　　单位：mmol/L

	电解质	血浆浓度	组织间液浓度	细胞内液（骨骼肌）浓度
阳离子	Na^+	140	145	10
	K^+	4	4.1	159
	Mg^{2+}	1	1	40
	Ca^{2+}	2.5	2.4	<1
	总计	147.5	152.5	209
阴离子	Cl^-	104	117	3
	HCO_3^-	24	27.1	7
	蛋白质	16	<0.1	45
	其他	7.5	8.4	154
	总计	151.5	152.5	209

（外分泌、内分泌、神经分泌）和细胞生长，以及激活补体和酶等方面，均具有重要作用。肾脏是机体钙平衡的主要调节器官。循环中的钙有三种形式：与血浆蛋白（主要是白蛋白）结合的钙（40%）、离子钙（50%）以及与磷酸盐、硫酸盐、枸橼酸盐螯合的非离子钙（10%）。pH 的变化可影响白蛋白与钙的结合量，此时即使钙总量不变，离子钙的水平也会发生变化。

4. 镁　镁是细胞内许多酶系统的激活剂，可激活近 300 种酶系统，参与体内很多生化反应，主要经胃肠道和肾脏排泄。

二、体液水、电解质平衡的调节

机体的调控系统拥有感知渗透浓度及容量改变的感受器，肾脏是主要的效应器官。调控系统通过对尿液的稀释和浓缩及对各种电解质的排出与重吸收，调节并维持体液平衡。

（一）神经（神经递质）调节机制

1. 口渴中枢调节　下丘脑视上核和室旁核存在渗透压感受器。血浆晶体渗透压升高、有效血容量减少和血管紧张素 II 增多均可兴奋口渴中枢而引起口渴感，饮水后刺激因素缓解，口渴感消失。

2. 交感神经　肾交感神经由 $T_{6\sim12}$ 脊髓侧角发出，其兴奋可引起入球小动脉和出球小动脉收缩、肾小管周围血流量减少、肾小球滤过率减少，从而刺激近球小体中的颗粒细胞释放肾素，增加循环中血管紧张素和醛固酮的含量，继而增加肾脏对 Na^+ 和水的重吸收。

3. 多巴胺受体　小剂量多巴胺可扩张肾血管，增加肾血流量，从而增加尿量。

（二）内分泌调节机制

1. 心房钠尿肽（atrial natriuretic peptide，ANP）　心房钠尿肽是心房肌合成的多肽类激素。血容量增加可通过增高右心房压力和牵拉心房肌，引起心房钠尿肽释放。后者可通过增加肾小球滤过率、抑制肾髓质集合管对 Na^+ 的重吸收而发挥利钠、利尿的作用；心房钠尿肽也可能通过抑制肾素 - 血管紧张素 - 醛固酮系统和抗利尿激素的分泌而发挥作用。此外，心房钠尿肽还可使血管壁对水的通透性明显增加，使血管内容量下降。

2. 抗利尿激素（antidiuretic hormone，ADH）　又称精氨酸血管升压素（arginine-vasopressin，AVP），主要由下丘脑视上核及室旁核神经细胞分泌，能促进肾远曲小管和集合管上皮细胞对水的重吸收。血浆晶体渗透压增高、循环血量减少、疼痛刺激、情绪紧张以及血管紧张素 I 增多均可促使抗利尿激素释放。动脉血压升高可通过刺激颈动脉窦压力感受器反射性地抑制抗利尿激素释放。

3. 肾素 - 血管紧张素 - 醛固酮系统（renin-angiotensin-aldosterone system，RAAS）　其作用是在应激情况下调节钠的稳态和肾功能。血容量减少、肾动脉血压降低、流经肾致密斑的 Na^+ 减少以及交感神经活性的增强均可激活肾素 - 血管紧张素 - 醛固酮系统。继而肾素原降解为肾素，将血浆中的血管紧张素原水解成为血管紧张素 I；后者可刺激肾上腺髓质释放肾上腺素，产生较弱的血管收缩作用；血管紧张素 I 在血管紧张素转换酶的作用下降解成为血管紧张素 II，其有较强的缩血管作用，并可刺激肾上腺皮质球状带分泌醛固酮。醛固酮可作用于肾远曲小管和集合管，发挥保 Na^+、保水和排 K^+、排 H^+ 的作用。

4. 前列腺素（prostaglandin，PG）　前列腺素按分子结构的差别可以分为多种类型，如前列腺素 E_2（PGE_2）有强烈的舒血管作用，前列腺素 F_2（PGF_2）则使静脉收缩。前列腺素可使血管对去甲肾上腺素和血管紧张素的敏感性降低。在低血容量时，前列腺素使肾血管舒张，对维持肾血流量有重要意义。

（三）肾脏的效应器调节

正常情况下水主要经肾排出，每天大约有 60% 的水经肾排出。若环境温度升高或运动量增加，经皮肤以汗液排出的水将增加；另外随着通气增加，经呼吸道的不显性排水也会增加。此时由肾排出的水将随之减少，以补偿经汗液和不显性排水所减少的体液量（图 8-2）。

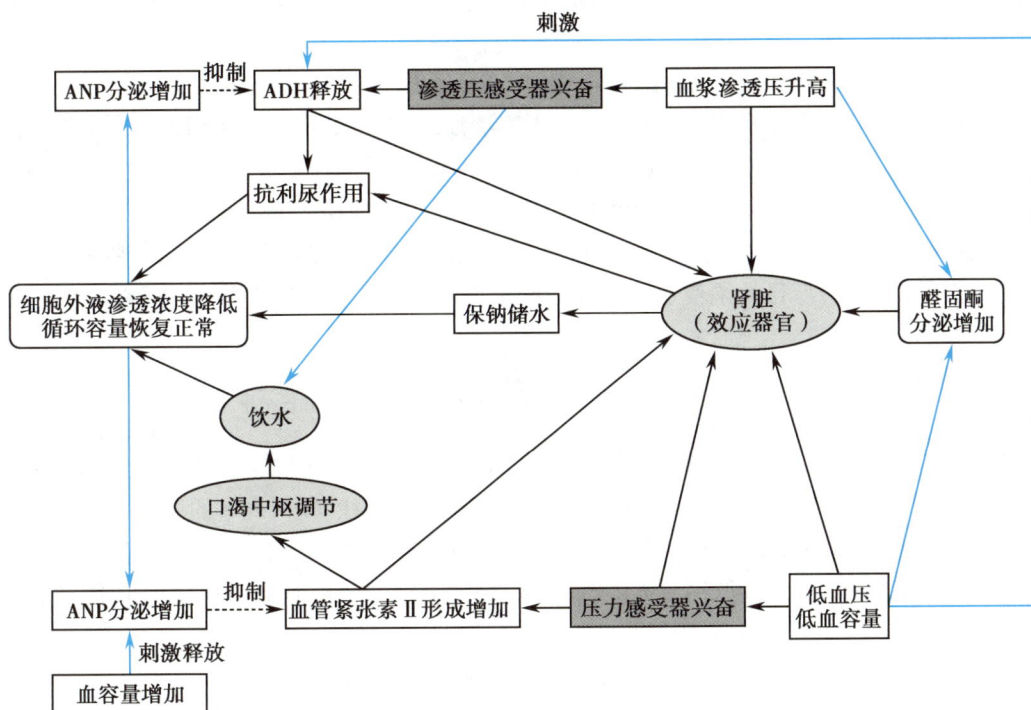

图 8-2　体液水、电解质的平衡调节

三、常见水、电解质平衡失常的诊断与处理

（一）低钠血症（hyponatremia）

1. 定义　血清钠浓度 <135mmol/L 即为低钠血症，是临床上最常见的水、电解质紊乱之一。48 小时内血清钠由正常降到 135mmol/L 以下，称为急性低钠血症。根据血清渗透浓度的高低，可将低钠血症分为以下几种。

（1）高渗性低钠血症：细胞外液中溶质含量过多（如静脉注射甘露醇、高血糖等）引起血浆渗透浓度升高，使水从细胞内向细胞外转移，导致循环容量增加、血清钠浓度降低。

（2）等渗性低钠血症：由于血浆中固体物质增加，单位容积内水含量减少，血浆钠浓度因水分减少而降低。见于高脂血症和高蛋白血症。

（3）低渗性低钠血症：低钠血症常表现为低渗状态，可出现细胞外液容量增多、正常和降低三种情况。①高容量性低钠血症：多由水潴留超过钠潴留或短时间内水摄入过多所致，如慢性充血性心力衰竭、经尿道前列腺电切术综合征（TURP 综合征）。②等容量性低钠血症：多由水摄入过多，而肾脏排水功能异常所致，如抗利尿激素分泌失调综合征、特发性低钠血症、慢性肾上腺皮质功能不全等。

③低容量性低钠血症:主要由丢失含电解质的体液,如经胃肠道丢失等,而补充了不含电解质的液体所致。因此,低钠血症有时并不代表总体钠的不足。

2. **临床表现**　根据发病的缓急和轻重而不同。

(1)发生急性低钠血症(48小时内)时,水进入脑细胞内较快、较多,临床表现包括头痛、恶心、呕吐、无力、惊厥、昏迷,亦可发生脑疝。发生慢性低钠血症时,血钠缓慢降低期间细胞内的溶质外移使神经细胞内的渗透压也下降,水进入细胞内的量减少,故临床症状及体征较轻。

(2)血清钠>125mmol/L时,多无明显临床表现;血清钠<125mmol/L时,主要表现为消化系统症状(如食欲缺乏、恶心、呕吐、乏力等);血清钠<120mmol/L时,脑细胞水肿明显,以中枢神经系统的症状及体征为主。

(3)高容量性低钠血症可有明显水肿,甚至全身水肿和腹水;短时间内水摄入/吸收过多者可出现肺水肿、高血压、充血性心力衰竭。而低容量性低钠血症患者可出现低血压、脉搏细速和循环衰竭,同时有脱水的体征。

3. **诊断**　血清钠浓度<135mmol/L,特别是<132mmol/L,即可诊断低钠血症。

4. **治疗**　轻度或者无症状性低钠血症一般不需治疗,主要以处理原发疾病为主。严重急性低钠血症或伴有明显症状者应及时处理。治疗低钠血症的目的是纠正血浆渗透浓度使之接近正常水平。不宜过快纠正低钠血症,否则可产生渗透性脱髓鞘作用,对中枢神经系统造成损害。

(1)治疗病因:如停止输注低张无钠液,TURP综合征患者及时终止手术并限液、利尿等。

(2)纠正低血钠:治疗目的是使血浆渗透浓度接近正常水平。使用高张NaCl溶液时,可按下式计算钠需要量:

$$拟补充的\ Na^+量(mmol)=体重(kg)\times[140-Na^+(mmol/L)]\times0.6$$

最佳纠正速度是使血浆$[Na^+]$每小时增高1～2mmol/L,直至血浆$[Na^+]$浓度升至130mmol/L;此后减缓纠正速度。可在最初的8小时内补充一半缺失量,如果症状缓解,剩下的可在1～3天内补完。

(3)维持血容量:处理好低钠血症和血容量的关系,维持正常的细胞外液容量。低容量性低钠血症给予生理盐水即可;高容量性低钠血症应该限液、补充高张盐水,同时加用利尿药,以减轻血浆渗透压增高导致细胞内液向细胞外移动所引起的细胞外液增加。

(4)纠正低钠血症的同时,注意补钾、补镁、纠正酸碱平衡失调等。

(二)高钠血症(hypernatremia)

1. **定义**　血清Na^+浓度>145mmol/L即为高钠血症。高钠血症一定伴有血浆晶体渗透压升高。根据是否伴有细胞外液容量的改变,可将高钠血症分为以下三种情况。

(1)高容量性高钠血症:常由医源性原因所致,如术中输注过多碳酸氢钠或高渗NaCl溶液等;也见于某些内分泌性疾病如原发性醛固酮增多症及库欣综合征等。

(2)等容量性高钠血症:常见原因有水摄入少、肾脏排水多于排钠、不显性失水增加、原发性高钠血症等。

(3)低容量性高钠血症:又称高渗性脱水,是临床最常见的脱水类型,系低渗液丢失所致。常见于中枢性尿崩症、严重腹泻、呕吐、应用渗透性利尿药等。

2. **临床表现**

(1)口渴:血清Na^+浓度轻度升高(3～4mmol/L)就可引起强烈口渴感。

(2)中枢神经系统的症状及体征:随着血清Na^+浓度及渗透浓度的升高,逐渐出现神经系统症状,甚至死亡。在急性严重高钠血症时,脑细胞脱水会导致脑皱缩、脑膜血管撕断和颅内出血。高钠血症持续24小时后大脑会逐渐适应,此时脑细胞内的渗透压也逐渐升高,结果脑细胞外液的水又向细胞内转移。高钠血症缓慢发生时,脑细胞可通过调节容积而逐渐适应,神经系统的临床表现可较轻。

3. **诊断**　血清Na^+浓度>145mmol/L,伴有或不伴有细胞外液容量改变。发生高钠血症的成人多伴有意识障碍,同时临床症状常被基础疾病所掩盖,需结合病史、临床表现及实验室检查进行综合分析。

4. 治疗

（1）治疗原则：主要是补水,逐步纠正高钠血症。可通过给予利尿药和低张晶体液,恢复细胞外液正常的渗透浓度和容积,排出体内多余的钠,切忌纠正过快。

（2）纠正高钠血症：纠正速度取决于高钠血症发生的速度和伴随的症状。对急性高钠血症患者,可以快速降低血浆渗透浓度,使脑恢复原有容积。但慢性高钠血症时患者已经适应,快速纠正反而会引发脑水肿,甚至造成持久性脑损害,严重者可致死。因此必须严格掌握纠正速度,血清 Na^+ 降低的速度以每小时 0.7mmol/L 为宜,降低的幅度不应超过血清 Na^+ 浓度的 10%。

（3）维持血容量：若高钠血症伴有细胞外液量增加,原则是使用袢利尿药,同时给予 5% 葡萄糖溶液输注,以便使高钠血症及体内水含量的增加得到纠正。若高钠血症伴有细胞外液容量正常（主要见于高渗性脱水）,可计算患者体内的缺水量,以 5% 葡萄糖溶液静脉输注 48 小时,补足缺水量。若患者高钠血症伴有细胞外液量减少,应先纠正血容量的不足（可给予平衡盐溶液）,当容量恢复后再用 5% 葡萄糖溶液补充缺失的水分。

（三）低钾血症（hypokalemia）

1. **定义及病因**　血清 K^+ 浓度<3.5mmol/L 即为低钾血症。对于正常成人,血清 K^+ 降低 1mmol/L 提示体内钾丢失 100～200mmol。造成低钾血症的三个最常见病因包括：①摄入不足：禁食或进食不佳的患者钾摄入减少。②丢失过多：胃肠道丢失,如呕吐、胰瘘、胆瘘、腹泻等以及肾排钾过多,如应用排钾利尿药、原发性醛固酮增多症等。③钾由细胞外向细胞内转移：见于急性碱中毒、应用儿茶酚胺类药物、胰岛素治疗、低钾性周期性麻痹等。

2. **临床表现**　症状及严重程度与血清钾降低的程度有关,出现症状时一般血钾<3.0mmol/L。

（1）心血管系统：引起心肌收缩力下降、心脏传导异常,可见期前收缩、阵发性心动过速,严重者可发生心室扑动、心室颤动（简称室颤）而猝死。心电图表现为出现 U 波、TU 波融合,血钾<2.5mmol/L 时可出现 ST 段下移和 T 波倒置。低钾血症时更易发生洋地黄中毒。

（2）骨骼肌：骨骼肌无力、腱反射迟钝或消失,严重者出现肌麻痹、呼吸困难。

（3）消化系统：腹胀、便秘,严重者出现麻痹性肠梗阻。

（4）中枢神经系统：烦躁不安、情绪激动、精神不振、嗜睡,严重者可发生意识障碍。

3. **诊断**　血清 K^+ 浓度<3.5mmol/L 即可诊断,<2.5mmol/L 为严重低钾血症。结合病史及其对各系统的影响和严重程度,可对原发病因作出判断。

4. **治疗**　包括慎用降低血钾的药物和治疗措施、治疗原发病和补钾。神志清、可进食的轻度低钾血症患者可以口服补钾;不能口服或缺钾量大者需静脉输注补钾。静脉补钾的注意事项：①监测尿量,无尿患者应慎重补钾。②补钾速度不宜过快,成人可以按照 10～20mmol/h 的速度补钾,此时应从深静脉输注并密切监测心电图。③若存在碱中毒,纠正低钾血症后碱中毒往往即可纠正;若存在酸中毒,应在纠正酸中毒前补足钾,以防止 pH 升高后钾进入细胞内而进一步降低血钾。④若合并镁异常亦应同时纠正。⑤静脉补钾的量不宜超过 240mmol/d。

（四）高钾血症（hyperkalemia）

1. **定义及病因**　血清 K^+ 浓度>5.3mmol/L 即为高钾血症。病因包括：①摄入增多：如临床补钾过快。②肾脏排出减少：见于肾功能不全、有效循环血容量减少、肾素或醛固酮分泌减少、远端肾小管分泌障碍等患者。③钾从细胞内向细胞外移动：如挤压综合征、缺血再灌注后、代谢性酸中毒、大量输注库存血、剧烈运动、胰岛素分泌减少等。④假性高钾血症：如标本中红细胞被破坏、试验误差等。

2. **临床表现**　不仅与其程度有关,也与其发生速度有关。

（1）心血管系统：高钾血症对心肌有抑制作用,表现为收缩力降低、兴奋性降低、传导减慢、自律性降低,可发生严重心律失常甚至心脏停搏。心电图表现为 T 波高尖、PR 间期延长、QRS 波增宽、室颤,直至出现心搏骤停。

（2）神经肌肉系统：血钾升高可使神经肌肉系统的兴奋性升高，但血钾进一步升高时兴奋性降低，出现四肢、躯干麻木，甚至瘫软、呼吸肌麻痹、窒息。

（3）消化系统：出现恶心、呕吐、腹痛。

（4）中枢神经系统：表现为淡漠、迟钝、嗜睡、昏迷等。

3. **诊断**　结合病史、合并症和血清钾浓度＞5.3mmol/L 即可诊断。一般认为血清 K^+＞6.5mmol/L 即为危险水平，对少尿和无尿者更应警惕。

4. **治疗**

（1）给予生理拮抗剂（钙剂）以对抗高钾血症对心脏的抑制：静脉缓慢注射氯化钙 500mg 或葡萄糖酸钙 1g，起效快，但作用持续时间短（仅 30～60 分钟）。

（2）促进钾由细胞外进入细胞内：静脉输注葡萄糖、胰岛素、碳酸氢钠和 / 或 β 肾上腺素受体激动药。机械通气患者过度通气所产生的呼吸性碱中毒也有类似作用。

（3）促进钾排泄：静脉给予利尿药（呋塞米 20～40mg）、阳离子交换树脂以及透析。

（4）限制钾摄入：包括减少经静脉或经口的钾摄入、避免应用库存血、清除体内积血和坏死组织、控制感染等。

（5）治疗原发疾病。

第二节 ｜ 围手术期体液渗透浓度的平衡

一、体液渗透的基本概念

（一）渗透、渗透压与渗透浓度

渗透是一种物理现象，指半透膜两侧因为可溶解物质浓度的差异而造成水在半透膜两侧的净移动。渗透压（osmotic pressure）是指溶质浓度高的一侧产生的促进水跨膜移动以稀释溶质的压力。渗透压的大小与可溶解溶质微粒的数量成正比，与溶质微粒的形式、大小、原子（或分子）价等无关。血浆渗透压包括晶体渗透压和胶体渗透压，正常人约为 280～310mOsm/（kg·H_2O）。血浆晶体渗透压由小分子颗粒的电解质产生，主要来源于 Na^+。血浆胶体渗透压由大分子（如蛋白质、脂类等）产生，主要来源于白蛋白（约 83%），其正常值约为 1.3mOsm/（kg·H_2O），即 25mmHg。

渗透浓度是渗透活性物质（即溶液中产生渗透效应的溶质粒子）的实际浓度，是各溶质粒子（如由电解质溶解后生成的阴、阳离子等）浓度的总和。渗透浓度有两种单位，一种是重量渗透摩尔浓度（mOsm/kg），另一种是容积渗透摩尔浓度（mOsm/L）。体温 37℃时，正常人的血浆总渗透浓度平均为 280～310mOsm/（kg·H_2O），＜280mOsm/（kg·H_2O）为低渗，＞310mOsm/（kg·H_2O）为高渗。

（二）有效渗透分子与无效渗透分子

正常人体中，不易通过细胞膜进入细胞内液的溶质在细胞外液中的浓度发生变化时，可直接造成细胞内液和细胞外液之间产生渗透梯度，从而造成水的移动，由此可以把这些能产生渗透现象的溶质称为有效渗透分子，如 Na^+ 和葡萄糖；反之，可以自由通过细胞膜，在膜的两侧不能产生渗透现象的是无效渗透分子，如尿素。

血液与组织间液之间的毛细血管壁也属于半透膜，除了能允许水通过外，小分子颗粒如 Na^+、葡萄糖等也可以自由通过，大分子蛋白质则不易通过。因此，在此部位钠离子和葡萄糖都不能产生渗透梯度，是无效渗透分子，而蛋白质是有效渗透分子。

因此，半透膜对溶质的通透性决定了溶质的渗透活性，同一种溶质对于不同性质的半透膜有不同的渗透活性，有时为有效渗透分子，有时为无效渗透分子。

（三）体液渗透平衡

体液的渗透平衡主要发生在细胞膜内、外和毛细血管壁内、外，是指细胞内液与细胞外液之间、血浆与组织间液之间的渗透压或渗透浓度保持动态平衡。正常情况下,机体具有保持细胞外液渗透浓度相对稳定的能力,称为体液渗透的神经 - 内分泌系统调节。正常成人渗透压感受器阈值为280mOsm/(kg·H$_2$O),细胞外液渗透压升高1%~2%即可刺激下丘脑口渴中枢,引起口渴及抗利尿激素释放。此外,精神紧张、疼痛、创伤以及某些药物和体液因子也能促进抗利尿激素分泌或增强抗利尿激素的作用。当细胞外液容量有较大幅度改变时,血容量和血压的变化也可通过容量感受器和压力感受器而影响抗利尿激素的分泌。口渴使人主动饮水以补充水的不足;抗利尿激素可加强肾远曲小管和集合管对水的重吸收,减少水的排出;同时,抑制醛固酮的分泌,减弱肾小管对Na$^+$的重吸收,增加Na$^+$的排出。上述调节结果使体内水的容量增加,血浆渗透压恢复正常。若细胞外液渗透压降低,则引起相反的反应,抑制渴感和抗利尿激素的释放,促进醛固酮分泌。

二、体液渗透浓度的监测方法

(一)冰点渗透浓度测定法

利用溶质能降低水冰点的"超冻原理",采用高灵敏度的温度传感器测量溶液的冰点,通过电量转化为渗透浓度单位[mOsm/(kg·H$_2$O)]。不含溶质的纯水的冰点是0℃,若将1个渗透摩尔浓度的溶质溶于1kg水中,水的冰点将从0℃降至-1.857℃。要测定某一溶液的渗透浓度,只要测定该溶液的冰点即可。

(二)半透膜式测定法

利用半透膜直接测定体液渗透压的方法主要用于胶体渗透压测定。根据渗透达到平衡的方式不同,又有静压平衡法和动压平衡法两种。静压平衡法是指在渗透达到自然平衡时,溶液侧高出水面部分所产生的静水压即为渗透压。动压平衡法是在溶液侧施加压力,使压力大小刚好可阻止水的渗透,此压力即为渗透压。

(三)计算法

1. **晶体渗透压计算方法** 常用以下两种计算方法:

$$血浆渗透浓度 = 2 \times ([Na^+] + [K^+]) + [血糖] + [BUN]$$
$$血浆渗透浓度 = 1.75 \times [Na^+] + [BUN] + [血糖] + 1.84 \times [K^+] + 0.56 \times [Ca^{2+}] + 0.56 \times [Mg^{2+}]$$

式中单位均为mmol/L。该公式以外的其他物质未考虑在内,所以计算结果总是小于实测值,不能真正完全替代渗透浓度的测定。

2. **胶体渗透压计算方法** 血浆胶体渗透压与血浆蛋白的多少有关,故可根据血浆蛋白的含量计算。常用以下两种计算方法:

$$血浆胶体渗透压 = 白蛋白 \times 5.54 + 球蛋白 \times 1.43$$
$$血浆胶体渗透压 = 2.1 \times 总蛋白 + 0.16 \times 总蛋白^2 + 0.009 \times 总蛋白^3$$

式中各成分单位均为g/dl,血浆胶体渗透压的单位为mmHg。

三、常见体液渗透平衡失常的诊断与处理

(一)低渗血症

1. **定义与病因** 低渗血症指血浆渗透浓度<280mOsm/(kg·H$_2$O)。病因包括:①体内水过多(如水中毒);②溶质丢失或短缺(如摄入不足、腹泻、肠瘘等);③溶质丢失多于水丢失(如使用袢利尿药等)。血浆钠浓度是血浆渗透浓度的主要决定因素,因此低渗血症必定伴有低钠血症(参见本章第一节中第三部分的"低钠血症")。

2. **临床表现** 低渗可导致体液由血管内向血管外转移、由细胞外向细胞内转移。因此,临床上除原发病表现外,还会出现组织水肿及细胞内水肿的表现。脑细胞水肿可导致出现全身乏力、嗜睡、头痛、恶心、心悸、抽搐、昏迷,甚至死于急性脑水肿。有些患者可有血容量不足的表现。

3. **诊断** 根据病史、临床表现和血浆渗透浓度＜280mOsm/（kg·H_2O）即可诊断低渗血症。病因诊断常需根据实验室指标进行综合考虑。注意区别低钠血症所致的低渗血症属于急性（＜48 小时）还是慢性（＞48 小时）；同时，判断总体钠量（间接反映细胞外液量）的多少，以便指导治疗（表 8-2）。

表 8-2 低渗血症常见原因的鉴别诊断

实验室检查	病因
尿渗透压＜100mOsm/（kg·H_2O），尿比重＜1.003	精神性烦渴，重建渗透稳态
尿钠浓度＜15mmol/L	胃肠道丢失，利尿后期，烧伤，水肿状态，单纯性皮质醇不足
尿钠浓度＞20mmol/L	利尿早期，肾上腺皮质功能不全，失盐性肾炎，渗透性利尿，抗利尿激素分泌失调综合征

4. **治疗** 治疗原则是限制水的摄入，使用利尿药促进水的排出，适当补充溶质以提高血浆渗透浓度。低渗性低钠血症的治疗可参照本章第一节中低钠血症治疗的相关内容。

（二）高渗血症

1. **定义** 高渗血症指血浆渗透浓度＞320mOsm/（kg·H_2O）。病因包括：①纯水丢失（如高热时不显性失水增加）；②水摄入不足；③低渗液体丢失（如大量出汗、尿崩症等）；④溶质过载（如服用大量钠盐、高血糖症等）。临床常见类型有高钠性高渗血症和高血糖性高渗血症。高钠血症见本章第一节"高钠血症"部分。本部分主要讨论高血糖引起的高渗血症。

2. **临床表现** 高渗会使体液由细胞内向细胞外转移，导致细胞脱水；高渗引起的渗透性利尿可引起血容量减少和组织灌注不足。因此，临床表现为细胞脱水和血容量不足的症状。高血糖症除血浆渗透浓度升高外，多数伴有严重的代谢性酸中毒和血容量减少。高渗血症引起的脑细胞脱水可表现为极度口渴、全身无力、肌肉软弱、昏迷、抽搐，最后死亡。症状的严重性与高血糖的程度和持续时间成正比。

3. **诊断** 根据病史、临床表现及实验室检查（包括血糖、血／尿酮体和尿糖浓度等）可明确诊断（表 8-3）。

表 8-3 高血糖性高渗血症的鉴别诊断

血糖	酮体	酸中毒	病因
＞11mmol/L	+	重	糖尿病酮症酸中毒
＞33mmol/L	−	轻、无	高血糖性非酮症性高渗血症

4. **治疗** 包括补液、给予胰岛素、纠正电解质紊乱及酸中毒和消除病因等。

（1）补液：补液治疗对于高血糖症患者至关重要，不仅可纠正血容量不足和高渗血症，而且有助于降低血糖和消除酮体。一般推荐输注等渗盐溶液。对于低血压不明显或已得到纠正的患者，可使用低渗溶液。

（2）胰岛素治疗：可先静脉注射胰岛素 0.1～0.2U/kg，然后以 0.1U/（kg·h）的速度持续静脉输注，使血糖以每小时 3.3～5.5mmol/L 的速度下降。当血糖下降至 14～17mmol/L 时，应开始给予 5% 葡萄糖溶液，并减半胰岛素剂量［即 0.05U/（kg·h）］，以防止血糖及血浆渗透压下降过快而造成脑水肿。

（3）纠正电解质紊乱：此类患者常有明显的钠及钾的丢失。钠丢失可通过补充含钠的液体得到纠正。而补充血容量能利尿排钾，胰岛素治疗和血 pH 升高可促使钾进入细胞内，均可加重低血钾，因此应注重低血钾的预防和纠正。如存在低血钙、低血镁或低血磷，可酌情补以葡萄糖酸钙、硫酸镁或磷酸钾缓冲液。

（4）纠正酸中毒：轻度酸中毒不需要用碱性溶液；如 pH＜7.1，可静脉给予适量 1.4% 碳酸氢钠溶液。

（5）治疗病因：如糖尿病酮症酸中毒合并感染时，应同时给予抗生素。

第三节 ｜ 围手术期酸碱平衡的监测

人体正常代谢过程不断地产生酸性物质,但通过体内缓冲系统以及肺与肾的调节,血液 pH 仍能维持在正常范围内(pH 7.35～7.45),以维持正常的生理功能,此即酸碱平衡。诊断和治疗酸碱平衡失调已成为临床管理的重要组成部分。

一、酸碱平衡的基本生理

(一) 酸、碱和缓冲系统

根据 Brønsted-Lowry 的酸碱定义,可释放氢离子(H^+)的物质是酸,可结合 H^+ 的物质是碱。因此,在人体内酸、碱总是同时存在,酸解离时产生 H^+ 和共轭碱。

既然酸与碱的定义是以能否释放或结合 H^+ 来区分的,所以体液的酸碱平衡实质上就是体液[H^+]的平衡。

缓冲作用本质上是一种化学反应:

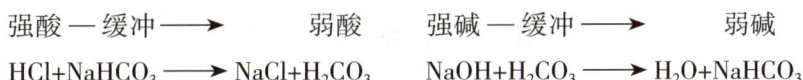

$$强酸 — 缓冲 \longrightarrow \quad 弱酸 \qquad 强碱 — 缓冲 \longrightarrow \quad 弱碱$$

$$HCl+NaHCO_3 \longrightarrow NaCl+H_2CO_3 \qquad NaOH+H_2CO_3 \longrightarrow H_2O+NaHCO_3$$

缓冲作用由缓冲对完成,缓冲对由弱酸(HA)及其解离产生的弱共轭碱(A^-)组成:$HA \leftrightarrow A^- + H^+$,既能给出 H^+ 又能接受 H^+,是人体内调节酸碱平衡的缓冲系统。

当解离达到平衡时,平衡常数 K 的计算公式为:

$$K=([H^+] \cdot [A^-])/[HA]$$

将上式转换后即得到 Henderson 公式:

$$[H^+]=K \cdot ([HA]/[A^-])$$

溶液的酸度即氢离子浓度([H^+])取决于平衡常数 K,K 值越高,酸的解离越完全。

将上式双侧同时取负对数即得到 Henderson-Hasselbalch 公式:

$$pH=pK+\log([A^-]/[HA])$$

式中,pK 为解离常数,为 K 的负对数。当溶液的 $pH=pK$ 时,酸的解离程度为 50%。

缓冲可减轻溶液中[H^+]变化的幅度:当 H^+ 增加时,与 A^- 结合,平衡反应向左移,减少了[H^+]增加幅度;当 H^+ 减少时,HA 解离增加,平衡反应向右移,减少了[H^+]降低程度。由于缓冲对必须既能给出又能接受 H^+,因此当 $pH=pK$,即解离程度为 50% 时其缓冲能力最强。当 pH 在 $pK±1$ 范围内时,缓冲能力可达 90%。

(二) 体内酸的产生、氢离子浓度和 pH

体内产生的非挥发性酸均来自细胞内代谢,包括高能磷酸盐(ATP)转化、碳水化合物的无氧酵解、酮体生成、某些氨基酸代谢等。成年男性每天正常代谢产生非挥发性酸 40～60mmol,对机体的负荷极小。但在异常情况下,碳水化合物和脂肪的不全氧化而产生的非挥发性酸可明显增加。如糖尿病酮症酸中毒时,每天可产生 500～1 000mmol 的 β-羟丁酸;心搏骤停情况下,乳酸产生速度可达 72mmol/min。

成人每天由细胞有氧代谢产生的 CO_2(挥发性酸)约为 20 000mmol。这是 H^+ 的最主要来源。呼吸紊乱通过影响 $PaCO_2$ 而造成体内[H^+]的改变:

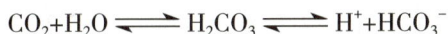

$$CO_2+H_2O \rightleftharpoons H_2CO_3 \rightleftharpoons H^+ + HCO_3^-$$

细胞内产生的 H^+ 经过跨膜转运机制向细胞外流动。正常情况下,细胞内液中的[H^+]高于细胞外液,分别为 $80\sim100nmol/L$ 和 $40nmol/L$($1mol=10^9nmol$)。临床上一般将动脉血的测定结果作为反映细胞外液酸碱平衡状态的指标。相对于其他离子的浓度而言,细胞外液中的 H^+ 极少,仅为其他离子浓度的十万分之几(表 8-4)。

表 8-4　正常血浆离子浓度(阳离子与阴离子的血浆总浓度应相等)

阳离子	血浆浓度/(mmol/L)	阴离子	血浆浓度/(mmol/L)
Na^+	140	Cl^-	104
K^+	4	HCO_3^-	24
Ca^{2+}	2.5	蛋白质	16
Mg^{2+}	1	有机阴离子	4
H^+	0.000 04	其他无机阴离子	3

pH 是[H^+]以 10 为底的负对数,因此[H^+]越高,pH 越低。人体可耐受的[H^+]范围是 $16\sim160nmol/L$($pH 7.8\sim6.8$)(表 8-5)。酸碱平衡就是机体维持体内[H^+]稳定的过程。

表 8-5　不同血浆氢离子浓度的临床意义

临床情况	[H^+]/(nmol/L)	pH	临床意义
酸血症	>100	<7.00	可致命
酸血症	50~80	7.10~7.30	明显异常
正常	40±4	7.40±0.04	正常
碱血症	20~36	7.44~7.69	明显异常
碱血症	<20	>7.70	可致命

(三)酸碱平衡的调节

当酸碱失衡引起 pH 改变时,机体主要通过体内缓冲系统和呼吸、肾脏来调节,维持 pH 在正常范围内。

1. 缓冲系统调节　通过缓冲对来中和任何可使 pH 改变的酸或碱的效应,维持体液 pH 在正常范围内。包括:①碳酸氢盐缓冲系统:由 HCO_3^- 和 H_2CO_3 构成,可缓冲所有的固定酸和碱,不能缓冲挥发性酸。该缓冲系统的缓冲能力最强,肾和肺对 HCO_3^- 和 H_2CO_3 的调节可增加缓冲能力。②磷酸盐缓冲系统:由 $HPO_4^{2-}/H_2PO_4^-$ 组成,主要在细胞内发挥作用。③蛋白质缓冲系统:由 Pr^-/HPr 构成,只有其他缓冲系统全部调动后才发挥作用。④血红蛋白和氧合血红蛋白缓冲系统:在缓冲挥发性酸方面发挥主要作用。

2. 肺的调节作用　当[H^+]改变(升高)而影响 pH 时,可兴奋外周化学感受器而使呼吸增强,从而使 $PaCO_2$ 降低,以维持 $HCO_3^-/PaCO_2$ 为 20∶1,pH 接近正常。

3. 肾脏调节作用　肾脏可通过对 $NaHCO_3$ 的重吸收、肾小管尿液内 Na_2HPO_4 的酸化(成为 NaH_2PO_4)以及远端肾小管的泌氨作用,将体内多余的 H^+ 排出体外,以维持体液 pH 的正常。

4. 组织、细胞的调节作用　组织细胞通过离子交换发挥缓冲作用。当细胞外液 H^+ 过多时,H^+ 弥散进入细胞内,K^+ 转移到细胞外;当细胞外液 H^+ 过少时,则发生相反方向的离子交换。

二、酸碱平衡的常用监测参数

(一)pH

1. 定义　pH 是体液[H^+]的负对数值,表示体液的酸碱度。一般以动脉血的 pH 来反映内环境的酸碱状态。

2. 临床意义　动脉血 pH 的正常范围为 $7.35\sim7.45$。pH<7.35,提示为失代偿性酸中毒,为酸血

症;pH>7.45,提示为失代偿性碱中毒,为碱血症;pH在7.35~7.45之间可能有三种情况:无酸碱失衡、代偿性酸碱失衡或复合性酸碱失衡。不能只凭pH就确定酸碱失衡是呼吸性的或代谢性的。

(二)碳酸氢盐(bicarbonate,HCO₃⁻)

1. **定义** 是反映机体酸碱代谢状况的指标,包括实际碳酸氢盐(actual bicarbonate,AB)和标准碳酸氢盐(standard bicarbonate,SB)。AB指在实际条件下测得的血浆 HCO_3^- 实际含量,正常范围是22~27mmol/L,平均为24mmol/L;SB是动脉血在37℃、$PaCO_2$ 40mmHg、SaO_2 100%条件下测得的 HCO_3^- 含量。正常人AB和SB数值一致。

2. **临床意义** SB是判断代谢性酸碱平衡改变的可靠指标。AB异常既可能是代谢性酸碱失衡,也可能是呼吸性酸碱失衡时肾代偿的结果。AB>SB时,提示有呼吸性酸中毒存在;AB<SB时,提示有呼吸性碱中毒存在。

(三)动脉血二氧化碳分压($PaCO_2$)

1. **定义** 是动脉血中物理溶解的 CO_2 分子所产生的压力。正常值为35~45mmHg,平均值为40mmHg。

2. **临床意义** $PaCO_2$ 的高低与血液中溶解的 CO_2 的浓度呈线性关系。$PaCO_2$ 是衡量肺泡通气量的指标,是呼吸性酸碱平衡的标志。

(四)缓冲碱(buffer base,BB)

1. **定义** 是血液(全血或血浆)中一切具有缓冲作用的碱(负离子)的总和,包括 HCO_3^-、血红蛋白、血浆蛋白和 HPO_4^{2-} 等,正常值为45~55mmol/L。

2. **临床意义** BB的主要成分是 HCO_3^-,可反映机体对酸碱平衡失调总的缓冲能力。

(五)碱剩余(base excess,BE)和碱缺失(base deficit,BD)

1. **定义** 是指在标准条件下(血液温度37℃、$PaCO_2$ 40mmHg、血红蛋白充分氧合),将血浆或全血的pH滴定至7.40时所需用的酸或碱量。凡需要加酸者,说明体内碱过多,称为碱剩余;凡需要加碱者,说明体内酸过多,称为碱缺失。

2. **临床意义** BE或BD是反映代谢性酸碱平衡状态的重要指标。正常人的BE或BD是在0附近变化。在代谢性酸中毒时BD负值增加;在代谢性碱中毒时BE正值增加。

(六)阴离子间隙(anion gap,AG)

1. **定义** 为血清中常规测得的阳离子总浓度与阴离子总浓度之差,计算公式为 $AG=[Na^+]-([HCO_3^-]+[Cl^-])$,正常值为8~16mmol/L。

2. **临床意义** AG在诊断代谢性酸中毒时具有重要意义。不论pH是否正常,只要AG>16mmol/L就可诊断为代谢性酸中毒。

三、常见酸碱平衡失调的诊断与处理

(一)呼吸性酸中毒(respiratory acidosis)

1. **定义** 是由于原发性呼吸紊乱导致 $PaCO_2$ 升高而出现的酸碱失衡,表现为动脉血pH<7.35、$PaCO_2$>45mmHg。

2. **病因** 肺泡通气量不足,不能排出机体代谢所产生的 CO_2,导致 $PaCO_2$ 升高。原因包括:①中枢性呼吸抑制;②通气功能障碍,如肌松药残留、呼吸道梗阻或机械通气时呼吸参数设置不当等;③无效腔通气增加,如肺水肿、肺栓塞时;④CO_2 产生过多,如烧伤、恶性高热时;⑤通气功能正常但心排血量降低。

3. **临床表现**

(1)中枢神经系统:焦虑、定向力障碍、意识错乱、呼吸困难等。$PaCO_2$ 过高(>70mmHg)可导致 CO_2 麻醉,表现为嗜睡甚至昏迷,全麻患者可出现苏醒延迟。高碳酸血症可导致脑血管扩张,出现颅内压增高的症状,如头痛、反应迟钝、视神经乳头水肿等。

(2)心血管系统:早期出现交感肾上腺系统兴奋,表现为高血压、心动过速、心排血量增加等;$PaCO_2$ 过高可产生负性肌力作用,表现为低血压、心排血量降低等循环抑制状态。

（3）呼吸性酸中毒时由于 H^+ 从细胞外向细胞内流动,而 K^+ 从细胞内向细胞外流动,患者可出现高钾血症。

4. 诊断　根据病史和血气分析结果即可诊断。如果血气分析结果与期望值比较存在明显差异,应考虑有混合性酸碱平衡紊乱。

5. 治疗　去除原发病,包括解除气道梗阻、改善肺通气等。慎用碱性药物,因其可使 HCO_3^- 进一步增高,加重高碳酸血症。

（二）呼吸性碱中毒（respiratory alkalosis）

1. 定义　是由原发性呼吸紊乱等原因导致 $PaCO_2$ 降低而出现的酸碱失衡,表现为动脉血 pH＞7.45、$PaCO_2$＜35mmHg。

2. 病因　由于肺泡过度通气,排出的 CO_2 超过机体产生的 CO_2,导致 $PaCO_2$ 降低。原因包括:①通气量过高,如焦虑、疼痛、低氧血症、过度通气等;②机体 CO_2 产生量减少,如体温下降等引起的代谢率降低。

3. 临床表现　急性低碳酸血症时,临床表现如下。

（1）中枢神经系统功能障碍,患者出现眩晕、判断力下降、意识错乱甚至昏迷。

（2）神经肌肉应激性增强,出现肢体麻木、手足搐搦或癫痫样发作等。

（3）脑血管收缩,可导致局部脑缺血。

（4）可出现心排血量下降;常伴有低钾血症,严重者可导致心律失常。

4. 诊断　根据病史和血气分析结果即可诊断。如果血气分析[HCO_3^-]的结果与期望值比较存在明显差异,则可能存在混合性酸碱平衡紊乱。

5. 治疗　以治疗原发病为主。对严重碱中毒可以考虑使用酸性药物。

（三）代谢性酸中毒（metabolic acidosis）

1. 定义　是由于原发性代谢紊乱导致[HCO_3^-]减少和[H^+]增加而出现的酸碱失衡,表现为动脉血 pH＜7.35,同时[HCO_3^-]＜20mmol/L 或 BE＜-3mmol/L。

2. 病因

（1）导致代谢性酸中毒伴阴离子间隙增加的原因:①酸性物质过多,如乳酸酸中毒、糖尿病酮症酸中毒等;②肾功能不全,主要因肾小球的滤过率降低使有机酸阴离子排出减少。

（2）导致代谢性酸中毒伴阴离子间隙正常的原因:①直接 HCO_3^- 丢失,见于腹泻、肠瘘等,或使用碳酸酐酶抑制剂(如乙酰唑胺)时;②间接 HCO_3^- 丢失,有机酸阴离子经肾小球滤过后不被重吸收,造成体内 H^+ 蓄积。

代谢性酸中毒是临床最常见的酸碱平衡紊乱类型,与麻醉相关的主要原因包括某些麻醉药的影响、术前禁食水、术中缺氧、低血压及大量输注库存血。

3. 临床表现

（1）中枢神经系统:患者出现疲乏、嗜睡、意识模糊,甚至昏迷。

（2）呼吸系统:呼吸深快是代谢性酸中毒最主要的表现,最初是通气量增加,但酸中毒可损害肌肉收缩力,最终可导致呼吸衰竭。

（3）心血管系统:早期为交感肾上腺系统兴奋的表现。当 pH＜7.20 时心肌收缩力逐渐降低,加之容量血管和阻力血管扩张,患者常出现低血压,进一步加重乳酸酸中毒。

（4）长时间代谢性酸中毒可使机体的 K^+ 储备耗竭,血钾虽可维持正常,可是一旦代谢性酸中毒得以纠正,K^+ 分布恢复正常,即可出现低钾血症。

（5）急性酸中毒时血红蛋白与氧的亲和力下降,导致血液携氧和运输氧能力降低,但是有利于组织的氧释放。

4. 诊断　可按照以下步骤进行分析。

（1）是否存在代谢性酸中毒。

（2）呼吸系统反应是否正常。如果 $PaCO_2$ 不能恢复至适当水平,提示患者可能同时存在呼吸性酸碱平衡紊乱。

（3）是否存在阴离子间隙增加的代谢性酸中毒。

5. 治疗

（1）明确病因,治疗原发病。

（2）应用碱性药物。首选 $NaHCO_3$,$NaHCO_3$ 的剂量可根据细胞外液中 HCO_3^- 的缺失量计算: HCO_3^- 的总缺失量（mmol）＝体重（kg）×0.3（ECF 占体重的百分比）×［HCO_3^-］缺失量（mmol/L）,可先给予半量后复查血气分析,再决定进一步治疗。

（3）应注意补 K^+,因为随着酸血症的纠正,K^+ 向细胞内流动,可加重低钾血症。

（四）代谢性碱中毒（metabolic alkalosis）

1. 定义　由于原发性代谢紊乱导致［HCO_3^-］增加和［H^+］减少而出现的酸碱失衡,表现为动脉血 pH＞7.45,同时［HCO_3^-］＞30mmol/L 或 BE＞3mmol/L。

2. 病因　代谢终产物很少为碱性,因此碱中毒通常是由酸丢失过多或给予外源性碱所致。酸丢失的情况见于:①呕吐或持续胃管吸引时直接丢失 H^+ 和 Cl^-;②使用噻嗪类利尿药和袢利尿药时,尿中 Cl^- 的丢失多于 Na^+ 和 K^+ 的丢失,过多的 Cl^- 与 H^+ 或 NH_4^+ 共同排出。与麻醉相关的原因主要是某些碱性药物用量过大、大量输血后血中枸橼酸钠含量增加、术后呕吐等。

3. 临床表现　代谢性碱中毒的特殊症状是呼吸浅慢,但当严重脱水和循环衰竭时,呼吸变化不明显。最严重的后果是呼吸抑制导致通气量不足和 $PaCO_2$ 升高,机械通气患者会出现脱机困难。代偿性高碳酸血症可导致患者意识错乱、昏睡、昏迷。碱血症时,血红蛋白与 O_2 的亲和力增加、氧解离曲线左移,可加重组织缺氧。代谢性碱中毒患者常合并低钾血症,可引起心律失常和肌力减弱。

4. 诊断　根据病史常能确定导致代谢性碱中毒的原因(碱摄入过多或酸丢失)。多数患者的细胞外液容量减少、尿［Cl^-］降低（＜20mmol/L）,可结合病史进行鉴别诊断。

5. 治疗　纠正诱发因素,如利尿药使用不当或呕吐等。治疗代谢性碱中毒时,应特别强调纠正电解质紊乱的重要性,因为两者因果关系密切。细胞外液容量不足者,应补充 Na^+ 和 Cl^-。此类患者常伴有缺 K^+,往往需同时补 K^+。严重碱血症（pH＞7.70）时,可给予 HCl 或 NH_4Cl 以直接补充 H^+;透析的患者可通过降低透析液中 HCO_3^- 或乙酸盐的浓度来减轻碱血症。使用碳酸酐酶抑制剂(如乙酰唑胺)可减少近端肾小管对 HCO_3^- 的再吸收,此时应注意 K^+ 丢失也增加。

（五）混合型酸碱失衡

混合型酸碱失衡是指各种原因引起的,由两个或两个以上原发改变和相应的代偿所构成的酸碱失衡,即各种单纯性代谢性酸碱失衡与单纯性呼吸性酸碱失衡同时出现,甚至表现为三重酸碱失衡。如代谢性酸中毒与代谢性碱中毒合并呼吸性酸碱失衡。混合型酸碱失衡比较复杂,可见于围手术期和危重患者,需根据病因、电解质与酸碱检测结果等进行动态观察、综合分析,才能作出准确诊断,以指导治疗。

第四节 ｜ 围手术期液体治疗

一、麻醉手术期间的液体需要量

麻醉手术期间液体治疗的目的是维持体液量正常、满足机体需求,并维持正常的电解质浓度和可接受的血糖水平。输液总量包括:①血管扩张增加量;②生理需要量;③累计缺失量;④继续丢失量;⑤第三间隙损失量。

（一）血管扩张增加量

大部分全麻药或椎管内麻醉均使小动、静脉扩张,引起血管内容量相对不足、外周静脉压降低,从而使回心血量减少及心排血量下降。因此需要通过输注液体、增加血容量,以代偿血管扩张引起的容量不足。可补充平衡盐溶液 5～7ml/kg。

(二) 生理需要量

一般根据"4-2-1 法则"计算手术麻醉期间机体对水的生理需要量(表 8-6)。

表 8-6　人体正常生理液体需要量

体重	液体需要量	
	液体量 / [ml/(kg·d)]	液体量 / [ml/(kg·h)]
第一个 10kg	100	4
第二个 10kg	50	2
之后每个 10kg	20～25	1

(三) 累计缺失量

计算公式为:

$$累计缺失量 = 生理需要量 × 禁食时间 + 术前额外缺失量和第三间隙损失量$$

如果患者术前存在容量不足,则应在麻醉诱导前给予充足的补液。如果术前有充足的时间,补液至尿量恢复正常是最理想的。

(四) 继续丢失量

术中额外丢失的体液(如出血、腹水)等应得到及时的补充。早期的出血可以按照每 1ml 出血量补充 3ml 生理盐水或平衡盐溶液进行,或每 1ml 出血量补充 1ml 胶体液。失血量较多时需要输注浓缩红细胞。

对于术中引流的腹水及胸膜腔渗出液的丢失,常规补充平衡盐溶液,但当患者的胶体渗透压明显降低(<15～17mmHg)时应补充胶体液。

(五) 第三间隙损失量

第三间隙丢失的液体的电解质成分与细胞外液相同,但含少量蛋白质,平衡盐溶液是最理想的替代液。术中体液再分布的程度大致与手术创伤程度有关(表 8-7)。

表 8-7　不同手术的体液损失量

创伤程度	术中体液损失量 / [ml/(kg·h)]
小手术创伤(如疝修补术)	0～2
中型手术创伤(如胆囊切除术)	2～4
大手术创伤(如肠道切除术)	4～8

二、围手术期有效循环血容量的评估

评价个体血容量是否足够或液体治疗的效果,一般是根据临床表现和生命体征进行分析判断,包括血流动力学参数是否稳定。血流动力学参数可分为三方面:压力相关指标、容量相关指标和氧代谢指标,详见第五章血流动力学监测的相关内容。

(一) 体液量的评估

对血容量的判断主要根据病史、临床症状和体征,以及各种监测结果进行综合分析,为制订术前、术中液体治疗方案提供参考依据。

1. 术前基本情况的评估　患者的年龄、性别、体重、手术治疗的疾病、并存的其他疾病、手术方式和术前禁食时间等均会影响水电解质平衡。可通过了解临床症状(如口渴程度、精神状态等)、体格检查(如皮肤弹性、眼球是否凹陷、颈静脉充盈度等)进行简单评估。主诉口渴、皮肤弹性差、眼球凹陷等可反映脱水及其程度,组织水肿可反映体内有水潴留。

2. **疾病与麻醉手术的影响**　某些疾病(如肠梗阻或脓毒症休克)患者可能存在严重血管内容量不足。椎管内麻醉可通过阻滞交感神经使外周血管扩张,有效循环血容量减少;吸入麻醉药可使外周血管扩张而降低血压;静脉麻醉药也可降低外周循环阻力、抑制心肌收缩力,导致循环不稳定。还应了解手术出血部位、失血量、有无血气胸等。一般来说,患者出现心率快、血压低、尿量少,以及对麻醉药的耐受性低等情况时,首先应考虑血容量不足。

3. **大血管超声影像监测**　下腔静脉直径和下腔静脉塌陷指数(inferior vena cava collapsibility index,IVC-CI)可作为患者容量状况的评估参数。

(二)无创循环监测指标

麻醉手术期间应常规监测心率、血压、尿量、脉搏血氧饱和度波形及其随呼吸的变化等。

1. **心率(HR)**　心率的快慢主要取决于窦房结的自律性及血容量情况。血容量减少时心率常代偿性增快,这也是失血性休克代偿期的重要表现。

2. **血压(BP)**　血容量下降时患者常首先出现心率加快;心率增快不足以代偿时血压将降低。

3. **尿量、颈静脉充盈度、四肢皮肤色泽和温度**　尿量是反映内脏(尤其是肾脏)灌注和微循环灌注状况的有效指标。如果术中尿量能维持在 $1.0ml/(kg\cdot h)$ 以上,提示血容量及器官灌注正常。但麻醉手术期间抗利尿激素分泌增加,尿量可能无法实时反映血容量的变化。此外,颈静脉充盈度、四肢皮肤色泽和温度等也可作为术中血容量判断的参考指标。

4. **脉搏血氧饱和度(SpO_2)**　如果 SpO_2 波形随呼吸周期改变而变化,则提示患者血容量不足;但 SpO_2 波形不随呼吸周期变化,也不能除外患者血容量不足。

5. **连续无创血流动力学监测**　参见第五章。

(三)有创血流动力学监测指标

对于施行大手术的患者或合并复杂术前疾病的危重患者,往往还需要进行有创血流动力学监测及重要器官灌注的监测等,以辅助评估围手术期血容量。详见第五章"血流动力学监测"及第六章"围手术期危重患者的监测与评估"。

三、液体治疗的一般原则

(一)优先补充血容量

应根据液体需要量与丢失体液的性质,确定补什么和补多少。当有效循环血容量不足时,应优先予以纠正,以保障血流动力学的稳定。

对于相对健康的普通手术患者,术中输液可在心率、血压、尿量等监测下进行。大手术或危重患者常需在严密监测下实施目标导向液体治疗(goal-directed fluid therapy,GDFT)(参见第十九章第二节的相关内容)。

(二)术中失血的处理

手术失血主要包括红细胞和凝血因子丢失及血容量减少,需进行针对性处理。液体治疗时失血量与晶体液容积比例为 1:3,而胶体液则为 1:1。输血相关的内容参见第十章。

(三)合理选择输液制剂的原则

临床使用的输液制剂有晶体液和胶体液 2 种。选用输液制剂的原则:①麻醉手术期间生理需要量和累计缺失量的补充,主要采用晶体液补充。②部分患者术前存在非正常的体液丢失,如呕吐、腹泻等,主要采用晶体液补充。③术中失血采用晶体液和/或胶体液及血液制品进行补充时,产生与胶体液同样的容量效应需要 3~4 倍量的晶体液。④对于胃肠手术患者术前肠道丢失的液体,推荐采用晶体液补充。⑤不推荐肺水肿患者继续补充晶体液;不推荐对严重脓毒症患者麻醉手术期间给予人工胶体液。

(四)确定输液的顺序与速度

输液的顺序主要根据体液缺失情况和病情而定,一般而言入手术室患者应先输注晶体液,以补充禁食禁饮引起的累计缺失。术中活动性大量失血时可先输注人工胶体液,待手术止血成功后再输注血液制品;但血红蛋白低于输血阈值时应及早输血。

输液的速度取决于:①体液缺失的程度,特别是有效循环血容量和血管外液缺失的程度;②目前监测到的循环指标;③基础疾病情况,特别是心、肺和肾脏功能;④输液的种类。输液过程中应进行持续监测,并调整输液速度。当急性或严重体液缺失已导致循环不稳定时,应快速输液/输血,尽快恢复有效循环血容量,维持循环稳定;一旦血管内容量补足,应及时减慢输注速度,避免出现容量过负荷。

四、常用输液制剂

围手术期液体治疗常用液体有晶体液(crystalloid solution)和胶体液(colloid solution),两类输液制剂各有特点,表8-8对其成分进行了比较。

表8-8　常用输液制剂的成分与渗透浓度

制剂	Na+浓度/(mmol/L)	K+浓度/(mmol/L)	葡萄糖浓度/(g/L)	渗透浓度/(mOsm/L)	pH	其他/(mmol/L)
5%葡萄糖溶液	0	0	50	252	4.5	
生理盐水	154	0	0	308	6.0	
乳酸林格液	130	4.0	0	273	6.5	乳酸盐浓度28
醋酸盐平衡晶体液	140	5.0	0	294	7.4	醋酸根浓度27
5%白蛋白	145±15	<2.5	0	330	7.4	
25%白蛋白	145±15	<2.0	0	330		
10%右旋糖酐40(低分子)	0	0	50	255	4.0	
羟乙基淀粉	154	0	0	310	5.9	
明胶	154	0.4	0	250~300	7.1~7.7	

(一)晶体液

又称晶体溶液,在血管内的半衰期为20~30分钟,经静脉输注后大部分将分布到细胞外液,仅有20%可留在血管内,因此其扩容效果不如胶体液。

1. 5%葡萄糖溶液(5% dextrose)　为等渗不含电解质的晶体液,在体内迅速被氧化成CO_2和水,起到补充能量和水的作用。5%葡萄糖溶液经静脉输注后仅有7.14%可保留在血管中,主要用于补充水和热量,还可治疗低血糖症;此外,常与胰岛素合用,以促进钾离子向细胞内转移,治疗高钾血症。

2. 生理盐水(normal saline,0.9% NaCl)　为等渗等张溶液,可补充血容量和钠、氯离子,不含缓冲剂和其他电解质成分。但Cl^-含量超过细胞外液,大量输注会导致高氯血症。对于颅脑外伤、代谢性碱中毒或低钠血症患者,输注生理盐水优于乳酸林格液。生理盐水因不含K^+,更适用于高钾血症患者(如肾衰竭需反复行血液透析的患者)。主要用于补充细胞外液丢失和扩容。

3. 乳酸林格液(lactated Ringer's solution)　属于平衡盐溶液,电解质浓度与细胞外液相似,是围手术期最常用的细胞外液补充液。肝功能不全、严重休克伴缺氧的患者应避免输注乳酸林格液,以免导致高乳酸血症。

4. 醋酸盐平衡晶体液(acetate-buffered crystalloid solution)　与乳酸林格液相比,其电解质成分更接近细胞外液,pH为7.4。其葡萄糖酸根和醋酸根在体内经氧化后,最终代谢为CO_2和水。醋酸根不仅可在肝脏代谢,还可在肾脏和肌肉代谢,代谢速率比乳酸根快。该液体适用于肝功能不全及肝脏手术患者。

5. 高张盐溶液(hypertonic saline)　为高渗的氯化钠溶液,其Na^+浓度在250~1 200mmol/L。其较小容量可获得较好的复苏效果,在创伤(包括战地伤)性休克中的应用价值受到重视。但应注意其高渗透浓度,注射部位可发生溶血。

（二）胶体液

胶体的定义是大分子或单一、均匀、非晶体的超微颗粒,溶在第二种物质(常用等渗盐水或平衡晶体液)内。胶体液含有大分子量物质,如白蛋白、羟乙基淀粉和明胶等。胶体液通常按失血量等量输注,其初始分布容积等于相应血浆量。白蛋白在循环中的半衰期一般是 16 小时,但在病理状态下可缩短至 2～3 小时。人工胶体、白蛋白制剂和血浆蛋白成分制品没有或仅有微小的感染风险。人工胶体(血浆代用品)有助于暂时恢复血管内血容量,具有价廉、保存期长、不会传播病毒性疾病的优点。

应用胶体液的适应证主要包括:①血管内容量严重不足,如失血性休克;②麻醉期间需要增加或补充血管内容量;③严重低蛋白血症或大量蛋白丢失(如烧伤患者)的治疗。

1. 白蛋白（albumin）　5% 白蛋白或血浆蛋白成分制品的胶体渗透压为 20mmHg,接近生理胶体渗透压。当胶体渗透压低而晶体液不能有效维持血容量时,可用 5% 白蛋白来扩容,尤其适用于血管内蛋白丢失的患者,如腹膜炎或严重烧伤患者。25% 白蛋白含有纯化的 5 倍于正常浓度的白蛋白,使用时扩容效果可达输注量的 5 倍。当血浆容量减少,但血压在可接受范围、细胞外液容量已扩充时,可选用 25% 白蛋白。

2. 右旋糖酐（dextran）　根据分子量大小分为右旋糖酐 40(又称低分子右旋糖酐;dextran 40,D40)和右旋糖酐 70(又称中分子右旋糖酐;dextran 70,D70)两种。6% 的右旋糖酐 70(D70)所产生的胶体渗透压高于 5% 白蛋白溶液和血浆,适合用于扩充血容量,作用可持续 4 小时。右旋糖酐 40(D40)的相对分子质量平均为 40 000Da,其扩容作用稍短暂(约 1.5 小时),而改善微循环作用较佳,适用于抗休克、各种血栓性疾病以及断肢再植术。应注意:①应用于少尿患者时可引起肾小管细胞严重肿胀,有引起肾小管闭塞而发生肾衰竭的危险;②输入量过多,可引起红细胞凝聚;③在检定血型及进行交叉配血试验时,可出现假凝聚现象;④可引起出血倾向和渗透性肾病。因此,心力衰竭、有出血倾向者、肾功能减退者慎用。偶有过敏反应。临床用量为每次 250～500ml,每天总量不超过 20ml/kg。

3. 羟乙基淀粉（hydroxyethyl starch）　是由玉米淀粉合成的高分子量支链淀粉。按平均分子量划分,小于 100 000Da 者为低分子羟乙基淀粉;平均分子量在 100 000～300 000Da 之间者为中分子羟乙基淀粉;大于 300 000Da 者为高分子羟乙基淀粉。临床上使用羟乙基淀粉应注意:①成年危重患者不应使用羟乙基淀粉,包括脓毒症等患者;②肾功能不全患者避免使用羟乙基淀粉;③患者一旦出现肾损伤,应停用羟乙基淀粉;④研究显示,使用羟乙基淀粉 90 天后仍然存在需要肾脏替代治疗的可能性,因此应对使用羟乙基淀粉的患者持续监测肾功能至少 90 天;⑤体外循环下开胸心脏手术患者应避免使用羟乙基淀粉,因为羟乙基淀粉可导致出血增多;⑥一旦出现凝血功能障碍,应停用羟乙基淀粉。

4. 明胶（gelatin）　由牛胶原水解而成,是人造胶体溶液,临床用于补充血浆容量。目前最常用制剂为 4% 琥珀酰明胶,分子量为 35 000Da,血管内留滞时间为 2～3 小时,时间短于右旋糖酐 70 和羟乙基淀粉。明胶可反复使用,对凝血系统无明显影响,适用于低血容量时的扩容、血液稀释以及作为人工心肺机的预充液。用于休克患者容量补充和维持时,可在 24 小时内输注 10～15L(注意保持 HCT 不低于 25%,高龄者不低于 30%)。偶有过敏样反应如荨麻疹、低血压等。

（王东信）

本章思维导图　　　　本章目标测试

第九章 | 血流动力学调控

第一节 | 血流动力学调控的目的和意义

麻醉和手术过程中,各种麻醉药的影响和手术操作的刺激,以及患者自身疾病的病理生理特点,均可能造成循环系统功能不稳定,导致各种并发症,甚至危及生命。

围手术期维持平稳的血流动力学状态和充分的组织灌注是患者加速术后康复的重要保证。反之,如果麻醉期间血流动力学状态不稳定,血压、心率波动剧烈,组织灌注不良,不仅会使手术过程中的危险性显著增加,也会给患者术后康复带来不利影响。围手术期严重的低血压和/或高血压与术后心肌缺血、脑卒中、谵妄、认知障碍、急性肾损伤等并发症相关,不但延长住院时间,而且增加病死率。因此围手术期血流动力学调控十分重要。

第二节 | 围手术期异常血压的诊断与处理

一、围手术期高血压的诊断与处理

麻醉和手术过程中出现血压升高幅度超过基础值的 20% 或高于 140/90mmHg 以上时称为高血压。高血压和心动过速可显著增加心肌氧耗,使原来供血不足的心肌更易发生缺血。

(一)原因

1. **麻醉因素** 最常见的是浅麻醉下置入喉镜、气管内插管及气囊充气,容易引起反射性高血压和心动过速。另外,麻醉镇痛不完善、缺氧及 CO_2 蓄积,可通过主动脉体和颈动脉体的化学感受器反射性地兴奋延髓心血管中枢,使心率加快、心肌收缩力增强,引起血压升高。

2. **手术因素** 颅脑外伤或颅内占位性病变患者,颅内压增高可反射性地引起血压升高。颅内手术时,牵拉额叶或刺激三叉神经、舌咽神经、迷走神经等脑神经可引起血压升高。术中钳夹主动脉、完全或部分阻断主动脉血流,也可引起血压升高。嗜铬细胞瘤手术探查肿瘤时可使大量儿茶酚胺进入血液循环,引起血压剧烈升高。

3. **并存疾病** 原发性高血压、颅内压增高等均可引起围手术期高血压。精神紧张、甲状腺功能亢进的患者术中可出现血压升高及心动过速。原有动脉硬化性高血压患者,如术前停用抗高血压药,麻醉手术过程中易诱发高血压。

(二)麻醉期间高血压的防治

治疗高血压首先应去除病因,包括:避免缺氧及 CO_2 蓄积,避免气道梗阻,避免麻醉过浅和镇痛不全。一般去除引起高血压的原因后,血压多可恢复。为预防全麻诱导期气管内插管引起的高血压,在足够的麻醉深度条件下,可给予足量的麻醉性镇痛药如芬太尼,舒芬太尼或 α、β 受体拮抗药,并辅以咽喉和气管表面麻醉,能明显减轻气管内插管引起的心血管反应。在麻醉期间血压一旦明显升高,如为麻醉过浅,应加深麻醉;如为镇痛不全,应给予镇痛药;如为应激反应引起的高血压,在加深麻醉的同时,可根据情况给予 α 或 β 受体拮抗药或者血管扩张药(如钙通道阻滞药尼卡地平、硝酸酯类药物硝酸甘油等)来降低血压;如为缺氧或 CO_2 蓄积引起的高血压,应在加大通气量的同时提高吸入氧浓度。嗜铬细胞瘤手术时可应用 α 受体拮抗药酚妥拉明来预防和治疗由手术操作引起的血压升高。对甲状腺功能亢进患者,术前必须按常规进行充分的术前准备。对于顽固性高血压患者,可行控制性降压以维持血流动力学稳定。

二、围手术期低血压的诊断与处理

麻醉手术期间收缩压下降幅度超过基础值的 20% 或平均动脉压低于 65mmHg 称为围手术期低血压。围手术期低血压可引起心、脑、肾等重要器官缺血,应及时处理。

(一)原因

1. 麻醉药或麻醉因素　全身麻醉药和麻醉辅助药均有不同程度的心肌抑制和血管扩张作用。静脉麻醉药和强效吸入麻醉药具有一定程度的扩张血管和心肌抑制作用,可引起血压下降,尤其见于术前血容量不足、老年及体质衰弱者。小剂量苯二氮䓬类药物对血压影响较小;大剂量应用或与麻醉性镇痛药合用时,可明显降低血压,尤其是应用于心脏病、老年和危重症患者时。应用麻醉性镇痛药可引起心动过缓和低血压,但临床常用剂量并不引起明显的心肌抑制。肌肉松弛药阿曲库铵、米库氯铵能引起组胺释放,导致血压下降。α_2 肾上腺素受体激动药右美托咪定可剂量依赖性地引起低血压和心率减慢。

麻醉过深可导致血压下降,脉压变小,合并高血压或者有效循环血容量不足的患者由于其自身代偿能力低下,更易发生围手术期低血压。椎管内麻醉阻滞范围过广时可引起广泛的交感神经阻滞,从而使阻滞平面以下的血管扩张,静脉回心血量减少,心排血量降低,引起血压下降。若麻醉平面超过 T_4 水平,胸交感神经被抑制,迷走神经相对亢进,易引起心动过缓。过度通气所致的低碳酸血症、排尿过多所致的低血容量和低血钾、低氧血症所致的酸中毒以及低体温等也可导致不同程度的低血压。

2. 手术因素　麻醉期间由于手术创伤和失血,有效循环血容量减少,可出现心率增快和血压降低,这是围手术期发生低血容量性休克的常见原因。手术刺激影响循环系统的正常调节功能,也可以导致低血压。如颅内手术,特别是颅后窝手术刺激血管运动中枢,颈部手术时压迫颈动脉窦,剥离骨膜、牵拉内脏以及手术直接刺激迷走神经等,均可导致反射性低血压,甚至发生心搏骤停。胸腔或心脏手术中,直接压迫心脏大血管,常可使血压急剧下降。手术体位是坐位和头高足低位时,由于重力的影响,血液多聚集在下肢和内脏血管,导致有效循环血容量相对不足和血压下降。仰卧位时妊娠增大的子宫或腹腔内巨大肿瘤压迫下腔静脉等,均可阻碍静脉回流而致血压下降。骨科手术中应用骨水泥引起的骨水泥反应,可导致血管张力降低,毛细血管通透性增加,大量液体渗入组织间隙,引起血压下降。

3. 患者因素　术前未纠正的低血容量、肾上腺皮质功能衰竭、严重低血糖、血浆儿茶酚胺水平急剧下降(如嗜铬细胞瘤切除术后)、过敏反应、心律失常、肺栓塞、急性心肌梗死等均可引起麻醉手术期间不同程度的低血压。目前主张术前 24 小时停用血管紧张素转换酶抑制药(ACEI)或血管紧张素受体阻滞药(ARB)类降压药物,否则麻醉诱导及麻醉维持期间易发生低血压。

(二)麻醉期间低血压的防治

麻醉手术期间的低血压首先是针对病因治疗,包括补充血容量,恢复血管张力(应用血管收缩药),减浅麻醉深度,缓解下腔静脉梗阻(如将妊娠的子宫移向左侧),以及治疗心律失常等。麻醉期间血压一旦明显降低,如为麻醉过深,应适当减浅麻醉;如为血容量不足,应积极补充血容量;如为低氧血症引起的酸中毒,应加强呼吸管理,增加吸入氧浓度,必要时纠正酸中毒。椎管内麻醉和神经阻滞引起的低血压可以静脉注射麻黄碱(5~10mg),能明显升高血压。对手术牵拉内脏所致的神经反射性低血压,应暂停手术操作,应用血管活性药物治疗。对失血性休克所致的低血压,需积极补足血容量。如提升血压不够理想,可加用 α 肾上腺素受体激动药,如去氧肾上腺素 0.1~0.2mg 或甲氧明 2~3mg 静脉注射。对长期接受皮质激素治疗或存在肾上腺皮质功能低下的患者,术前及术中应补充糖皮质激素。针对 ACEI 或 ARB 类降压药物引起的低血压,可以预先给予容量补充,并可加用 α 肾上腺素受体激动药来预防和纠正低血压。对于顽固性低血压或合并心功能不全者,可给予血管收缩药和/或增强心肌收缩力的药物,如去甲肾上腺素、多巴酚丁胺、多巴胺及肾上腺素等;若伴有血管阻力增加、心排血量降低,应考虑使用血管扩张药。

第三节 | 控制性降压

在麻醉和手术期间,在保证重要器官氧供情况下,应用各种药物和方法,有目的地降低患者血压,并能控制降压程度和持续时间,防止重要器官发生缺血缺氧性损害,在终止降压后血压可以迅速恢复至正常水平,不产生永久性器官损害,称为控制性降压(controlled hypotension)。控制性降压能改善术野条件,提高手术操作的安全性,减少或控制出血。

一、控制性降压的生理基础

血液能供给机体组织氧气及营养物质,并运输组织产生的 CO_2 和代谢产物,因此组织器官充足的血液灌注比单纯的血压高低更为重要。

在保持心排血量不变的情况下,降低总外周血管阻力可达到降低血压的目的。控制性降压主要通过舒张小动脉降低外周血管阻力,以及通过扩张静脉血管减少回心血量而使动脉血压降低。控制性降压和休克引起的低血压的生理改变有着本质区别(表 9-1)。

表 9-1　控制性低血压与休克的对比

比较要点	控制性低血压	休克
心率	不变	增快
外周血管阻力	降低	增加
组织供血供氧	良好	极差
毛细血管再充盈时间	正常	延迟
皮肤颜色	红润	苍白
皮肤温度	温暖	寒冷
皮肤湿度	干燥	潮湿发黏

二、控制性降压对机体的影响

控制性降压对各器官血供的影响很复杂,其影响程度与麻醉医师的管理经验、所用药物、降压程度、持续时间及器官本身的生理状态有关。控制性降压最大的危险在于脑和心肌的缺氧性损害(表 9-2)。

表 9-2　器官自身调节能力所能承受的灌注压最低限

器官	灌注压最低限 /mmHg	器官	灌注压最低限 /mmHg
肌肉	20～30	肾	60～70
肠	30～40	皮肤、结缔组织	100
脑	50～60		

脑是机体代谢率最高的器官。脑氧代谢率($CMRO_2$)约为 3ml/(100g·min),脑组织不能进行无氧糖酵解。脑组织重量占机体的 2%,氧耗量却占全身的 15%～20%。脑血管具有自动调节机制,当平均动脉压(MAP)在 50～150mmHg 范围内时,可维持脑血流量(CBF)恒定在 50ml/(100g·min);一旦 MAP 降至 50mmHg 以下,CBF 随血压下降而下降。高血压患者的自动调节机制受到损害,血压低限明显增高,可达 100mmHg。如经系统治疗,自动调节机制和血压低限仍可恢复正常。

控制性降压对心脏的影响主要是由于回心血量减少,心排血量减低,表现为冠状动脉血供减少,对心肌造成不利影响。正常心脏冠脉循环具有高度的压力 - 流量自身调节能力,冠状动脉血流通过心肌代谢活动进行调节。只要 MAP 能维持在 50mmHg 或收缩压在 60mmHg 以上,并保证有效的肺通气,控制性降压不会对正常的心脏造成缺氧性损害。但存在缺血性心脏病时,冠状动脉的舒张功能受损,难以进行自身调节,冠状动脉灌注量更依赖于灌注压的改变。所以对缺血性心脏病患者行控制性降压时,需严格控制降压时间和程度。

正常肾脏血流具有良好的自身调节能力,MAP 在 80～180mmHg 时,肾血流量维持恒定。当收缩压降至 70mmHg 时,肾小球滤过率(GFR)将随血压下降而降低。门静脉无自身调节机制,肝动脉的压力 - 流量自身调节能力有限,收缩压低于 60mmHg 可能诱发肝损伤。但正常肝功能患者行控制性降压极少出现肝功能障碍。MAP 下降还可引起眼内压下降,偶可诱发视力障碍,甚至失明,所以控制性降压时应避免采用眼部受压的体位。

三、控制性降压的适应证和禁忌证

(一)适应证

近年来,随着控制性降压技术和药物的日益改进、血源紧缺和对异体输血并发症的认识,控制性降压的适应证日益扩大,包括以下情况。

1. 预计出血较多、止血困难的手术,如巨大脑膜瘤手术、盆腔手术。
2. 血管手术,如主动脉瘤、动脉导管未闭、颅内血管畸形的手术。
3. 显微外科手术、区域狭小而要求术野清晰的精细手术,如中耳手术、鼻内镜手术。
4. 嗜铬细胞瘤手术切除前实施控制性降压,有利于补充血容量及防止高血压危象。
5. 麻醉期间血压、颅内压和眼内压过度升高,可能导致严重不良后果者。
6. 大量输血有困难或有输血禁忌证者;或因宗教信仰拒绝输血者。

(二)禁忌证

麻醉医师对控制性降压技术缺乏认识和经验不足,可视为绝对禁忌证。此外,下列情况应禁用或慎用。

1. **重要器官实质性病变**　如心功能不全、严重呼吸功能不全、严重肝或肾功能不全。
2. **血管病变**　脑血管疾病、严重高血压、动脉硬化、外周血管性跛行及器官灌注不良等。
3. 严重贫血或低血容量。
4. 颅内压增高患者,在手术开颅前禁忌降压。
5. 对有明显机体、器官、组织氧运输降低的患者,应仔细衡量术中控制性降压的利弊后再酌情使用。
6. 未治疗的青光眼。

四、控制性降压的技术和方法

血压是决定手术创面出血多少的主要因素,控制性降压必须达到一定水平,才能达到减少出血的目的。目前施行控制性降压多采用药物调控的方法。理想的降压药物具有以下特点:①给药方便;②有剂量依赖效应;③显效迅速,停药后血压快速恢复;④消除迅速且代谢产物无毒性;⑤对重要器官的血流影响小;⑥在神经外科手术中应用不会增加颅内压且不影响脑血流自身调节等。目前临床应用的降压药物都存在一定的缺陷,但可以多种药物联合应用以达到满意的效果。

(一)常用控制性降压药物

1. 血管扩张药

(1)钙通道阻滞药:该类药物能明显舒张血管,主要舒张动脉,对静脉影响小。临床上常用于控制性降压的钙通道阻滞药包括硝苯地平、地尔硫䓬以及尼卡地平等。硝苯地平能扩张周围小动脉,降低外周血管阻力,从而使血压下降,对容量血管影响较小。地尔硫䓬可降低静息时心率,扩张冠状动脉及周围血管,降压的同时不引起反射性心动过速,也有直接的心脏负性变力作用,特别是在左心室功能不全或合用β受体拮抗药的患者更为明显。盐酸地尔硫䓬的成人控制性降压剂量是 5～15μg/(kg·min)静脉滴注。尼卡地平具有扩张周围血管、冠状动脉及脑血管的作用。控制性降压时,

应用尼卡地平 $100\sim250\mu g/(kg\cdot h)$ 静脉滴注,多用于短时降压的患者。

（2）硝酸甘油:主要作用于容量血管,直接抑制血管平滑肌而使静脉扩张,静脉回流减少,心脏前负荷降低,导致心排血量减少和血压下降。使用硝酸甘油降压时毛细血管灌注量无改变,心肌及肝组织氧分压保持正常。血压下降较为缓慢,通常需要 $2\sim5$ 分钟,停药 $5\sim10$ 分钟后血压可恢复正常。

（3）肾上腺素受体拮抗药:酚妥拉明为 α 肾上腺素受体拮抗药,具有较强的血管舒张作用,静脉注射后起效迅速,2 分钟内作用达到高峰,作用时间约为 5 分钟,特别适用于治疗嗜铬细胞瘤手术探查及分离肿瘤时引起的高血压。乌拉地尔可阻断外周 α 受体及激动脑内 5- 羟色胺受体,产生扩血管效应,且无交感活性,也不影响颅内压、颅内顺应性及脑血流。艾司洛尔是短效的选择性 β_1 受体拮抗药,起效快,作用时间短,可单独用于降压。由于艾司洛尔通过降低心排血量来降低血压,所以应限用于需要轻度降压患者或合并使用其他降压药物者。

（4）右美托咪定:右美托咪定是中枢及外周 α_2 肾上腺素受体激动药,具有交感神经阻滞作用,呈剂量依赖性地降低血压和减慢心率。与其他药物与技术合用可用于控制性降压。

（5）其他药物:前列腺素 E_1（prostaglandin E_1,PGE_1）、腺苷三磷酸（adenosine triphosphate,ATP）及腺苷（adenosine）也可用于控制性降压。

2. **吸入麻醉药** 常用七氟烷行辅助降压。吸入麻醉药主要通过扩张外周血管和抑制心肌收缩力来降低血压。降压时氧耗降低,对肺内气体交换无损害,操作简单。但其扩张血管的作用弱,降压程度有限,多与其他降压药物合用。高浓度吸入麻醉药对心肌收缩力抑制增强,使心排血量降低,导致器官灌注不足,不宜单独应用于控制性降压。

3. **静脉麻醉药** 常用丙泊酚复合瑞芬太尼的全凭静脉麻醉来降压,丙泊酚具有扩张血管、抑制心肌并降低颅内压的作用,也可同时复合血管扩张药行控制性降压。

（二）控制性降压的安全限度

控制性降压的理想水平取决于患者的年龄、身体状况、体位及手术需要。一般认为,收缩压或 MAP 允许降至基础血压的 2/3,年轻人收缩压可降至 $60\sim70mmHg$,而老年人应维持在 $80mmHg$ 以上为宜。MAP 不应低于 $50mmHg$,必须降至 $50mmHg$ 时,持续时间不应超过 30 分钟。手术时间较长者,若以降低基础血压 30% 为标准,每次降压时间最长不宜超过 90 分钟。皮肤和结缔组织的血供减少早于重要器官血供变化,因此,实施控制性降压期间,应密切监测手术创面出血量。观察到出血、渗血量明显减少,术野无活动性渗血即可,这就是该患者最佳低血压水平。若术野毫无渗血或渗血呈暗红色,则表明血压过低。降压过程中,心电图一旦出现缺血性改变,应立即停止降压,确保患者安全。

（三）控制性降压的监测与管理

1. **监测** 降压期间应常规监测血压、心电图（ECG）、SpO_2 和尿量。血压必须采用直接动脉压监测,可及时、准确地测定动脉压力变化。心电图可监测到心肌缺血的发生。尿量是重要的监测指标,应保持在 $1ml/(kg\cdot h)$ 以上。长时间手术,还应监测中心静脉压（CVP）、呼气末二氧化碳分压（$P_{ET}CO_2$）、血细胞比容（HCT）、体温、动脉血气分析及电解质等。CVP 监测可用于评估心脏前负荷和血容量变化;监测 $P_{ET}CO_2$ 有助于避免过度通气。

2. **降压期间的管理**

（1）控制性降压一般在全身麻醉下进行,便于呼吸管理。降压期间肺内分流量和无效腔量可能增加,因此必须充分供氧,避免通气不足或过度通气,$PaCO_2$ 过高或过低均可引起脑缺血缺氧。

（2）降压及升压过程应缓慢。无论采用何种措施施行控制性降压,降压开始或停止时都应使血压逐渐降低或回升,使机体尤其是脑循环系统逐渐适应该过程。

（3）利用体位调节血压。由于降压药物使血管舒缩功能受抑制,血液可受重力影响随体位变动。让手术野处于最高点可减少渗血。

（4）降压效果不明显时应及时更换降压措施,或联合应用其他降压药物。

（5）及时补充血容量,有效循环血容量不足可造成血压剧降或重要器官灌注不足。适当输液还可轻度降低血液黏度,防止血流减慢导致血栓形成。

（6）尽量减小降压幅度,缩短降压时间。在主要手术步骤结束后,应立即终止降压措施。

（7）俯卧位时注意眼部保护,避免局部长期受压而导致术后视力受损。

3. 降压停止后的管理　停止降压后并不意味着降压药物的作用已完全消失,仍应加强对患者呼吸和循环系统的监测,保持良好的氧供及补足血容量,减少患者体位的变化,并严密监测尿量。

五、控制性降压的并发症及其防治

控制性降压有一定的潜在风险,需引起警惕。常见并发症有:①脑栓塞与脑缺氧;②冠状动脉供血不足,心肌梗死,心力衰竭,甚至心搏骤停;③急性肾损伤;④血管栓塞;⑤降压后反跳性出血;⑥持续性低血压,休克;⑦嗜睡、苏醒延迟或苏醒后精神障碍;⑧呼吸功能障碍;⑨失明等。

并发症的发生可能与控制性降压适应证的选择、降压技术的掌握以及管理水平有关。可能导致并发症的因素包括:血压过低及持续时间过长;降压期间输血、输液不足,造成血容量不足;呼吸及体位管理不当;对患者术前潜在危险因素缺乏应有的了解等。

第四节　围手术期心肌缺血及心律失常的诊断与处理

一、心电图监测的基本知识

心电图是围手术期基本的循环监测指标,可提供连续心率和心律监测,识别心律失常及心肌缺血。标准的临床心电图由来自 12 个导联的记录组成,包括标准肢体导联（Ⅰ、Ⅱ、Ⅲ）、加压肢体导联（aVL、aVR、aVF）和单个胸导联（V_1、V_2、V_3、V_4、V_5、V_6）。麻醉期间心电图监护通常为 5 个电极,能得到标准的Ⅱ导联与 V_5 导联。

心电图记录的是心肌细胞除极和复极过程中的电位变化。心电图的 P 波代表心房除极过程。PR 间期代表房室传导时间,即激动自窦房结开始,经过房室结、房室束(希氏束)抵达心室所需的时间。QRS 波群代表心室除极的全过程。QRS 波终点到 T 波起点的这段近似水平线称为 ST 段,它代表心室复极的开始,即心肌细胞由激动转为静息状态。ST 段起点又称结合点(J点)。T 波代表心室复极过程。QT 间期代表心室除极与复极所需的时间。见图 9-1。

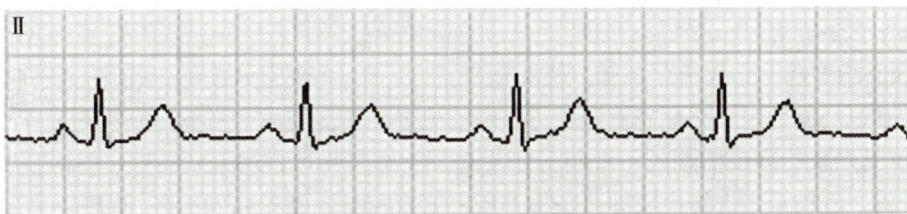

图 9-1　正常心电图

二、围手术期心肌缺血的诊断与处理

突发心肌缺血与急性心肌梗死是围手术期死亡的主要原因。近年来,冠心病(coronary heart disease,CHD)在我国的发病率呈显著上升趋势,并存冠心病的手术患者日益增多。由于麻醉、手术创伤和其他因素的影响,合并冠状动脉粥样硬化性心脏病的手术患者在围手术期易出现心肌缺血,严重时可发生心肌梗死。麻醉状态下无法评估患者胸痛等心肌缺血症状,因此围手术期心电图监测十分必要,可以及时、有效地发现围手术期急性心肌缺血或心肌梗死,并及时处理,改善患者预后。

（一）心肌缺血的心电图特征

1. ST 段改变

（1）ST 段形态改变:ST 段位于等电位线时间>0.12 秒,ST 段与 T 波升支交接角变锐。

（2）ST 段降低：是心肌缺血最重要的表现。ST 段下降＞0.05mV。ST 段降低有以下几种类型，应注意识别。

1）下垂型：J 点明显下降，ST 段从 J 点开始向下呈斜坡形下移，直至与 T 波交接。下移的 ST 段与 R 波形成的夹角＞90°，常提示合并乳头肌缺血性损害。

2）水平型：ST 段从 J 点开始水平下移，直至与 T 波交接。下移的 ST 段与 R 波形成的夹角等于90°，持续时间至少 0.08 秒。

3）缓慢上升连接点型：J 点明显下移，从 J 点开始 ST 段缓慢升至基线。

4）快速上升连接点型：J 点明显下移，从 J 点开始 ST 段快速升至基线。

（3）ST 段抬高：ST 段抬高反映心外膜下心肌缺血。与 ST 段降低常可见于同一患者的不同导联，提示有两个不同部位同时发生心肌缺血。ST 段抬高的标准为：肢体导联中两个或两个以上导联 ST 段抬高≥0.1mV，胸导联两个或两个以上导联 ST 段抬高≥0.2mV。

2. T 波变化

（1）T 波高耸：反映心内膜下心肌缺血。肢体导联 T 波＞0.5mV，胸导联 T 波＞1.0mV。但仅凭 T 波高耸不能诊断心肌缺血，因为正常人 V_4 导联的 T 波可高达 1.5mV，若伴有 ST 段下移、U 波倒置，则可诊断心肌缺血。

（2）T 波倒置、双相：理论上讲，T 波倒置反映心外膜下心肌缺血，而实际临床上常见的左心室心内膜下心肌缺血多表现为 T 波倒置。由于心电向量关系，一般 I、aVL、V_4～V_5 导联 T 波常倒置，而V_1～V_2、aVR 导联 T 波可相对增高。

（3）T 波伪性改变：急性心肌缺血发作时，原来倒置的 T 波转为直立。这可能是因为与 T 波倒置导联相对应的部位发生了心肌缺血，产生的心电向量指向 T 波倒置的导联，故可使 T 波转为直立。

3. U 波的改变　在 R 波为主波的导联，出现 U 波倒置。但其作为心肌缺血的诊断指标特异度较差，因为其他原因也可引起 U 波倒置。围手术期如 U 波由直立转为倒置，则提示有心肌缺血。

（二）围手术期心肌缺血的治疗

围手术期心肌缺血的治疗主要是药物治疗，包括以下几种。

1. β 受体拮抗药　治疗心绞痛的主要药物，常用普萘洛尔、美托洛尔、艾司洛尔、拉贝洛尔等，此类药物可治疗心绞痛、减慢心率、降低心肌氧耗，并增加冠状动脉血流。若剂量过大，可能抑制心肌收缩力。其禁忌证包括严重心动过缓、病态窦房结综合征、严重的反应性气道疾病、房室传导阻滞及未控制的充血性心力衰竭。

2. 钙通道阻滞药　常用地尔硫䓬。该药物可减慢心率，扩张冠状动脉，从而防治心肌缺血，还可用于治疗高血压。但禁用于严重充血性心力衰竭的患者。不良反应为低血压。

3. 血管紧张素转换酶抑制药　常用卡托普利。此类药物可扩张冠状动脉，增加冠状动脉血流，又可降低血压。血管紧张素转换酶抑制药推荐用于所有冠状动脉疾病的患者，尤其是伴有高血压、左心室功能障碍或糖尿病的患者。血管紧张素转换酶抑制药的禁忌证包括对药物不耐受或过敏、高钾血症、双侧肾动脉狭窄及肾衰竭。

4. 硝酸甘油　硝酸甘油对全身大动脉和静脉均有扩张作用，可增加侧支循环，降低左心室舒张末压和室壁张力，减少心肌氧耗，有利于冠状动脉血流从心外膜流向心内膜，从而改善全层心肌供血。需注意，当收缩压＜90mmHg、心率＜60 次 / 分或大于 100 次 / 分以及低血容量时禁用。

三、围手术期心肌梗死的诊断与处理

（一）心肌梗死的心电图特征

心肌梗死的心电图表现是一个动态变化的过程，主要是 ST-T 段变化（图 9-2）。

1. 急性 ST 段抬高型心肌梗死心电图表现

（1）ST 段抬高呈弓背向上型，在面向坏死区周围心肌损伤区的导联上出现。

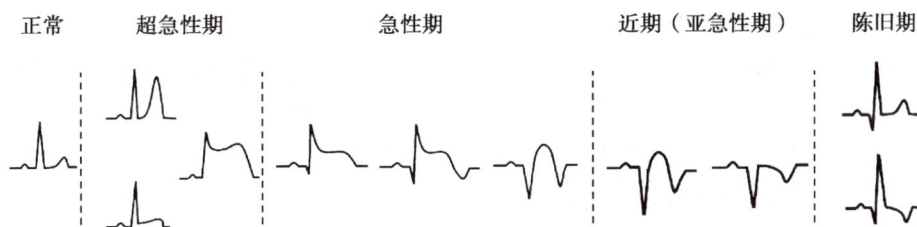

图 9-2　典型的急性心肌梗死的心电图图形演变过程及分期

（2）宽而深的 Q 波（病理性 Q 波），在面向透壁心肌坏死区的导联上出现。

（3）T 波倒置，在面向损伤区周围心肌缺血区的导联上出现。

在背向梗死区的导联则出现相反的改变，即 R 波增高、ST 段压低和 T 波直立并增高。

2. 急性非 ST 段抬高型心肌梗死心电图表现　心电图可见 ST 段、T 波改变，与术前心电图对比可见 ST 段压低加重，T 波倒置或加深。急性非 ST 段抬高型心肌梗死心电图有 2 种类型：①无病理性 Q 波，有普遍性 ST 段压低 $>0.1mV$，但 aVR 导联（有时还有 V_1 导联）ST 段抬高，或有对称性 T 波倒置，为心内膜下心肌梗死所致。②无病理性 Q 波，也无 ST 段变化，仅有 T 波倒置改变。肌钙蛋白及心肌酶学检测结果是鉴别有无急性心肌梗死的重要指标。

（二）围手术期心肌梗死的治疗

1. 药物治疗　同围手术期心肌缺血的药物治疗。

2. 再灌注治疗　即通过溶栓药物或介入干预，开通病变的冠状动脉，重新恢复心肌血供。可采用静脉溶栓或经皮冠状动脉腔内成形术（PTCA）。

3. 急性心肌梗死急性期可发生各种心律失常、心力衰竭、心源性休克，要及早发现和处理。

四、围手术期心律失常的诊断

心律失常是指心脏的节律、频率或传导发生异常，是临床常见的病症，可能是病理性的，也可能是功能性的。麻醉手术期间引发心律失常的原因较为复杂，常与患者术前合并心血管疾病、围手术期水电解质紊乱、低体温、低氧血症以及麻醉及手术等因素有关，严重者可危及生命，应及时处理。

（一）原因

1. 麻醉药　麻醉药主要作用在心脏传导系统，使心脏的应激性增高或下降。吸入七氟烷可以减慢心率，可能是由于抑制交感活性而较少影响副交感活性。短时间吸入高浓度地氟烷可刺激交感神经，引起心率增快。诱导剂量的丙泊酚对心率影响不大，增大剂量可引起心率减慢。单独使用苯二氮䓬类药物对心率影响很小。芬太尼增大心电图的 RR 间期，可延长房室传导及房室结和心室的不应期，大剂量应用或伍用其他麻醉药时，可出现心动过缓。琥珀胆碱可刺激自主神经胆碱受体和自主神经节上的烟碱受体，以及窦房结、房室结、房室交界处的毒蕈碱受体，重复注射可引起心动过缓。大剂量应用阿曲库铵可因组胺释放引起心动过速。右美托咪定可剂量依赖性地引起心率减慢。

2. 麻醉或手术操作　疼痛刺激（如切皮）可引起交感反射增强，出现窦性心动过速。很多操作可引起迷走神经兴奋，如支气管内插管和拔管、气管镜或食管镜检查、牵引肺门、剥离食管上段以及牵引甲状腺而刺激颈动脉窦时，导致心动过缓和心律失常，偶发房室传导阻滞或心搏骤停。心脏手术因直接刺激心包或心脏引发心律失常，其严重程度与刺激的部位和强度、心脏本身病变以及是否并存缺氧和 CO_2 蓄积有关。目前腹腔镜和机器人手术普遍使用 CO_2 气腹，当腹腔快速注入 CO_2 时，可出现心动过缓等各类心律失常。围手术期低体温也可引起心律失常。随着体温的下降，心率逐渐变慢，体温低于 $34.0℃$ 时室性心律失常的发生率显著增高。

3. 电解质紊乱　电解质紊乱常可引发心律失常。急性低钾血症使心肌兴奋性增高，易出现室性期前收缩、心动过速（K^+ 浓度 $<2.5mmol/L$）或室颤（K^+ 浓度 $<2.0mmol/L$）。高钾血症时也易发生心律失常，如尖端扭转型室性心动过速等。大面积烧伤、神经肌肉疾病、颅脑损伤以及肾功能不全均可引

起高钾血症。严重的低钾血症或高钾血症甚至可引起心搏骤停。

4.缺氧和二氧化碳蓄积的影响　缺氧与CO_2蓄积使血中儿茶酚胺分泌增多,不仅增加了心肌的应激性,促进反射性心律失常的发生,而且缺氧本身可以兴奋窦房结,导致出现窦性心动过速,继而出现 ST 段下降,T 波平坦或倒置。随着缺氧的加重,心率逐渐变慢,严重者可导致心搏骤停。

(二) 常见心律失常的心电图特点

1.窦性心动过缓　指起搏点位于窦房结,但心率<60 次 / 分。病因包括药物效应、急性下壁心肌梗死、低氧血症、迷走神经刺激和高位交感神经阻滞。一般不需要特殊处理。必要时,可静脉给予阿托品 0.5~1.0mg 或者麻黄碱 5~10mg。

2.窦性心动过速　指起搏点位于窦房结,但心率>100 次 / 分。PR 间期及 QT 间期相应缩短,有时可伴有继发性 ST 段轻度压低和 T 波振幅降低。窦性心动过速是围手术期最常见的心律失常,常见病因包括疼痛、麻醉深度不足、低血容量、发热、低氧血症、高碳酸血症、心力衰竭以及药物效应。应针对诱因进行治疗,必要时给予 β 受体拮抗药。

3.房室传导阻滞

(1)一度房室传导阻滞:心电图表现为 PR 间期持续>0.20s,但每个 P 波后面均有 QRS 波群。

(2)二度 I 型房室传导阻滞:心电图表现为 PR 间期逐渐延长,直至脱落一个 QRS 波,脱落后的第一个 PR 间期又恢复正常,而后逐渐延长,直至又脱落 QRS 波,如此循环往复的过程,称文氏现象。见图 9-3。

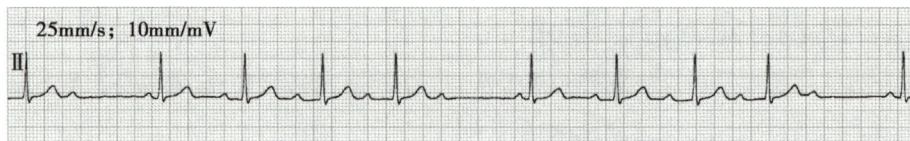

图 9-3　二度 I 型房室传导阻滞

(3)二度 II 型房室传导阻滞:心电图表现为 PR 间期固定,规律性地出现 QRS 波脱落;每 2 个 P 波,有一个 P 波未下传,称 2∶1 传导阻滞;每 3 个 P 波有一个未下传,称 3∶2 传导阻滞。见图 9-4。

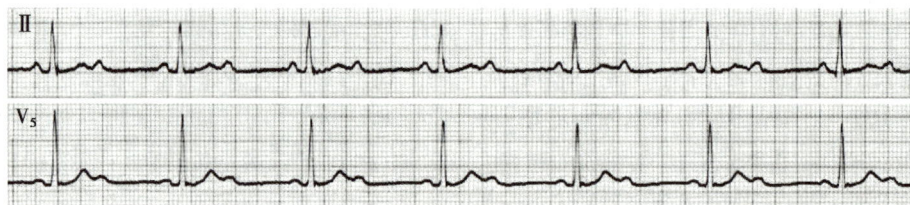

图 9-4　二度 II 型房室传导阻滞

(4)三度房室传导阻滞:三度房室传导阻滞 P 波与 QRS 波群无固定的时间关系,P 波频率快于 QRS 波频率。见图 9-5。

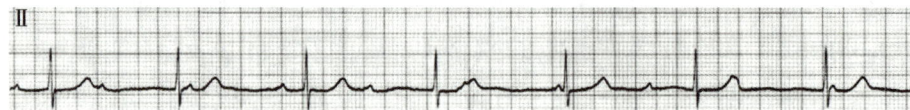

图 9-5　三度房室传导阻滞

4.房性期前收缩与室性期前收缩

(1)房性期前收缩:心电图上提前出现一个变异的 P′ 波,QRS 波一般不变形,但间隔改变。见图 9-6。

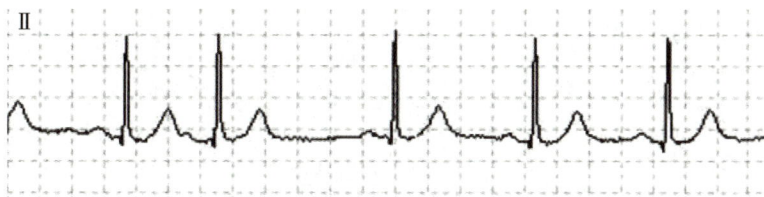

图 9-6 房性期前收缩

（2）室性期前收缩：心电图表现为提前出现的宽大、畸形 QRS 波，QRS 间期≥0.12s；其前无 P 波，T 波与主波方向相反；代偿间期完全。见图 9-7。

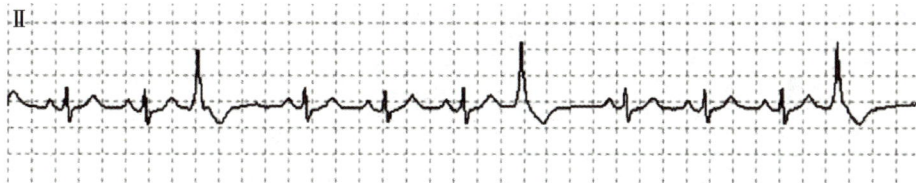

图 9-7 室性期前收缩

5. 室性心动过速　心电图表现为连续出现 3 个或 3 个以上的宽大畸形的 QRS 波群，RR 间期略不规则，但频率在 150～200 次／分。见图 9-8。

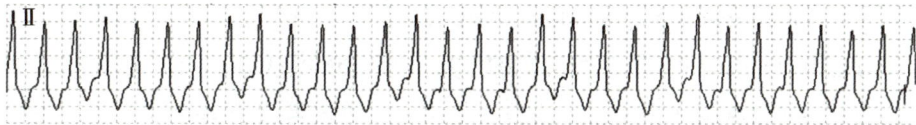

图 9-8 室性心动过速

6. 扑动和颤动

（1）心房扑动：心电图表现为：①P 波消失，代之以大小、形态、间距一致的 F 波。②频率为 250～350 次／分。③固定比例下传时，心律规则；反之，心律不规则。房扑通常提示合并有严重心脏疾病。见图 9-9。

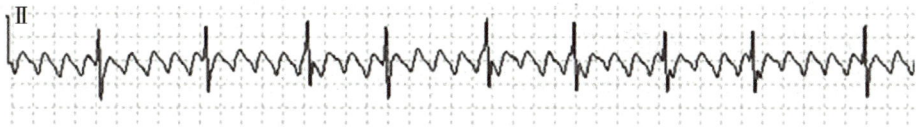

图 9-9 心房扑动

（2）房颤：心电图表现为 P 波消失，代之以大小、形态、间距不一致的 f 波，频率为 350～600 次／分，RR 间期绝对不规则，但能分辨出 QRS 波群。房颤也预示着严重的心脏疾病，治疗重点是控制心室率。见图 9-10。

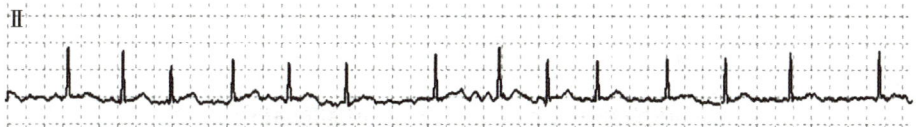

图 9-10 房颤

（3）心室扑动（简称室扑）：心电图表现为 P-QRS-T 波消失，代之出现连续快速而相对规则的心室扑动波，频率为 200～250 次／分。见图 9-11。

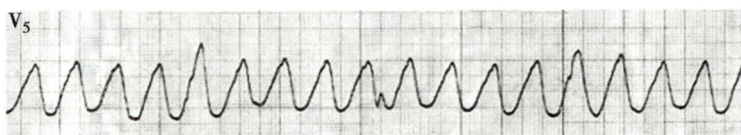

图 9-11　心室扑动

（4）室颤：心电图表现为出现大小、形态、距离不等的室颤波，频率 250～500 次 / 分。此为最严重的心律失常。见图 9-12。

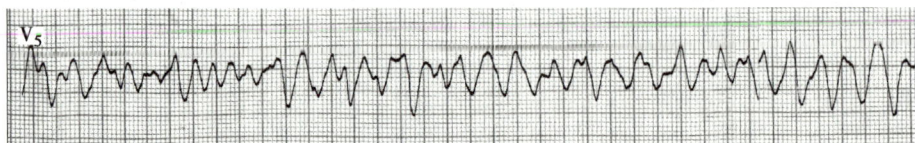

图 9-12　室颤

五、围手术期常见心律失常的处理

（一）麻醉期间心律失常处理的基本原则

首先是寻找和消除诱发因素，如暂停手术操作、解除气道梗阻、改善通气功能及纠正水电解质紊乱等；其次是维持血流动力学稳定，如有严重血流动力学改变，应进行循环支持；最后是纠正心律失常，如出现阵发性室上性心动过速、严重心动过缓、心房扑动，以及二度以上房室传导阻滞时，均需用药物治疗。发生室扑或室颤时应按心搏骤停进行救治。

窦性心动过速合并高血压时，常为浅麻醉的表现，应适当加深麻醉。并存低血容量、贫血及缺氧时，心率可增快，应针对病因进行治疗。当手术牵拉内脏（如胆囊，可引起胆心反射）或眼科手术（易发生眼心反射）时，可因迷走神经反射致心动过缓，应及时停止手术操作和加深麻醉，必要时静脉注射阿托品。发生房性或室性期前收缩时，应先明确其性质并观察其对血流动力学的影响。浅麻醉或 CO_2 蓄积所致的室性期前收缩，适当加深麻醉或排出 CO_2 后多可缓解。如室性期前收缩为多源性、频发或伴有 "R-on-T" 现象，应积极治疗。对三度房室传导阻滞及病态窦房结综合征患者，应安装起搏器。对低血钾致心律失常患者，应将血钾提升至正常水平。高血钾可给予碳酸氢钠、胰岛素等药物来降低血钾水平，必要时进行血液透析治疗。对房颤患者，应用药物将心室率维持在 80～120 次 / 分。当心律失常严重影响血流动力学稳定，药物治疗无效时，可选择电复律治疗。

（二）治疗快速型心律失常的药物

1. **钠通道阻滞药**　如盐酸普罗帕酮，适用于快速室上性及室性心律失常，如阵发性室上性心动过速。

2. **β 受体拮抗药**　通过减慢心室率和减慢房室传导治疗快速型心律失常。

3. **钾通道阻滞药**　如盐酸胺碘酮，可用于快速室上性及室性心律失常治疗。

4. **钙通道阻滞药**　如盐酸维拉帕米，通过阻断心肌和血管平滑肌细胞膜上的钙离子通道，降低心肌收缩力和心室率，从而降低心肌氧耗，常用于室上性心律失常治疗。

（马　虹）

本章思维导图　　　　　本章目标测试

第十章 | 围手术期患者血液管理

患者血液管理（patient blood management，PBM）由澳大利亚血液学家 James Isbister 教授在 2005 年首次提出，强调以患者的转归为中心，应用循证医学的证据，降低患者对于同种异体输血的需求，避免不必要的输血，减少输血相关并发症，以及在最恰当的时机给予患者最适合的血液制品，从而改善患者预后。PBM 策略包括：治疗贫血和优化造血功能、减少围手术期失血、应用自体输血，以及围手术期严格掌握各种血液成分的输注指征。

第一节 | 围手术期贫血的治疗与造血功能的优化

贫血的定义是血红蛋白（Hb）水平成年男性 $<130g/L$、成年非妊娠女性 $<120g/L$、孕妇 $<110g/L$。在拟行择期手术患者中，术前贫血的发生率为 5%～75%，在老年人群、肿瘤患者、危重患者、移植手术受体等人群中发生率增高。术前贫血是与围手术期发病率和病死率相关的独立危险因素，与肾功能不全、心力衰竭、心血管不良事件、移植物存活率低以及生活质量下降等关系密切。术前贫血直接而快速的治疗方案是输注同种异体浓缩红细胞，但红细胞输注本身也是与发病率和病死率相关的一个独立危险因素。此外，输注同种异体血还面临输血相关并发症和血源短缺等问题。因此，需应用多模式和个体化的方案来优化术前红细胞的生成，纠正贫血。

患者术前贫血最常见的原因是缺铁，补充铁剂是治疗缺铁性贫血的有效措施。与口服铁剂相比，静脉给予铁剂的治疗效果更好，血红蛋白水平提升幅度更大，更易为患者接受。静脉铁剂的种类较多，如葡萄糖酸亚铁、蔗糖铁、右旋糖酐铁以及纳米氧化铁等，相关不良反应主要是过敏，但发生率低且较轻微。促红细胞生成药物（erythropoiesis-stimulating agents，ESAs）如重组人红细胞生成素，可有效纠正术前贫血，有效治疗后能够使血红蛋白水平每周增加 10g/L。但 ESAs 与一些严重不良反应相关，如增加心血管不良事件和血栓栓塞风险，也可能与恶性肿瘤患者病死率增高有关。因此，其应用在临床上受到一定限制，临床医师必须谨慎选择患者，严密监测不良事件的发生，及时调整用药剂量，以避免潜在风险。此外，还可应用维生素 B_{12} 和叶酸制剂来联合治疗术前贫血。

根据输血替代品进展网络（the Network for Advancement of Transfusion Alternatives，NATA）指南推荐，择期手术患者术前 28 天应检测血红蛋白水平，了解患者术前是否存在贫血，纠正贫血的时间是否足够，以及是否需准备浓缩红细胞或推迟手术等。贫血患者在术前需进行相关实验室检查，以了解贫血的病因，选择相应治疗，从而达到相对正常的目标血红蛋白水平，以降低贫血相关的围手术期风险。

第二节 | 减少围手术期失血的措施

一、外科技术的提高和改进

外科手术相关设备的进展和手术方式的改进，是减少围手术期失血最主要的措施。例如，腔镜手术及微创手术的出现和发展，与传统开腹或开胸手术相比，创伤更小、手术野更清晰、对于血管的处理更加精细，从而使失血量显著降低，患者术后康复也更快。目前，这些腔镜和微创手术技术已广泛应用于临床。

随着腹腔镜手术在临床上的应用和推广,临床上进一步提出了"微创外科"的概念,通过应用特殊的手术仪器或器械、改进手术切口入路等方法,能更加精确到达手术部位,切除病变组织,同时避免损伤邻近的组织器官,从而减少围手术期失血。近年来,机器人辅助器械的出现、3D 成像和图像技术(如内镜超声)的提高、各种微创手术器械的应用,使微创手术已拓展到各个领域,包括微创心脏瓣膜置换、微创冠状动脉旁路移植等,在不影响患者康复和预后的情况下,可显著缩短 ICU 入住时间、总住院时间并减少围手术期的输血需求。

二、术中体温的维持

手术室的室温通常保持在 22~24℃,远低于人体正常体温,若未做好保温措施,当体温低于35.0℃时,血小板聚集功能降低,凝血因子也无法发挥正常功能,导致术中失血增加。体温每降低1.0℃,手术失血增加约 16%,而保持正常体温可显著减少失血。围手术期应监测体温,以动态关注患者体温变化,从而做好保温措施。常用的体温保护措施包括:应用热风机结合温毯,提高患者体外的温度;将输注的液体放置于 37℃恒温水浴箱内加温后输注给患者,或应用输血输液加温设备以维持输入患者体内液体的温度;术中应用温盐水或加温冲洗液,减少手术野热量的丢失;长时间机械通气的患者应用热 - 湿交换过滤器(人工鼻)防止热量和水分经呼吸道丧失。

三、控制性降压

控制性降压指在手术中应用麻醉技术或药物,使血压控制在可接受的相对较低水平,从而减少术中失血。在临床上,控制性降压主要应用于手术时间长、预期失血量较大的复杂手术,可明显降低术中失血量,减少渗血,加快手术进程,减少甚至避免围手术期对红细胞输注的需求。实施控制性降压时需注意高危患者(如冠心病、脑卒中患者,或颈动脉、颅内动脉狭窄患者)对低血压的耐受性差,要掌握好血压降低的幅度和持续时间(详见第九章第三节"控制性降压")。

四、止血药物的合理应用

针对出血和凝血的生理过程,围手术期应用不同机制的止血药物。例如,来源于血浆的凝血酶原复合物和纤维蛋白原浓缩物、非血浆来源的重组活化Ⅶ因子、抗纤维蛋白溶解的药物氨甲环酸等,可减少手术相关失血。

(一)凝血酶原复合物(prothrombin complex concentrate,PCC)

PCC 包含凝血酶原(因子Ⅱ)、因子Ⅶ、Ⅸ和Ⅹ等维生素 K 依赖性凝血因子,保存形式为冻干粉剂。因其含有丰富的Ⅸ因子,可有效治疗血友病 B。PCC 能够快速逆转维生素 K 拮抗剂华法林的抗凝效果,术前未停用华法林的患者在应用 PCC 后,国际标准化比值(INR)可在 10~30 分钟内降低到 1.5以内。PCC 主要应用于大量失血和输血时发生 DIC、严重肝功能障碍,以及肝移植手术等患者,可减少术中和术后出血,降低对同种异体红细胞和新鲜冰冻血浆(fresh frozen plasma,FFP)的输注需求。

(二)纤维蛋白原浓缩物(fibrinogen concentrate,FC)

在止血过程中,纤维蛋白原是凝血酶最重要的底物,围手术期凝血功能管理的主要目标之一就是维持纤维蛋白原的浓度,尤其是在预期大量失血的手术和有严重创伤的患者中。FC 可快速升高纤维蛋白原浓度,且其效果呈剂量依赖性,常用于择期心脏大血管手术、肝移植,以及严重失血性休克的抢救等。

(三)重组活化Ⅶ因子(recombinant activated factor Ⅶ,rFⅦa)

rFⅦa 是将人类Ⅶ因子基因转染到幼仓鼠的肾脏细胞,培养于小牛白蛋白而得到的。其作用机制是:与血管壁损伤的组织因子结合形成复合物,激活Ⅹ因子,使凝血酶原转化为凝血酶并活化因子Ⅴ、Ⅷ、Ⅺ和血小板,并激活纤溶抑制物,发挥凝血和抗纤溶作用。

rFⅦa 被称为"广谱性止血药",对于血友病、肝衰竭、血小板功能障碍等各种导致出血的疾病均有效;对于严重创伤、大量失血和颅内出血等情况,可显著降低对异体输血的需求。但 rFⅦa 可能增加血栓栓塞风险,有研究显示其不能降低全因病死率,且价格昂贵,这些均限制了 rFⅦa 的临床应用。

(四) 氨甲环酸

纤维蛋白溶解是凝血后血管再通过程的步骤之一。但创伤或大量失血相关的纤维蛋白溶解亢进,则会导致凝血功能障碍。氨甲环酸是抗纤溶药物,为赖氨酸合成衍生物,可竞争性结合血浆纤维蛋白溶解酶原,发挥干扰纤维蛋白溶解、促进止血的作用。大量研究证实,氨甲环酸应用于严重创伤性失血、心脏手术、大型骨科手术、肝移植等,均可有效降低术中失血量,减少对同种异体血的输注需求,并且不增加术后血栓栓塞的发生率和病死率。

五、其他

主动脉内球囊阻断术(endovascular balloon occlusion of the aorta,EBOA)是经股动脉置入球囊导管至腹主动脉分叉处,连接肝素盐水注射器,在预期发生大出血的手术步骤之前通过球囊阻断球囊以下如骶尾部、骨盆或脊柱等部位的血供。EBOA 已广泛应用于骶尾部肿瘤和骨盆肿瘤的切除、高出血风险的产科如凶险性前置胎盘、胎盘植入等手术,可显著减少失血量。

复苏性主动脉内球囊阻断术(resuscitative endovascular balloon occlusion of the aorta,REBOA)已应用到很多临床难以靠压迫止血的大量失血情况,如严重创伤导致的盆腔出血、腹主动脉瘤破裂、上消化道大出血,以及产后出血等。根据阻断水平的不同,REBOA 通常分为三个部位:从左锁骨下动脉到腹腔动脉区域,主要用于控制腹腔出血;从腹腔动脉到肾动脉区域,可控制腹主动脉瘤破裂出血;肾动脉以下区域,可用于控制盆腔或骶尾部的大量出血。REBOA 相关并发症主要包括主动脉穿透或离断、穿刺部位出血等直接并发症,以及球囊相关血管内血栓形成、阻断部位以下器官缺血、脊髓缺血-再灌注损伤、胃肠系统与泌尿系统功能障碍等近期和远期并发症。

选择性动脉造影介入栓塞术是指在 CT 下行血管造影,选择目标动脉进行栓塞,是控制出血、减少围手术期失血的有效措施。对怀疑大血管损伤的急性出血患者,在 CT 的实时引导下,可迅速明确出血部位,并可通过给予栓塞剂立即止血。对于预期大量失血的骨盆、骶尾部或盆腔内的择期手术,可在术前高选择性地对相应供血的动脉进行栓塞,从而减少术中出血。

第三节 | 围手术期自体输血

自体输血是指将自身的血液通过术前采血储存,或术中、术后回收洗涤后,重新输回给患者,即患者所输注的血液来源于自身。自体输血可有效避免外来抗原刺激而产生的同种抗体和自身抗体,从而避免发生异体输血导致的相关免疫并发症,如溶血性输血反应、输血相关急性肺损伤、输血相关紫癜等。为了节约用血和减少输血相关并发症,近年来我国对自体输血越来越重视,例如,国家卫生健康委员会规定三级甲等综合医院的围手术期自体输血比例要达到全年用血量的 25%。自体输血有三种方式:术前自体血储备(preoperative autologous donation,PAD)、自体血回收(cell saver,CS)以及急性等容性血液稀释(acute normovolemic hemodilution,ANH)。

一、术前自体血储备

术前自体血储备是指对确定了择期手术时间、无贫血并具备良好静脉通路的患者,在术前 2~4 周采集自身血液储存,术中或术后输回到患者体内。术前多次自体采血可刺激骨髓细胞增殖和红细胞再生,并促进手术后患者的造血功能,降低因输注同种异体血发生免疫反应而导致的感染风险。在准备术前自体血储备期间,特别是可能需要准备大量自体血的情况下,通常会给予 ESAs 或静脉铁剂,以改善患者的造血功能、增加血红蛋白水平,从而在短期内提高机体对急性失血的耐受性。术前自体血储备还可降低血液黏滞度,改善组织灌注和微循环,降低术后血栓形成的风险。术前自体血储备应用于心脏手术,可降低同种异体输血率,缩短平均住院日和 ICU 停留时间,减少术后并发症的发生,并节约住院费用。

合并心脑血管严重疾病的患者,如合并主动脉缩窄患者、术前 6 个月内发生过脑血管意外的患者、心肌梗死患者或不稳定型心绞痛患者等,均是术前自体血储备的禁忌证。若准备不充分,在行术前自体血储备的过程中,大量的急性失血可能导致心脏供血不足,导致 ST 段改变、心绞痛等。此外,储存的自身血液可因细菌污染、过期等情况而被浪费。术前自体血储备在临床的应用逐年下降,且难以大规模开展。

二、自体血回收

自体血回收可应用于术中或术后,是将手术过程中的出血或术后引流的血液经抗凝、离心、洗涤、浓缩等步骤后输回到患者体内,从而提高血红蛋白水平,增强机体的携氧能力。回输的血液中仅含有红细胞,而凝血因子、血小板等成分都已随细胞碎片和其他物质洗出体外,因此,在大量失血同时又使用了自体血回收的情况下,需要注意监测凝血功能。回输血的血细胞比容(HCT)通常为 50%～55%,因此,实际失血量约是回输血量的 1.5～2 倍。自体血回收的适应证包括:预期失血量较大,如心脏、脊柱、肝移植等手术;患者血红蛋白水平低或出血风险高;患者体内存在多种抗体或为稀有血型;以及患者拒绝接受同种异体输血等。虽然美国血库协会推荐对于预期失血量＞2 000ml 的手术才使用自体血回收,但越来越多的临床医师已将自体血回收的适应证扩大到失血较少(如 400ml)的手术,特别是欧洲一些国家提倡“无血手术”的概念,只要手术就使用自体血回收。近年来我国在节约用血政策中也提倡积极使用自体血回收,这在很大程度上减少了对异体血输注的需求。

自体血回收的禁忌证包括:血液流出血管外超过 6 小时,红细胞严重破坏或溶血,回收的血液被细菌、羊水、粪便等污染,回收血中含有亚甲蓝、碘伏、促凝剂等难以洗出的物质。以往的观点认为恶性肿瘤和产科手术都是自体血回收的禁忌证,因为考虑到肿瘤可随着自体血的输注而发生播散或转移,以及羊水或胎儿成分会污染回收的血液;但有研究显示,自体血回收应用于前列腺癌手术可显著降低异体血的输注需求而不增加恶性肿瘤复发或转移的发生率。

三、急性等容性血液稀释

急性等容性血液稀释是指在手术的关键步骤之前采集一定量的自体血,同时输入等量的晶体液或胶体液,以维持正常血容量,血液稀释使 HCT 降低,能减少手术中有效血液成分的丢失。将采集到的自体血加入枸橼酸抗凝,在需要输血或手术结束后回输给患者。急性等容性血液稀释常应用于恶性肿瘤手术、高危产科等预期大量失血却不能常规应用自体血回收的手术患者。

术前血红蛋白水平＞110g/L、HCT＞33%、血小板计数＞$100×10^9$/L、心肺功能正常的患者,可考虑行急性等容性血液稀释。目前认为,在心肺功能正常的情况下,急性等容性血液稀释的程度只要维持血红蛋白浓度在 70g/L 以上就是安全的。急性等容性血液稀释的禁忌证与术前自体血储备相类似,若有明确的心肺功能不全,氧输送、运输或利用障碍,或氧耗增加等患者,均不宜行急性等容性血液稀释。急性等容性血液稀释的并发症主要是急性失血导致的重要器官灌注不足,如心肌缺血等。

第四节 │ 围手术期合理输血

同种异体输血是治疗手术失血和创伤出血的有效措施。目前全球面临的问题是红细胞用量随手术量的日益增长而逐年增加,而血液供给无法满足手术量的急剧增加,并且输血本身也存在社会问题和安全问题。因此,亟需合理的输血策略用于指导围手术期输血。

一、红细胞输注

（一）红细胞输注策略与输注阈值

自 1901 年 ABO 血型发现以来,输血广泛应用于各种手术和创伤的救治,几乎只要有出血就会给予输血。在第一次世界大战和第二次世界大战期间,输血挽救了很多因严重创伤而发生失血性休克的患者,但输血并不能有效降低这些危重患者的病死率。临床医师意识到,缺乏标准和策略的无序输血难以有效发挥血液的治疗作用。有医师在 1942 年提出了"10/30 标准",即在围手术期维持其血红蛋白水平>100g/L 或 HCT>30%。这一标准最初针对的人群是高危外科手术患者,之后逐渐扩展到了输血相关的其他领域,如各种急性或慢性失血等,称为"开放性输血策略"。在该策略中,启动输血的唯一指征是 Hb 水平低于 100g/L。随着对输血相关不良反应的认识的提高,临床医师认为,应考虑患者的具体情况,不能仅以 Hb 水平作为输血指征。因此,需要有更优化的输血策略以减少输血。

多项高质量的临床随机对照研究提示,围手术期启动红细胞输注的开放性输血策略时,与 Hb<100g/L 为输血触发点相比,以 Hb 水平下降到 70g/L 或 80g/L 为输血触发点可明显减少围手术期红细胞输注量,而不增加心脑血管事件或器官功能衰竭等严重不良反应的发生率或病死率。基于大量支持限制性输血策略的临床研究,目前我国的《临床输血技术规范》也不推荐 Hb 水平在 100g/L 以上常规输注红细胞;而低于 60g/L 或 70g/L,特别是急性失血时常需要输注红细胞;当 Hb 水平在 60～100g/L 或 70～100g/L 时,应根据器官缺血的速度和程度、患者是否存在血容量及氧合不足相关并发症,以及心肺代偿能力、机体代谢和氧耗情况等危险因素来决定是否输注红细胞。

（二）个体化红细胞输注策略

与开放性输血策略相比,限制性输血策略的应用明显减少了围手术期红细胞的用量;并且在各种输血指南中也明确提出了 Hb 水平在 60～100g/L 的患者是否输注红细胞,不仅要根据患者的 Hb 或 HCT 水平,还要结合患者是否存在氧供不足或氧耗增加的具体情况。但指南中并未明确指出如何客观评估者的实际情况,也未规定输血后的目标 Hb 浓度或 HCT 水平。因此,在临床工作中,Hb 在 60～100g/L 这一较大范围内均可启动输血,而临床医师往往更倾向于放宽输血指征,宁可在相对较高的 Hb 水平就给予红细胞输注,以避免急性失血可能导致的并发症。因此,限制性输血策略有其自身的局限性,对于 Hb 水平在 60～100g/L 的患者,是否输注浓缩红细胞的决定在很大程度上取决于临床医师的主观判断,可能因医师主观判断的不同而给予或不给予输注红细胞,即无法做到评估的客观化、决定的同质化以及输血的个体化。

临床输血需要"个体化输血策略"来指导,意味着是否需要输注红细胞的决定不仅取决于患者当时的 Hb 水平,还要结合临床评估、反映机体整体氧供和氧耗的指标。输血是为了提高血液携氧能力,维持机体氧供/氧耗平衡,而该平衡取决于机体从外界摄取氧的多少(以动脉血氧饱和度 SaO$_2$ 反映)、结合氧的能力(以 Hb 水平反映)、体内氧的运输(以心排血量反映),以及机体的氧耗状态(以体温反映)等因素。因此,临床上可根据 SaO$_2$、心排血量和氧耗三方面来判断 Hb 水平能否维持氧供/氧耗平衡。此外,心脏是全身氧耗量最大且对氧供/氧耗失衡最敏感的器官,若患者有心绞痛病史,则需要更高的 Hb 水平以满足其氧供。2020 年《中华麻醉学杂志》发表的《围术期出凝血管理麻醉专家共识》中指出,输注红细胞时,也可尝试使用围手术期输血指征评分(表 10-1)。

表 10-1　围手术期输血指征评分

加分	维持基本正常心排血量所需肾上腺素输注速度	维持 SpO$_2$≥95% 时所需吸入气氧浓度 /%	中心温度 / ℃	心绞痛
0	不需要	≤35	<38	无
+1	≤0.05μg/（kg·min）	36～50	38～40	运动或体力劳动或激动时发生
+2	≥0.06μg/（kg·min）	≥51	>40	日常活动或休息安静时发生

NOTES

二、凝血功能的监测

围手术期凝血的过程是血管壁受损后一系列反应的组合,包括血管收缩、血小板聚集、血栓形成、再通以及愈合。因此,手术患者凝血功能初筛的实验室检查即针对这些反应。例如,出血时间(BT)或毛细血管抵抗力试验/束臂试验用于检测血管壁完整性;血常规中的血小板计数以及 INR、活化部分凝血活酶时间(APTT)、血浆凝血酶原时间(PT)用于检测血液凝集能力等。有研究显示,患者的现病史、既往史以及查体若未提示出血的风险增加,那么即使 PT 或 APTT 等凝血功能初筛的检查结果稍有异常,发生术中和术后严重出血的风险也比较低。在对患者进行任何有创操作之前,都必须了解的病史包括既往有无异常出血的情况、家族中有无凝血功能障碍疾病的患者以及目前是否在服用抗凝血药。

凝血功能的检查还包括纤溶系统检查,如纤维蛋白原水平、血浆纤维蛋白或纤维蛋白原降解产物(FDP)、D-二聚体(D-Dimer)等。纤维蛋白原由肝脏产生,其水平的降低提示生成不足(如肝功能障碍所致)或消耗增多(如大量失血和纤维蛋白溶解)。FDP 和 D-二聚体均来自降解的纤维蛋白,在肝功能障碍和纤维蛋白溶解等情况下其水平均增高;D-二聚体水平的增高还与弥散性血管内凝血(DIC)、高凝状态或血栓形成等关系密切。

血栓弹力图(TEG)可通过分析血液中的各种成分,动态反映凝血和纤溶的过程。应用 TEG 可在30 分钟内了解凝血因子的水平、血小板功能、纤维蛋白的形成速度和纤溶状况,并可提示出血的具体原因,从而指导新鲜冰冻血浆(FFP)、冷沉淀或血小板的输注。

三、新鲜冰冻血浆、冷沉淀和血小板

新鲜冰冻血浆是采血后 6～8 小时内,经 4℃离心制备的血浆迅速在 -30℃以下冰冻成块而制成的,其中含有全部的凝血因子。冷沉淀是单份新鲜冰冻血浆在(4±2)℃下融化后的沉淀部分,含有较高浓度的Ⅷ因子和纤维蛋白原。这些血液制品在围手术期均用于治疗或预防凝血功能障碍。

在严重创伤或大量失血的情况下,凝血因子水平可能不足以维持正常凝血功能,而需要输注新鲜冰冻血浆或冷沉淀。若失血量达 1.2 倍全身血容量(即 5 000ml),需考虑输注血小板。

启动新鲜冰冻血浆输注的指征:病史或临床过程表现有先天性或获得性凝血功能障碍,PT 或APTT 延长超过正常 1.5 倍、纤维蛋白原<1g/L 或 INR>2.0,且输注剂量须达到 10～15ml/kg。对于口服华法林的患者,行急诊手术前,可应用 FFP 紧急对抗华法林的抗凝血作用。

冷沉淀的临床输注主要用于血友病 A(Ⅷ因子缺乏)、血管性血友病、获得性凝血因子缺乏、肝衰竭导致纤维蛋白原<1g/L、严重凝血功能障碍等。在围手术期主要用于大量失血、肝移植,以及溶栓治疗后出血患者的凝血功能改善。

血小板的输注原则为:血小板计数>100×10^9/L,可以不输;血小板计数<50×10^9/L,应考虑输注;血小板计数在($50\sim100$)$\times10^9$/L 之间,可根据是否有自发性出血或伤口渗血决定是否输注。

(朱　涛)

本章思维导图　　　　本章目标测试

第十一章 | 围手术期体温监测与管理

体温（body temperature）是人体主要生命体征之一，体温的相对稳定对于维持人体各项生理功能至关重要。正常成人体温约为 37.0℃，自身体温调节系统通常使中心温度维持在正常值上下 0.2℃之内，体温过高或过低都会对人体的内环境、正常的生理功能和药物的代谢速率造成影响，引起机体代谢功能紊乱，甚至危及患者生命安全。麻醉期间影响体温的因素很多，应高度重视麻醉期间的体温管理，正确预防和处理体温异常变化。

第一节 | 体温的生理调节

一、体温调节机制

体温调节是指温度感受器接受体内、外环境温度变化的刺激，通过体温调节中枢的活动，相应地引起内分泌腺、骨骼肌、皮肤血管和汗腺等组织器官活动的改变，从而调节机体的产热和散热过程，使体温保持在相对恒定的水平。人体的体温调节主要由三部分来完成：外周和中枢的温度感受器、下丘脑体温调节中枢及外周和中枢体温调节效应器。下丘脑是最主要的体温调节中枢，下丘脑前部有散热中枢，而下丘脑后部有产热中枢，两个中枢之间有交互抑制的关系。温度感受器的传入冲动经下丘脑整合后，中枢便发出冲动（或引起垂体释放激素），使内分泌腺、内脏、骨骼肌、皮肤血管和汗腺等效应器的活动发生改变，调节机体的产热和散热过程，从而保持体温的相对稳定。

二、体温调节方式

人体的体温调节系统是一个自动控制系统，控制的最终目标是深部温度，以心、肺温度为代表。体温调节方式有两种，即行为性体温调节和自主性体温调节。行为性体温调节指人体通过其行为使体温不至于过高或过低的调节过程，如人在严寒中原地踏步、跑动以产热取暖，均属此种调节。自主性体温调节指人体在体温调节中枢的控制下，通过调节机体产热和散热的生理活动，如寒战、发汗、血管舒缩等，以保持体温相对恒定的调节过程。

（一）产热

机体代谢过程中除 20%～25% 的能量用于做功外，其余以热能形式散发于体外。产热最多的器官是内脏（尤其是肝脏）和骨骼肌，内脏器官的产热量约占机体总产热量的 52%，骨骼肌产热量约占 25%。运动时，肌肉产热量剧增，可达总产热量的 90% 以上。冷环境刺激可引起骨骼肌的寒战反应，使产热量增加 4～5 倍。产热过程主要受交感 - 肾上腺髓质系统及甲状腺激素等因素控制。因热能来自物质代谢的化学反应，所以产热过程又称为化学性体温调节。

（二）散热

体表皮肤通过辐射、传导、对流以及蒸发等物理方式散热，又称为物理性体温调节。散热的速度主要取决于皮肤与环境之间的温度差，皮肤温度越高或环境温度越低，则散热越快。当环境温度与皮肤温度接近或相等时，前三种散热方式便无效。皮肤温度取决于皮肤的血流量和血液温度。当交感神经兴奋时，皮肤血管收缩，血流量减少，则皮肤温度降低；反之，皮肤温度则升高。因此皮肤血管的收缩、舒张是重要的体温调节形式。蒸发是很有效的散热方式，每克水蒸发时可吸收 0.58kcal

（1kcal≈4.2kJ）的汽化热。常温下,水分经机体表层透出而蒸发称为无感蒸发,每天约为 1 000ml。其中,通过皮肤蒸发约 600～800ml,通过肺和呼吸道蒸发约 200～400ml。一般在环境温度升到 25～30℃时,汗腺即开始分泌汗液,称为发汗或可感蒸发。环境温度等于或高于体温时,汗液和水分的蒸发即成为唯一的散热方式。

第二节 ｜ 围手术期体温监测

一、监测部位

体温监测可量化麻醉、手术期间体温变化的程度,提高麻醉的可控性及安全性。人体各部位体温并非均匀一致,机体中央部分深部组织的平均温度(即中心温度)最高,越向外周和皮肤部位温度越低,四肢末端的正常皮肤温度可以低至 28.0℃左右。因此,体温监测部位分中心和体表两部分。

围手术期患者体温监测主要关注的是中心温度。中心温度可在肺动脉、鼓膜、食管远端或鼻咽部测量,临床上也可通过口腔、腋窝、直肠或膀胱的温度估算中心温度。体内各部位所测得体温的生理和临床意义不同,如食管远端温度可代表心脏大血管温度,直肠温度代表腹腔脏器温度,鼻咽或鼓膜温度代表大脑温度。口腔、腋窝温度虽接近中心温度,但麻醉中监测管理困难。

前额和颈部温度无法反映中心温度,但肌肉与皮肤表面温度可用于评估血管运动的张力和麻醉中肌松监测的正确性。

总之,如果全身麻醉超过 30 分钟,手术时间超过 1 小时,均应监测体温;在局部麻醉时,一旦有低体温趋势或怀疑低体温时,同样应监测体温。除非临床需要,手术中的中心温度不应低于 36.0℃。

二、监测方法

(一) 无创监测

1. 水银体温计　是临床上最常用的一种体温计,可监测口腔、腋窝和直肠温度,利用水银受热膨胀原理显示出温度,但由于管理不便,在麻醉中不宜应用。

2. 电子体温计　有热敏电阻和温差电偶两种,前者利用温度计中的电阻随温度改变而改变的原理,后者利用两种金属构成的电流与其接受的温差有关的原理制成。电子体温计准确度较高,方便应用。

3. 红外线体温计　主要用于鼓膜温度测定,其反应速度快,可反映中心温度。不足之处是探头为一次性使用,位置安放不当将影响测定结果,并且只能间断测定,不能连续监测。

4. 液晶体温计　是一种可贴于患者额部的液晶贴带,在贴带上显示体温改变,可进行连续体温监测。其测定的是皮肤温度,与中心温度有一定误差。

(二) 有创监测

1. 肺动脉漂浮导管　中心血流温度可以代表中心温度,用肺动脉漂浮导管可测量混合静脉血温度或通过多普勒法测得。

2. 细针测温装置　可刺入三角肌来连续监测肌肉温度,但临床上基本不用。

第三节 ｜ 围手术期影响体温的因素

一、导致机体低体温的因素

围手术期低体温(hypothermia)是指由围手术期非医疗目的所导致的患者体温低于 36.0℃的一种临床现象,发生率为 7%～90%。围手术期患者的体温变化可受多种因素影响。

(一) 患者因素

早产儿、低体重新生儿以及婴幼儿因体积小,体表面积与体重之比相对较大,热传导性高,皮下组织较少及缺乏寒战反应、体温调节中枢发育不完善等，其体温调节能力较弱，这些不利因素对早产儿的影响更加突出。另外，早产儿缺乏棕色脂肪，在受到寒冷刺激时不能通过非寒战性产热使代谢率增加，更易发生低体温。

老年患者体温调节功能较弱，其原因包括肌肉变薄、静息的肌张力较低、体表面积与体重之比增大、皮肤血管收缩反应能力降低及心血管储备功能低下等。

危重患者失去控制热丢失和产生热量的能力，极度衰弱的患者往往由于体温过低，其病死率增高。皮肤完整性受到损害，如严重烧伤、剥脱性皮炎等可使热量丢失增加。黏液性水肿、肾上腺功能不全的患者，机体产热降低。

(二) 环境因素

若室温过低，麻醉后患者容易发生体温降低。当室温低于21℃时，患者散热明显增加。通过患者皮肤、手术切口、内脏暴露以及肺蒸发增加，热量丢失增加15%～30%；患者的热量传导到冷手术台或其他湿冷的接触物上而丢失的热量占20%～35%；通过冷空气对流丢失的热量占15%～30%；通过辐射形式丢失的热量约占30%。

(三) 麻醉因素

1. **全身麻醉对体温调节的影响**　全身麻醉下，患者意识消失和肌松药的应用使行为性体温调节减弱甚至消失，自主性体温调节也被抑制。

几乎所有的全身麻醉药均可不同程度抑制下丘脑体温调节中枢，显著降低自主神经系统的温度调节能力。这种影响主要表现为热反应阈值（发汗和血管扩张）呈剂量依赖性地轻度升高；而冷反应阈值（血管收缩和寒战）显著降低，导致阈值间差距明显扩大，可达正常值的10～20倍（2.0～4.0℃）。换言之，全身麻醉下若患者的体温波动（主要是下降）不超过2.0～4.0℃的范围，将不会出现相应的保护性自主性体温调节。

全身麻醉还可降低机体的代谢，通常降低的幅度为基础代谢率的20%～30%，并在整个麻醉期间维持相对恒定。

在人体正常清醒状态下，紧张性温度调节性血管收缩作用维持着人体由中心向外周的温度梯度。在全身麻醉下，药物诱发的血管扩张作用使中央室的热量流向外周，全身各部位的温度出现"平均化"的趋势，从而造成中心温度的下降，此时患者全身的总热量并未出现明显的改变。这种由麻醉后机体热量再分布而引起的中心温度下降，称为再分布性低体温(redistribution hypothermia)。

在全身麻醉下，患者典型的体温下降曲线呈现明显的三相变化：①Ⅰ相：快速下降期，出现在麻醉后的第1个小时内，体温急剧下降，下降幅度可达0.5～1.5℃，通常为1.0～1.5℃；②Ⅱ相：持续下降期，通常持续至麻醉诱导后的3个小时内，体温下降速率虽有所减缓，但仍呈持续下降趋势，直至接近34.5℃；③Ⅲ相：平台期，通常始自麻醉后3小时，因手术和患者情况等的差异，所持续时间不等，一般为2～3小时。

2. **周围神经阻滞和椎管内麻醉对体温调节的影响**　周围神经阻滞和椎管内麻醉一方面阻滞了大范围肢体的温度觉的感知和传入，降低了中枢温度调节反应的强度；另一方面，麻醉所引起的肢体血管扩张作用不仅造成被阻滞肢体的再分布性低体温和持续性的皮肤热量丢失增加，同时还可能使机体将被阻滞肢体的实际低温误判为"温暖"。

周围神经阻滞和椎管内麻醉下，中枢性温度调节机制受到影响，温度反应阈值间距增大。

此外，体温调节的传出反应被阻滞，被阻滞区域血管收缩和寒战反应完全消失，中枢传出反应的强度也被显著抑制（可达50%），防御性体温调节反应效率显著下降。

围手术期镇静药和镇痛药等辅助性用药的应用也可直接影响中枢性温度调节机制，进一步加剧了区域阻滞对温度调控机制的影响。

因此，周围神经阻滞和椎管内麻醉下患者体温的变化曲线总体上与全身麻醉相似，麻醉后第1个小时内可下降0.5～1.0℃，再分布性低体温仍是麻醉后早期（2～3小时）体温下降的主要因素。由于大范围肢体的自主反应完全被阻断，很多患者在围手术期不会出现如全身麻醉下的体温平台期，而表现为体温的持续性下降。

(四)手术及输血、输液因素

1. 手术因素　手术区皮肤消毒时,若用未加温的消毒液消毒,可直接增加散温。术野的面积大、手术时间长,可通过皮肤蒸发、辐射丢失热量。胸腹腔开放性手术术野暴露面积大、时间长,可引起体温明显下降。术中大量低温液体冲洗体腔或进行局部低温器官保护,可引起全身体温下降。在经尿道前列腺电切术中,需用大量灌洗液冲洗膀胱,如灌洗液不加温,可使患者体温降低。肝移植时冷灌注液冲洗后供肝的植入及大量输血均可使体温降低。

2. 输血、输液因素　输血或输液时,若输注的液体未经加温处理而输入患者体内可导致体温下降。通常输入 1L 室温晶体液或一个单位 4℃ 库存血可使体温下降 0.25℃。当大量快速输血时,以每分钟 100ml 的 4℃ 库存血连续输注 20 分钟,体温可降至 32.0～34.0℃。

二、导致机体体温过高的因素

(一)患者因素

患者自身的某些疾病或病理状态可引起手术期间的体温升高,如严重感染、败血症、脱水等,以及甲状腺功能亢进患者术中发生甲状腺危象、嗜铬细胞瘤急性发作等常常引起体温升高。

(二)环境因素

手术室室温过高、湿度过大影响散热;手术无菌单覆盖过多,影响皮肤散热;长时间的手术灯光的照射,可使患者体温升高。

(三)麻醉因素

全麻状态下体温调节中枢功能减弱,体温调节中枢对高温反应的阈值上升 1℃,体温更容易受到外界环境温度的影响。如果室温高于 32℃,手术时间超过 3 小时,75%～85% 的成年患者的体温可升至 38.0℃ 以上。麻醉过浅或镇痛不全,以及应用某些兴奋交感神经或大脑皮质的药物时,骨骼肌张力增加,肌肉活动增强,产热增加,体温升高。局麻药毒性反应可引起肌张力增强、抽搐等,使体温升高。麻醉机故障或二氧化碳吸收剂失效导致的二氧化碳蓄积可导致体温升高。术中输血、输液引起的发热反应,也使体温升高。另外,极少数患者在围手术期可发生恶性高热(malignant hyperthermia,MH),体温呈现无法控制的快速持续性升高。

(四)手术因素

下丘脑附近手术可影响下丘脑的体温调定点,导致中枢性体温升高。骨水泥置入骨髓腔的过程中可引发化学反应而导致体温升高。

(五)其他药物的影响

1. 肾上腺素受体激动药,如肾上腺素等可使皮肤血管收缩,肌张力增强,体温升高。

2. 单胺氧化酶抑制剂、苯丙胺和三环类抗抑郁药均可导致高代谢状态。

3. 抗胆碱药,如阿托品可抑制汗腺分泌,影响散热。

第四节 ｜ 围手术期体温异常对机体的影响

体温的恒定是维持机体各项生理功能的基本保证,体温严重异常可引起机体一系列代谢功能的紊乱。

一、低体温对机体的影响

低体温是麻醉手术期间常见的并发症,发生围手术期低体温的患者中,约有 1/2 的患者体温低于 36.0℃,约有 1/3 的患者体温低于 35.0℃。低体温可导致诸多围手术期并发症的发生,需引起重视。

1. 能量代谢　在无御寒反应的情况下,人体代谢率随体温降低而降低,但各器官氧耗量并不一致,脑氧耗量在 31.0℃ 以上时较少改变。低体温可引起器官血流量明显减少,无氧代谢产物增加。低体温引起的寒战可使产热量增加 100%～300%，氧耗量和二氧化碳的产生也增加。

2. **循环系统**　术中低体温的患者术后心肌缺血的发生率是术中体温正常者的 3 倍。低体温直接抑制窦房结功能，减慢传导，心率和心排血量随体温降低而下降。低体温增加心肌细胞对钙离子的敏感性，易导致出现室颤。严重低体温可导致外周血管阻力升高、室性心律失常和心肌抑制。

3. **血液系统**　低体温可抑制血小板功能，并使各种凝血因子及纤维蛋白原减少，造成凝血功能紊乱，渗血及出血增加。另外，低体温增加毛细血管静水压，血管内液向组织间隙转移，血容量减少，血液浓缩，血液黏度增高，增加血栓形成的概率。

4. **神经系统**　低体温可降低中枢神经系统氧耗量，一定范围内有利于降低颅内压和脑保护，还可使脑血流减少，脑血管阻力增高。低体温可减慢周围神经传导速度，但动作电位增大，故肌张力增加。

5. **呼吸系统**　呼吸随体温下降而节律减慢、幅度加深，体温低于 25.0℃时，呼吸变弱甚至停止，呼吸中枢对低氧和高二氧化碳的通气反应降低，支气管扩张，无效腔增加，氧解离曲线左移，不利于组织供氧。

6. **肝、肾功能**　低体温可降低肝脏代谢率和解毒能力，降低肾小球滤过率，抑制肾小管的重吸收和分泌功能。同时，低体温也可增加肝脏对缺氧的耐受性，对肾缺血也有保护作用。

7. **切口感染率**　即使轻度的体温降低也可直接影响机体免疫功能，尤其是抑制中性粒细胞的氧化杀伤作用，使切口感染率增加。

8. **对麻醉的影响**　低体温可提高中枢神经系统对麻醉药的敏感性，尤其是吸入麻醉药，体温每下降 1.0℃，氟烷和异氟烷的最低肺泡有效浓度（minimal alveolar concentration，MAC）下降约 5%。静脉麻醉药、肌松药和阿片类镇痛药的作用时间明显延长，麻醉恢复时间明显延长，布比卡因的心脏毒性增加。

二、体温过高对机体的影响

1. **能量代谢**　机体代谢率增高，氧耗量增大。

2. **循环系统**　心率加快，心脏负荷增加，容易发生心律失常和心肌缺血。出汗和血管扩张可导致血容量降低及静脉回流减少。

3. **呼吸系统**　每分通气量代偿性增加，可导致呼吸性碱中毒。

4. **严重的水、电解质紊乱和酸碱失衡**

5. **高热惊厥**　体温升至 40.0℃以上时，常导致惊厥。

三、恶性高热对机体的影响

恶性高热（MH）是一种罕见的具有遗传性的高代谢性肌肉疾病，表现为在易感体质患者中，由麻醉药（如挥发性吸入麻醉药和琥珀胆碱）激发，骨骼肌代谢亢进所致的一种以骨骼肌强直、突发性高热和高代谢状态为特征的临床综合征。国外文献报道其发病率为 1∶（1.6 万～10 万），国内也有确诊的病例报道。该病虽较罕见，但病情迅疾，病死率极高，可达 73%，及时有效的治疗可使病死率降至 28%。其发病机制尚不完全清楚，目前认为患者多有恶性高热家族史，且患者的肌肉细胞存在遗传性生理缺陷。

临床表现为术前体温正常，吸入卤素类吸入麻醉药或静脉注射琥珀胆碱后，体温急剧上升，数分钟即升高 1.0℃，体温可达 43.0℃，皮肤斑状潮红、发热；全身肌肉强烈收缩；急性循环衰竭，多表现为严重低血压、室性心律失常及肺水肿；$PaCO_2$ 迅速升高，血清肌酸激酶水平极度升高，并有肌红蛋白尿。治疗恶性高热的特效药物是丹曲林。

第五节 ｜ 围手术期体温保护措施

一、围手术期机体低体温的处理原则

1. **术前评估和预热**　术前根据患者的病情、年龄、手术种类、胸腹腔内脏暴露的面积、手术时间

以及皮肤的完整性(如有无烧伤、皮炎、皮疹、压疮)等来评估手术期间是否有体温下降的可能及其下降的程度,并制订保温措施,记录基础体温。寒冷天气时将患者从病房运送至手术室过程中,应注意保暖。

2. **环境温度**　维持或升高环境温度可减少辐射散热,维持室温不低于21℃。

3. **体表保温**　由于代谢产生的热量大部分是通过皮肤丢失的,因此有效的体表保温方法可降低皮肤热量的丢失。

(1)对暴露的体表进行覆盖,可减少传导和对流散热,一层覆盖物可减少约30%的热量丢失。

(2)使用温毯和电热毯保温,但温度应低于40℃,以免烫伤。不应对缺血组织采取加温措施,如当主动脉夹闭时。

(3)辐射加热器:辐射加热器应放置在离患者至少70cm处,以免烫伤。由于成人暴露于红外线辐射范围的体表面积相对较小,所以作用有限,目前此方法主要用于新生儿的保温。

(4)压力空气加热器:在患者的周围用塑料膜制作的间隙中注入加热的空气,使体表周围形成一个暖空气外环境,减少热量丧失。

4. **液体加温**　对输入的液体和血液进行加温,尤其适用于需要输注大量液体的患者。在需要用大量液体冲洗体腔(胸腔、腹腔、膀胱等)时,应使用加温液体,避免热量丢失。

5. **使用紧闭式或低流量半紧闭麻醉环路**　可降低蒸发散热量,减少热量丧失。对于机械通气2小时以上的手术,应在气管导管与螺纹管之间加用热-湿交换过滤器(人工鼻)或在麻醉环路中使用加热湿化器,可减少呼吸道的蒸发散热。

二、围手术期机体体温过高的处理原则

1. 术前根据患者的年龄、病情、麻醉方式和麻醉用药,正确选择抗胆碱药。

2. 维持手术室合适的温度和湿度　维持室温在23~25℃,相对湿度在60%~70%,以预防室温升高导致的体温过高。

3. 连续监测体温　围手术期监测体温不仅能及时了解病情变化,而且有助于及时采取措施,防患于未然。对于小儿、老年人、休克患者、危重患者等体温调节功能低下者,以及术前高热、行体外循环、肝移植手术等情况,监测体温能及早发现体温变化,及早处理。

4. 麻醉诱导及维持力求平稳,维持正常的循环和呼吸功能,避免缺氧和二氧化碳蓄积。

5. 对手术中胸腹腔的各种冲洗液、输注的血液和液体以及吸入的气体,加温应适度,避免医源性体温升高。

6. 一旦发生高热,可用冰、降温毯或75%乙醇擦浴等来降低暴露皮肤的温度,或用冷盐水体腔内灌洗法降温,如腹腔、胸腔灌洗。

7. 经胃管或直肠给予具有中枢作用的药物,如阿司匹林、对乙酰氨基酚。

(闻庆平)

本章思维导图　　　　本章目标测试

本章数字资源

镇静（sedation）是应用药物使中枢神经系统受到抑制，不同程度地降低意识水平及机体的反应性，但机体对外界刺激仍能作出相应反应的一种状态。医学技术的发展对麻醉学科提出了新要求，对于手术患者，麻醉医师不仅要帮助患者安全、舒适地接受诊疗操作，而且要尽快地使其清醒和恢复；对于接受姑息性治疗或临终关怀的患者，麻醉医师也参与治疗方案的制订以最大限度地减少患者痛苦。各种快速显效、能精确预测作用时间、无蓄积、不良反应小的药物及其拮抗剂的应用，以及麻醉监测系统和给药系统的革新，为镇静技术的快速发展提供了保障。本章主要介绍临床麻醉中的镇静技术，如监护麻醉技术、日间手术镇静技术、放射介入镇静技术等。

第一节 | 镇静对生理功能的作用

镇静对生理功能的作用取决于镇静的程度。美国麻醉医师协会（ASA）将镇静的程度分为：最小镇静（抗焦虑）、适度镇静（催眠）、深度镇静和全身麻醉。最小镇静（抗焦虑）是指镇静药可抑制患者的认知功能，但患者对口头指令反应正常，几乎不影响呼吸和循环功能；适度镇静（催眠）是适度地抑制了患者的意识状态，患者仍可保持对口头指令的反应，其呼吸和循环功能通常可以维持；深度镇静是患者的意识被深度抑制，患者不易被唤醒但对疼痛刺激有反应，其呼吸功能可能需要辅助支持措施，循环功能通常可以维持；全身麻醉是指药物导致患者意识丧失，不能被唤醒，对疼痛刺激无反应，呼吸功能需要辅助支持，循环功能可能受到一定的抑制。

1. **对中枢神经系统的影响** 镇静药是一类对中枢神经系统具有抑制作用，能引起镇静和近似生理性睡眠的药物。小剂量可产生镇静作用，较大剂量则产生催眠甚至麻醉作用。镇静药对中枢神经系统的作用表现在对脑血流量（CBF）、脑代谢率（cerebral metabolic rate，CMR）和脑电图（EEG）的影响。绝大多数镇静药随着剂量的增加可以引起脑电活动下降。因此，临床上常用脑电图，包括脑电双频指数（BIS）、Narcotrend 指数、熵指数（EI）、意识指数（IOC）等来监测患者的镇静程度。但临床上一般是通过患者对刺激的反应来评价镇静药对中枢神经系统的抑制程度，如 Ramsay 评分（表12-1）。

表 12-1 Ramsay 评分

分数	状态描述	分数	状态描述
1	焦虑、躁动不安	4	嗜睡，对轻叩眉间或大声呼叫反应敏捷
2	配合，有定向力，安静	5	嗜睡，对轻叩眉间或大声呼叫反应迟钝
3	对指令有反应	6	嗜睡，无任何反应

2. **对呼吸系统的影响** 大多数镇静药可以剂量依赖性地抑制呼吸中枢和外周的化学感受器，导致患者潮气量、每分通气量降低，对缺氧及 CO_2 分压升高的反应降低，甚至出现一过性呼吸暂停，导致低氧血症和高碳酸血症。几乎所有的镇静药都能降低骨骼肌张力，导致功能残气量减少，引发肺不张和呼吸道梗阻。采用吸入麻醉药镇静，能够减弱低氧性肺血管收缩，加重通气血流比例失调。临床上可以通过观察患者的呼吸运动（包括呼吸频率、呼吸幅度、呼吸节律、吸呼比以及胸腹式呼吸活动）来

评价镇静药对呼吸系统的抑制程度。对于阻塞性睡眠呼吸暂停低通气综合征（obstructive sleep apnea hypopnea syndrome，OSAHS）的患者和某些存在潜在通气功能障碍者，应慎用镇静药，必要时需要建立人工气道如气管内插管、喉罩通气等。

3. 对心血管系统的影响　大多数镇静药可以剂量依赖性地抑制心血管功能，导致心率和血压的变化。这种对心血管功能的作用表现为对心肌收缩力、心脏传导系统、压力感受性反射、全身血管阻力、交感神经活性的影响等。因此，施行镇静时必须监测患者的心率、心律、血压，必要时应监测 12 导联心电图、补充液体和应用血管活性药物治疗。

4. 对其他系统的影响

（1）对免疫系统的影响：镇静药能调节免疫功能，其对免疫功能的影响因药物种类、剂量和作用机制而不同。因此，对长期镇静的患者，尤其对于已存在免疫功能异常的慢性重症患者，应监测免疫功能的变化以优化镇静 / 镇痛方案。

（2）对内分泌系统的影响：一些镇静药能影响下丘脑促肾上腺皮质激素释放激素（corticotropin releasing hormone，CRH）的分泌，进而影响垂体促肾上腺皮质激素（adrenocorticotropic hormone，ACTH）及肾上腺皮质激素的分泌。吩噻嗪类药物较长时间应用可抑制 ACTH、促性腺激素、生长激素和糖皮质激素的分泌，增加催乳素的分泌。此外，依托咪酯能可逆性、剂量依赖性地抑制 11β- 羟化酶，导致皮质醇的生物合成减少。长期镇静时应注意监测内分泌功能。

第二节 ｜ 常用镇静药和拮抗药

理想的镇静药应具备的条件是：起效快，剂量 - 效应关系明确，抗焦虑与遗忘作用可预测；半衰期短，无蓄积，停药后能迅速恢复；对呼吸、循环抑制作用小；代谢方式不依赖肝、肾或肺功能；与其他药物无明显相互作用；价格低廉等。临床上常用的镇静药多与全身麻醉药如丙泊酚、依托咪酯等相同，本章只介绍在第十七章"全身麻醉"中未介绍的药物。

一、苯二氮䓬类镇静药及拮抗药

常用的苯二氮䓬类受体激动药有咪达唑仑、地西泮、劳拉西泮及瑞马唑仑。

1. 咪达唑仑（midazolam）　具有典型的苯二氮䓬类药理活性，具有抗焦虑、镇静、催眠、抗惊厥及中枢性肌肉松弛作用，可产生暂时的顺行性遗忘作用。其作用强度是地西泮的 2～3 倍，血浆清除率高于地西泮，故其起效快，持续时间短，清醒相对较快，适用于治疗急性躁动患者。

咪达唑仑的中枢作用是通过占据苯二氮䓬受体，引起 γ- 氨基丁酸（γ-aminobutyric acid，GABA）的 GABA$_A$ 受体构象改变，促进 GABA 与 GABA$_A$ 受体的结合而使氯离子通道开放频率增加，氯离子内流增强，导致细胞膜超极化，产生突触后抑制效应。该药对循环有轻度抑制作用，可引起血压下降，心率反射性增快；对呼吸也有轻度的抑制，可降低潮气量，增快呼吸频率，缩短呼气时间，但不影响功能残气量。对循环和呼吸的抑制与用药量和注射速度有关，注射过快或剂量过大时可引起明显的呼吸抑制、血压下降，持续缓慢静脉输注可有效减少其副作用。

咪达唑仑长时间用药后会有蓄积和镇静作用的延长，在急性肾衰竭患者尤为明显；部分患者还可产生耐受现象。丙泊酚、西咪替丁、红霉素和其他细胞色素 P450 酶抑制剂可明显减慢咪达唑仑的代谢速率。

2. 地西泮（diazepam）　又名安定，具有抗焦虑、中枢性肌松和抗惊厥作用。

地西泮的作用机制与咪达唑仑相同。它能通过抑制脑干网状结构对脊髓反射的易化或直接抑制脊髓的多突触反射，起到抗惊厥作用；还可阻断作用于脑干网状结构所引发的觉醒脑电波，以及抑制边缘系统的海马和杏仁核的诱发电位的后发放，而产生镇静、催眠和抗焦虑作用。

地西泮的抗焦虑和抗惊厥作用与剂量相关，依给药途径而异。大剂量可引起呼吸抑制和血压下降。地西泮单次给药有起效快、苏醒快的特点,可用于急性躁动患者的治疗。但其代谢产物去甲安定和去甲羟安定均有类似地西泮的药理活性,且半衰期长。因此反复用药可致蓄积而使镇静作用延长。

注意事项:①静脉注射过快或剂量较大时,可引起血压下降、呼吸暂停等不良反应;②可引起注射部位疼痛及局部静脉炎;③青光眼、重症肌无力及肝功能不全者慎用。

3. **劳拉西泮**(lorazepam) 又名氯羟安定,具有很强的抗焦虑、镇静、催眠、顺行性遗忘作用。抗焦虑的效力约为地西泮的 5 倍。具有中枢性肌松作用和加强其他中枢神经抑制药的作用。对血压、心率和外周阻力无明显影响,对呼吸无抑制作用。临床应用范围与地西泮相似。

口服后吸收迅速,2～4 小时血药浓度达峰值。肌内注射后吸收较地西泮迅速和完全。静脉注射后血药浓度迅速达到峰值,但很快下降到接近肌内注射后的水平。劳拉西泮用药后起效慢,半衰期长,其主要代谢产物为与葡萄糖醛酸的结合物,可由肾脏迅速排出,只有一小部分转化为其他代谢物。劳拉西泮的药代动力学不受性别和肾脏疾病的影响,但其清除速率会因肝功能不全而减慢。

4. **瑞马唑仑**(remimazolam) 是一种新型的 $GABA_A$ 受体短效激动药,与 $GABA_A$ 受体有高亲和力,兼有咪达唑仑的安全性与丙泊酚的有效性,在血浆中由非特异性酯酶快速降解为羧酸代谢物 CNS7054。在人体中,瑞马唑仑的平均清除速率为(70.3 ± 13.9)L/h,稳定期分布容积为(34.83 ± 9.4)L。瑞马唑仑与丙泊酚相比,对呼吸及循环系统的抑制更轻微;与咪达唑仑相比,起效和消除更迅速;镇静程度和持续时间呈剂量相关性,系统清除速率与体重无明显相关性。

5. **氟马西尼**(flumazenil) 是苯二氮䓬类药物的竞争性拮抗药。氟马西尼因其特殊的构效关系,竞争性地和苯二氮䓬类受体结合,使受体复合蛋白活性降低,氯离子通道开放频率降低,氯离子内流减少,突触后抑制效应减弱,从而拮抗苯二氮䓬类药的中枢镇静作用。小剂量氟马西尼即可减轻中枢神经系统的深度抑制,使患者术毕快速清醒,提高术后的安全性。该药对循环、呼吸的影响小,对肝、肾功能影响小。与大多数苯二氮䓬类受体激动药相比,氟马西尼消除半衰期短,清除较快。因此,使用氟马西尼拮抗时,应注意避免拮抗后再度镇静而危及生命,也要警惕对长时间镇静者拮抗过度而导致躁动。

二、α₂ 肾上腺素受体激动药

α₂ 受体激动药有很强的镇静、抗焦虑作用;具有一定的镇痛作用,可减少阿片类药物的用量;具有抗交感神经作用,可导致心动过缓和 / 或低血压。

右美托咪定(dexmedetomidine)由于其对 α₂ 受体的高选择性,是目前唯一兼具镇静与镇痛作用的药物,同时它没有明显的心血管抑制及停药后反跳作用。右美托咪定在临床应用较广泛。

右美托咪定通过激动中枢神经系统 α₂ 受体最密集的区域——脑干蓝斑(负责调节觉醒与睡眠),引发并维持自然非眼动睡眠状态,产生镇静、催眠与抗焦虑作用。这种镇静状态是可以被刺激或语言唤醒的,且在产生镇静的过程中无呼吸抑制,使行机械通气的患者更加舒适,可以进行术中唤醒和镇静过程中的"每日唤醒"。

右美托咪定作用于脊髓后角突触前和中间神经元突触后膜 α₂ 肾上腺素受体,使细胞超极化,抑制疼痛信号向脑的传导,具有良好的镇痛作用。作用于脑干蓝斑的 α₂ 受体,终止疼痛信号的传导;抑制下行延髓 - 脊髓去甲肾上腺素能通路突触前膜 P 物质和其他伤害性肽类的释放,产生镇痛作用。右美托咪定还能直接阻滞外周神经 C 纤维和 Aα 纤维,产生镇痛作用。

右美托咪定很少引起呼吸抑制,对血流动力学的作用主要为低血压、高血压和心动过缓。

临床应用:成人负荷剂量为 1μg/kg,缓慢(>10 分钟)静脉泵入。维持剂量以 0.2～0.7μg/(kg·h)持续静脉泵入。

三、吩噻嗪类镇静药

1. **氯丙嗪**(chlorpromazine) 又名冬眠灵,为吩噻嗪类药物,主要抑制脑干网状结构上行激活系统、下丘脑和边缘系统,阻断中枢多巴胺受体,产生安定和抗精神病作用。抑制延髓化学感受区及呕吐中枢,产生镇吐作用。对下丘脑的抑制作用导致自主神经系统功能障碍,有较显著的抗肾上腺素能作用和轻度抗胆碱能作用,使外周血管阻力降低、血管扩张,致血压下降、心率增快,但组织灌注量增加;对心肌收缩力和心电无明显影响。对呼吸中枢无明显抑制作用。抑制体温调节中枢。目前临床应用较少,主要用于治疗精神分裂症、镇吐、低温麻醉及人工冬眠,与镇痛药合用治疗晚期癌症疼痛(简称癌痛)。经典配方为人工冬眠Ⅰ号:氯丙嗪50mg、异丙嗪50mg、哌替啶100mg。

2. **异丙嗪**(promethazine) 又名非那根,为最早合成的吩噻嗪类药,对中枢神经系统的抑制作用与氯丙嗪相似,但没有抗精神病作用。其镇静作用较氯丙嗪强,其他作用则弱于后者。与氯丙嗪显著不同的是其抗组胺作用,是组胺 H_1 受体拮抗药。该药具有抗胆碱作用,可防治晕动症和镇吐;对心血管系统无明显影响;对呼吸中枢无抑制作用,可松弛支气管平滑肌和抑制气道分泌,故可防止麻醉引起的咳嗽及支气管痉挛;对肝肾功能无明显影响。临床主要用于治疗过敏性疾病。临床麻醉中常作为麻醉前用药,有较好的镇静、镇吐作用。与哌替啶合用常用于辅助硬膜外阻滞。也是冬眠合剂的主要成分之一。用法与用量:口服,每次 12.5~25mg;肌内注射或静脉滴注,每次 25~50mg。

四、丁酰苯类镇静药

1. **氟哌啶醇**(haloperidol) 作用与氯丙嗪相似,但具有很强的抗精神病和运动兴奋作用,约为氯丙嗪作用的 50 倍。其作用机制是选择性阻断多巴胺 D_2 受体,也能阻断 α 肾上腺素受体,但降压作用不明显。有较强的抗呕吐作用,对顽固性呕吐和持续性呃逆有显著疗效。是临床治疗谵妄的常用药物。副作用:锥体外系症状多见,可引起剂量相关的 QT 间期延长,增加室性心律失常的危险,既往有心脏病病史者更易出现此类副作用。氟哌啶醇半衰期长,对急性发作谵妄的患者需给予负荷剂量,以快速起效。

2. **氟哌利多**(droperidol) 与氟哌啶醇相似,主要对皮质下中枢、边缘系统、锥体系统及下丘脑有抑制作用;起效快,作用维持时间少于 24 小时;其安定作用相当于氟哌啶醇的 3 倍,并有镇吐作用;能增强镇痛药的作用,与强效镇痛药合用可使患者产生镇静麻醉状态,称神经安定镇痛术。可用于麻醉前给药,具有较好的抗精神紧张、镇吐作用。副作用:可产生锥体外系症状,发生率较氟哌啶醇为低,有锥体外系反应者禁用;也可引起 QT 间期延长,有心脏病病史者慎用。儿童、青少年、老年患者及肝功能不全者慎用。

第三节 | 镇静的临床应用原则

一、镇静的适应证

1. **恐惧、焦虑者** 患者对于诊疗措施出现恐惧和焦虑症状,包括临床症状(如心悸、出汗)和紧张感。

2. **躁动、谵妄者** 躁动是一种伴有不停动作的易激惹状态,或者说是一种伴随着挣扎动作的极度焦虑状态。对于躁动或有其他精神症状的患者必须给药控制,防止意外发生。谵妄是多种原因引起的一过性的意识错乱状态,谵妄的临床特征是短时间内出现意识障碍和认知功能改变,意识清晰度下降或觉醒程度降低是诊断的关键。谵妄状态必须及时控制,同时应及时发现躁动或谵妄的原因,积极控制躁动或其他精神症状,纠正患者的生理紊乱状况。一般少用镇静药,镇静药、镇痛药使用不当可能会加重谵妄症状。

3. **刺激性诊疗操作** 刺激性诊疗操作往往给患者带来生理和心理上的痛苦,如气管内插管、机械通气、肾脏替代治疗等,应采取镇痛和镇静治疗以减轻或抑制患者身体和心理的应激反应。

4. **无法配合的患者** 小儿和精神障碍者等无法配合诊疗的患者,常常需要镇静。

5. 睡眠障碍的患者　睡眠障碍可能会延缓组织修复、降低细胞免疫功能。睡眠障碍的类型包括失眠、过度睡眠和睡眠-觉醒节律障碍等。许多住院患者常有失眠或睡眠-觉醒节律障碍,需要给予镇痛、镇静以改善睡眠质量。

6. 姑息性治疗或临终关怀的患者　严重疾病的患者,大多常伴有疼痛、呼吸困难、焦虑和抑郁,需要镇静镇痛以减轻痛苦和提高生活质量。

二、镇静的目标

镇静是在已去除疼痛因素的基础上,帮助患者减轻焦虑,诱导睡眠和遗忘的进一步治疗,其目标在于:

1. 消除或减轻患者的疼痛及不适感,减轻不良刺激及交感神经的过度兴奋。

2. 改善睡眠,诱导遗忘,减少或消除患者对检查治疗期间病痛的记忆。

3. 减轻或消除患者的焦虑、躁动甚至谵妄,防止患者的无意识行为干扰诊疗。

4. 降低患者的代谢速率,减少其氧需和氧耗,使机体组织氧耗的需求变化尽可能适应受到损害的氧输送状态,并减轻各器官的代谢负担。

三、镇静期间的监测

镇静的基本监测应该与全身麻醉相同,必须包括:①专职人员全程监测;②呼吸监测,包括临床体征、脉搏血氧饱和度(SpO_2)及呼气末二氧化碳分压($P_{ET}CO_2$);③循环监测,包括心电图、血压和心率;④镇静深度监测,包括 Ramsay 评分、脑电图;⑤体温监测。

镇静一般由麻醉医师和/或麻醉护士实施。如果是非麻醉医师实施镇静,必须掌握中度和深度镇静时基本生命支持的技能(心肺复苏、人工呼吸等),必须熟悉镇静药、镇痛药及其拮抗药的药理特性。进行深度镇静时,必须掌握开放呼吸道和进行正压通气的技术,包括:①复苏措施和各种药物及仪器的使用;②气管内插管术及呼吸机的使用;③气管拔管的指征和时机;④各种监测指标的临床意义。

四、镇静的撤离标准

1. 门诊镇静患者撤离标准　门诊镇静患者撤离标准可以依据门诊麻醉后离院评分标准(Postanesthetic Discharge Scoring,PADS)。该评分的内容为 5 个主要指标:①生命体征,包括血压、心率、呼吸频率和体温;②活动状态;③恶心呕吐;④疼痛;⑤手术出血。评分≥9 分者,可在成人陪同下出院(详见第十八章"日间手术麻醉与手术室外麻醉")。

2. 镇静监护撤离标准　负责监护镇静患者的医务人员可依据麻醉后恢复评分(改良 Aldrete 评分),对镇静后患者的苏醒程度进行总体评价(详见第二十章"麻醉后监护治疗病房"),评分≥9 分时,医务人员才能离开被镇静监测者。

五、常用镇静技术的实施

1. ICU 患者的镇静　大多数非机械通气的 ICU 患者都需要进行镇静治疗,以减少焦虑、躁动、谵妄和睡眠障碍的发生。相对于全身麻醉患者的镇静与镇痛,对 ICU 患者的镇静/镇痛治疗更加强调"适度"的概念,"过度"与"不足"都可能给患者带来损害。为此,需要对重症患者的疼痛与意识状态及镇痛镇静疗效进行准确的评价,根据患者的病情变化调整治疗方案,有利于患者的加速康复。

临床上强调以"患者为中心"的镇静/镇痛目标。措施包括早期、舒适化、以镇痛为基础、最小量镇静,并给予患者充分的人文关怀。由于 ICU 患者需要镇静的时间较长,因此,镇静期间要求保留自主呼吸,维持基本的生理防御反射和感觉运动功能,实施每日唤醒计划以评估其神志、感觉与运动功能。因 ICU 患者多合并器官功能障碍,并接受多种药物和不同方式的治疗,因此,必须考虑所用药物之间的相互作用,药代 / 药效动力学的变化,药物在体内的蓄积等,定期判断镇痛镇静的程度并随时调整药物种类与剂量。

短期(≤3 天)镇静,丙泊酚与咪达唑仑产生的临床镇静效果相似。而丙泊酚停药后清醒快,拔管时间明显早于咪达唑仑,但未能缩短患者在 ICU 的停留时间。劳拉西泮起效慢,清除时间长,易发生过度镇静。因此,ICU 患者短期镇静主要选用丙泊酚与咪达唑仑。

长期(>3 天)镇静,丙泊酚与咪达唑仑相比,丙泊酚苏醒更快、拔管更早。但在镇静初期丙泊酚较易导致出现低血压,而咪达唑仑易导致呼吸抑制,用药期间咪达唑仑可产生更多的遗忘。劳拉西泮是 ICU 患者长期镇静治疗的首选药物,其起效较慢,半衰期长。劳拉西泮的优点是对血压、心率和外周阻力无明显影响,对呼吸无抑制作用。缺点是易于在体内蓄积,苏醒慢;其溶剂丙二醇长期大剂量输注可能导致急性肾小管坏死、代谢性酸中毒及高渗透压状态。

为避免药物蓄积和药效延长,可在镇静过程中实施每日唤醒计划,即每天定时中断镇静药的输注(宜在白天进行),以评估患者的精神与神经功能状态。该方案可减少用药量,减少机械通气时间和 ICU 停留时间。但在患者清醒期须严密监测和护理,以防止患者自行拔出气管内插管或其他装置。

大剂量使用镇静药治疗超过 1 周,可产生药物依赖性和戒断症状。苯二氮草类药物的戒断症状表现为:躁动、睡眠障碍、肌肉痉挛、肌阵挛、注意力不集中、经常打哈欠、焦虑、震颤、恶心、呕吐、出汗、流涕、声光敏感性增加、感觉异常、谵妄和癫痫发作。因此,为防止戒断症状,不应突然停药,而应有计划地逐渐减量。

2. 机械通气患者的镇静　机械通气患者常需要充分镇静 / 镇痛,以减轻应激反应;同时治疗患者的紧张、焦虑及躁动,提高患者对机械通气及其他诊疗操作的耐受能力。

镇静的程度取决于镇静的目的,如减轻焦虑、解除疼痛或抑制呼吸驱动力等,通过调节镇静药的注射速度,达到理想的镇静水平,使患者有一定程度的睡眠,又可被唤醒。在需要睡眠时应加深镇静水平,而在唤醒期减少镇静药的用量,以恢复患者的睡眠 - 觉醒周期正常化。镇静过深可造成患者失去定向力和心血管功能不稳定,而且难以撤离呼吸机。

应根据病情预计需要机械通气的时间如短期(≤24 小时)或长期(>24 小时)来选用镇静药。对短期机械通气者最好应用短效镇静药如咪达唑仑或丙泊酚,一般采用连续静脉注射的方法。过度镇静治疗可导致气管内插管拔管时间延迟,ICU 住院时间延长,治疗费用增高。因此,对机械通气患者可以间断使用镇静药或在"按需"基础上调整剂量,应根据个体化原则和患者的需要进行调节,从而达到镇静目标,最终缩短机械通气时间和 ICU 住院时间,使患者能较早地主动参与并配合治疗。

3. 监护麻醉(monitored anesthesia care,MAC)　清醒镇静(conscious sedation)是指通过药物或非药物方法对患者意识进行最低限度的抑制,患者依然能够维持气道通畅,对刺激或口头指令有反应。监护麻醉是指患者在接受局部麻醉或未用麻醉药物时,由麻醉医师对其进行监测和镇静 / 镇痛。如果患者意识完全消失,或不能维持呼吸道通畅,则应认为是全身麻醉。

监护麻醉并非只是给予镇静,而是在镇静状态时进行麻醉的专业性监护,以确保患者安全和舒适。因此,要求实施监护麻醉的医务人员应具备一定的资质,有处理气道梗阻、通气不足和血压下降等的能力,并能按需要调整镇静程度。实施监护麻醉时的监测标准与全身麻醉相同。监护麻醉的基本监测标准至少包括对通气、氧合、循环和镇静水平的评估,并强调麻醉医师必须始终在患者身边,且能随时处理紧急情况。在监护麻醉下接受手术者,通常不作气管内插管,测定 $P_{ET}CO_2$ 很困难,此时最容易发生的、最危险的并发症为通气不足。因此,应密切观察患者的胸廓运动幅度、呼吸频率等。

监护麻醉一般限用于浅表或短小的手术,但也同样适用于各专科短小的诊疗。用药既要达到患者满意,消除焦虑和镇静 / 镇痛的效果,为操作成功和安全保障提供条件,又要使患者能够快速清醒。监护麻醉的患者也应依据以下标准判定能否离院:①生命体征平稳至少 1 小时;②定向力恢复正常;③能自主行走且不伴头晕;④仅有轻微疼痛、恶心呕吐等不良反应;⑤由麻醉医师和手术医师共同告知术后回家期间注意事项以及需要帮助时的联系地点和人员;⑥患者必须由有负责能力的成人护送回家并在家中照看。

4. **日间手术的镇静**　日间手术时,对于局麻和神经阻滞者,可给予适度的镇静以保证患者的安全和舒适。一般使用咪达唑仑、丙泊酚等药物,可产生顺行性遗忘和抗焦虑作用,且不延长苏醒时间。小剂量丙泊酚还可辅用短效阿片类药,如瑞芬太尼。神经阻滞复合镇静有利于患者的恢复,许多患者可用神经阻滞复合监护麻醉替代全麻或椎管内麻醉(详见第十八章"日间手术麻醉与手术室外麻醉")。

5. **放射介入镇静技术**　多采用监护麻醉技术或气管内插管全麻。手术室外麻醉的监测设备和项目应与手术室内相同。在镇静开始前,必须检查供氧设施、吸引器、麻醉及急救设备是否正常工作,药品准备得是否齐全,尤其是一些急救药品。镇静开始后,必须仔细观察患者的状态及监测的数值变化,对紧急情况能及时发现和处理。诊疗结束后的患者应密切监测,必要时送 PACU(详见第十八章"日间手术麻醉与手术室外麻醉")。

6. **姑息性镇静或临终关怀镇静技术**　姑息性镇静或临终关怀镇静是指为了治疗难治性症状,给患者提供最佳的支持治疗以达到症状控制,有目的地使患者处于镇静状态,从而改善患者的生存质量。谵妄、烦躁及呼吸困难是决定患者接受镇静治疗的最重要的三个因素,其余重要因素包括无法缓解的疼痛、焦虑、精神抑郁等。严格掌握适应证和医学伦理审核是实施姑息性镇静或临终关怀镇静的关键。常用的药物是氟哌啶醇和咪达唑仑。

六、镇静的并发症及处理

1. **呼吸抑制**　呼吸抑制是镇静镇痛药物引起的中枢性和外周性呼吸抑制,为镇静患者常见的呼吸系统并发症,表现为低氧血症和高二氧化碳血症,严重者可能出现呼吸暂停。

(1)原因:①患者因素,如老年人、阻塞性睡眠呼吸暂停综合征和术前合并慢性支气管炎、肺气肿、哮喘等呼吸系统疾病;②药物因素,如丙泊酚、依托咪酯、阿片类药物等;③手术因素,如上腹部手术、颈部手术、胃镜手术等。

(2)处理:①保持呼吸道通畅;②吸氧;③采用人工呼吸方法恢复有效肺泡通气和换气;④减轻镇静程度以免加重呼吸抑制;⑤使用拮抗药,如纳洛酮、氟马西尼;⑥必要时行气管内插管和机械通气。

2. **循环抑制**　镇静镇痛药对循环功能的影响主要表现为血压变化,也可表现为心动过缓或其他心律失常。血压下降超过镇静前的 20% 或者收缩压低于 80mmHg 即为循环抑制。

(1)原因:①血容量不足;②心源性休克;③过敏性休克;④手术因素;⑤输血反应;⑥药物作用。

(2)处理:①确认血压数值;②排除手术因素;③判断循环抑制的原因,对因处理;④减浅镇静的程度,减少镇静药的影响;⑤必要时给予血管活性药物。

3. **注射痛**　某些镇静药的注射痛是由制剂的渗透压和 pH 对血管内膜的刺激所致。地西泮和依托咪酯的渗透压高,常产生注射痛。丙泊酚属于苯酚类化合物,对血管组织也有一定的刺激作用而引起疼痛。

缓解注射痛的方法包括:选用粗大的静脉注射,减慢药物注射的速度,注射前静脉内应用局麻药、非甾体抗炎药、阿片类药物等。

4. **恶心呕吐**　恶心呕吐是镇静常见的并发症。

(1)原因:①患者因素:女性发生率明显高于男性,小儿高于成人,70 岁以上患者的发生率明显低于年轻者;②药物因素:吗啡可以增加恶心呕吐的发生,氯胺酮、依托咪酯均可以诱发术后呕吐;③手术因素:耳前庭、头颈部、上腹部手术以及腹腔镜手术中容易发生呕吐;④刺激因素:术后疼痛、低血压、缺氧、胃肠减压管的刺激可引起恶心、呕吐。

(2)预防和治疗:应重在预防。使用丙泊酚和咪达唑仑镇静可降低恶心、呕吐的发生率。$5-HT_3$ 受体拮抗药可有效预防和治疗术后恶心呕吐;其他常用的镇吐药包括氟哌利多、地塞米松和甲氧氯普胺等。目前倾向于多模式镇吐,如昂丹司琼和氟哌利多联合使用,可能更有效。

5. 苏醒延迟　手术结束后超过在 90 分钟患者意识仍未恢复,排除昏迷后即为苏醒延迟。

（1）原因:①镇静药过量,包括单位时间内过量、总量过大以及因患者个体差异药物相对过量。肝功能障碍时药物代谢减慢、肾功能障碍时药物排泄延迟和个体差异造成的药物耐受性差等,均可导致镇静药相对过量。②低氧血症。③低血压。④吸入低浓度氧,呼吸抑制、呼吸道梗阻。当 PaO_2 <60mmHg 或 SaO_2<75% 时,可发生脑组织缺氧,并可出现意识障碍。⑤贫血:若术中失血量较多、Hb<20~50g/L,可出现意识障碍。慢性贫血者,脑耐受低氧的能力虽较强,但可发生术后苏醒延迟。⑥糖代谢紊乱:出现低血糖休克昏迷、糖尿病酮症昏迷、糖尿病非酮症高渗性昏迷。⑦严重水、电解质紊乱:血钠>160mmol/L 或血钠<100mmol/L,均可引起意识不清。⑧脑疾病:脑水肿、脑血管意外等。⑨其他:尿毒症、酸中毒或碱中毒、血氨水平增高、低体温以及心搏骤停复苏后等。

（2）预防:①全面了解镇静药的药理特性,包括起效时间、作用时间、半衰期、代谢方式等;②合理调整镇静的停药时间,根据患者的状况、手术时间、药物作用特点和药物相互作用等选择或终止使用药物;③镇静期间避免低氧血症;④预防水、电解质紊乱发生。

（3）处理:①保持呼吸道通畅和血流动力学稳定,加强监测,充分给氧;②应用拮抗药;③纠正代谢紊乱;④处理脑部并发症。

（田首元）

本章思维导图　　　　　本章目标测试

第十三章 | 体外循环和体外膜肺氧合

第一节 | 体外循环

一、概念和原理

体外循环（extracorporeal circulation，ECC）是利用一系列人工装置将体内血液引流至体外，经过处理后再泵回体内的循环过程。狭义的体外循环是将上、下腔或右心房的静脉血引流至体外，进行气体交换并经调节温度和滤过等处理后，再泵入体内动脉的一项生命支持技术，又称心肺转流术（cardiopulmonary bypass，CPB）。体外循环技术最初应用于心内直视手术，近年随着医学的发展，体外循环已经不仅仅局限于心血管领域，还应用于某些特殊手术或危重患者的生命支持。体外循环的基本原理是利用人工装置暂时代替心脏的泵血功能和肺的气体交换功能，以维持身体重要器官的氧供和血流灌注。

二、体外循环的主要装置

体外循环的主要装置包括体外循环机和氧合器，附加装置包括温度调控装置、过滤器、血液回收和储血装置、心肌保护液灌注装置、监测装置、插管套件和管路等（图 13-1）。

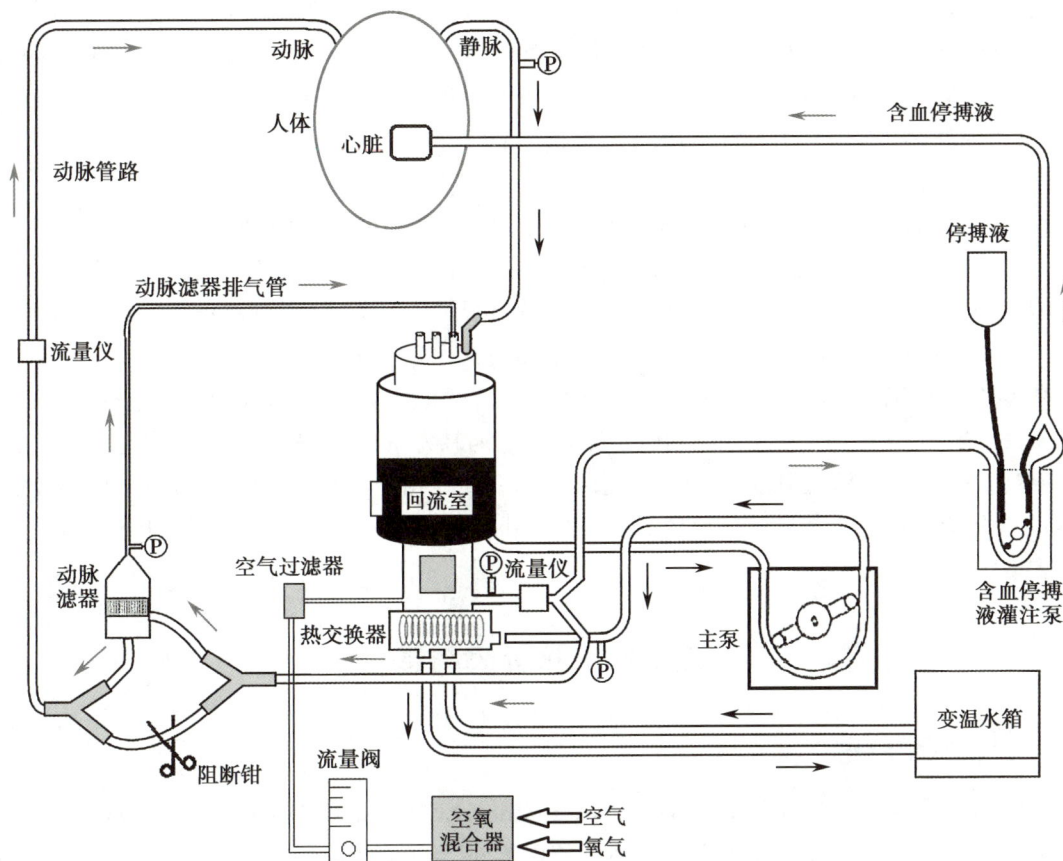

图 13-1　体外循环示意图

1. **体外循环机**　血泵是其主要组成部分,又称人工心,是血液循环的驱动装置,作用是暂时代替心脏的泵血功能,驱动血液在管道及体内循环。理想的血泵应在提供血液动能的同时,对血液成分没有破坏,其流量可以根据患者的循环状态进行精确调整并实时监测。目前临床上应用的主要有滚压泵和离心泵:①滚压泵由泵头和泵管等组成,泵头对泵管挤压,推动管内液体单向流动。每转的血流量与泵管内径成正比,调节转速可控制转流量。滚压泵的主要缺点是血液成分破坏较多,尤其在长时间转流后更明显。由于滚压泵操作简单、费用低,尽管有诸多缺点,目前仍然是国内使用最广泛的血泵。②离心泵是根据液体在做同心圆运动时产生离心力原理而设计的。与滚压式血泵比较,它是一种更为理想的血泵,其主要优点是:血液成分破坏小,不产生过高压力,可避免泵入大量气泡,因而安全性更高。但离心泵头为一次性使用,费用较高。

2. **氧合器**　又称人工肺,是气体交换装置,作用是在体外将静脉血氧合成动脉血,并排出二氧化碳。目前临床上应用的主要有鼓泡式和膜式两种氧合器:①鼓泡式氧合器是将氧气吹入氧合室内,以大量微气泡的形式直接与静脉血充分混合,微气泡与血液气体交换,静脉血得到氧合,同时排出二氧化碳。随后血液经去泡装置将气泡去除,即成为含氧量高的动脉血。鼓泡式氧合器的预充量大,对血液破坏较重,可能造成较严重的炎症反应,氧合性能也有限,使用已越来越少。②膜式氧合器,又称膜肺,是目前最接近人体生理状况的一种氧合器,该种氧合器是通过一层可透气的高分子膜进行气体交换,其特点是气血不直接接触,仿生性较好。

三、体外循环的实施

1. **体外循环前准备**　首先根据病情和手术方案制订体外循环方案。其次检查体外循环设备,如电源、体外循环机、变温水箱等,确保其处于良好的工作状态。安装连接管道、氧合器等,连接完成后,选择适当的预充液(晶体液、胶体液或血液制品等),将管道、氧合器和血泵等进行预充,充分排尽动脉管道内空气,并进行适当的血液稀释。

2. **建立体外循环**　由中心静脉注入肝素300～400U/kg抗凝,维持活化凝血时间(activated clotting time,ACT)大于480秒。经升主动脉插入动脉供血管,与人工心肺机的动脉端连接。经右心房或上、下腔静脉插入静脉引流管,与人工心肺机的静脉端连接。一些特殊情况下,可以通过其他血管建立体外循环。

3. **体外循环转流**　体外循环转流开始后,人工心肺机的灌注流量应根据患者体重或体表面积等计算,并且根据手术需要实施低温和复温。心内直视手术的主要操作通常在钳夹升主动脉、灌注心肌保护液和心脏停搏后进行。从转流开始到升主动脉阻断前及开放主动脉到停止转流这两段时间内,由于主动脉血流来自心脏射血和血泵泵血,这种转流方式称为并行循环。

4. **体外循环结束**　在心脏复跳后的并行循环阶段,可逐渐降低灌注流量直至停止转流。停止转流的条件一般为:①平均动脉压60～80mmHg,心肌收缩有力,心脏充盈适度,心电图基本恢复正常;②体温基本正常;③食管超声检查心脏手术效果满意,心腔内基本无残余气泡;④血气分析、电解质等基本正常。转流结束后,静脉注射鱼精蛋白以中和肝素至ACT基本恢复正常,并按序拔出静脉引流管和主动脉插管。

第二节 ｜ 体外膜肺氧合

一、概念和原理

体外膜肺氧合(extracorporeal membrane oxygenation,ECMO)是体外生命支持(extracorporeal life support,ECLS)技术的一种,是将血液从体内引流到体外,经膜式氧合器(简称人工肺)氧合后由驱动泵将血液回输入体内的中短期心肺支持技术,即采用体外循环技术对危重患者的呼吸和循环功能进行辅助支持。作为体外循环拓展应用的一个重要方向,ECMO 主要适用于心肺功能严重受损的患者。在治疗期间,ECMO 可部分或完全替代心脏和 / 或肺的功能,使患者的心脏和肺得到充分休息,全身氧供得到改善,血流动力学处于相对稳定的状态,从而为患者心肺功能的恢复和原发病的诊疗争取时间。

ECMO 作为一种新兴的体外生命支持技术,其支持时间已经由最初的数小时达到数天甚至数周,应用范围也从最初对心脏手术后停止体外循环困难的支持,发展为对心肺功能衰竭的治疗,成为危重症救治的重要技术之一。

二、ECMO 的主要装置

ECMO 的主要装置包括膜式氧合器和血泵,附加装置包括变温水箱、空气氧气混合装置、监测装置、报警装置、插管套件和管路等(图 13-2)。

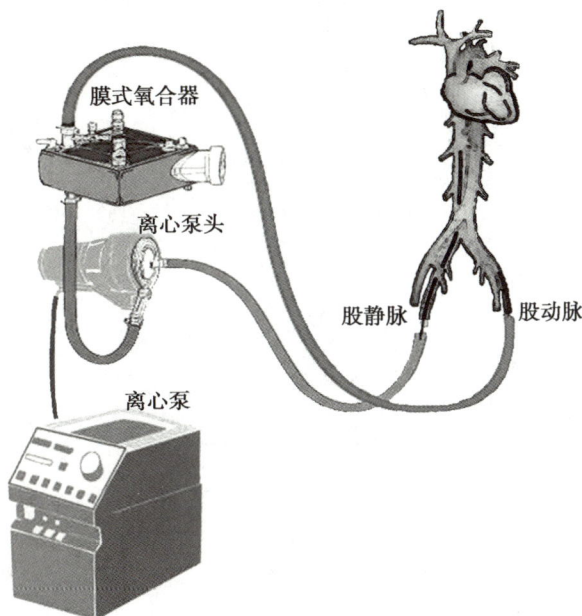

图 13-2　ECMO 示意图

1. **血泵**　是驱动血液循环的动力装置,作用类似暂时性人工心脏。血泵首选离心泵,其优势是安装移动方便,血液破坏小,可根据静脉回流量和动脉阻力自动调节灌注量,保持循环的相对稳定。

2. **膜式氧合器**　是在体外将血液氧合,并排出二氧化碳的装置。ECMO 一般使用膜式氧合器,其原理是氧气和二氧化碳通过膜与血液进行气体交换,此交换过程中气体和血液并不直接接触,类似于生理状态下气体通过肺泡 - 毛细血管膜与血液进行气体交换。根据膜的制造材质可分为固体硅胶膜、微孔中空纤维膜或固体中空纤维膜。固体硅胶膜与血液相容性较好,血液成分破坏小,不易发生血浆渗漏,适合长时间使用,缺点是排气困难,价格昂贵。微孔中空纤维膜安装简便,排气快速,气体交换效果好,膜面积小,能有效减少血小板激活、红细胞破坏和血栓形成,但长时间转流后可出现血浆渗漏,尤其是静脉输注脂类时更容易发生,限制了其临床应用。目前常用的固体中空纤维膜结合以上两种膜的优点,克服了血浆渗漏的缺点,临床应用时间明显延长。

3. **变温水箱**　变温水箱一般和膜式氧合器配套使用,作用是在转流过程中维持血液温度恒定。一般情况下,水箱水温保持在 37℃,以避免低体温。也可根据病情实施治疗性低温。

4. **插管和管路**　动静脉插管的直径和长短应根据对灌注量的要求、患者体重、病情等多方面因素综合考虑,原则上应能够充分引流,管道长度适中,减少预充量。ECMO 使用的血管内导管一般采用肝素涂层技术,即在管道内壁附着肝素,以减少对患者凝血和纤溶系统的激活,减少肝素用量、减少炎症反应、保护血小板及凝血因子,可降低 ECMO 并发症的发生率,延长支持时间。

三、ECMO 和 CPB 的区别

ECMO 是在 CPB 的基础上发展而来,其具有以下特点:①适应长时间转流的需要;②血液成分破坏较小;③预充量较少;④体积较小,便于移动,操作简单。虽然 ECMO 的基本组成与 CPB 相似,但在某些方面与 CPB 有所区别,其主要区别之处见表 13-1。

表 13-1　ECMO 和 CPB 的区别

比较要点	CPB	ECMO
血泵	至少 3 个,通常为滚压泵	1 个,通常为离心泵
氧合器	开放式	密闭式,肝素表面涂层
抗凝	常规肝素化,ACT>480 秒	少用或不用肝素,ACT<220 秒
使用时间	短,通常<8 小时	长,数天甚至数周
建立途径	开胸心脏插管	股部或颈部动静脉插管
更换	无须,一次性	适时更换氧合器及其他部件
目的	多用于心脏手术	心肺功能支持或等待器官移植
应用地点	手术室	重症监护治疗病房、急诊室和手术室
低温技术	常用	很少用
储血槽	有	无
血液稀释程度	较大	较小
血栓过滤	有	无

四、模式选择

ECMO 可根据患者的病情和治疗目的选择不同的插管部位,即不同的循环模式。

1. **静脉 - 静脉转流**（V-V ECMO）　通过静脉将患者静脉血引至体外,经氧合器氧合并排出二氧化碳后再次泵入患者静脉。其原理是在静脉血经肺之前在体外进行气体交换,从而起到改善氧供的作用。V-V ECMO 不能提供直接的循环功能支持,主要适合严重呼吸衰竭的患者改善氧合。最常用的循环路径是经股静脉引出血液,然后经颈内静脉泵入。也可经颈内静脉引流,经股静脉泵入,或者经颈内静脉插入双腔管引流泵入。V-V ECMO 的一个常见问题是再循环,即泵入体内的氧合血又从静脉引流管再次进入 ECMO 重复氧合,降低了 ECMO 的氧合效率。

2. **静脉 - 动脉转流**（V-A ECMO）　由右心房(经股静脉或颈内静脉插管)将患者静脉血引至体外,经膜式氧合器氧合并排出二氧化碳后泵入患者的大动脉。其原理与 CPB 的原理相似,即未氧合的静脉血引流到体外,在体外氧合后再泵入大动脉,对呼吸和循环均起到支持作用。V-A ECMO 适合心力衰竭或呼吸衰竭伴有心功能受损的患者。V-A ECMO 的插管入路主要可分为两类:①中心插管,血液从右心房引出,从升主动脉输入,适用于开胸手术后患者;②周围大血管插管,成人通常选择股动、静脉插管,婴幼儿可选择颈动、静脉插管。V-A ECMO 的不足之处是 ECMO 转流量大时,非搏动性血流占了大部分,同时流经肺循环的血流量减少,长时间可出现肺水肿和血栓形成。此外,周围血管插管还存在肢体缺血坏死的风险。

五、临床应用

ECMO 主要用于循环和呼吸支持,但由于风险高、创伤较大且对技术要求较高,一般只适用于常

规治疗方法效果不佳,且死亡风险很高患者的支持治疗,其治疗效果主要取决于心脏和肺功能是否能恢复,也可用于器官移植受体术前等待期间的支持治疗。与常规的呼吸、循环支持方法相比,ECMO的优越性体现在:①有效改善低氧血症;②有效的循环支持;③避免长时间高浓度氧吸入所致的肺损伤;④避免长时间机械通气所致的机械通气相关性肺损伤;⑤对血液成分破坏小,可以进行长时间心肺功能支持;⑥对水、电解质进行可控性调节。

(一) ECMO 的适应证

1. 急性呼吸衰竭　对于采用常规治疗方法无效,死亡风险非常高的急性呼吸衰竭患者,如判断其病情具有潜在的可逆性,可考虑使用 ECMO,如急性感染、误吸、严重损伤等造成的呼吸衰竭患者。一般认为慢性肺部疾病所导致的呼吸衰竭不是 ECMO 的适应证,但可利用 ECMO 作为肺移植前的过渡。部分新生儿疾病引起的呼吸衰竭也是 ECMO 的适应证,如胎粪吸入综合征、先天性膈疝和急性呼吸窘迫综合征等。

2. 心力衰竭　各种原因导致的心脏功能衰竭,难以通过常规治疗维持有效循环的患者,如判断其病情具有潜在的可逆性,可考虑通过 ECMO 进行循环支持。ECMO 适用于以下疾病:①重症心肌炎,如患者出现严重的心功能不全、心律失常且药物治疗无效时,可使用 ECMO 进行循环支持;②急性心肌梗死导致心源性休克时,使用 ECMO 进行循环支持可减少心血管药物的用量,使心脏得到休息,同时行心导管介入或冠状动脉旁路移植手术;③急性肺栓塞引起循环衰竭和严重低氧血症时,可使用 ECMO 进行循环和呼吸支持;④心脏手术后严重低心排血量、肺动脉高压,常规治疗无效时,可考虑使用;⑤心脏移植术前等待期间,如血流动力学难以维持,可使用 ECMO 维持重要器官灌注。

(二) ECMO 的禁忌证

ECMO 的禁忌证包括:①显著的出血倾向;②预后很差,如恶性肿瘤的终末期;③不可逆的器官功能衰竭(心、肺、肝、肾等);④脑死亡;⑤无法控制的脓毒症;⑥重度免疫抑制。

(三) ECMO 的并发症

ECMO 的并发症包括:①出血(最常见);②插管远端肢体缺血坏死;③脑缺血;④感染;⑤肾功能不全;⑥血栓形成。

(四) ECMO 的终止指标

当 ECMO 循环流量仅为患者血流量的 10%~25%,并可维持代谢正常时,应考虑终止 ECMO。如患者终止 ECMO 1~3 小时内情况稳定,即可拔除循环管道;如 ECMO 继续终止 24~48 小时,病情稳定可逐渐撤离呼吸机。

发生下列恶性情况也应终止 ECMO:

(1) 不可逆的脑损伤。

(2) 其他重要器官功能严重衰竭。

(3) 顽固性出血。

(4) 心肺出现不可逆损伤。

(于泳浩)

本章思维导图　　　　本章目标测试

第一节 | 超声对重要器官功能的评估

一、概述

超声技术是通过超声探头发射超声波进入人体,超声波在体内被组织吸收而衰减,并在不同组织界面发生反射及折射。因为不同组织的反射与折射以及吸收超声波的程度各不相同,返回的声波经过探头接收、仪器处理后,可显示出不同的波形、曲线或影像,这在一定程度上克服了视觉不能透视的局限性,成为超声诊断和引导操作与治疗的基础。近年来,超声技术以其无创、连续、准确、实时和便捷等优点,已经在临床上应用于重要器官功能的评估。

二、心脏超声

(一)心脏超声的概念及分类

心脏超声,即超声心动图(echocardiography),是利用超声的特殊物理学特性检查心脏和大血管的解剖结构及功能状态的一种无创性技术。根据探头摆放的不同位置,可分为经胸超声心动图(transthoracic echocardiography,TTE)和经食管超声心动图(transesophageal echocardiography,TEE)(图 14-1)。

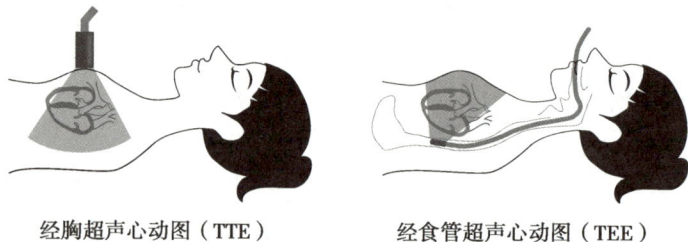

经胸超声心动图（TTE）　　经食管超声心动图（TEE）

图 14-1　超声心动图的分类示意图

(二)经胸超声心动图(TTE)

是将超声探头置于胸部,从胸骨左缘、心尖、剑突下、胸骨上、胸骨右缘 5 个位置来探测心脏、血管形态结构以及功能改变的一种超声显像方法。这 5 个部位称为"声窗",其中胸骨右缘较少用。超声心动图检查时,扫查平面(超声束的基本方向)相对于心血管结构的基本空间关系,称为切面,包括长轴、短轴和四腔平面。以下是 TTE 标准切面。

1. **胸骨左缘声窗**
（1）长轴切面:左心室、右心室流出道、右心室流入道。
（2）短轴切面:大动脉、二尖瓣、乳头肌、心尖。
2. **心尖部声窗**　四腔心(图 14-2)、五腔心、两腔心、左心室长轴。
3. **剑突下声窗**　四腔心、大动脉短轴、右心室流入道、右心室流出道、心房两腔、下腔静脉长轴。

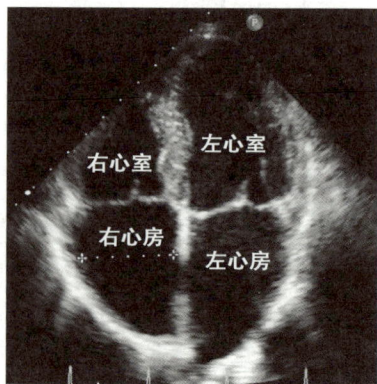

图 14-2　TTE 心尖四腔心切面

4. **胸骨上声窗**　主动脉弓长轴、主动脉弓短轴、上腔静脉长轴。

（三）经食管超声心动图（TEE）

TEE比TTE在临床麻醉中更为常用，它是将超声探头置于食管内，从心脏的后方向前近距离探查其深部结构的一种超声显像方法。其克服了经胸超声检查的局限性，不受肺气肿、肥胖、胸廓畸形等因素的影响。此外，TEE不干扰心胸外科手术操作，不接触术野，连续成像，便于观察。由于食管探头紧邻左心房，与心脏后部结构接近，因此对经胸探查显示不清的心脏后部结构能够清晰显示，对心脏疾病诊断的灵敏度和特异度均有所提高。

临床麻醉中的超声心动图检查主要是TEE检查。TEE克服了TTE检查的局限性，其标准切面可达20个（表14-1），因此观察角度更多，可获得更多、更准确、更全面的信息。

表14-1　TEE的标准切面

食管中段（12个）	经胃（6个）	食管上段（2个）
• 四腔心	• 中部短轴	• 主动脉弓长轴
• 两腔心	• 两腔心	• 主动脉弓短轴
• 二尖瓣联合部	• 心脏基底部短轴	
• 长轴	• 长轴	
• 主动脉根部短轴	• 深部长轴	
• 主动脉瓣长轴	• 右心室流入道	
• 右心室流入 - 流出道		
• 双腔静脉		
• 降主动脉短轴		
• 降主动脉长轴		
• 升主动脉长轴		
• 升主动脉短轴		

尽管TEE是一项无创检查，相对安全、适用范围广，但其使用也有禁忌证。绝对禁忌证包括：患者拒绝，颈椎不稳定（如颈椎骨折、脱位等），以及可能造成食管或胃壁穿孔的各种情况（如食管狭窄、肿瘤、创伤、瘘、憩室等）。相对禁忌证包括：凝血功能异常、巨大膈疝、食管静脉曲张及上消化道出血等病症。

（四）心脏超声在血流动力学监测中的临床应用

超声心动图检查的核心内容概括为壁、腔、瓣、流4个方面。壁包括心房壁、心室壁、血管壁，主要探查壁有无增厚、变薄、缺损、异位、引流和血栓形成；腔包括心房腔、心室腔和血管腔（图14-3），主要探查有无扩大、减小、形态失常和局部梗阻；瓣包括两个房室瓣（二尖瓣、三尖瓣）和两个半月瓣（主动脉瓣、肺动脉瓣），主要探查有无狭窄、增厚、关闭不全、穿孔和赘生物形成；流包括心血管的正常和各种异常的反流、射流等。

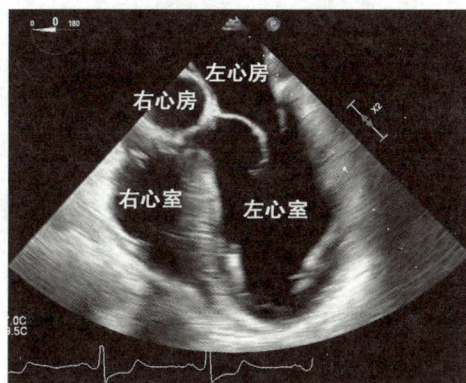

图14-3　TEE食管中段四腔心切面

通过超声心动图，有助于了解血流动力学的各种参数，并进一步评估心脏和大血管的形态结构和功能。超声心动图对血流动力学的监测主要包括以下内容。

1. **心脏泵血功能**　借助超声心动图，通过直接测量和公式计算可得到每搏量、射血分数、心排血量、每搏指数、心指数等。

2. **心室收缩功能**

（1）左心室收缩功能：如果左心室的形态正常，超声心动图通过短轴缩短率=（左心室舒张末内径－左心室收缩末内径）/左心室舒张末内径，或者通过计算射血分数=（左心室舒张末容量－左心室收缩末容量)/左心室舒张末容量来评估左心室收缩功能。要想更为精确地评估左心室收缩功能,特别是对于左心室形态异常的患者,需要用实时三维超声心动图技术、二维和三维图像自动分割技术,结合辛普森法计算得到。

(2)右心室收缩功能:由于右心室的形态复杂性和对容量变化的反应,右心室功能的测量比较困难。但是当出现右心室游离壁严重收缩无力、不收缩,右心室扩大超过了左心室以及右心室的形态由月牙形变为圆形时,常常提示有严重的右心室功能不全。

3. 心室舒张功能　TEE 因为具有无阻挡的二尖瓣和肺静脉视野,所以可以作为评估左心室舒张功能的理想工具。通过二尖瓣口血流、肺静脉血流频谱、组织多普勒频谱的测量来评估心脏的舒张功能。

4. 心肌缺血　利用 TEE 观察节段性室壁运动异常,可较早地发现心肌缺血。TEE 发现心肌缺血可早于心电图。在排除了心肌顿抑和严重的低血容量之后,突发的严重节段性收缩减弱几乎可以肯定就是心肌缺血所致。

5. 在危及生命的低血压期间的作用　在严重低血压期间,定性超声心动图可以估计心室的充盈,指导输液和血管活性药的使用。可以通过 TEE 经胃底短轴切面,观察和区分严重心室功能不全及其他因素所导致的危及生命的低血压。

(1)严重左心衰竭所致的低血压:可引起左心房压升高,左心室收缩末内径和左心室舒张末内径均增大,且两者的差值和比值均减小,室壁运动减低。

(2)体循环血管阻力低下导致的低血压:左心房压正常,左心室舒张末内径正常,左心室收缩末内径显著减小,两者差值增大、比值增大,室壁运动正常或者增强。

(3)低血容量所致的低血压:左心房压减小,左心室舒张末和收缩末内径均减小,两者差值和比值均减小,室壁运动正常或增强。

(4)急性肺栓塞:对于疑似的患者,目前首选的影像学检查是 CT 血管造影(CTA)。虽然心脏超声难以直接发现肺循环内的栓子,但对急性肺栓塞的诊断仍发挥重要作用。超声不仅能发现栓塞的间接征象(包括右心后负荷增加及运动减弱、肺动脉增宽、三尖瓣反流、肺动脉高压以及左心室变小等),还能用于动态监测患者的心脏功能,指导临床支持治疗。(图 14-4)

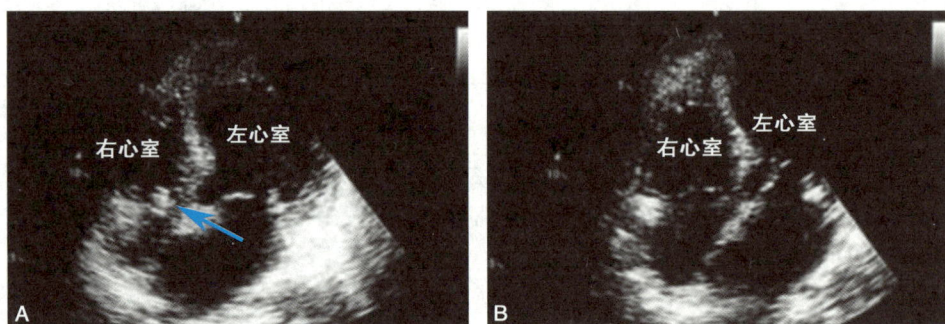

图 14-4　肺栓塞的超声心动图表现
A. 箭头所指为栓子;B. 右心室扩大。

临床麻醉中的超声心动图检查具有无创、迅速、连续、实时等优点,在血流动力学监测中占有十分重要的地位。尤其对于循环不稳定的患者,可在建立有创监测前即迅速提供前、后负荷及心肌收缩力等指标,有效指导临床治疗,并可及时反映治疗结果。可以预见,超声技术在未来的血流动力学监测领域还将发挥更大的作用。

三、呼吸道及肺功能的超声评估

(一)概述

超声技术以其简单、便携、无创和可重复性等优势在麻醉学领域的应用日益广泛,床旁超声

（point-of-care ultrasound，POCUS）也已成为麻醉学科不可或缺的临床技术手段。随着超声仪器及图像处理能力的改进以及人们对于超声图像理解的深入，越来越多的研究表明超声可用于气道解剖图像的识别与评估，以及多种肺部疾病的快速诊断与监测。

（二）呼吸道的评估

1. **判断困难气道**　目前预测困难气道的方法主要有张口度、咽部结构分级、甲颏间距、颞下颌关节活动度、头颈部活动度、喉镜显露分级等，但是常规的困难气道评估仍难以预测所有的困难气道，且评估具有主观性和局限性。目前已有多项研究发现通过超声测量颈部周围的软组织厚度、舌颏间距、舌的宽度、舌体的厚度、咽喉后壁的厚度等可以预测困难气道。

2. **判断气管导管及喉罩的位置**　超声能够为困难气管内插管的评估提供实时的动态图像，对于鉴别气管内插管误入食管具有较高的灵敏度和特异度，同时可以确定喉罩放置位置是否正确。

3. **清醒气管内插管**　超声能够快速定位喉上神经及环甲膜，超声引导双侧喉上神经阻滞联合环甲膜穿刺气管内表面麻醉，在清醒气管内插管时安全有效，优势明显。（图14-5）

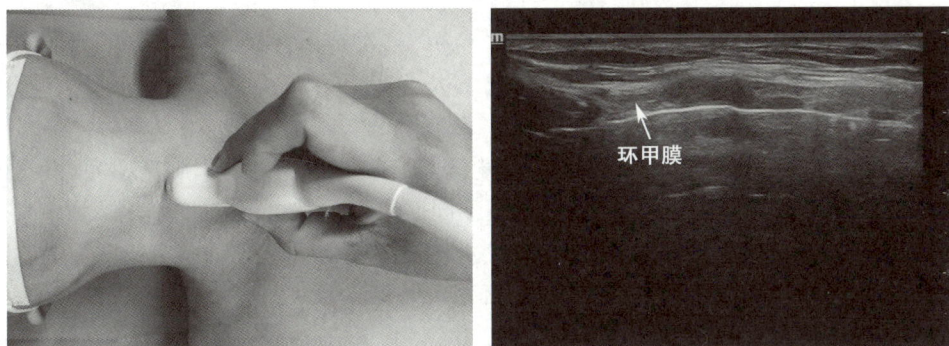

图 14-5　超声定位环甲膜

4. **气管的定位**　超声快速扫描颈部能够清晰显露气管周围组织，从而指导并定位气管，有助于气管切开。临床上超声引导检查颈部，可以避开重要血管、神经而选择较好的气管切开位置，同时计算气管内插管管径、皮肤至气管管腔的距离以及评估套管置入深度，从而避免单肺通气和再插管等风险。

（三）肺功能的监测

1. **概述**　肺部超声常用于胸腔积液的诊断和治疗，但超声用于肺实质检查仍然是一项较新颖的方法。由于超声波被肺内气体和胸廓骨性结构反射，因此胸膜下正常肺实质通常无法在超声下显像。然而，在某些病理情况下（如肺炎、气胸、肺水肿等），肺气、水相对含量及肺组织密度随病情进展会发生变化。超声波对于液体含量的改变非常敏感，由此可观察到一些超声影像及伪影，这使超声检查肺实质病变成为可能。根据已经制订的检查流程，肺部超声扫描可对某些急性呼吸衰竭病因作出快速诊断。对于手术室内处于麻醉中和重症监护治疗病房的患者，床旁肺部超声无疑是一种便捷、实时、无创、便于连续进行的监测手段，可以减少搬运患者至放射室或 CT 室的相关风险。

2. **正常肺组织的超声征象**　在正常通气的肺中，超声图像表现为代表胸膜的高回声水平线。高回声胸膜线随着呼吸可同步滑动，这种动态的水平运动被称为滑动征。肺滑动征消失可见于肺炎、肺不张、气胸、呼吸微弱、呼吸暂停等。相邻肋骨和胸膜线构成所谓的"蝙蝠征"。此外，还有一些与胸膜线平行、彼此间距相等、高回声的水平线，称为 A 线（图14-6）。

3. **常见异常肺组织超声征象**　包括：①B 线：是发自胸膜线并延伸至肺野深处的离散垂直混响伪影（图14-7）。B 线因超声波在肺的气液界面反射，其特点为彗尾征、高回声、放射样、不衰减、直达屏幕边缘。B 线数量随着肺组织空气含量的降低和密度的增加而增多，可以是单条或多条出现，检查时 B 线可见于整个前胸壁或局限于部分区域，随肺滑动而同步移动。B 线增多往往见于肺水肿时。同时，B 线存在可排除气胸的可能。②四边形征：见于胸腔积液时。③碎片征和组织样征：见于肺组

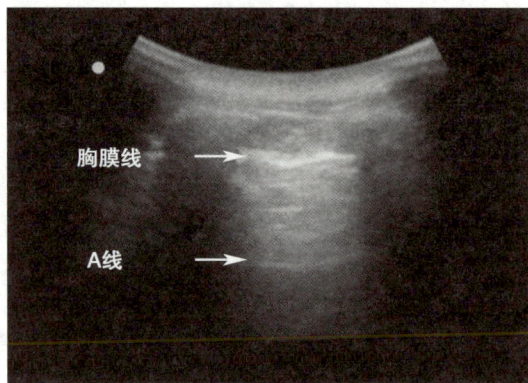

图 14-6　正常肺组织的超声征象

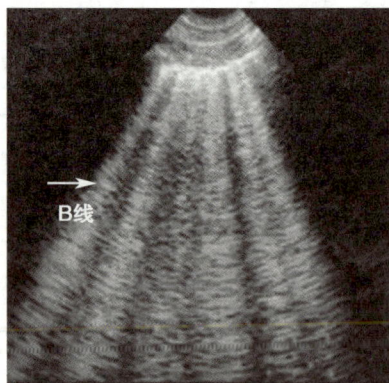

图 14-7　肺水肿时超声征象表现为多条 B 线

织实变疾病。但超声不能区分肺实变原因,如感染、肺栓塞引起的梗死、肺部肿瘤、肺不张或肺挫伤等。鉴别诊断有赖于患者病史分析和其他检查的相互验证。④肺搏动征:B 型超声下肺滑动征的消失,伴随 M 型超声下胸膜线随心脏的搏动而搏动,称为肺搏动征,是完全性肺不张的典型表现。⑤支气管充气征:是不均匀的组织样改变的超声图像内点状或线状高回声征象,是区别肺炎和肺不张的重要诊断性肺伪影。

4. 肺部超声检查的应用价值　肺部超声应用于气胸、肺水肿、肺梗死、肺炎、胸腔积液等疾病的诊断,有较高的灵敏度和特异度。肺部双侧超声、不同区段扫描结合征象可对心源性肺水肿和非心源性肺水肿的鉴别诊断提供帮助。对 ARDS 患者的肺部超声检查可先于血气分析参数的改变而发现肺损伤,超声影像表现为胸前壁的胸膜下实变、肺滑动征减弱或消失、存在正常的肺实质(病变未侵及部位)、非均匀的 B 线分布等。肺部超声也可评估 ARDS 患者机械通气时肺复张效果,指导 PEEP 的应用。此外,通过超声监测膈肌的功能状态可早期发现膈肌功能障碍,指导脱离呼吸机。

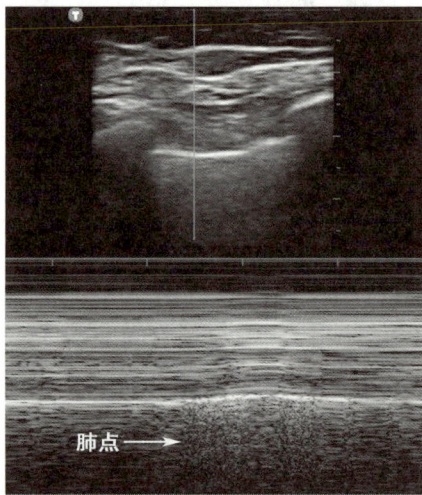

图 14-8　肺超声图像中的"肺点"用于诊断气胸

临床实践中进行肺部超声检查应按照一定次序和肺部分区依次进行,避免遗漏重要信息。紧急情况下应根据现有症状和体征对某些特定部位进行快速、优先检查,以期尽快明确诊断。例如对于行锁骨上臂丛神经阻滞或颈内静脉穿刺后出现呼吸困难、胸痛的患者,应选择立即进行前上胸部超声扫描,如未观察到肺滑动征、A 线存在而无 B 线,则高度怀疑发生气胸。如能扫描到随呼吸运动,胸膜滑动产生和消失的点(即"肺点"),M 型超声表现为"沙滩征"与"条码征"交替出现,则可明确气胸的诊断。(图 14-8)

四、胃肠道功能的超声评估

(一)概述

围手术期反流误吸是全身麻醉的严重并发症之一,误吸胃内容物的体积和性质与患者临床结局的严重程度密切相关。饱胃是指胃内残存有食物、消化液,是患者围手术期发生反流、误吸的前提。因此,为了评估患者围手术期发生反流误吸风险,就必须有效地评估患者胃内容物排空情况。目前临床上对于这一状态的评估大多根据患者术前禁食禁水时间,然而胃排空时间在不同疾病状态下差异较大,目前的术前禁食禁水指南无法完全保证存在胃肠道运动功能障碍的患者在常规禁食禁水时间后处于空胃状态。

围手术期床旁超声进行胃内容物评估的方法具有无创便携、实时简便的优势,能够定性和定量地评估患者胃内容物的性质和容量,有助于麻醉医师对术前胃内情况不明的患者采取更适宜的麻醉策略,降低围手术期反流误吸的风险。

(二)胃超声检查

利用标准腹部模式的 2～5MHz 的低频凸阵探头可以清晰辨认胃窦相关解剖标志,适用于成年患者的胃容量评估;5～12MHz 的高频线阵探头则适用于小儿、皮脂率低的成年患者的胃容量评估或为获得胃壁的详细图像时。胃壁一般厚 4～6mm,具有典型的 5 层超声结构,在禁食状态下用高频线阵探头更容易观察。

胃超声检查在仰卧位、半坐卧位、坐位以及右侧卧位时均可进行。由于重力作用,胃内容物常积聚在胃窦部,而气体积在胃底,因此,在右侧卧位或半坐卧位上进行观察最为适宜,尤其在胃内容量较少时。

按照解剖结构,胃可分为胃窦、胃底、胃体等部位。众多研究发现胃窦是最适合超声检查的部位,而胃体、胃底部由于胃内气体的存在,其超声显像会受到影响。在成人矢状面或旁矢状面的上腹部超声影像上,胃窦位于肝左叶右后方、胰腺前方。重要的血管标志包括腹主动脉或下腔静脉,肠系膜上动脉/静脉等。(图 14-9)

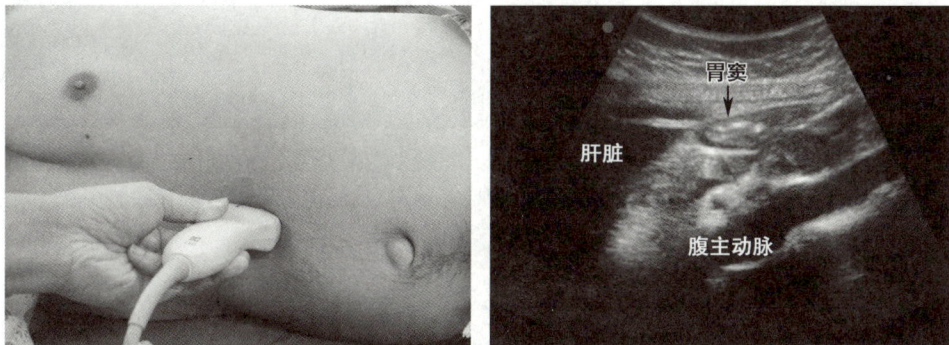

图 14-9　胃窦部超声用于评估胃内容物

当患者呈空胃时,胃窦前后壁紧贴,超声矢状面上呈扁平塌陷或"牛眼征",胃壁厚,固有肌层明显可见,无或仅有极少量低回声内容物。水、果汁、黑咖啡等清液体进入胃后,胃腔扩张,胃窦呈圆形或椭圆形,胃壁变薄,超声下呈低回声,当掺杂空气时可呈现"满天星"图像。当胃内容物为牛奶等含有颗粒的非清亮液体时,影像学多呈均匀一致的稍高回声影像。固体食物总体表现为强回声,混合咀嚼和吞咽过程中混入大量空气的食糜在超声下呈"毛玻璃征";经过一段时间的消化,固体食物中的气体被排出后,胃窦内逐渐呈混合性强回声。

运用床旁超声可以通过测量胃窦部横截面积(cross-sectional area,CSA)进而估算胃内容物的总量。和其他体位相比,右侧卧位时 CSA 的测量值最大,最接近真实胃内总量值。

第二节 | 超声在围手术期的应用

一、周围神经阻滞

(一)概述

传统上神经阻滞需要借助于局部解剖的体表标志、动脉搏动、针刺感觉异常及神经刺激器等探查定位技术来寻找神经。而近年来随着超声影像学的不断进步和超声技术的广泛应用,麻醉医师在神经阻滞中使用超声引导,可清晰地看到神经结构及神经周围的血管、肌肉、骨骼及内脏结构;进针过程中可获得穿刺针行进的实时轨迹影像,以便在进针同时随时调整进针方向和进针深度,能更准确地接近目标;注药时可以看到药液扩散,甄别无意识的血管内注射和无意识的神经内注射;超声引导的神经阻滞可缩短感觉阻滞的起效时间,提高阻滞成功率,减少穿刺次数,减少神经损伤。

根据穿刺方向与探头长轴的关系分为平面内(in-plane)、平面外(out-of-plane)两种进针方法。平面内法是指穿刺方向与探头长轴一致,在超声影像上可看到针的全长;平面外法是指穿刺方向与探头长轴垂直,在超声影像上,穿刺针显示为一个高回声的点,但不能区分针尖与针体。穿刺时可根据操作者的个人习惯选择进针方法。对穿刺风险较高的部位如锁骨上臂丛神经阻滞,应选择平面内法,实时观察针尖位置,避免损伤邻近组织。

根据反射回声波量的不同,解剖组织结构会显示出不同的回声图像。含水量高的组织,超声波容易传导通过,因此显示为低回声图像(黑或暗),如血管;而骨和韧带可阻挡声波的传导,因此显示为强回声图像(白或亮)。对表浅的组织(如臂丛神经)进行超声扫描需采用高频探头(10~15MHz),但此探头穿透深度在3~4cm,坐骨神经等较深层组织的扫描则需采用次低频探头(4~7MHz)。神经周围各种组织和穿刺针的超声图像特征如下:①神经:横断面低回声,呈黑色,纵轴高回声,呈白色条带;②静脉:无回声,呈黑色,探头轻压呈压缩性改变;③动脉:无回声,呈黑色,但可搏动;④筋膜或纤维隔:高回声,呈白色;⑤肌肉:横断面低回声,呈黑色,纵轴高回声,呈白色条带;⑥肌腱:高回声,呈白色;⑦局麻药:无回声,呈黑色;⑧穿刺针:高回声,呈白色,穿刺过程中可见针动态改变(图14-10)。

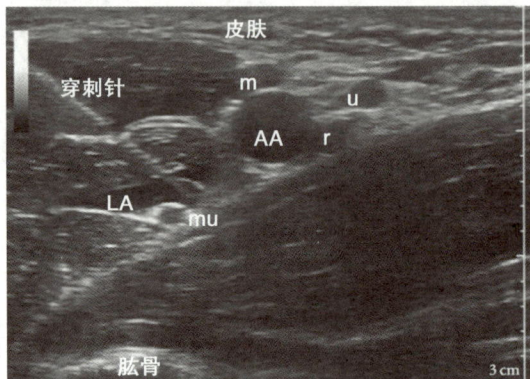

图 14-10 超声引导下神经阻滞
AA. 腋动脉;LA. 局麻药;r. 桡神经;mu. 肌皮神经;m. 正中神经;u. 尺神经。

(二)超声引导下颈深丛神经阻滞

使用短轴平面内法,选用6~13MHz的线阵探头,深度调至2~4cm,将探头横置于C_4水平,即胸锁乳突肌中间水平,可获得第4颈椎水平颈丛神经的短轴平面超声图像。在探头外侧平行于探头进针,将针尖置于颈椎的前结节和后结节之间的颈神经根表面,回吸无血及脑脊液,注射局麻药即可。如欲阻滞C_2或C_3神经,需将探头置于相应位置,图像辨认和操作相似。应观察到局麻药的扩散(图14-11)。

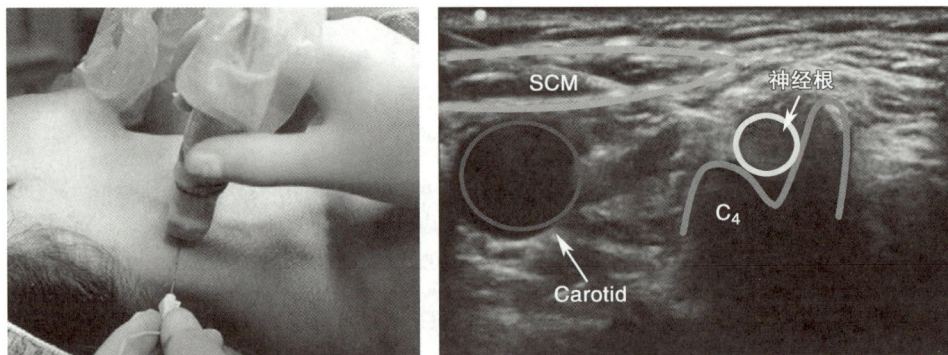

图 14-11 超声引导下颈深丛神经阻滞
SCM. 胸锁乳突肌;Carotid. 颈动脉;C_4. 第4颈椎。

(三)超声引导下肌间沟臂丛神经阻滞

选择频率在6~13MHz的高频线阵超声探头,将超声探头在环状软骨水平横置于颈部中央,然后向外侧移动,从内向外依次可以看到气管、甲状腺、颈总动脉、颈内静脉、前斜角肌、臂丛神经和中斜角肌。在超声图像上颈总动脉和颈内静脉最易辨认,是寻找臂丛神经位置的重要标志。在肌间沟的中间水平,臂丛神经的上、中、下干截面显示为圆形或类圆形,中间低回声,外周高回声。采用短轴平面内法,患者头偏向健侧,移动探头,使臂丛神经的影像显示在适当位置。在超声探头的外侧部位皮肤处穿刺,经中斜角肌推进,使针头位于臂丛神经的深部,回吸无血后注射局麻药10~15ml,可观察到局麻药的扩散。将针退至皮下,调节进针角度,将针尖推进至臂丛神经的上前方,回吸无血后再注射局麻药10~15ml(图14-12)。

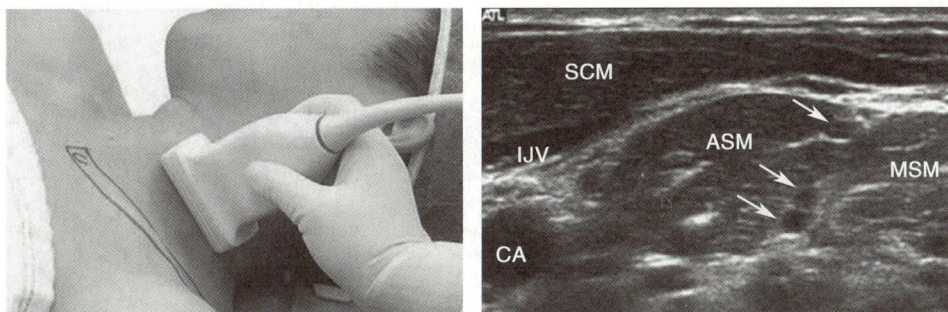

图 14-12　超声引导肌间沟臂丛神经阻滞

SCM. 胸锁乳突肌;ASM. 前斜角肌;MSM. 中斜角肌;IJV. 颈内静脉;CA. 颈动脉;箭头所指为臂丛神经。

(四)超声引导下锁骨上臂丛神经阻滞

传统的锁骨上入路属于"盲探性"穿刺,其并发症多,所以在临床麻醉中没有得到广泛应用。近年超声可视化技术的引入,使外周神经及其周围血管和组织能够清晰成像,并使操作者能准确地将适量的局麻药注射在神经周围,从而大大提高了操作的安全性。超声引导下锁骨上臂丛神经阻滞时,选择频率在6~13MHz的高频线阵超声探头,以锁骨上锁骨中点为中心放置超声探头,超声探头长轴与锁骨平行。寻找锁骨下动脉,在动脉外上方可见臂丛神经,此处神经呈圆形或椭圆形、影像深浅不一,呈蜂窝状或筛状。可在臂丛神经和锁骨下动脉深部见到第一肋和胸膜。如需获得进一步证实,可向颈部滑动探头,可见神经呈连续性变化并逐渐转变为肌间沟处臂丛神经的特征。采用短轴平面内法,患者头偏向健侧,采用3.5~5cm长的22G穿刺针,针尖从探头外侧穿刺,对准臂丛神经方向,并始终保持与探头在一个平面,使穿刺针始终暴露在超声图像之中,针尖深度不能超过第一肋水平(图14-13)。针尖接近神经表面时注射少量局麻药,药液包裹神经扩散即表明针尖的位置恰当,继续注射剩余药物,否则需变换针尖位置,使药液围绕神经扩散即可,总药量为15~20ml。

(五)超声引导下腋路臂丛神经阻滞

选择频率在6~13MHz的高频线阵超声探头,采用短轴平面内法。患者取平卧位,需要阻滞侧上肢外展或呈敬礼状,在胸大肌和肱二头肌交接处,将超声探头长轴与腋动静脉和臂丛神经垂直相交放置。在超声图像上首先寻找腋动脉,腋动脉呈圆形或椭圆形,有明显的搏动。在腋动脉内上方有腋静

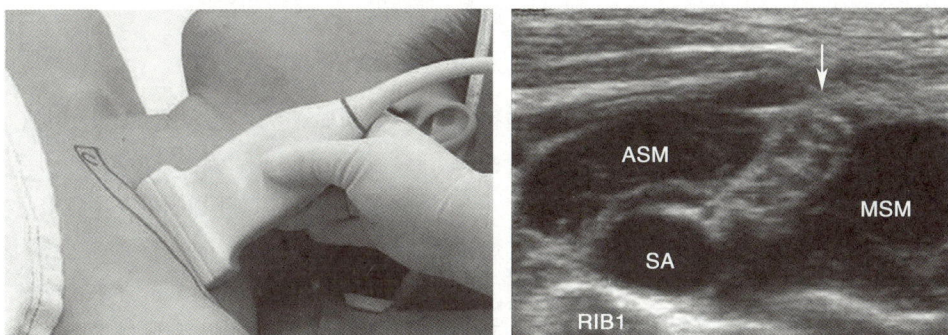

图 14-13　超声引导锁骨上臂丛神经阻滞

ASM. 前斜角肌;MSM. 中斜角肌;SA. 锁骨下动脉;RIB1. 第一肋;箭头所指为臂丛神经。

脉,加压探头,使腋静脉闭合。在腋动脉周围可见臂丛神经束,神经束在图像上显示为大小不等的小圆圈,小圆圈中间为低回声区,外周为高回声区。以腋动脉为中心,各神经束分布大体可分为外上方的正中神经、下方的桡神经和内侧的尺神经。在腋动脉外侧偏下方稍远处还可见到半月形或梭形的高回声结构,此为肌皮神经。从探头外侧进针,调整进针方向和针尖位置,分别阻滞这4根神经。每根神经使用3~5ml局麻药(图14-14)。

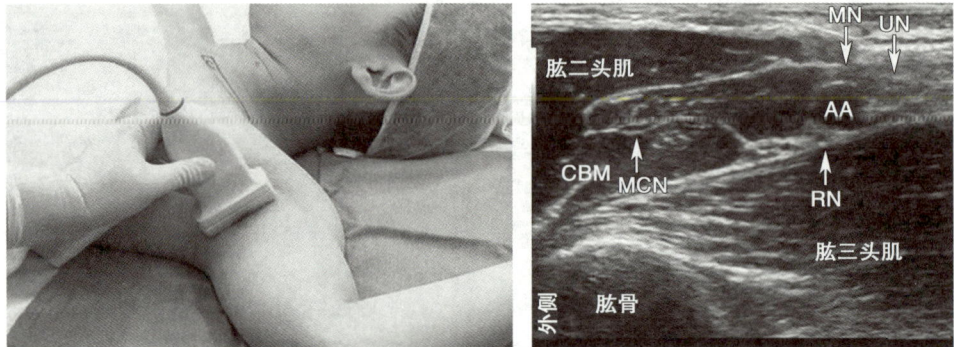

图14-14　超声引导腋路臂丛神经阻滞
AA:腋动脉;MN:正中神经;UN:尺神经;RN:桡神经;MCN:肌皮神经;CBM:喙肱肌。

(六)超声引导下腹横肌平面(TAP)阻滞

患者取仰卧位,将超声探头垂直于腋前线置于腹壁髂嵴与肋缘之间,扫描该区域腋中线至腋前线水平,由浅入深依次为皮下脂肪、腹外斜肌、腹内斜肌、腹横肌、腹膜及腹膜内组织,获得最为清楚的TAP阻滞图像。在超声探头纵轴中位线进针(平面内法),超声引导下当针尖刺破腹外斜肌和腹内斜肌而到达腹横肌平面后,回吸无血无气后,注入药液。超声图像可显示药液扩散及渗透,形成液性暗区,腹横肌被推开。腋中线穿刺法阻滞范围以下腹部为主(图14-15)。

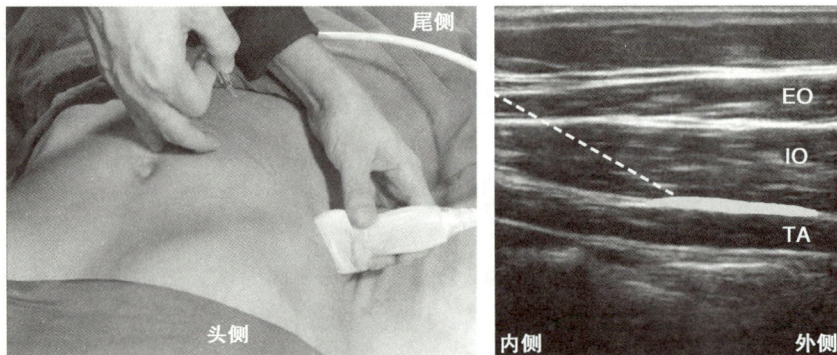

图14-15　超声引导下腹横肌平面阻滞
EO.腹外斜肌;IO.腹内斜肌;TA.腹横肌。

(七)超声引导下椎旁阻滞

超声引导下椎旁阻滞可使用两种方法:横向平面内法和纵向平面外法。瘦的成人和儿童可用高频线阵探头,胖的成人可选用低频凸阵探头。

1. **横向平面内法**(transverse in-plane technique)　探头放置于目标节段的棘突垂直于后正中线位置,探头内侧端在后正中线上。显示目标节段的棘突和下一节段的横突,向上移动探头,避开下一节段横突,即探头位于2个横突之间并平行于横突。在关节突深部和其外侧(1cm左右)与胸膜围成的空间即为胸椎旁间隙。从探头外侧进针,避开胸膜,穿刺针针头到达关节突和胸膜之间的间隙,回吸无血或液体即可注射局麻药。可在单个节段注射20ml局麻药,也可分别在每一节段注入局麻药3~4ml(图14-16)。

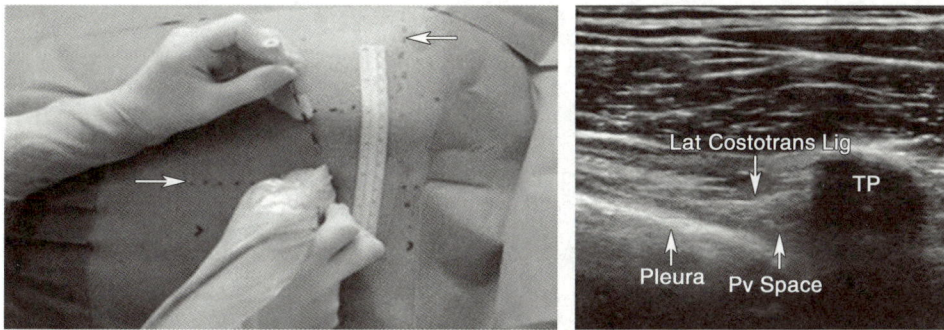

图 14-16　超声引导下椎旁阻滞(横向平面内法)

Pv Space. 椎旁间隙；TP：横突；Pleura. 胸膜；Lat Costotrans Lig. 肋横突外侧韧带。

2. 纵向平面外法(longitudinal out-of-plane technique)　探头在目标节段的棘突水平平行于后正中线放置,探头和后正中线距离为 2～3cm,此时探头垂直于横突且探头中间位于 2 个横突之间。探头偏内侧即显示一高回声水平线(为关节突影像),偏外侧时显示肋骨和高回声水平线的胸膜。从探头外侧中点(横突之间)进针,针尖深度在横突表面深部 1cm,回吸无血或液体即可注射局麻药(图 14-17)。

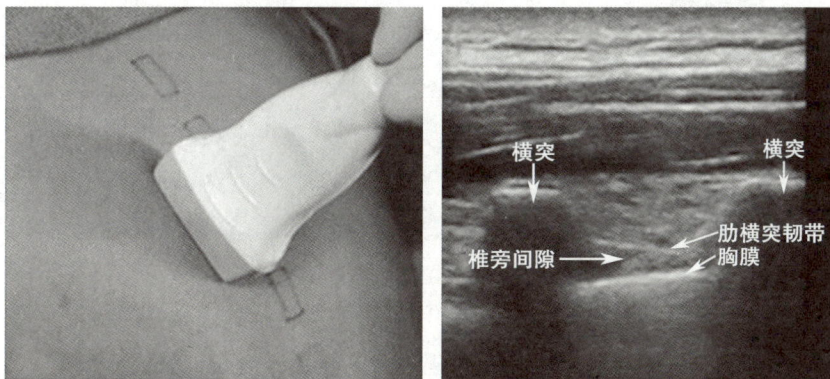

图 14-17　超声引导下椎旁阻滞(纵向平面外法)

(八) 超声引导下腰丛神经阻滞

"三叶草"法(shamrock method):患者取侧卧位,选择凸阵超声探头,将探头横向放置于患者侧面腋后线处,寻找髂骨上缘,再缓慢向头侧移动至 L$_4$ 椎体处,同时可观察到竖脊肌、腰方肌和腰大肌在一个平面内,呈"三叶草"形状。将探头略向头侧倾斜,可观察到位于腰大肌内后 1/4 象限的条状高回声影像,即为腰丛神经。利用平面内法将穿刺针进至腰丛神经,配合神经刺激器可提高穿刺准确性。

"三叶草"法能够获得标准的横切面超声解剖图,便于初学者学习和记忆。与其他方法相比,该方法省时,并能清晰扫描到腰大肌前方的肾血流图像,减少了损伤肾脏的风险,显著降低并发症的发生率(图 14-18)。

(九) 超声引导下股神经阻滞

选择频率在 6～13MHz 的高频线阵超声探头,采用短轴平面内法。将超声探头平行于腹股沟韧带置于腹股沟之上,就得到股神经的横截面超声图像,将针尖推进至股神经的上表面,注射 5～10ml 局麻药后,再将针尖移到神经的深部,注射 5～10ml 局麻药,使神经被局麻药完全包围(图 14-19)。

(十) 超声引导下坐骨神经阻滞

1. 经臀肌入路法(后路法)　患者取侧卧位,在坐骨结节和股骨大转子最高点连线上方,将探头与坐骨神经走行方向垂直放置,坐骨神经横截面呈椭圆形,位置变深,其表层仍为臀大肌,内、外侧分别为坐骨结节和股骨大转子。采用短轴平面内法,可从探头的内侧或外侧进针,将针尖置于坐骨神经的表面,注射 20～30ml 局麻药(图 14-20)。

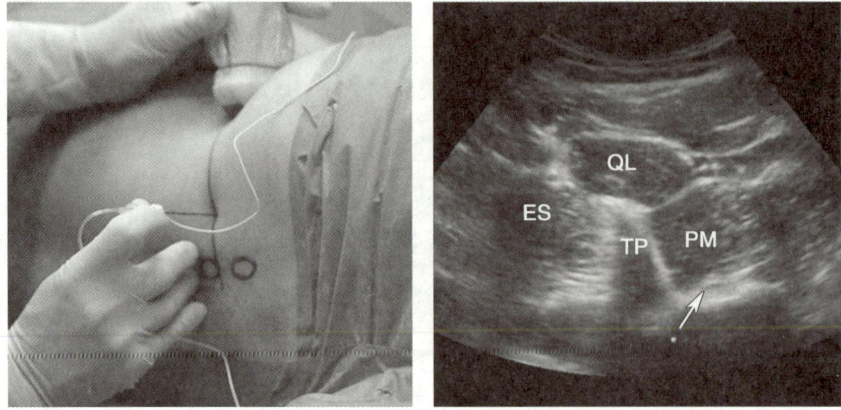

图 14-18 超声引导下腰丛神经阻滞

PM. 腰大肌;QL. 腰方肌;ES. 竖脊肌;TP. 横突;箭头所指处为腰丛神经。

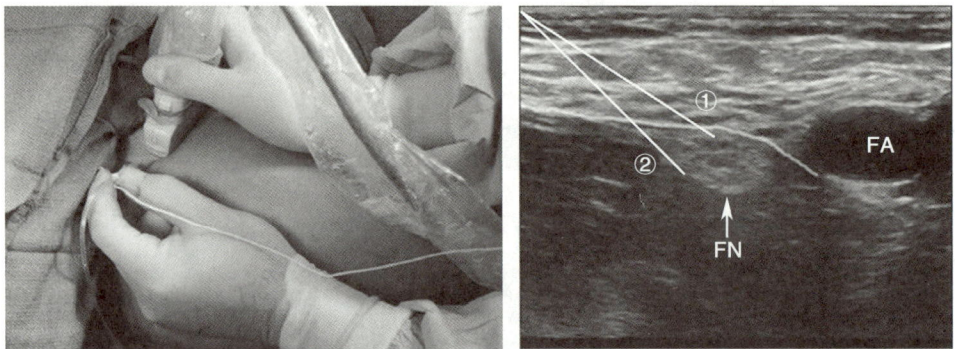

图 14-19 超声引导下股神经阻滞

FN. 股神经;FA. 股动脉。

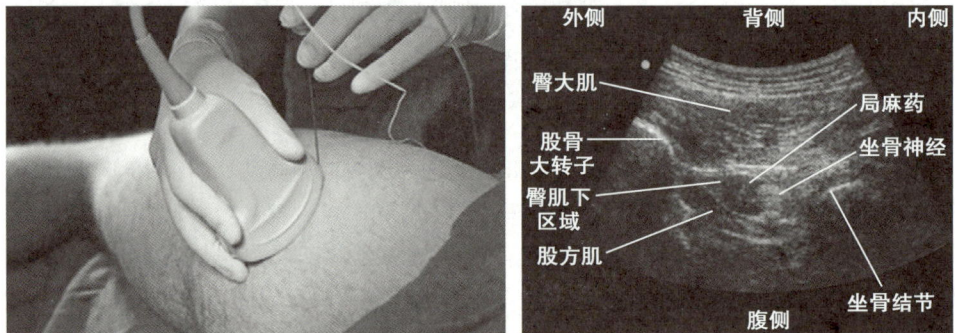

图 14-20 超声引导下经臀肌入路法坐骨神经阻滞

2. 前路法　患者取仰卧位,因位置较深,需用低频凸阵探头。将探头在股骨小转子水平横置于股骨前内侧,获得前路坐骨神经超声图。图像的浅部有股动脉,外侧部有股骨小转子。股动脉、股骨小转子和坐骨神经的横截面构成一个三角形。采用平面内法,从探头内侧进针,在股动脉、股骨小转子之间,将穿刺针推进至坐骨神经表面,回吸无异常后注入 20～30ml 局麻药(图 14-21)。

二、血管穿刺置管

(一)概述

临床麻醉中常常需要动脉或深静脉穿刺置管术。超声能够精确地定位血管的位置,及时发现解剖变异,避免盲目穿刺、反复穿刺、误伤周围组织,因此超声引导能够明显提高血管穿刺的安全性、成功率。由于优势明显,超声引导下的动静脉穿刺置管技术越来越普及,并已经成为中心静脉置管的标准方法。

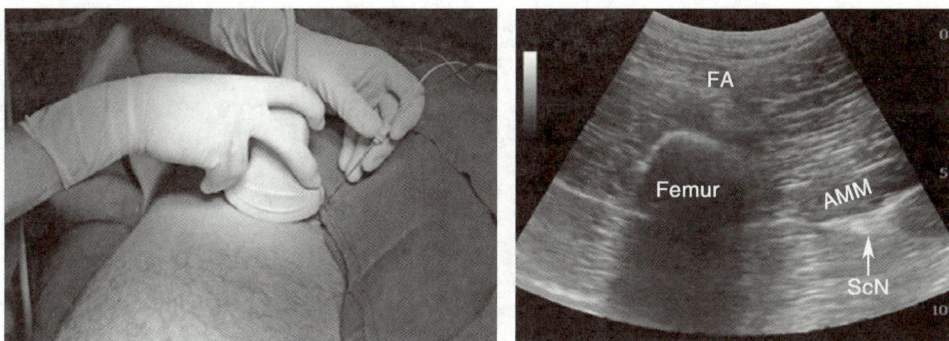

图 14-21　超声引导下前路法坐骨神经阻滞

ScN. 坐骨神经；FA. 股动脉；Femur. 股骨；AMM. 内收肌。

（二）超声引导下桡动脉穿刺置管术

桡动脉位置表浅、相对固定，穿刺置管比较容易，且手部侧支循环丰富，不易发生血流灌注障碍，故常为动脉穿刺置管术的首选。术前患者可行改良 Allen 试验来测试尺动脉供血是否畅通，异常者禁忌行桡动脉穿刺置管术。

患者上肢外展，手掌向上，并且保持腕关节处于轻度过伸状态。选择频率 5～13MHz 的高频线阵超声探头，深度设置为 2cm，对前臂桡侧进行扫描，观察是否存在动脉迂曲及钙化，选择动脉管径较粗、钙化程度最低、近腕部的部位进行穿刺。可采用短轴平面外法（横断面定位下置管）或长轴平面内法（纵向定位下置管）。

1. 超声引导下短轴平面外桡动脉穿刺置管术　将探头垂直于桡动脉放置，图像中呈圆形的低回声结构即为桡动脉，移动探头使桡动脉处于屏幕中线位置。动脉留置针对准探头中点进针，与皮肤成 45°～60° 角，屏幕上显示高回声亮点。针尖向动脉推进过程中，注意倾斜探头，保证针尖一直可见。当针尖进入血管后，继续前后滑动探头，确认针尖位置，压低进针角度，继续前进 2mm，然后推送套管，退出针芯，连接压力传感器。（图 14-22）

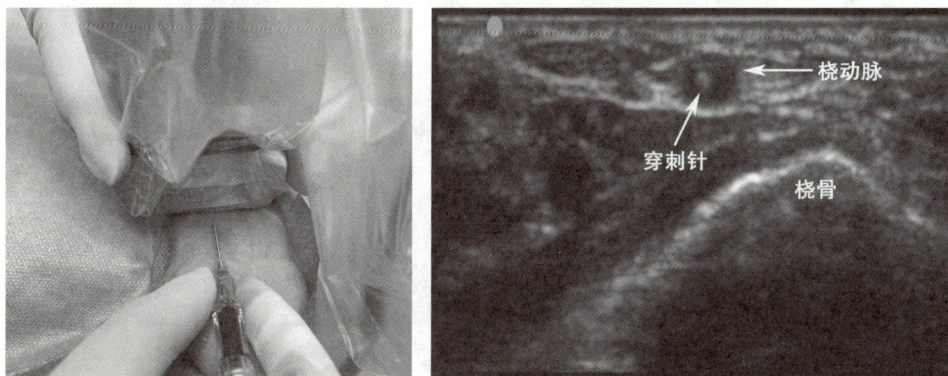

图 14-22　超声引导下桡动脉穿刺置管术（短轴平面外法）

短轴平面外法可以确保动脉留置针位于血管中央，且血管显示更容易，但不易显示出针尖位置。

2. 超声引导下长轴平面内桡动脉穿刺置管术　将超声探头垂直于桡动脉确定其位置后，旋转 90° 将探头与桡动脉平行放置，确定桡动脉长轴及血管最大直径处。与皮肤成 15°～30° 角进针，屏幕上显示高回声针体，使针尖向血管长轴推进。如屏幕中不见针头显影，回撤动脉留置针，调整角度使针尖显影后再继续推进，直至进入管腔并回血。当针尖进入血管后，压低进针角度，继续推进 2mm，然后推送套管，退出针芯，连接压力传感器。（图 14-23）

长轴平面内法可完整显示针尖和穿刺行径，但要确保动脉留置针持续位于平面内，难度较大。

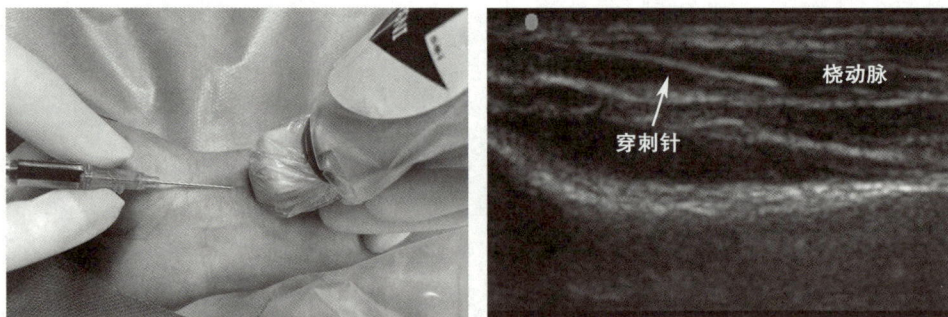

图 14-23   超声引导下桡动脉穿刺置管术（长轴平面内法）

（三）超声引导下颈内静脉穿刺置管术

通过不同部位的周围静脉均可将导管置入到中心静脉部位，临床上多选择颈内静脉或锁骨下静脉。右侧颈内静脉与无名静脉和上腔静脉几乎呈一直线，且由于胸导管位于左侧，以及右侧胸膜顶低于左侧，故临床上多选择右侧颈内静脉。

患者去枕平卧，头转向对侧，使颈伸展，在肩背部垫一薄枕，取头低位 10°～15°。操作者位于穿刺侧，选择 5～13MHz 高频线阵超声探头评估穿刺部位，观察颈内静脉位置和周围结构，并判断是否存在血栓。

超声引导下短轴平面外颈内静脉穿刺置管术，是将超声探头垂直于胸锁乳突肌三角区顶部放置，图像中可见颈总动脉外侧圆形或类圆形低回声结构，超声探头施加压力，可被压缩者为颈内静脉，移动探头使颈内静脉处于屏幕中线位置。穿刺针对准探头中点进针，与探头垂直，与皮肤成 45°～60°角进针，屏幕上显示高回声亮点，针尖向静脉推进并保持负压，注意倾斜探头，保证针尖一直可见。当针尖进入血管后，回吸出暗红色血液，证明针尖在静脉内，左手固定穿刺针。置入导丝，退出穿刺针，超声再次识别导丝并确认在颈内静脉中，用扩张器扩张皮肤与皮下组织后退出。置入中心静脉导管，深度为 12～15cm，超声识别导管并确认在颈内静脉中，缝合固定导管。（图 14-24）

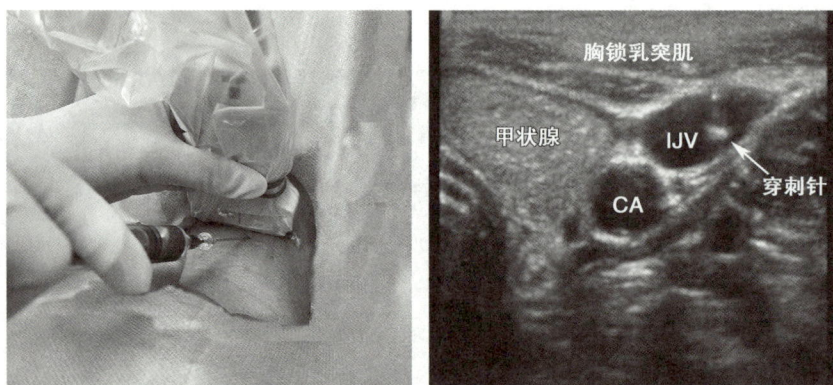

图 14-24   超声引导下右颈内静脉穿刺置管术

IJV. 颈内静脉；CA. 颈动脉。

（罗爱林）

第十五章 | 局部麻醉

第一节 | 局部麻醉药

局部麻醉药（local anesthetics，LA）是一类能在用药局部可逆性地阻断神经冲动传导，引起神经支配区暂时性、可逆性感觉丧失或程度不同的运动功能丧失的药物，简称局麻药。

1884 年 Köller 首次将可卡因（cocaine）作为表面麻醉药应用于眼科手术。1905 年根据可卡因的化学结构特点，Einhorn 合成了普鲁卡因（procaine），其使用范围不断扩大。1943 年 Löfgren 和 Lundqvist 合成了利多卡因（lidocaine）。目前，临床上常用的局麻药已有十余种。

一、分类和构效关系

（一）局麻药分类

1. **按化学结构分类** 典型的局麻药均具有相似的芳香基 - 中间链 - 胺基的化学结构（图 15-1），中间链通常可分为酯链和酰胺链。根据中间链的不同，可将局麻药分为酯类与酰胺类局麻药。芳香基为亲脂基团，酯类局麻药的芳香基为苯甲胺，酰胺类局麻药则为苯胺；胺基为亲水基团，大多数局麻药的胺基为叔胺，少数为仲胺，如丙胺卡因。

常用的酯类局麻药包括普鲁卡因、氯普鲁卡因、丁卡因和可卡因等，常用的酰胺类局麻药包括利多卡因、布比卡因、罗哌卡因、甲哌卡因和依替卡因等。

图 15-1 局麻药分子结构图

2. **按作用时间分类** 根据临床上局麻药作用时间进行分类：普鲁卡因和氯普鲁卡因属于短效局麻药；利多卡因和丙胺卡因属于中效局麻药；布比卡因、丁卡因、罗哌卡因和依替卡因则属于长效局麻药。

（二）局麻药的构效关系

局麻药的理化性质和麻醉作用取决于其分子结构，与芳香基上的取代基、中间链类型和胺基上的烷基密切相关。

1. **亲脂性和亲水性** 局麻药既具有亲脂性，也具有亲水性。其亲水性有利于局麻药向神经膜附近转运；其亲脂性有利于局麻药透过细胞膜，以在细胞膜内侧与钠通道受体结合发挥作用，是决定局麻药效能的重要因素。局麻药的亲水性和亲脂性与局麻药分子中芳香基或胺基上面碳链的多少有关：碳链增加，亲脂性更高，作用更强，时效更长，毒性也随之增加。

2. **解离常数（pK_a）** 所有局麻药均属弱碱性，易与酸结合成盐类而易溶于水，且化学性质稳定。在水溶液中，上述复合盐将解离为不带电荷的碱基形式（B）和带电荷的阳离子形式（BH^+），如反应式所示。

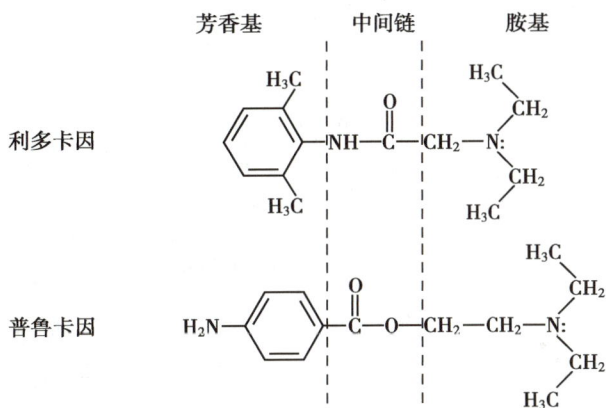

$$BH^+ \rightleftharpoons B+H^+$$

式中,BH$^+$ 为带电荷的阳离子,可溶于水,不溶于脂;B 为不带电荷的碱基,可溶于脂,不溶于水。pK_a 为溶液的酸解离常数(K_a)的负对数:

$$pK_a = pH - \lg \left[\frac{B}{BH^+} \right]$$

当溶液中碱基和阳离子浓度相等时,溶液的 pH 即为该局麻药的 pK_a 值。不同局麻药各有其固定的 pK_a 值。而溶液 pH 决定局麻药碱基与阳离子的数量比。

3. 蛋白结合率　局麻药注入体内后,一部分呈游离状态的起麻醉作用,另一部分与局部组织的蛋白质结合,或吸收入血与血浆蛋白结合,结合状态的药物将暂时失去药理活性。局麻药的脂溶性、作用强度和作用时效也与其蛋白结合率呈正相关。布比卡因、罗哌卡因的脂溶性较强,蛋白结合率较高,因此作用强度大、时效长(表 15-1)。

表 15-1　常用局麻药的理化特性

常用局麻药	分子结构式	脂溶性	pK_a(25℃)	蛋白结合率/%
普鲁卡因	H_2N—⬡—$COOCH_2CH_2N$(C_2H_5)(C_2H_5)	+	8.9	6
氯普鲁卡因	H_2N—⬡(Cl)—$COOCH_2CH_2N$(C_2H_5)(C_2H_5)	+	9.1	5
丁卡因	H_9C_4(H)N—⬡—$COOCH_2CH_2N$(CH_3)(CH_3)	++++	8.4	76
利多卡因	⬡(CH_3)(CH_3)—$NHCOCH_2N$(C_2H_5)(C_2H_5)	++	7.8	66
布比卡因	⬡(CH_3)(CH_3)—$NHCO$—(N—C_4H_9 哌啶)	++++	8.1	95
罗哌卡因	⬡(CH_3)(CH_3)—$NHCO$—(N—C_3H_7 哌啶)	++++	8.1	94

二、局麻药的作用机制

局麻药可与神经细胞膜电压门控通道结合,阻滞钠通道,干扰大量瞬时钠离子流入引起的膜去极化,从而阻止动作电位的产生和神经冲动的传导。电压门控钠通道包括三种状态:静息状态、活化状态和失活状态。与静息状态的钠通道相比,局麻药与活化和失活状态钠通道的亲和力明显增强(图 15-2)。

三、局麻药的临床药理学

局麻药的临床药理特性主要包括作用强度、起效时间、作用时间和差异阻滞,个体差异较大。

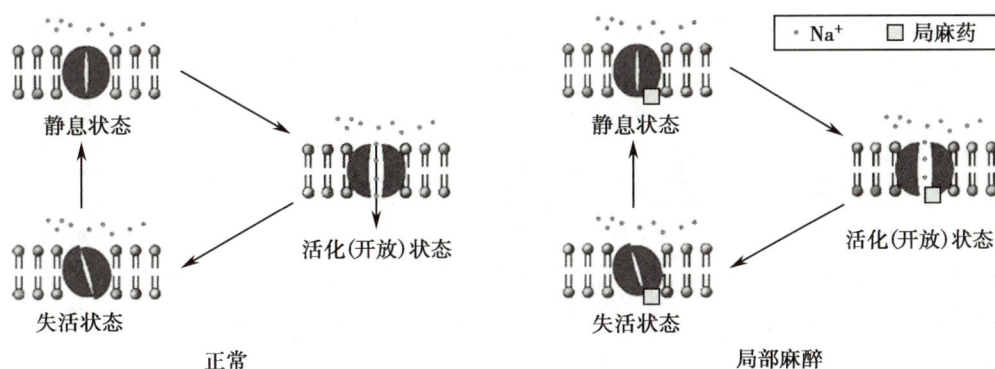

图 15-2　电压门控钠通道的三种状态——静息、活化(通道开放)和失活状态

(一)药效学

1. 作用强度　局麻药作用强度主要取决于其脂溶性,脂溶性越强,药物更容易透过细胞膜至膜内侧从而阻滞钠通道,其作用强度越大。同时,注射部位的血管丰富程度、血管收缩药的使用等也影响作用强度。

2. 起效时间　局麻药的起效时间主要取决于其 pK_a。局麻药的 pK_a 越大,则不带电荷的亲脂性碱基部分越少,离子部分越多,越不易透过神经细胞膜,起效越慢。临床上起效时间还受药物浓度影响,浓度越大,起效越快。

3. 作用时间　局麻药的作用时间与其脂溶性和化学结构有关。脂溶性强的局麻药作用时间长,可能是由于脂溶性增加,局麻药被血流摄取和清除的速度较慢。局麻药作用时间还受药物本身的血管舒缩效应、局麻药浓度、蛋白结合率、药物代谢、局部组织条件和注射部位等影响。

4. 差异阻滞　神经纤维末梢、神经节及中枢神经系统的突触部位对局麻药最为敏感,细神经纤维比粗神经纤维更易被阻滞。低浓度局麻药对无髓鞘的交感、副交感神经节后纤维可产生阻滞作用,而对有髓鞘的感觉和运动神经纤维则需高浓度才能产生阻滞作用。对混合神经产生阻滞作用时,首先消失的是持续性钝痛(如压痛),其次是短暂性锐痛,继之依次为冷觉、温觉、触觉、压觉消失,最后发生运动麻痹。神经冲动传导的恢复则按相反的顺序进行。

(二)对全身器官的作用

1. 对中枢神经系统的作用　静脉给予利多卡因(1.5mg/kg)可降低脑血流量,减轻气管内插管引起的颅内压增高,从而降低颅脑并发症的发生率。局麻药对中枢神经系统的作用取决于血浆内局麻药的浓度。低浓度(如普鲁卡因)有镇痛、抗惊厥作用,而高浓度可诱发惊厥。

2. 对心血管系统的作用　局麻药对心脏和外周血管具有直接抑制作用,并可通过阻滞交感神经或副交感神经传出纤维间接影响循环系统功能。局麻药对心脏的影响主要是阻碍去极化期间的钠离子内流,使心肌兴奋性降低,复极减慢,不应期延长,对心房、房室结、室内传导和心肌收缩力均呈剂量相关性抑制。除可卡因外,所有局麻药均可松弛血管平滑肌,引起一定程度的小动脉扩张,血压下降。

3. 对呼吸系统的作用　利多卡因可抑制机体对低氧的通气反应。膈神经和肋间神经阻滞或局麻药直接作用于延髓呼吸中枢,可引起呼吸抑制或呼吸暂停。静脉给予利多卡因(1.5mg/kg),可抑制气管内插管引起的支气管收缩反射。但对气道高反应性患者,给予利多卡因气雾剂,可能因直接刺激而诱发支气管痉挛。

(三)药代动力学

1. 吸收　局麻药的吸收取决于药物的注射部位、浓度、容积、局部组织血液灌流、是否辅助使用血管收缩药及药物本身的药理学特性。血药峰值浓度与单次注药的剂量成正比。不同部位局麻药经血管外给药后,其血药峰值浓度呈下列顺序递减:气管内注射>肋间神经阻滞>骶管阻滞>宫颈旁注射>硬膜外阻滞>臂丛神经阻滞>坐骨-股神经阻滞>皮下注射。

局麻药溶液可添加肾上腺素（常用1∶200 000），可使注药局部血管收缩，减少局麻药的吸收，提高阻滞效果，延长局麻药作用时间，并减轻其潜在的毒性反应。但是肾上腺素对长效脂溶性局麻药（如布比卡因）的影响较小。肾上腺素不适用于并存心血管疾病或甲状腺功能亢进的患者，禁用于手指、足趾或阴茎局部阻滞时。

2. **分布**　局麻药从注射部位经毛细血管吸收后分布至各器官组织。局麻药吸收入血后，很快分布到血液灌流好的器官如肺、心、脑、肝和肾脏，随后以较慢的速率再分布到灌流较差的肌肉、脂肪和皮肤。

3. **生物转化和清除**　酯类局麻药主要通过血浆假性胆碱酯酶水解，其代谢产物经肾脏排出。酰胺类局麻药主要通过肝脏微粒体酶代谢，代谢速率也远低于酯类局麻药水解，其代谢产物主要经肾脏排出，约5%的药物以原形随尿排出。

四、影响局麻药药理作用的因素

（一）用药方式

1. **局麻药的剂量**　剂量可影响局麻药的起效时间、阻滞程度和持续时间。局麻药溶液的容积还影响椎管内麻醉时阻滞平面的扩散。

2. **局麻药的注射部位**　在进行蛛网膜下腔阻滞（腰麻）时，脊神经没有外鞘包绕，局麻药直接与神经组织接触，因而起效迅速。而臂丛神经阻滞时，局麻药须穿过数层组织才能到达神经膜，所以起效较慢。

3. **添加其他药物**　肾上腺素可延长短效及中效局麻药（如利多卡因）局部浸润麻醉和神经阻滞的作用持续时间，但不能延长硬膜外阻滞时布比卡因或依替卡因的运动神经阻滞时间。鞘内应用局麻药时添加α_2受体激动药，能缩短感觉阻滞起效时间，延长运动与感觉阻滞持续时间。

（二）患者因素

1. **年龄**　年龄将影响局麻药的清除。例如，22～26岁健康志愿者静脉注射利多卡因后，其半衰期平均为80分钟，而61～71岁的健康志愿者的半衰期可延长至138分钟。新生儿肝酶系统尚未成熟，利多卡因和布比卡因的消除半衰期延长。

2. **重要器官功能**　肝功能严重受损、严重贫血或营养不良的患者，血浆内假性胆碱酯酶水平可能低下，酯类局麻药水解代谢速率降低，易发生毒性反应。肝血流下降或肝功能受损的患者，酰胺类局麻药的半衰期延长。充血性心力衰竭的患者，利多卡因的清除速率明显延缓。

3. **妊娠**　孕妇硬膜外阻滞和蛛网膜下腔阻滞的平面扩散、阻滞强度均超过普通妇女，这与孕妇的硬膜外腔和蛛网膜下腔空间减小以及激素水平改变有关。因此，孕妇应适当减少局麻药用量。

五、局麻药的全身毒性反应和过敏反应

血液局麻药浓度超过一定阈值时，可发生局麻药的全身毒性反应，主要累及中枢神经系统和心血管系统，严重者可危及生命。其常见原因有局麻药的剂量或浓度过高、药物入血以及患者耐受性降低等。其程度与血药浓度有直接关系，并与局麻药的作用强度成正比。一般局麻药血药浓度达到4～6μg/ml时可出现毒性反应，但强效的布比卡因或依替卡因在较低浓度（2μg/ml）时就可出现毒性症状。一般认为局麻药混合应用时，毒性作用累加。

（一）中枢神经系统毒性反应

中枢神经系统比心血管系统对局麻药更敏感。局麻药中毒反应的初期，先兆症状包括眩晕、口周麻木，相继出现耳鸣和视物不清（注视困难或眼球震颤）、多语、寒战、惊恐不安和定向障碍等。如果继续发展，则可出现意识丧失、昏迷，并出现面部肌群和四肢远端震颤、肌肉抽搐，最终发生强直阵挛性惊厥。如果局麻药大剂量、快速入血，可迅速出现中枢神经系统兴奋症状，随即进入中枢神经系统抑制状态，抽搐发作停止，呼吸抑制，甚至呼吸停止。

（二）心血管系统毒性反应

多数局麻药产生心血管毒性反应的血药浓度是产生惊厥时血药浓度的3倍以上，但布比卡因和

依替卡因的中枢神经系统和心血管系统毒性几乎同时发生。心血管系统毒性反应初期表现为由于中枢神经系统兴奋而间接出现的心动过速和高血压,晚期则是局麻药的直接抑制作用,表现为心排血量减少、心律失常、血压下降。血药浓度极高时,可出现周围血管广泛扩张、心率缓慢,甚至心搏骤停。

与其他局麻药相比,布比卡因引发的心血管功能衰竭更严重,心脏复苏更困难。孕妇对布比卡因的心血管毒性更敏感,故产科麻醉中一般不推荐使用 0.75% 的布比卡因。

(三) 过敏反应

局麻药过敏反应是指使用少量局麻药后,出现皮肤红斑、荨麻疹、咽喉水肿、支气管痉挛、血管神经性水肿和休克等症状,可危及生命。真正的局麻药过敏反应罕见,临床上常将毒性反应或对局麻药药液中添加的肾上腺素所致的不良反应误认为是过敏反应。与酰胺类局麻药相比,酯类局麻药的过敏反应相对多见。同类型的局麻药可能出现交叉性过敏反应,因此对普鲁卡因过敏的患者,应避免使用丁卡因或氯普鲁卡因。

(四) 全身毒性反应的防治

1. 预防措施

(1) 重视麻醉前准备:对患者进行充分的术前评估,开放静脉通路,建立常规监护,准备好抢救设备与药物。

(2) 控制局麻药剂量:尽管局麻药最大允许剂量没有考虑注药部位和方法以及患者的危险因素,临床上仍应将最大推荐剂量作为参考,使用可达到理想阻滞程度和持续时间的最低剂量。

(3) 安全注射方法:缓慢分次注射、注射前回吸以及可在局麻药中添加肾上腺素。添加肾上腺素还有助于判断局麻药是否误入血管。警惕毒性反应的先兆症状和体征。

(4) 使用超声引导:周围神经阻滞时使用超声引导可有助于避开血管结构,证实药物在血管外扩散,并可减少局麻药的用量。

2. 治疗　治疗措施取决于毒性反应的严重程度,包括以下内容。

(1) 一般处理:在出现局麻药中毒的症状和体征后,应立即停止注入局麻药,同时进行有效的气道管理,给予纯氧和辅助通气或控制通气。

(2) 发生抽搐或惊厥时要注意保护患者,避免发生损伤。

(3) 药物治疗:发生抽搐或惊厥时,首选苯二氮䓬类药物,也可使用丙泊酚或硫喷妥钠,但在患者血流动力学不稳定时不推荐使用丙泊酚。若使用苯二氮䓬类药物后仍持续惊厥发作,可使用小剂量琥珀胆碱等肌松药,同时进行气道管理。如发生心搏骤停,则实施心肺复苏。注意肾上腺素的静脉注射剂量≤1μg/kg,以免导致心律失常;不建议使用血管加压素;避免使用钙通道阻滞药和 β 受体拮抗药,以免加重低血压;发生室性心律失常时,建议使用胺碘酮,不建议使用利多卡因和其他钠通道阻滞药;对心搏骤停患者推荐使用 20% 脂肪乳剂,静脉注射 1.5ml/kg 后以 0.25ml/(kg·min) 维持,如果 5 分钟后循环不恢复,可重复静脉注射首剂量,并将输注速率提高至 0.5ml/(kg·min);总量应少于 12ml/kg。

第二节 │ 局部麻醉方法

局部麻醉(local anesthesia)是指在患者神志清醒的状态下,应用局麻药暂时、可逆性地阻断身体某一区域神经传导的麻醉方式。感觉神经被阻滞时,局部感觉抑制或消失;运动神经同时被阻滞时,肌肉运动减弱或完全松弛。局部麻醉方法包括表面麻醉、局部浸润麻醉、区域阻滞和静脉局部麻醉。广义的局部麻醉还包括周围神经阻滞和椎管内麻醉。周围神经阻滞包括神经干阻滞、筋膜间隙阻滞;椎管内麻醉包括硬膜外阻滞、蛛网膜下腔阻滞(又称脊髓麻醉)。椎管内麻醉的相关内容参见第十六章,神经干阻滞的内容将在本章第三节"周围神经阻滞"中描述。

局部麻醉的适用范围取决于手术部位、患者的配合程度以及患者的并存疾病。一般情况下,局部麻醉适用于手术部位较表浅或局限的中小型手术,也可以复合镇静药或复合全身麻醉来增强麻醉效果,还可用于术后镇痛以及慢性疼痛和癌性疼痛的治疗。

一、表面麻醉

将渗透作用强的局麻药与局部皮肤或黏膜表面接触,使其透过皮肤或黏膜并阻滞浅表神经末梢而产生麻醉状态,称为表面麻醉(topical anesthesia)。多用于眼、鼻腔、咽喉、气管、尿道等处的浅表手术或内镜检查。

二、局部浸润麻醉

将局麻药沿手术切口分层注射于手术区的组织内,阻滞组织中的神经末梢,称为局部浸润麻醉(infiltration anesthesia)。一般由手术医师完成。局部浸润麻醉时,可根据手术所需时间以及浸润面积来选择局麻药及其浓度。合用肾上腺素不但可延长局麻药的作用时间,浸润面积较大时,还可降低局麻药浓度以避免用药量过大。局部浸润麻醉常用局麻药限量及持续时间见表 15-2。

表 15-2　局部浸润麻醉常用局麻药

常用局麻药	浓度 /%	单纯局麻药溶液		含肾上腺素溶液	
		最大剂量 /mg	持续时间 /min	最大剂量 /mg	持续时间 /min
短时效					
普鲁卡因	0.5～1.0	800	15～30	1 000	30～60
氯普鲁卡因	1.0～2.0	800	15～30	1 000	30～90
中时效					
利多卡因	0.5～1.0	300	30～60	500	120～360
甲哌卡因	0.5～1.0	300	45～90	500	120～360
丙胺卡因	0.5～1.0	500	30～90	600	120～360
长时效					
布比卡因	0.25～0.5	175	120～240	225	180～420
罗哌卡因	0.1～1.0	200	120～360	225	180～420

注:最大剂量基于体重为 70kg 成人。

三、区域阻滞

区域阻滞(field block)是围绕手术区,在其四周和基底部注射局麻药,以阻滞进入手术区的神经干和神经末梢。区域阻滞的操作要点与局部浸润麻醉相同。主要优点是避免穿刺病理组织。

四、静脉局部麻醉

静脉局部麻醉(intravenous regional anesthesia)是将局麻药注射到驱血带阻断的肢体远端静脉内的麻醉方法,又称 Bier 阻滞。局麻药从血管床扩散到非血管组织,如轴突和神经末梢,从而发挥阻滞作用。该麻醉的有效性与安全性取决于患肢血流的中断与驱血带的缓慢逐步释放。主要应用于成人上肢手术,目前已少用。

第三节 │ 周围神经阻滞

一、概述

(一)概念

周围神经阻滞(peripheral nerve block,PNB)是指将局麻药注射到外周神经干(丛)及其附近,通过暂时阻断神经冲动的传导,使该神经所支配的区域达到手术无痛或镇痛的方法,是临床上广泛应用的麻醉与镇痛方法之一,包括神经干阻滞和筋膜间隙阻滞。

(二)适应证和禁忌证

周围神经阻滞的适应证主要取决于手术部位与范围、手术时间、患者的状态与合作程度。只要手术部位局限于某一或某些神经干(丛)所支配范围,并且阻滞时间能满足手术需要,均可行周围神经阻滞。绝对禁忌证包括:患者拒绝,穿刺部位有感染、肿瘤,明确对局麻药过敏;相对禁忌证包括:严重畸形,凝血功能异常,如服用抗凝血药或抗血小板药、血友病等。

(三)周围神经阻滞的管理原则

1. 术前做好访视工作,明确适应证和禁忌证。进行必要的体格检查,注意与穿刺有关的解剖标志。向患者详细说明麻醉操作过程及需要患者配合的主要步骤。术前可考虑给予镇静药和/或麻醉性镇痛药。

2. 麻醉实施前应准备必要的急救药品和设备,开放静脉通路,常规监测。

3. 密切观察患者的反应,及时发现局麻药导致的毒性症状。为提高患者术中舒适度,可静脉应用镇静药和/或麻醉性镇痛药以增强麻醉效果和提高患者满意度。

4. 如果局麻效果不佳,应视实际情况追加局麻药或更改麻醉方式,切忌盲目加大局麻药用量或不恰当地使用麻醉性镇痛药或静脉麻醉药,以免发生呼吸抑制等并发症。

(四)神经定位方法

神经定位方法主要是根据解剖部位的体表标志,通过异感定位法、神经刺激法和超声引导法等来实施。本章节介绍异感定位和神经刺激器引导的方法,关于超声引导法内容见第十四章第二节。

1. **异感定位法**　当穿刺针直接触及神经时,其支配的感觉区域可出现异感,此时注射局麻药可获得较满意的麻醉效果。随着神经刺激器和超声的普及,现已较少使用异感定位法。

2. **神经刺激法**　利用电刺激器产生的脉冲电流传送至绝缘穿刺针,绝缘穿刺针带有绝缘外鞘,仅在针尖导电,当针尖接近混合神经时,就会引起混合神经去极化,而其中运动神经较易去极化而导致出现所支配肌肉颤搐,这样就可以通过肌颤搐反应来定位。

3. **超声引导法**　超声可清晰显示目标神经及其周围组织结构以及穿刺针的实时路径,并引导进针方向与深度,以更好地接近目标神经;注药时可观察药液扩散,甄别意外的血管内注射和神经内注射;超声引导的神经阻滞可提高阻滞成功率,减少穿刺次数,减少神经损伤。

二、颈丛神经阻滞

(一)解剖

颈丛神经是由颈1~颈4脊神经(C_1~C_4)前支组成的,C_1主要是运动神经,C_2~C_4均为感觉神经。颈丛神经又分为浅丛和深丛,分别支配颈部相应的皮肤和肌肉组织。颈丛神经的浅支在胸锁乳突肌后缘中点浅出后呈放射状分布,向前为颈横神经,向下为锁骨上神经,向后为枕小神经,向后上为耳大神经,支配同侧颌下、锁骨、整个颈部及枕部区域的皮肤与皮下浅层感觉(图 15-3)。颈深神经丛主要支配颈前及颈侧面的深层组织。

(二)局麻药的选择

临床上常采用 1%~1.5% 利多卡因、0.15%~0.2% 丁卡因、0.25%~0.5% 布比卡因或罗哌卡因,或 1% 利多卡因与 0.15% 丁卡因混合液、1% 利多卡因与 0.25% 布比卡因混合液等。

(三)临床应用

颈丛神经阻滞适用于颈部手术,如甲状腺或

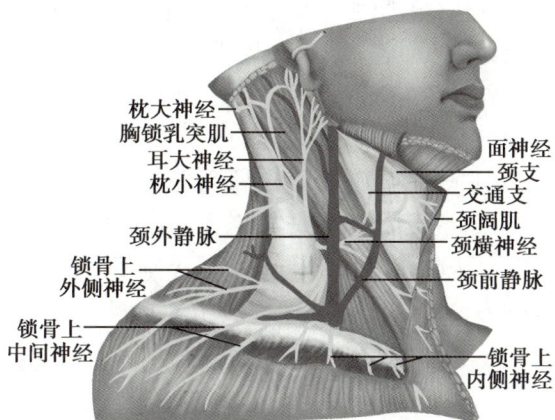

枕大神经
胸锁乳突肌
耳大神经
枕小神经
颈外静脉
锁骨上外侧神经
锁骨上中间神经
面神经
颈支
交通支
颈阔肌
颈横神经
颈前静脉
锁骨上内侧神经

图 15-3　颈丛神经浅支的分布

甲状旁腺手术、气管切开和颈动脉内膜剥脱术等。临床上可与其他麻醉方法联合,使患者更舒适、安全。

(四)阻滞方法

1. 颈浅丛神经阻滞 患者去枕平卧,头偏向对侧,穿刺点位于胸锁乳头肌后缘中点,穿刺针垂直刺入皮肤,缓慢进针,遇到刺破纸样落空感后表明针尖已穿过颈阔肌,将局麻药注射至颈阔肌和皮下,亦可在颈阔肌表面向横突、锁骨和颈前方作浸润注射,以阻滞颈浅丛各分支,一般每侧注射药量约10ml(图15-4)。

2. 颈深丛神经阻滞

(1)颈前阻滞法:对穿出椎间孔的 $C_2 \sim C_4$ 脊神经实施阻滞,传统采用三点法。目前多采用 C_4 横突一点阻滞法,即患者去枕平卧,头偏向对侧,触摸乳突和第6颈椎横突(是颈椎中最易触到的横突)后作连线,沿此线乳突尖下方1.5cm处可触及 C_2 颈椎横突,在此处沿上述平行线向下,向下每隔1.5cm分别为 C_3、C_4 横突(C_4 常位于胸锁乳突肌后缘中点)。在 C_4 横突处穿刺针方向与皮肤垂直并稍向尾侧倾斜,一般进针 1.5～3cm 可触及横突或引出异感,回吸无血或脑脊液后,注入局麻药 10～12ml,局麻药向头侧扩散可将 C_2、C_3 神经阻滞(图15-5)。

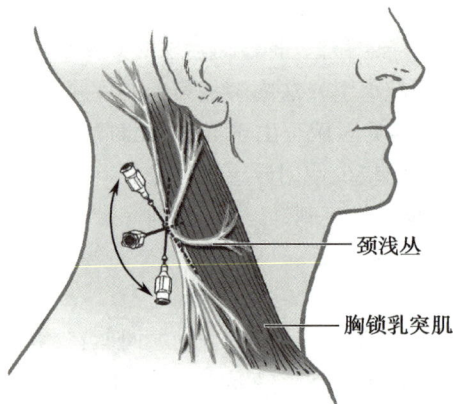

图 15-4 颈浅丛神经解剖标志及进针方法

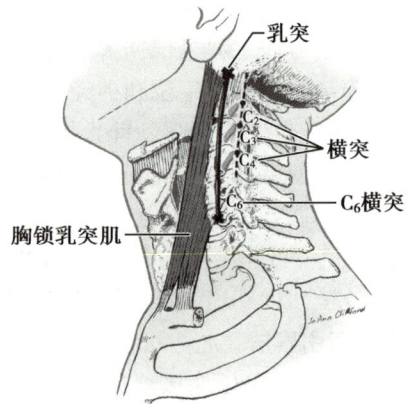

图 15-5 颈深丛神经解剖标志

(2)肌间沟阻滞法:在前斜角肌和中斜角肌间的肌间沟顶端平 C_4 水平垂直刺入皮肤,然后稍向后向下,有异感或触及横突时注射局麻药,药液沿斜角肌间隙及椎前筋膜深侧扩散,使颈丛神经的根部阻滞。注药时压迫远端有助于局麻药向上扩散。

(五)并发症

颈丛神经阻滞并发症多见于颈深丛神经阻滞,发生率较低,包括:①局麻药毒性反应:主要由于局麻药误注入血管。②高位硬膜外阻滞或全脊髓麻醉:由于穿刺针进针过深或进针方向偏内,针尖进入硬膜外腔甚至蛛网膜下腔并注入大剂量局麻药所致。③膈神经阻滞:膈神经主要由第4颈神经组成,同时接受第3、第5颈神经的小分支。颈深丛神经阻滞常易累及膈神经,双侧受累时可出现呼吸困难及胸闷,故应避免进行双侧颈深丛神经阻滞。④喉返神经阻滞:主要由于进针过深或注药压力太大,可导致患者声音嘶哑或失声,尤以双侧阻滞时较易发生。⑤霍纳综合征(Horner syndrome):由于颈交感神经被阻滞,而出现同侧眼睑下垂、瞳孔缩小、眼球内陷、结膜充血、鼻塞、面微红及不出汗等症状,短期内可自行缓解。⑥穿刺损伤椎动脉引起出血、血肿。

三、臂丛神经阻滞

(一)解剖

臂丛神经由颈5～颈8($C_5 \sim C_8$)及胸1(T_1)脊神经前支组成,有时也接受颈4(C_4)及胸2(T_2)

脊神经前支发出的小分支,主要支配整个手、臂运动和绝大部分手、臂感觉。组成臂丛的脊神经出椎间孔后在锁骨上部前、中斜角肌的肌间沟内分为上、中、下干。通常上干由C_5~C_6前支,中干由C_7前支,下干由C_8和T_1前支构成。三支神经干穿出肌间沟后,在锁骨下动脉的后上方沿第一肋上缘穿行。至锁骨后第一肋的外缘,每个神经干又分为前、后两股,于锁骨中段后方进入腋窝并重新组合成三束,三个后股在腋动脉后方合成后束,延续为腋神经及桡神经;上干和中干的前股在腋动脉的外侧合成外侧束,延续为肌皮神经和正中神经外侧头;下干的前股延伸为内侧束,延续为尺神经、前臂内侧皮神经、臂内侧皮神经和正中神经内侧头(图 15-6)。覆盖前、中斜角肌的椎前筋膜向外融合包裹臂丛神经形成筋膜鞘,此鞘从椎间孔延伸至上臂上部,是臂丛神经阻滞的解剖基础。

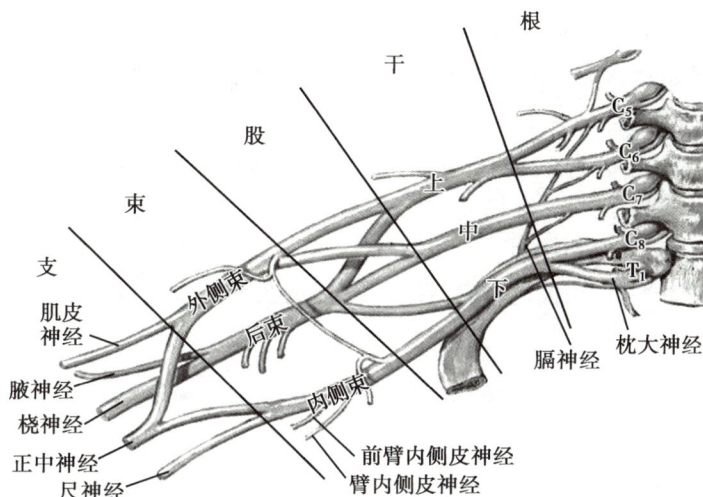

图 15-6 臂丛神经

(二)局麻药的选择

臂丛神经阻滞时需要较大容量的药物(20~40ml)以利于药物在鞘内扩散,而浓度不必太高。2~4 小时的手术可选用 1%~1.5% 利多卡因;若手术时间较长,可选用 0.25%~0.5% 的布比卡因或罗哌卡因;若加用 1∶200 000 肾上腺素,麻醉时间可达 8~12 小时。

(三)临床应用

临床上常根据手术所需选择不同途径实施臂丛神经阻滞,可适用于肩部、上臂、前臂和手部手术。常用阻滞途径为肌间沟、腋路和锁骨上入路。

(四)肌间沟臂丛神经阻滞

1. **操作方法** 患者去枕平卧,头偏向对侧,手臂贴体旁。嘱患者微抬头以显露胸锁乳突肌,在该肌锁骨头外缘触及前斜角肌,再向后外侧滑过前斜角肌肌腹即为肌间沟。从环状软骨向后作一水平线,此线与第 6 颈椎横突位于同一平面,此线与肌间沟的交点即为穿刺点。皮肤常规消毒后,用 22~25G 穿刺针垂直刺入皮肤,略偏向内侧和尾侧进针,进针时同侧上肢有异感,或同时以电刺激引发手臂或肩部肌肉收缩为准确定位的标志。将针头固定,回吸无血及脑脊液后根据手术需要注入局麻药 20~40ml。多数情况下,肌间沟入路较难阻滞尺神经,注药时压迫穿刺点上方有助于局麻药向下扩散,从而较完善地阻滞尺神经(图 15-7)。

2. **肌间沟臂丛神经阻滞法的优缺点**

(1)优点:①易于掌握;②上臂、肩部及桡侧阻

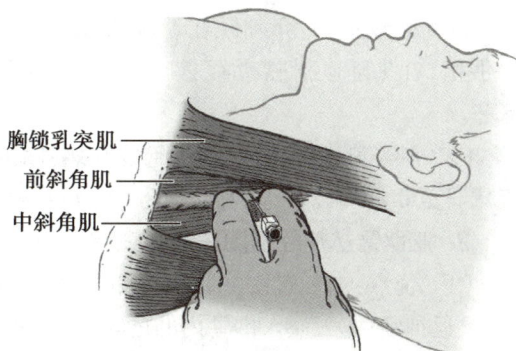

图 15-7 肌间沟臂丛神经阻滞

滞效果好;③不易引起气胸。

（2）缺点:①尺神经阻滞起效迟,有时需增加药液容量才能将其阻滞;②有误入椎管内的危险;③有损伤椎动脉可能;④不宜同时双侧阻滞,以免双侧膈神经或喉返神经被阻滞。

（五）锁骨上臂丛神经阻滞

1. 操作方法　患者去枕平卧,头转向对侧,上肢紧贴体旁。穿刺点位于肌间沟最低点,锁骨下动脉搏动处后上方,此处位于锁骨中点上方1～1.5cm 穿刺针向尾侧刺入皮肤,进针时同侧上肢有异感,或电刺激引发肌肉收缩反应时,回吸无血及气体后注入局麻药20～30ml(图 15-8)。

根据体表定位的锁骨上入路属于"盲探性"穿刺,因其并发症多,临床应用较少。超声引导能准确地将适量局麻药注射在神经周围,大大提高了操作的安全性。

2. 锁骨上臂丛神经阻滞法的优缺点

（1）优点:①用较小药量即可得到较满意的臂丛神经阻滞效果;②穿刺中不需移动上肢,对上肢外伤疼痛者较适合;③不易误入椎管内。

（2）缺点:①气胸发生率较高(0.5%～6%),发生率与操作者经验有关,且气胸症状可延迟出现;②星状神经节及膈神经阻滞的发生率较高。

（六）腋路臂丛神经阻滞

1. 操作方法　患者平卧,头偏向对侧,患肢肩关节外展90°,屈肘90°,于腋窝顶部扪及腋动脉最强点即为穿刺点(图 15-9)。

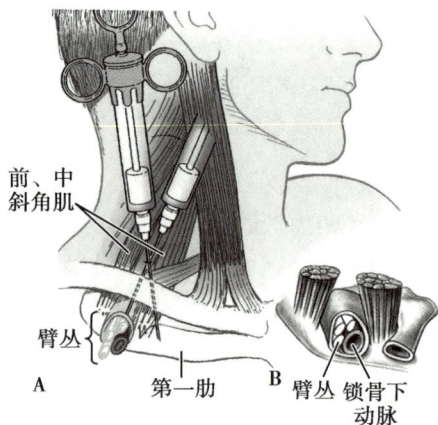

图 15-8　锁骨上臂丛神经阻滞
A. 锁骨上臂丛神经阻滞操作方式;B. 臂丛神经三条干在第一肋水平紧密排列。

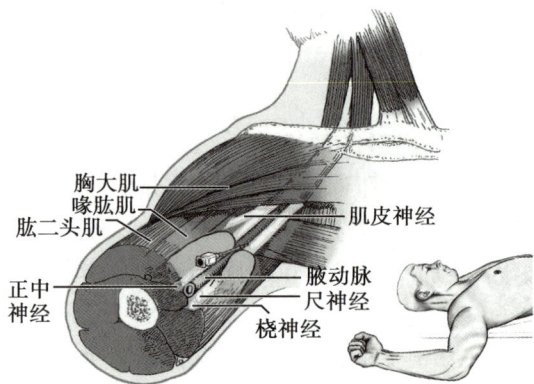

图 15-9　腋路臂丛神经阻滞

（1）突破感法:穿刺针在动脉边缘刺进皮肤,缓慢进针,有时出现刺破鞘膜的落空感。松开持针手指,针头随动脉搏动而摆动,即可认为针已进入腋鞘内,连接注射器回吸无血后即可注入局麻药。

（2）神经刺激器定位:使用绝缘穿刺针穿刺,方法同上,寻找到合适的手臂肌肉收缩后,将刺激电流减弱至 0.4mA 以下,注射局麻药 1ml 后可见肌肉收缩反应减弱,回吸无异常后注射局麻药。

2. 腋路臂丛神经阻滞法的优缺点

（1）优点:①位置表浅,动脉搏动明显,易于阻滞;②不会引起气胸;③不会阻滞膈神经、迷走神经、喉返神经;④无误入椎管内的危险;⑤可通过放入留置针或导管行连续阻滞。

（2）缺点:①上肢不能外展或腋窝部位有感染、肿瘤的患者禁忌使用;②因局麻药用量大,故局麻药毒性反应发生率较其他方法高。

四、腹横肌平面阻滞

腹横肌平面（TAP）阻滞，又称腹横筋膜阻滞，即在腹内斜肌与腹横肌之间的神经筋膜层注入局麻药以阻滞前腹壁的神经，能提供良好的腹壁镇痛。腹横肌平面阻滞主要适用于腹部手术的麻醉及术后镇痛。中线切口宜作双侧腹横肌平面阻滞。

（一）解剖

腹部前外侧肌肉由浅入深依次为腹外斜肌、腹内斜肌和腹横肌，其中腹内斜肌和腹横肌之间的筋膜平面被称为腹横肌筋膜平面或腹横肌平面（TAP）。前腹壁皮肤、肌肉及腹膜壁层由下胸部 6 对胸神经及第 1 对腰神经支配。这些神经前支离开各自的椎间孔后，在肋弓处越过肋缘，穿入侧腹壁的肌肉组织，经过腹内斜肌与腹横肌间的神经筋膜平面（腹横肌浅面），感觉神经分支在腋中线发出皮神经侧支后，继续在此平面向前，进入腹直肌鞘，支配肌肉和皮肤，远至正中线（图 15-10）。

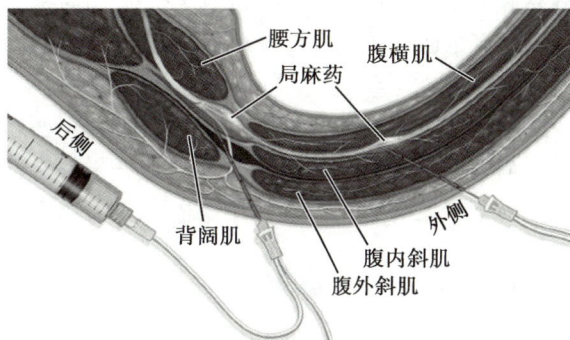

图 15-10　腹横肌平面阻滞

（二）操作方法

传统体表标志法：该方法以 Petit 三角（triangle of Petit，TOP；也称为腰下三角）为穿刺区域。TOP 位于腋中线背侧，后面为背阔肌，前面为腹外斜肌，下面为髂嵴。在此注射局麻药可以阻滞皮神经侧支，使前腹壁的感觉阻滞更完善。随着超声技术的发展，该法已少用。超声引导腹横肌平面阻滞相关内容参见第十四章第二节。

（三）并发症

TAP 阻滞相对安全，但由于是有创性操作，也可产生并发症，包括局麻药中毒、血管内注射、神经损伤、出血和感染以及误伤腹腔器官等。超声引导可明显减少并发症的发生。

五、椎旁阻滞

椎旁阻滞（paravertebral block，PVB）是将局麻药注射到出椎间孔的脊神经根附近（椎旁间隙），可阻滞通过此间隙的感觉、运动和交感神经，从而达到同侧躯体的镇痛与麻醉的目的。可用于胸腹部手术的术中与术后镇痛、各种慢性疼痛与癌性疼痛的治疗，更适用于不能耐受硬膜外阻滞时阻断双侧交感神经所致低血压的患者。

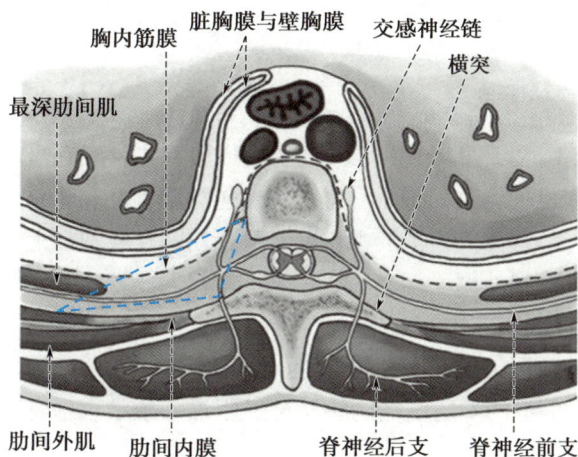

图 15-11　椎旁间隙（虚线三角区域）

（一）解剖

胸段的椎旁间隙由后面的肋横突上韧带，前侧面的胸膜壁层，内侧的椎体、椎间盘和椎间孔，下面和上面的肋骨头组成。椎旁间隙包含有脂肪组织，肋间神经，脊神经背支、交通支、交感干和肋间血管。因此注入椎旁间隙的局麻药可阻滞感觉、运动和交感神经纤维。注射的药液可沿三角形底部疏松结缔组织间隙向上和向下扩散，故通过一个注射点能够产生多个节段的单侧阻滞效果（图 15-11）。

（二）操作方法

椎旁阻滞可在坐位、侧卧位或俯卧位下实施，常用方法有体表定位法、神经刺激器引导阻滞法、超声引导下阻滞法等。

1. 体表定位法 棘突后旁开 2.5～3cm,垂直于皮肤进针,抵达肋骨或横突后,针尖朝向头侧或尾侧调整方向(向头侧较好)。当针尖有落空感时即穿透肋横突上韧带进入到椎旁间隙。回吸无血液、气体、脑脊液,注入局麻药,必要时可留置导管。单次注入 15ml 局麻药可产生单侧 4～5 个节段的阻滞效果。也可分别在每一节段注入局麻药 3～4ml。

2. 神经刺激器引导法 棘突后旁开 2.5～3cm,垂直于皮肤进针,直到椎旁出现肌肉收缩,继续进针突破肋横突上韧带,出现相应节段肋间肌收缩,微调针头位置,并逐渐减小电流,在 0.4mA 左右仍有最大幅度的肌肉收缩时回吸无血液、气体、脑脊液,注入局麻药,必要时可留置导管。

(三)并发症

胸椎旁阻滞最常见的并发症是气胸。其他并发症包括阻滞失败、穿刺针误入血管、损伤肋间神经等。局麻药向头侧或尾侧扩散,可引起霍纳综合征及上下肢感觉改变,多为一次性注入大量局麻药所致。对于凝血功能处于临界值的患者,椎旁阻滞较硬膜外阻滞更为安全,但仍应慎用。

六、下肢神经阻滞

下肢神经阻滞可用于术中和术后镇痛,并可避免椎管内麻醉所致的血压下降,对某些特定患者具有重要意义。下肢神经阻滞技术要求较高,需要专门培训方能熟练掌握。

(一)解剖

下肢支配神经来自腰丛和骶丛神经。腰丛由腰 1～腰 4(L_1 ～ L_4)前支构成,常有胸 12(T_{12}),偶有腰 5(L_5)分支参与。由 L_2 ～ L_4 组成的腰丛成分主要支配大腿的前、内侧。 L_2 ～ L_4 的前支组成闭孔神经,后支组成股神经,而 L_2 和 L_3 的后支又组成股外侧皮神经。腰丛神经位于腰大肌和腰方肌之间的腰大肌间隙内(图 15-12)。

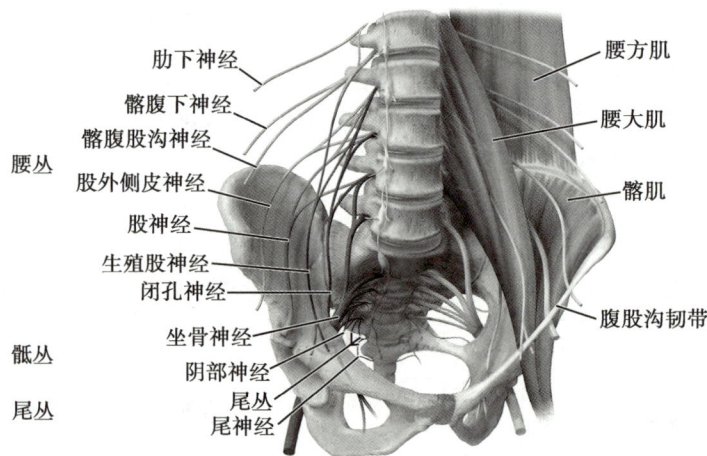

图 15-12 腰骶丛神经

骶丛神经来源于骶 1～骶 3(S_1 ～ S_3)骶神经以及 L_4 和 L_5 前支的分支,主要构成股后皮神经和坐骨神经,一起经过坐骨大孔穿出骨盆,支配下肢后面和足的运动和感觉。坐骨神经包含胫神经和腓总神经的主干(由 L_4 、 L_5 、 S_1 ～ S_3 前支的腹侧支组成胫神经,背侧支组成腓总神经),两者在腘窝或腘窝上方从坐骨神经分出后,胫神经走行在内侧,而腓总神经绕到外侧下行。

(二)腰丛神经阻滞(腰肌间隙阻滞)

1. 临床应用 腰丛神经阻滞可阻滞股外侧皮神经、股神经和闭孔神经,适用于膝部、大腿前部和髋部手术;置入导管持续输注可用于膝关节和髋关节手术的术后镇痛。腰丛神经阻滞必须结合坐骨神经阻滞才能麻醉整个下肢。

2. 神经刺激器引导下阻滞法 患者屈髋侧卧,患肢置于上部。确认双侧髂嵴最高点并作一连线

（此线常通过第 4 腰椎）。在阻滞侧中线旁开 5cm 处即为穿刺点。使用 21G 穿刺针由穿刺点垂直进针，直达第 4 腰椎横突，然后针尖向尾侧滑过第 4 腰椎横突下缘，继续进针约 0.5cm 后有明显落空感，表明针已进入腰大肌间隙内。当神经刺激器电流从 1mA 减小至 0.4mA 时仍有可辨识的股四头肌收缩反应，可确定穿刺针已抵达腰丛神经，回吸无异常后，注入局麻药 20～30ml（图 15-13）。

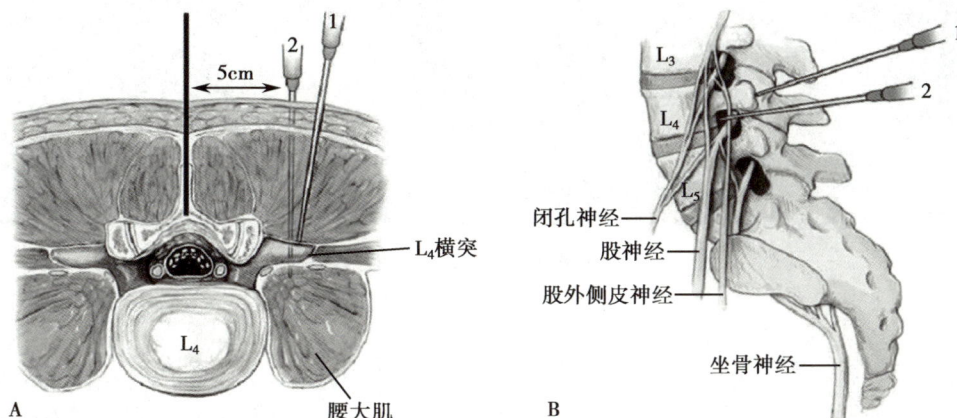

图 15-13　腰丛神经阻滞

如图 A 中所示，穿刺针首先直达第 4 腰椎横突（针 1），然后针尖向尾侧滑过第 4 腰椎横突下缘（针 2），进入腰大肌间隙。

3. **并发症**　腰丛阻滞进针过深时局麻药可能误注入椎管内或血管内而导致并发症，此外也可能导致血肿和神经损伤。

（三）股神经阻滞

1. **临床应用**　股神经阻滞可用于大腿前部和膝关节手术，常与其他下肢阻滞技术联合应用。

2. **神经刺激器引导法**　患者取仰卧位，在患侧腹股沟韧带中点可扪及股动脉搏动，穿刺点即在腹股沟韧带下方、股动脉搏动点外侧。将穿刺针与皮肤成 45° 向头侧进针。使用神经刺激器定位时，通常先找到股神经前支，若出现大腿内侧缝匠肌收缩，此时应将针尖稍向外侧重新进针，在更深位置找到股神经后支，刺激该支时可引发股四头肌收缩和髌骨上抬运动。当神经刺激器电流减小至 0.4mA 时，仍有可辨识的股四头肌收缩反应，回吸无异常后注入局麻药 20～30ml（图 15-14）。

3. **并发症**　由于穿刺点接近动脉，因此易误伤动脉或将局麻药注入血管内。

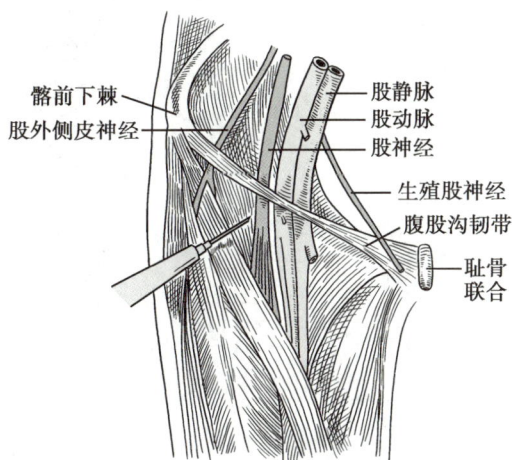

图 15-14　股神经阻滞

（四）坐骨神经阻滞

1. **临床应用**　临床上可联合隐神经和股神经阻滞用于膝关节以下无需止血带的手术。股后皮神经前段与坐骨神经伴行，支配大腿后部的皮肤，坐骨神经阻滞的同时也阻滞该神经。

2. **操作方法**

（1）经臀肌入路法（后路法）：患者取侧卧位，阻滞侧下肢在上并屈髋屈膝，膝关节呈 90°，健侧下肢伸直（图 15-15）。经过股骨大转子与髂后上棘连线中点作一条垂直线，与股骨大转子和骶裂孔连线的交点即穿刺点。使用 22G 穿刺针垂直进针，使用神经刺激器时，在出现臀肌刺激反应后，继续向前进针直至引出坐骨神经支配区肌肉的运动反应（腘肌或腓肠肌收缩、足屈或趾屈），当神经刺激器电流减小至 0.4mA 时仍有可辨识的肌肉收缩反应，回吸无血后注入局麻药 20～30ml。

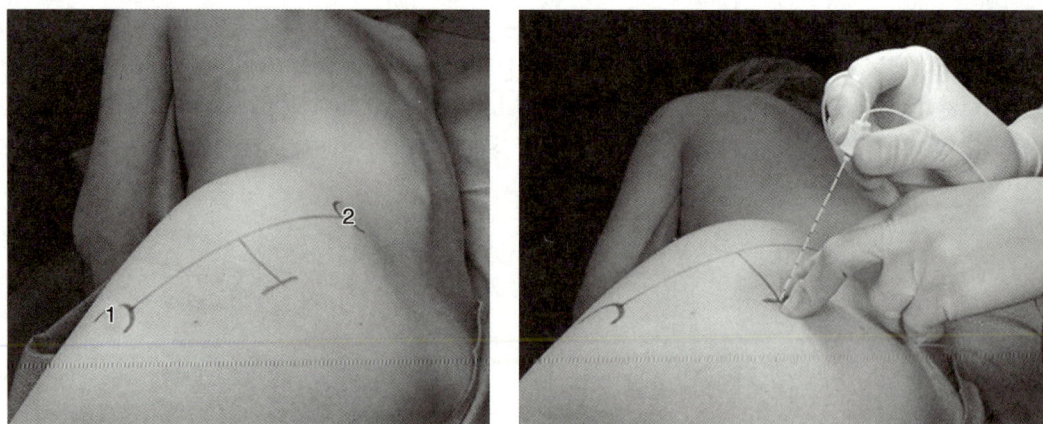

图 15-15　经臀肌入路法(后路法)阻滞体位
1. 股骨大转子;2. 髂后上棘。

（2）前路法:患者取仰卧位,从大转子作一条平行于腹股沟韧带的直线,再沿腹股沟韧带将髂前上棘到耻骨结节连线分为三等份,在中内 1/3 处作一垂线与上述大转子线相交,交点即为穿刺点。将穿刺针垂直进针后稍偏向外侧,遇到骨质即为股骨小转子。将针尖向内侧滑过股骨并继续进针 5cm 左右,使用神经刺激器时可出现远端踝部、足部或趾的运动反应,当神经刺激器电流减小至 0.4mA 时仍有可辨识的肌肉收缩反应,回吸无血后注入 20～30ml 局麻药。该方法穿刺部位较深,操作较为困难,但尤其适用于不能侧卧的患者(图 15-16)。

3. **并发症**　并发症为阻滞不全和血管、神经损伤。

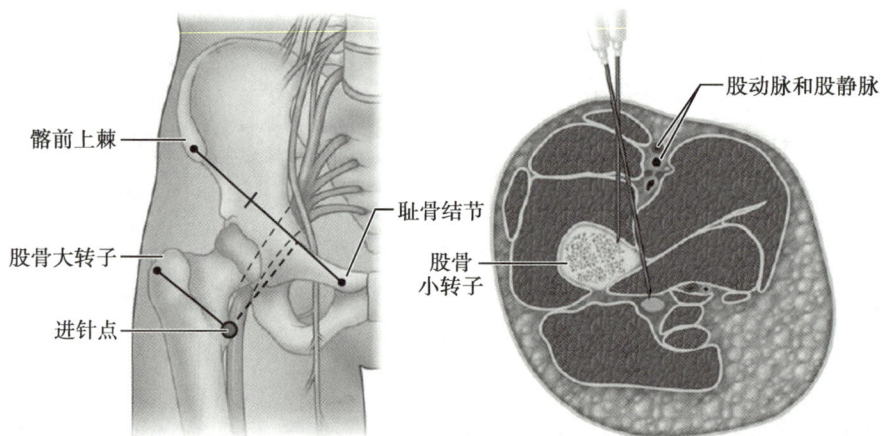

图 15-16　前路法坐骨神经阻滞

（缪长虹）

本章思维导图　　　　本章目标测试

第十六章 | 椎管内麻醉

椎管内麻醉（intrathecal anesthesia）包括蛛网膜下腔阻滞（spinal anesthesia）和硬膜外腔阻滞（epidural anesthesia）（含骶管阻滞）。将局麻药注入蛛网膜下腔，暂时使脊神经前根和后根神经传导阻滞的麻醉方法称为蛛网膜下腔阻滞，简称脊麻或腰麻；将局麻药注入硬膜外腔，暂时阻断脊神经根神经传导的方法，称为硬膜外腔阻滞，简称硬膜外阻滞或硬膜外麻醉。蛛网膜下腔阻滞的特点为所需局麻药的剂量和容量较小，但能使感觉和运动阻滞完善，麻醉效果确切；而硬膜外阻滞则需要局麻药的浓度和容量均较大，其优点是可以通过置管连续给药，有利于时间不确定的手术及术后镇痛。脊髓-硬膜外联合阻滞（combined spinal-epidural anesthesia，CSEA），简称腰-硬联合麻醉，可取两者的优点，在临床麻醉中的应用日趋广泛。

椎管内麻醉能有效阻断手术刺激所致的机体应激反应，减少术中出血量，减少术后血栓的发生，缩短患者的住院时间。

第一节 | 椎管的解剖与麻醉生理

一、椎管解剖

（一）脊椎的结构

脊椎由颈椎（7节）、胸椎（12节）、腰椎（5节）、融合成一块的骶椎（5节）及尾椎（3～4节）组成。成人脊椎有4个弯曲，颈曲和腰曲向前，胸曲和骶曲向后。仰卧位时，脊椎的最高点位于第3颈椎和第3腰椎，最低点位于第5腰椎和骶部（图16-1）。脊椎由椎体、椎弓及棘突组成，相邻两个上、下椎弓切迹之间构成椎间孔，

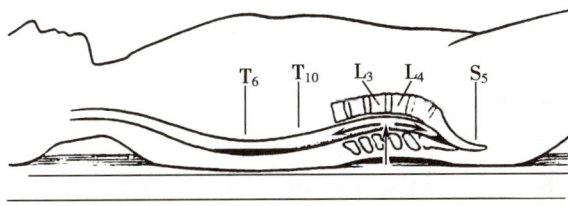

图 16-1 脊柱的生理弯曲示意图

脊神经根由此通过。每个椎体与后方呈半环形的椎弓共同构成椎孔，所有椎孔连通而呈管状，称为椎管。从第4胸椎至第12胸椎，棘突呈叠瓦状排列，穿刺方向要向头侧倾斜45°～60°方可进入。椎管上起枕骨大孔，下止于骶裂孔，在骶椎部分的椎管称为骶管。

（二）韧带

相邻两个椎骨的椎弓板由3条韧带相互连接，从椎管内向外依次为：黄韧带、棘间韧带和棘上韧带（图16-2）。黄韧带位于相邻椎弓板之间，由黄色弹力纤维构成，坚韧并富有弹性，从上位椎板内面的下缘连至下位椎板外面的上缘，参与构成椎管的后壁和后外侧壁。黄韧带的宽度约为椎管后壁的1/2，腰部最坚韧厚实。穿刺时，借助穿刺针，可感知刺入黄韧带时的阻力感，穿刺针再前进，刺穿后阻力感消失，以此作为刺入硬膜外腔的依据。棘间韧带位于棘突之间，较薄弱；而棘上韧带为连接各棘突尖的纵行韧带，老年人棘上韧带可钙化。

（三）脊髓

脊髓位于椎管内，上端从枕骨大孔开始，与延髓相连，随个体发育而不同，在胚胎期充满整个椎管腔，至新生儿终止于第3或第4腰椎，成人则终止于第1～2腰椎之间。在成人第2腰椎以下、小儿第

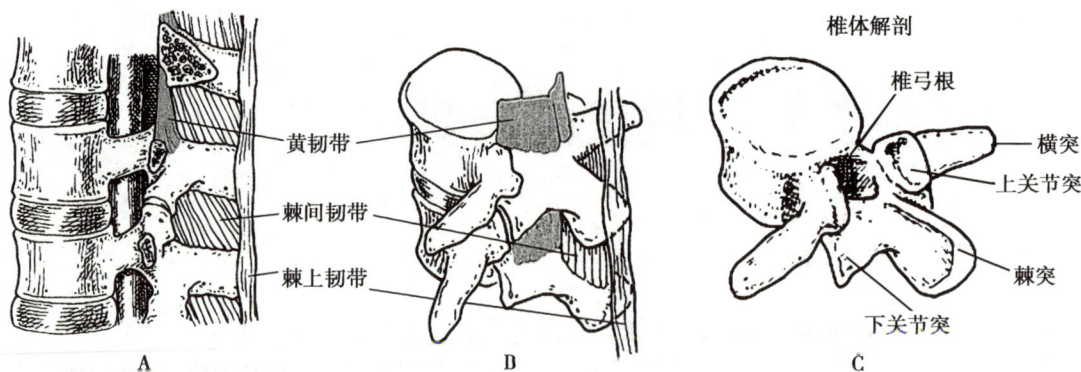

图 16-2　腰椎解剖示意图
A. 矢状图；B. 腰椎骨斜位图；C. 单个腰椎骨斜位图。

3 腰椎以下的蛛网膜下腔只有脊神经根，即马尾神经。所以，蛛网膜下腔穿刺时，成人应在第 2 腰椎以下、小儿应在第 3 腰椎以下的间隙穿刺，以免损伤脊髓（图 16-3）。

（四）脊膜与腔隙

脊髓有三层被膜，即软脊膜、蛛网膜和硬脊膜。软脊膜紧贴于脊髓表面，与蛛网膜之间形成的腔隙为蛛网膜下腔。蛛网膜下腔除有脊髓外，还充满脑脊液。成人脑脊液总量约 120～150ml，其中蛛网膜下腔含有 25～30ml。正常脑脊液无色透明，pH 7.35，比重为 1.003～1.009；压力平卧位时约 100mmH$_2$O，侧卧位时 70～170mmH$_2$O，坐位时 200～300mmH$_2$O。蛛网膜与硬脊膜之间形成的潜在腔隙为硬膜下腔，此间隙在颈部较宽，在行颈部硬膜外阻滞或颈丛、肌间沟臂丛神经阻

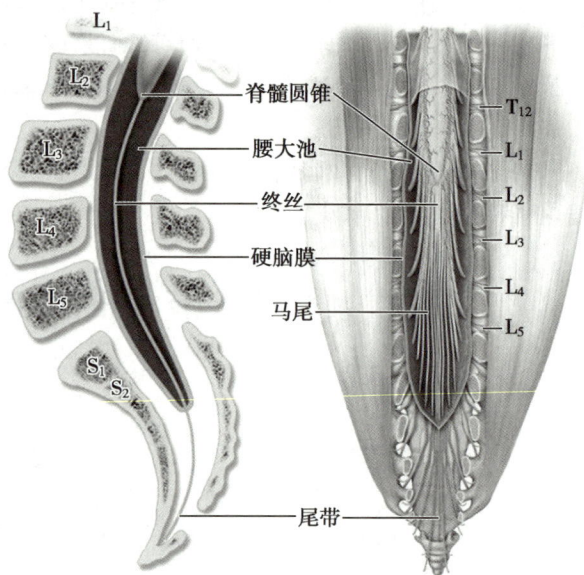

图 16-3　腰骶部脊髓解剖示意图

滞时容易误入此间隙。硬脊膜与椎管内壁（即黄韧带）之间构成硬膜外腔，其内充满血管、脂肪、淋巴及疏松结缔组织。成人硬膜外腔容积约 100ml，其中骶管约 25～30ml。妊娠晚期由于硬膜外腔静脉丛怒张，老年人由于骨质增生及纤维化致椎管变窄，硬膜外腔均可变小。

硬脊膜、蛛网膜和软脊膜均可沿脊神经根向两侧延伸，并包裹脊神经根，分别称为根硬脊膜、根蛛网膜和根软脊膜。根硬脊膜随着向椎间孔延伸而逐渐变薄。根蛛网膜细胞增生可形成绒毛结构，并可突入或穿透根硬脊膜。蛛网膜绒毛有利于引流脑脊液和清除蛛网膜下腔的颗粒物。

（五）骶管

骶管是硬膜外腔的一部分，起自硬脊膜囊，即第 2 骶椎水平，终止于骶裂孔，呈三角形。行骶管穿刺时，切勿超过第 2 骶椎水平，以免误入蛛网膜下腔。

（六）脊神经及体表标志

脊神经共 31 对，包括 8 对颈神经、12 对胸神经、5 对腰神经、5 对骶神经和 1 对尾神经。脊神经分为前根和后根，前根从脊髓前角发出，由运动纤维和交感神经传出纤维组成；后根由感觉纤维和交感神经传入纤维组成。脊神经在人体皮肤分布的体表标志为：甲状软骨部位为 C$_2$，胸骨上缘为 T$_2$，双乳头连线为 T$_4$，剑突下为 T$_6$，平脐为 T$_{10}$，耻骨联合水平为 T$_{12}$（图 16-4）。

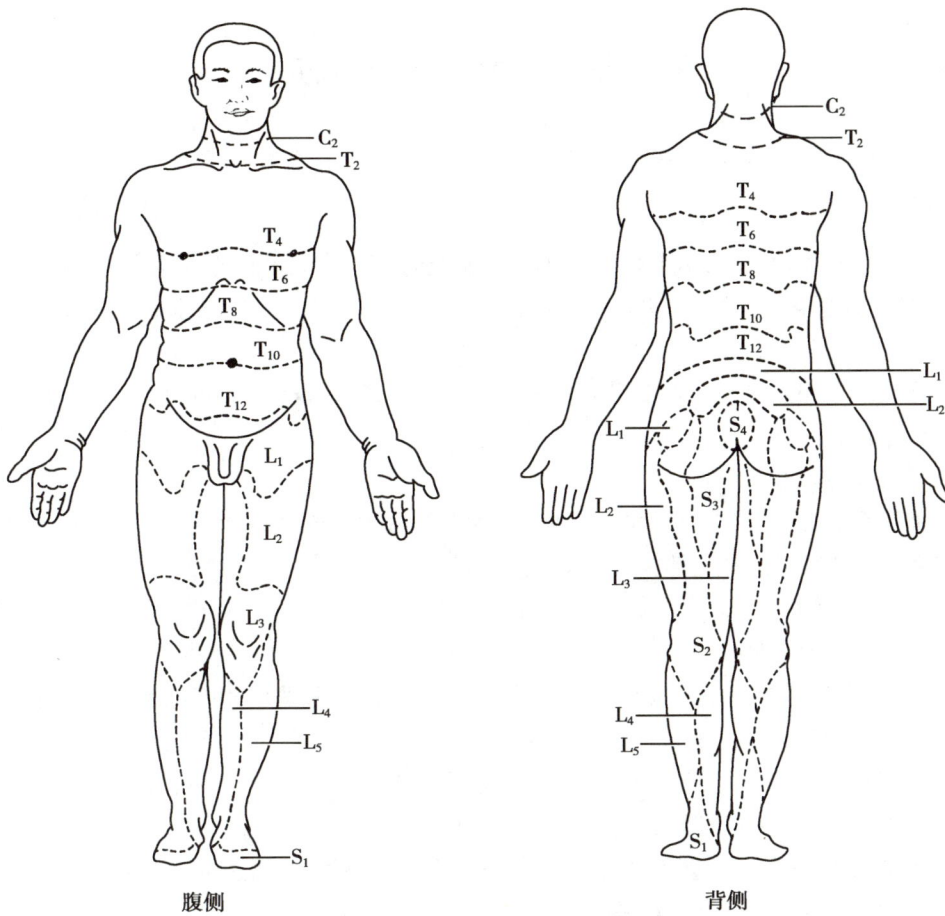

图 16-4　脊神经体表分布示意图
C. 颈；T. 胸；L. 腰；S. 骶。

二、椎管内麻醉的生理

（一）椎管内麻醉药物作用部位

椎管内麻醉药物作用的主要部位是脊神经。蛛网膜下腔阻滞时，局麻药经脑脊液稀释和扩散后直接作用于脊神经根和脊髓表面，但主要作用于脊神经根。硬膜外阻滞的机制比较复杂，一般认为：①椎旁阻滞，药液由硬膜外腔经椎间孔渗出，在椎旁阻滞脊神经根；②通过蛛网膜绒毛进入根部蛛网膜下腔，作用于脊神经根；③直接透过硬脊膜和蛛网膜进入蛛网膜下腔，作用于脊神经根和脊髓表面。

（二）阻滞顺序

由于传递冲动的神经纤维不同，局麻药的阻滞顺序为：自主神经先被阻滞，感觉神经纤维次之，运动神经纤维及有髓鞘的本体感觉纤维（A_γ 纤维）最后被阻滞。不同神经纤维被阻滞顺序及表现依次为：血管舒缩神经纤维→冷感消失→温感消失→对不同温度的辨别消失→慢痛消失→快痛消失→触觉消失→运动麻痹→压力感消失→本体感觉消失。阻滞消退顺序与阻滞起效顺序相反。

（三）阻滞平面差异

一般交感神经阻滞平面比感觉消失平面要高 2~4 个脊神经节段，感觉消失平面又比运动神经阻滞平面要高 1~4 个节段。

第二节 ｜ 蛛网膜下腔阻滞

一、蛛网膜下腔阻滞的临床应用

(一)适应证

1. **下腹及盆腔手术**　如阑尾切除术、疝修补术、膀胱及前列腺手术、子宫(包括剖宫产)及附件手术等。

2. **肛门及会阴部手术**　如痔切除术、肛瘘切除术等,采用鞍区麻醉(saddle anesthesia,SA)更合理。

3. **下肢手术**　如下肢的骨折或脱臼复位术、截肢术等,其镇痛效果比硬膜外阻滞更完全,并可避免止血带所致的不适。

(二)禁忌证或相对禁忌证

1. 中枢神经系统疾病患者,如脊髓或脊神经根病变及颅内压增高患者。

2. 全身性严重感染以及穿刺部位有炎症或感染者。

3. 休克患者绝对禁用腰麻。

4. 凝血功能异常者。

5. 精神病、严重自主神经功能失调以及小儿等不合作患者,除非已用基础麻醉而不会影响穿刺操作者,一般不采用腰麻。

6. 脊柱外伤或有明显腰背痛病史者,以及脊柱严重畸形者。

7. 腹内压明显增高者,如腹腔巨大肿瘤、大量腹水患者。

8. 慢性贫血患者,只要血容量无显著减少,仍可考虑行低位腰麻,禁用中位以上腰麻。

(三)蛛网膜下腔阻滞药物的比重

药物的比重是指药物溶液与脑脊液的密度比值。溶液与脑脊液的密度相等时比重为1,称为等比重;溶液密度大于脑脊液时称为重比重;溶液密度小于脑脊液时称为轻比重。向局麻药液中加入葡萄糖可配制重比重溶液,用生理盐水或脑脊液稀释可配制成等比重溶液,局麻药中加入注射用水配制为轻比重溶液。

(四)蛛网膜下腔阻滞常用的局麻药

蛛网膜下腔常用的局麻药如表16-1所示,根据阻滞平面及维持时间的不同,目前临床上多选用左布比卡因、布比卡因和罗哌卡因。

表 16-1　腰麻常用局麻药剂量、起效时间及维持时间的比较

局麻药	剂量/mg		起效时间/min	维持时间/min
	阻滞平面至胸10	阻滞平面至胸4		
普鲁卡因	30～40	40～60	2～4	40～90
利多卡因	40～75	75～100	3～5	60～150
布比卡因	10～15	12～20	4～8	130～230
左布比卡因	10～15	12～20	4～8	140～230
罗哌卡因	12～18	18～25	3～8	80～210

普鲁卡因(procaine)成人一次最大用量为100～150mg,临床中行椎管内麻醉已不常用此药。利多卡因(lidocaine)用于腰麻的缺点是易弥散,麻醉平面不易有效控制。另外,利多卡因能引起短暂性神经综合征和马尾综合征,已经被禁止应用于腰麻。丁卡因(tetracaine)的成人常用剂量为10～15mg,临床上用1%丁卡因、10%葡萄糖及3%麻黄碱各1ml,配成所谓的1:1:1的重比重溶液。布

比卡因（bupivacaine）的成人常用剂量为 8～12mg，一般用 0.5%～0.75% 布比卡因 2ml，加 10% 葡萄糖 1ml，配成重比重溶液。左布比卡因（levobupivacaine）是布比卡因的 S- 对映体，腰麻剂量和阻滞效果与布比卡因相当，理论上全身毒性反应较布比卡因小。罗哌卡因（ropivacaine）的成人常用剂量为 8～15mg，一般用 0.5%～0.75% 罗哌卡因 2ml，加 10% 葡萄糖 1ml，配成重比重溶液。

（五）蛛网膜下腔穿刺术

1. 体位　蛛网膜下腔穿刺一般取侧卧位（图 16-5）。采用重比重溶液时，手术侧向下；采用轻比重溶液时，手术侧向上；鞍区麻醉一般取坐位。

2. 穿刺方法　为避免损伤脊髓，成人选 L_2～L_3 或 L_3～L_4，小儿选 L_4～L_5 棘突间隙穿刺，穿刺点可用 1%～2% 利多卡因作皮内、皮下和棘间韧带逐层浸润麻醉。常用的蛛网膜下腔穿刺术有以下两种（图 16-6）。

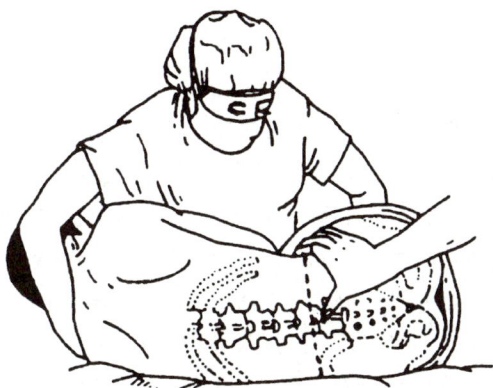

图 16-5　腰麻穿刺体位和穿刺点定位方法

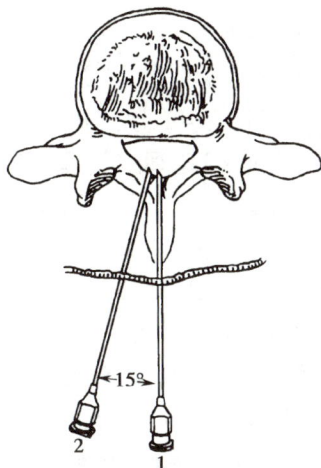

图 16-6　直入法与侧入法
1. 直入法；2. 侧入法。

（1）直入法：用左手拇指、示指固定穿刺点皮肤，右手持穿刺针，将穿刺针在棘突间隙中点与患者背部垂直、针尖稍向头侧缓慢刺入。各层次中黄韧带阻力最大，当针尖穿过黄韧带时，有阻力突然消失的"落空"感觉，继续推进时常有第二个"落空"感觉，提示已穿破硬脊膜与蛛网膜而进入蛛网膜下腔。

（2）侧入法：于棘突间隙中点旁开 1～1.5cm 处作局部浸润，穿刺针与皮肤成约 75° 角并对准棘突间孔刺入，经黄韧带及硬脊膜而达蛛网膜下腔。本法可避开棘上及棘间韧带，特别适用于棘上韧带钙化或脊柱畸形的患者。此外，当直入法穿刺未能成功时，也可改用本方法。

针尖进入蛛网膜下腔后，拔出针芯即有脑脊液流出；有时未见脑脊液流出，处置方法：可旋转针体 180°，或用注射器缓慢回吸；若考虑患者颅内压过低所致，可试用压迫颈静脉或让患者屏气等措施，以促进脑脊液流出；上述处理仍无脑脊液流出时，应重新穿刺。穿刺时如遇骨质，应改变进针方向，避免暴力，以免造成损伤。

（六）阻滞平面的调节

阻滞平面是指皮肤感觉消失的界限。临床上常以酒精棉测冷感，以针刺皮肤测痛感的方法来判断，同时观察运动神经麻痹的进展情况：如骶神经被阻滞时，足趾即不能活动，腰神经被阻滞时则不能屈膝。T_7 神经以下被阻滞时，腹肌松弛，嘱患者咳嗽，可见腹肌松软膨起，由此大致判断运动神经纤维被阻滞的平面。

不同手术所需阻滞平面不同（表 16-2），局麻药的剂量大小是决定蛛网膜下腔阻滞平面的主要因素，影响因素还包括：①穿刺部位：由于脊柱有四个生理弯曲，如果经 L_2～L_3 间隙穿刺注药，当患者转

表 16-2　常见手术所需体表头侧阻滞平面

手术类型	体表头侧阻滞平面	手术类型	体表头侧阻滞平面
上腹部手术	T_4	髋部手术	T_{10}
剖宫产手术	T_6	足部及踝部手术	L_2
经尿道前列腺切除术	T_{10}		

为仰卧位后,重比重药液将沿着脊柱的坡度向胸段移动,使麻醉平面偏高。如果在 $L_3 \sim L_4$ 间隙穿刺注药,当患者仰卧后,大部分药液将向骶段方向移动,骶部及下肢麻醉较好,麻醉平面偏低。②患者体位和药液比重:重比重药液向低处扩散,轻比重药液向高处扩散,等比重药液即停留在注药点附近。注药后一般应在 5～10 分钟内调节患者体位,以获得所需麻醉平面。③注药速度:通常注射速度越快,麻醉范围越广;注射速度越慢,药物越集中,麻醉范围越小。一般以每 5 秒注入 1ml 药液的速度为宜。鞍区麻醉时,注射速度可减至每 30 秒注射 1ml,以使药物集中于骶部。④穿刺针尖斜口方向:斜口朝向头侧,麻醉平面易升高;反之,麻醉平面不易上升。如果局麻药已经注入,则只能根据药物比重来调节患者的体位,以达到预定的麻醉平面。

(七) 麻醉期间的管理

蛛网膜下腔阻滞后,可引起一系列生理功能紊乱,其程度与阻滞平面密切相关,平面越高,影响越明显。

1. 血压下降和心率缓慢　蛛网膜下腔阻滞平面超过 T_4 后,常出现血压下降,多数于注药后 15～30 分钟发生,同时伴心率缓慢。血压下降主要是因为交感神经节前纤维被阻滞,使得小动脉扩张、外周血管阻力下降,血液淤积于周围血管,回心血量减少、心排血量下降等。心率缓慢是由部分交感神经被阻滞,迷走神经相对亢进所致。另外,阻滞平面超过 T_2,可以抑制心交感神经,使心率进一步减慢。处理应首先考虑补充血容量,可先快速输液 200～300ml;如果无效,可静脉注射麻黄碱 5～10mg 或去氧肾上腺素 40～100μg;对心率缓慢者可静脉注射阿托品 0.25～0.5mg 以拮抗迷走神经的影响。

2. 呼吸抑制　当胸段脊神经广泛阻滞后可出现肋间肌麻痹,表现为胸式呼吸微弱,腹式呼吸增强;患者潮气量减少,咳嗽无力,不能发声,甚至出现发绀。遇此情况应迅速给予吸氧,或行人工辅助呼吸,直至肋间肌张力恢复。如果发生全脊髓麻醉而引起呼吸停止、血压骤降,甚至心搏骤停,应立即施行心肺复苏,采取胸外心脏按压、气管内插管和机械通气等抢救措施。

3. 恶心、呕吐　诱因:①血压骤降,使脑供血骤减,兴奋呕吐中枢;②迷走神经功能亢进,胃肠蠕动增加;③手术牵拉内脏。一旦出现恶心呕吐症状,应首先检查是否有麻醉平面过高及血压下降,并采取相应治疗措施。

二、蛛网膜下腔阻滞的并发症

(一) 腰麻后头痛

头痛是腰麻后最常见的并发症。典型头痛可在穿刺后的 6～12 小时内发生,多数发病于腰麻后 1～3 天,75% 的病例持续 4 天,10% 的病例可持续 1 周,个别可迁延 1～5 个月或更长时间。腰麻后头痛的原因主要是脑脊液经穿刺孔漏出引起颅内压降低和颅内血管扩张,故穿刺针应采用较细的 25～26G 穿刺针,可降低头痛发生率。麻醉后嘱患者取仰卧位以减少脑脊液外流,并保证足够的睡眠。一旦发生腰麻后头痛,可依头痛程度分别采用不同的对症治疗:①轻微头痛:经卧床 2～3 天即可自行消失;②中度头痛:患者平卧或采用头低位,每天输液 2 000～3 000ml,并应用小剂量镇静药、镇痛药;③严重头痛:除上述措施外,可行硬膜外腔充填疗法,即先抽取自体血 10ml,或右旋糖酐 15～30ml,在 10 秒内经原穿刺点注入硬膜外腔,注射后患者平卧 1 小时,疗效较好。

(二) 尿潴留

由于 $S_2 \sim S_4$ 的阻滞,膀胱张力可丧失,此时,膀胱可发生过度充盈,特别是男性患者。术后需大量输液者应在手术前留置导尿管。

(三)神经系统并发症

腰麻致神经损害的原因包括:局麻药的组织毒性、意外地带入有害物质及穿刺损伤。

1. **脑神经受累** 腰麻后脑神经受累的发生率平均为 0.25%。累及第 6 对脑神经的情况较多见,约占 60%;其次为第 7 对脑神经,约占 30%;其他神经受累仅占 10%。发生原因与腰麻后头痛的机制相似。脑神经受累多发生于术后 2～21 天,症状为剧烈头痛、畏光、眩晕、复视和斜视。治疗除给予适当的镇痛药以缓解头痛外,还应补充维生素 B_1。

2. **假性脑脊膜炎** 也称无菌性或化学性脑脊膜炎,发生率约为 1：2 000,多在腰麻后 3～4 天发病,临床表现主要是头痛及颈项强直,克尼格征(Kernig sign)阳性,有时有复视、晕眩及呕吐。治疗方法与腰麻后头痛相似。

3. **粘连性蛛网膜炎** 急性脑脊膜炎的反应多为渗出性变化,若炎症刺激明显则继发增生性改变及纤维化,此种增生性改变称为粘连性蛛网膜炎。潜伏期为 1～2 天,从运动障碍开始,可发展至肢体完全瘫痪。治疗主要是给予促进神经功能恢复的措施。

4. **马尾神经综合征** 发生原因与粘连性蛛网膜炎相同,患者于腰麻后下肢感觉及运动功能长时间不恢复,神经系统检查发现骶尾神经受累,大便失禁及尿道括约肌麻痹,恢复异常缓慢。

第三节 | 硬膜外阻滞

一、硬膜外阻滞的临床应用

(一)适应证与禁忌证

硬膜外阻滞主要适用于腹部及其以下部位的手术,颈部、上肢及胸部手术也可应用,但在管理上比较复杂。此外,凡适于腰麻的下腹部及下肢等部位手术,均可采用硬膜外阻滞。近年来,胸科及腹部手术多主张采用全麻复合硬膜外阻滞,可减少全麻药的应用,使麻醉更加平稳;留置硬膜外导管可用于术后患者自控硬膜外镇痛(patient controlled epidural analgesia,PCEA)。此外,还可应用于分娩镇痛。

对严重贫血、高血压及对外周血管阻力依赖的心脏代偿功能不良者应慎用硬膜外阻滞,严重休克患者应禁用。凝血功能异常、穿刺部位有炎症或感染病灶及脊柱畸形也视为禁忌证。对呼吸功能不全患者也不宜选用颈、胸段硬膜外阻滞。

(二)常用局麻药(表 16-3)

表 16-3 硬膜外阻滞常用局麻药的浓度及剂量

局麻药	浓度 /%	一次最大剂量 /mg	起效时间 /min	持续时间 /min
氯普鲁卡因	2～3	800	10～15	45～60
丁卡因	0.2～0.3	75	15～20	90～180
利多卡因	1.5～2.0	400	5～15	80～120
甲哌卡因	1.0～2.0	150	5～15	90～140
布比卡因	0.5～0.75	150	10～15	165～225
左布比卡因	0.5～0.75	150	15～20	150～225
罗哌卡因	0.5～1.0	200	15～20	140～180

(三)应用局麻药的注意事项

1. **局麻药浓度的选择** 决定硬膜外阻滞范围的最主要因素是局麻药的容量,决定阻滞程度和作用持续时间的主要因素是局麻药的浓度。以利多卡因为例,用于颈胸部手术时浓度以 1%～1.3% 为宜,浓度过高可引起膈肌麻痹;用于腹部手术时,为达到腹肌松弛,浓度应为 1.5%～2%。此外,年轻、一般状态好的患者所需浓度宜偏高,虚弱或老年患者所需浓度应降低,对婴幼儿应用 1% 以内的浓度即可取得满意效果。

2. **注药方法**　一般可按下列顺序给药:①试验剂量:一般为 2% 利多卡因 2~3ml,目的在于排除意外进入蛛网膜下腔的可能。如果注药后 5 分钟内出现异常广泛的阻滞,伴有呼吸和血压的变化,应怀疑局麻药已进入蛛网膜下腔,应做好针对全脊髓麻醉的抢救准备。此外,从试验剂量所出现的阻滞范围及血压波动幅度,可了解患者对药物的耐受性,以指导继续用药的剂量。②追加剂量:注入试验剂量 5 分钟后,如无蛛网膜下腔阻滞征象,方可注入追加剂量。虽然追加剂量因人而异,给药方法也不同,但阻滞范围应满足手术的要求。③维持量:若术中患者由无痛转而出现痛感,肌肉由松弛转为紧张,考虑是局麻药的作用减退,可追加维持量, 般为初量的 1/3~1/2。

(四)硬膜外腔穿刺术

1. **体位**　分侧卧位及坐位两种,临床上主要采用侧卧位,具体要求与蛛网膜下腔阻滞法相同。

2. **穿刺点的选择**　穿刺点应根据手术部位选定,一般取支配手术范围中央的脊神经相应的棘突间隙。为确定各棘突的位置,可参考下列体表解剖标志:①颈部最为突起的棘突为第 7 颈椎棘突;②两侧肩胛冈连线为第 3 胸椎棘突水平;③肩胛角连线为第 7 胸椎棘突水平;④两侧髂嵴最高点的连线为第 4 腰椎棘突或第 4~5 腰椎棘突间隙水平。临床上可用第 7 颈椎棘突作为标志向尾侧顺数,或以第 4 腰椎棘突为标志向头侧倒数,即可确定穿刺间隙。

3. **穿刺术**　包括直入法和侧入法两种。颈椎、胸椎上段及腰椎的棘突呈平行排列,多主张用直入法;胸椎中下段的棘突呈叠瓦状,间隙狭窄,穿刺困难时可用侧入法。老年人棘上韧带钙化,以及脊柱弯曲受限者,一般宜用侧入法。

(1)直入法:在选定的棘突间隙靠近下棘突的上缘处作皮丘,然后再作深层浸润,局麻必须完善,否则疼痛可引起反射性背肌紧张,增加穿刺困难。针的刺入位置必须在脊柱的正中矢状线上。针尖所经的组织层次与腰麻时一样,穿过黄韧带时有阻力骤然消失感,提示进入硬膜外腔。

(2)侧入法:在棘突间隙中轴线的中点旁开 1.5cm 处进针,避开棘上韧带和棘间韧带。操作步骤:在选定的棘突间隙靠近下棘突旁开 1.5cm 处作皮丘、皮下及肌肉浸润。穿刺针与皮肤成 45°~75° 角对准棘突间孔刺入,经棘突间孔刺破黄韧带而进入硬膜外腔。

4. **硬膜外腔的确定**　穿刺针到达黄韧带后,根据进针阻力突然消失、负压的出现、注入生理盐水无阻力,以及无脑脊液流出等现象,即可判断穿刺针已进入硬膜外腔。

(1)阻力消失:当穿刺针抵达黄韧带时,阻力增大,并有韧性感;将针芯取下,接上注射器,推动注射器芯,有回弹感觉,表明针尖已抵达黄韧带;继续缓慢进针,一旦穿破黄韧带,即有阻力顿时消失的"落空感",同时注入生理盐水,若无阻力,表示针尖已进入硬膜外腔(图 16-7)。

(2)负压现象:临床上常用负压现象来判断硬膜外腔。当穿刺针抵达黄韧带时,拔出穿刺针芯,在针柄上悬挂一滴生理盐水,继续缓慢进针。当针尖穿过黄韧带而进入硬膜外腔时,可见悬滴被吸入,此即为负压现象的悬滴法(图 16-8)。负压现象于颈胸段穿刺时比腰段明显。

(五)连续硬膜外阻滞置管方法

确定针尖已进入硬膜外腔后,即可经针柄置入硬膜外导

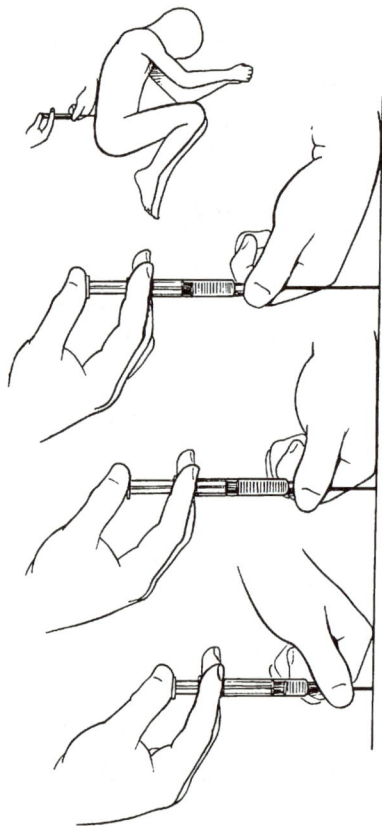

图 16-7　硬膜外穿刺阻力消失法示意图

管。置管前应根据拟定的置管方向调整好针尖斜面的方向。导管置入长度以3～5cm为宜。

1. 置管步骤　①置管时应先测量从穿刺点皮肤到硬膜外腔的距离,穿刺针全长减去针柄至皮肤的距离即得。②操作者以左手背贴于患者背部,以拇指和示指固定针柄,右手持导管的头端插入针腔,置入硬膜外腔。③拔针时,应一手退针,一手固定好导管,以防将导管带出。在拔针过程中不要随意改变针尖的斜口方向,以防斜口割断导管。④调整好导管在硬膜外的长度。如置入过长,可将导管退至预定的刻度。⑤导管尾端接上注射器,注入少许生理盐水,无阻力,回吸无血或脑脊液,表示导管通畅,即可固定导管。

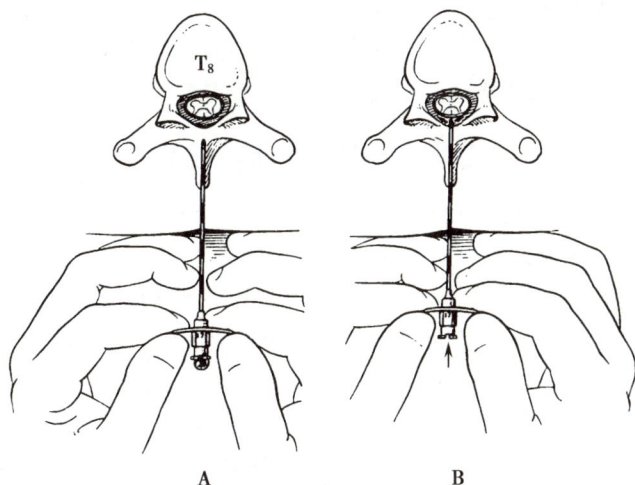

图 16-8　悬滴法穿刺示意图
A. 悬滴穿刺;B. 穿刺针进入硬膜外腔。

2. 置管注意事项　①导管已越过穿刺针斜口而需退出导管时,必须将导管与穿刺针一并拔出,切忌只拔导管,否则会有针尖斜口割断导管的危险;②插管过程中如患者出现肢体异感或弹跳,提示导管已触及脊神经根;异感明显时,应将穿刺针与导管一并拔出,重新穿刺置管;③导管内流出全血,提示导管已刺破硬膜外腔静脉丛,可用含少量肾上腺素的生理盐水作冲洗,如仍流血,应考虑另换间隙作穿刺置管。

(六) 硬膜外阻滞平面的调节

影响硬膜外阻滞平面的因素有很多,其中最重要的是穿刺部位,如果选择不当,将导致阻滞范围不能满足手术要求。此外,导管的位置和方向、药物容量、注药速度以及全身情况等均对阻滞平面起重要作用。

1. 导管的位置和方向　向头端置管时,药物易向头侧扩散;向尾端置管时,药液多向尾侧扩散。如果导管偏于一侧,可出现单侧麻醉。如导管误入椎间孔,则只能阻滞单根脊神经。

2. 药物容量和注药速度　容量越大,注药速度越快,阻滞范围越广,反之则阻滞范围较窄。

3. 体位　硬膜外腔注入药物后,药物的扩散很少受体位的影响,故临床可不必调整体位。

4. 患者情况　婴幼儿的硬膜外腔窄小,药物易向头侧扩散,所需药物量小。老年人的硬膜外腔缩小,椎间孔狭窄甚至闭锁,药物的外溢减少,阻滞范围容易扩大,用药量须适当减少。一般先注射2～4ml作为试验量,观察阻滞范围后再酌情分次追加药物。妊娠后期,由于下腔静脉受压,硬膜外腔静脉充盈,间隙相对变小,药物容易扩散,用药量也应减少。若患者存在某些病理因素,如全身状况差、脱水、血容量不足、腹内压增高等,药物扩散快,用药量应格外慎重。

(七) 硬膜外阻滞术中患者的管理

硬膜外腔注入局麻药5～10分钟内,在穿刺部位的上、下各2～3节段的皮肤支配区可出现感觉迟钝,20分钟内阻滞范围可扩大到所预期的范围,麻醉也趋于完全,由此可引起一系列生理功能紊乱,最常见的如下。

1. 血压下降　多发生于胸段硬膜外阻滞,由于内脏神经麻痹,腹内血管扩张,回心血量减少而出现血压下降。这些变化多于注药后20分钟内出现,应先行输液以补充血容量,必要时静脉注射麻黄碱5～10mg或去氧肾上腺素25～50μg。对心率缓慢者可静脉注射阿托品0.25～0.5mg以拮抗迷走神经的影响。

2. 呼吸抑制　阻滞平面低于T_8对呼吸功能影响很小。颈部及上胸部硬膜外阻滞时,由于肋间肌和膈肌不同程度麻痹,可出现呼吸抑制。此外,颈胸部硬膜外腔容积相对较小,故应减小剂量、降低局麻药浓度,以减少对运动神经的阻滞。术中必须仔细观察患者的呼吸,并做好急救准备。

3. **恶心呕吐**　硬膜外阻滞并不能消除牵拉内脏所引起的牵拉痛或牵拉反射,患者常出现胸闷不适,甚至烦躁恶心、呕吐,必要时可通过静脉注射辅助药物加以控制,如芬太尼(50μg)等。

二、硬膜外阻滞的并发症

(一)穿破硬脊膜

1. **原因**

(1)操作因素:①硬膜外穿刺是一种盲探性操作技术,初学者在穿刺时可能对椎间不同韧带的层次感判断有误;②麻醉医师在穿刺时进针过快,或遇到骨质而突然滑入;③导管质地过硬,也可增加穿破硬脊膜的可能性,且不容易被发现。

(2)患者因素:①多次接受硬膜外阻滞,由于反复创伤、出血或药物的化学刺激,硬膜外腔粘连变窄,穿刺针穿过黄韧带的同时穿破硬脊膜;②由于脊柱畸形或病变、腹内巨大肿块或腹水,脊柱不易弯曲而造成穿刺困难,反复试探性穿刺时有可能穿破硬脊膜;③老年人韧带钙化,常在穿过黄韧带后滑入蛛网膜下腔,故老年人硬脊膜的穿破率比年轻人高2倍;④先天性硬脊膜菲薄,可致穿破率增高;⑤小儿硬膜外腔较成人更为狭窄,操作更加困难,且必须在全麻或基础麻醉下进行,更易穿破硬脊膜。

2. **处理**　一旦硬脊膜被穿破,应改换其他麻醉方法,如全麻或神经阻滞。如穿刺点在第2腰椎以下,手术区域在下腹部、下肢或肛门会阴区者,可慎用蛛网膜下腔阻滞。

(二)穿刺针或导管误入血管

1. **原因**　硬膜外腔有丰富的血管丛,穿刺针或导管误入血管并不罕见,发生率在0.2%～2.8%。尤其是足月妊娠者,因硬膜外腔静脉怒张,发生率更高。误入血管会因穿刺针或导管内出血而被发现,少数病例因导管开口处被血凝块阻塞而不易被发现,注药时小血凝块被冲开,局麻药便直接注入血管内而发生毒性反应。

2. **预防措施**　包括:①穿刺宜采用正中入路,置管时操作轻柔;②导管置放后、注射局麻药前应轻轻回吸,验证有无血液;③常规通过导管注入试验剂量的局麻药;④导管及盛有局麻药的注射器内如有血染,应警惕导管进入血管内的可能。

3. **处理**　如遇血液由穿刺针或导管流出,可将导管退出1cm并以生理盐水10ml冲洗,流血多可停止或缓解;不能缓解者,或改变间隙重新穿刺,或改为其他麻醉方法。但对凝血功能异常者,有发生硬膜外血肿的危险,术后应密切观察,及时发现和处理。如果导管进入血管内而未及时发现,注入局麻药而引起局麻药毒性反应,应立即按局麻药毒性反应的治疗方法处理。

(三)导管折断

1. **原因**　包括:①遇导管尖端越过穿刺针斜面后不能继续进入时,若试图仅将导管退出,导管可能被穿刺针的斜面切断。②骨关节炎患者,椎板或棘间韧带将导管夹住,出现拔管困难,若强力拔出会拉断导管。③导管折叠、导管在硬膜外腔圈绕成结,导管拔出困难。遇此情况,须切开各层组织直至折叠或圈结部位,方能取出。

2. **处理**　由于导管残端可能在硬膜外腔,也可能在软组织内,难以定位,采取手术取出的创伤较大,手术也不一定能成功。残留导管一般不会引起并发症,但发生后应告知患者,尽量消除其顾虑,取得患者的理解和配合,同时予以仔细观察和随访。如果术毕即发现导管断端在皮下,可在局麻下切开取出。

(四)全脊髓麻醉

行硬膜外阻滞时,如穿刺针或硬膜外导管误入蛛网膜下腔而未及时发现,超过腰麻数倍量的局麻药注入蛛网膜下腔,可产生全脊髓麻醉。临床表现为全部脊神经支配的区域均无痛觉,以及低血压、意识丧失及呼吸停止。全脊髓麻醉的症状及体征多在注药后短时间内出现,若处理不及时可能发生心搏骤停。因此,应严格遵循操作规程,不能省略"试验剂量"。

处理原则:①维持患者呼吸和循环功能稳定。如患者神志消失,应行气管内插管和机械通气,加速输液,必要时给予血管活性药以纠正低血压。②如出现心搏骤停,应立即行心肺复苏。

（五）脊神经根或脊髓损伤

1. 脊神经根损伤　可因穿刺针直接损伤神经根。穿刺过程中如患者主诉有电击样痛,并向一侧肢体传导,应停止进针,避免加重损伤。脊神经根损伤以后根为主,临床表现为受损神经根分布区域烧灼感或疼痛。如损伤胸脊神经根,则呈"束带样痛",四肢疼痛呈条形分布,可表现为感觉减退或消失。根痛症状的典型伴发现象是脑脊液冲击征,即咳嗽、喷嚏或用力憋气时疼痛或麻木加重。根痛症状以损伤后 3 天内最剧烈,以后逐渐减轻,2 周内多数患者的症状缓解或消失,遗留的片状麻木区也可持续数月以上,可采用对症处理。

2. 脊髓损伤　穿刺针或导管也可直接损伤脊髓,当触及脊髓时,患者肢体有电击样异感。轻者数分钟消失,重者异感持续存在,应放弃阻滞麻醉,以免加重神经系统并发症。若导管插入脊髓或局麻药注入脊髓,可造成严重损伤,甚至横贯性损伤,患者感到剧痛,偶有一过性意识障碍、完全松弛性截瘫。脊髓横贯性损伤时血压偏低而不稳定。严重损伤所致的截瘫预后不良。

（六）硬膜外血肿

硬膜外腔有丰富的静脉丛,穿刺出血率约为 2%～6%,但血肿形成的发生率仅为 0.001 3%～0.006%。形成血肿的直接原因是穿刺针和置入导管的损伤,如患者合并凝血功能障碍或服用抗凝血药,则硬膜外血肿的发生概率增加。硬膜外血肿虽然罕见,但在硬膜外阻滞并发截瘫的原因中却占首位。

临床表现:开始时背痛,短时间后出现肌无力及括约肌障碍,发展至完全截瘫。硬膜外阻滞后若出现麻醉作用持久不退,或消退后再度出现感觉减退、肌无力甚至截瘫等,为血肿形成压迫脊髓的征兆;椎管内造影、CT 或 MRI 对于明确诊断及阻塞部位很有帮助;脑脊液检查仅蛋白含量略高,压颈试验提示椎管阻塞。

预后取决于早期诊断和及时手术,如确诊后尽早(8 小时内)行椎板减压术,清除血肿,症状多可缓解,预后较好。如超过 12 小时再行手术,恢复可能性极小。

三、骶管阻滞

骶管阻滞是经骶裂孔穿刺,将局麻药注入骶管腔内以阻滞骶脊神经,属硬膜外阻滞。适用于直肠、肛门及会阴部手术,也适用于婴幼儿及学龄前儿童的腹部手术。

（一）穿刺点定位方法

从尾骨尖沿中线向头侧 3～4cm 处(成人),或两骶角连线中点的凹陷即为穿刺点——骶裂孔(图16-9)。髂后上棘连线处在第二骶椎平面,是硬脊膜囊的终止部位,骶管穿刺针如越过此连线,即有误入蛛网膜下腔而发生全脊髓麻醉的危险。

（二）穿刺与注药

患者取侧卧位或俯卧位。侧卧位时,腰背应尽量向后弓曲,双膝屈向腹部。俯卧位时,髋部需垫厚枕以抬高骨盆,显露骶部。于骶裂孔中心作皮丘,但不行皮下浸润,否则将使骨质标志不清,妨碍穿刺点定位。将穿刺针垂直刺进皮肤,当刺破骶尾韧带时可有阻力消失的感觉。此时将针体向尾侧倾斜,与皮肤成 30°～45° 角顺势推进 2cm 即可达到骶管腔。连接注射器,回吸无血液及脑脊液,注射生理盐水和空气无阻力,也无皮肤隆起,证实针尖确在骶管腔内,即可注入试验剂量。观察 5 分钟内无蛛网膜下腔阻滞现象,即可分次注入其余药液。

穿刺成功的要点在于掌握好穿刺针的方向。如果针与尾侧皮肤角度过小,即针体过度放平,针尖可在骶管的后壁受阻;若角度过大,针尖常可触及骶管前壁。穿刺时如遇骨质,不宜用暴力,应退针少许,调整针体倾斜度后再进针,以

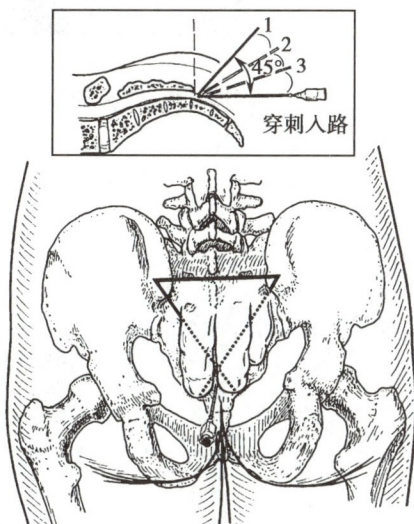

图 16-9　骶管穿刺技术示意图

免引起剧痛和损伤骶管静脉丛。当回吸有较多回血时,应放弃骶管阻滞,改用腰部硬膜外阻滞。

(三)常用局麻药

常采用 1%～1.5% 利多卡因、0.5% 布比卡因或 0.5% 罗哌卡因,注入局麻药 15～20ml 即可达到骶管阻滞的麻醉效果。

(四)并发症

骶管腔内有丰富的静脉丛,穿刺时容易出血,对局麻药的吸收也快,易产生局麻药毒性反应。如注药过快,则可能导致眩晕和头痛。因骶裂孔解剖变异较多,故阻滞的失败率较高。由于骶神经阻滞时间较长,术后尿潴留较多见。

第四节 | 脊髓 - 硬膜外联合麻醉

脊髓 - 硬膜外联合麻醉简称腰 - 硬联合麻醉,即向蛛网膜下腔注药,同时也经硬膜外腔置入硬膜外导管。脊髓 - 硬膜外联合麻醉有以下优点:与单纯硬膜外阻滞比较,起效快、效果确切、阻滞完善,可使手术较早开始;腰麻用量小,可降低局麻药血药浓度,减少对生理的干扰;必要时经硬膜外给药,可弥补腰麻时间有限的不足。主要用于下腹部和下肢手术的麻醉、术后镇痛和分娩镇痛。

腰 - 硬联合麻醉可采用两点法穿刺或一点法穿刺。两点法穿刺时,先根据手术部位选择合适的穿刺间隙行硬膜外穿刺,留置硬膜外导管备用;然后再于 L_2～L_3 或 L_3～L_4 行蛛网膜下腔穿刺,注入局麻药行腰麻。一点法穿刺时,应用特制的联合穿刺针选择经 L_2～L_3 间隙穿刺。当硬膜外穿刺成功后,用 25G 腰麻针经硬膜外穿刺针管腔行腰麻穿刺;当脑脊液流出后,将所需局麻药注入蛛网膜下腔(腰麻);然后退出腰麻穿刺针,再经硬膜外穿刺针向头端置入硬膜外导管 3～5cm,置管后将硬膜外穿刺针退出,固定硬膜外导管(图 16-10)。一点法穿刺对患者的损伤小,由于采用 25G 腰麻穿刺针,术后头痛的发生率也明显降低。

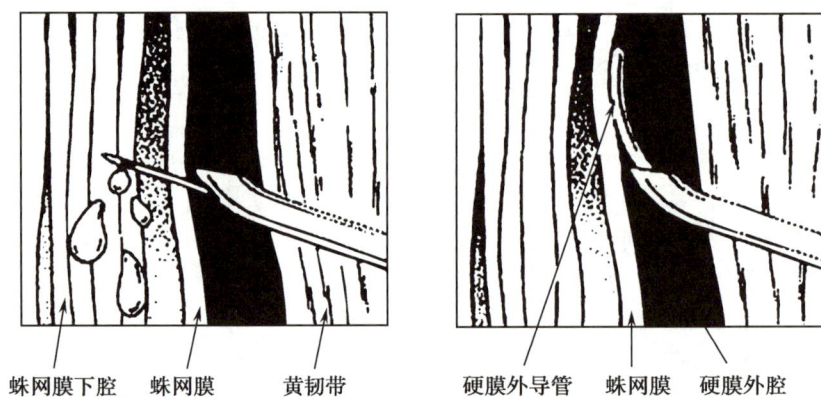

蛛网膜下腔　　蛛网膜　　黄韧带　　　　硬膜外导管　　蛛网膜　　硬膜外腔

图 16-10　腰 - 硬联合麻醉示意图

(杨建军)

第十七章 | 全身麻醉

全身麻醉药经呼吸道吸入或静脉、肌内注射进入人体内,抑制中枢神经系统,表现为意识消失、全身的痛觉丧失、遗忘、反射抑制和一定程度的肌肉松弛,此方法称为全身麻醉(general anesthesia)。麻醉药对中枢神经系统抑制的程度与血液内的药物浓度和/或分压有关,可以调控。全身麻醉对中枢神经系统、呼吸、循环系统以及对伤害性刺激的反应等均产生不同程度的抑制,甚至完全抑制。这种抑制是可逆的,当药物被代谢或从体内排出后,患者的神志、感觉和各种反射逐渐恢复。为了确保患者的安全,全身麻醉时一般都要求建立人工气道,并密切监测调控患者生命体征。

第一节 | 全身麻醉分类

根据麻醉药进入中枢的方式不同,全身麻醉分为吸入麻醉、静脉麻醉、静吸复合麻醉。

1. **吸入麻醉** 指通过呼吸道吸入气体麻醉药(氧化亚氮)或挥发性麻醉药(如异氟烷、七氟烷、地氟烷等),经过肺循环、体循环到达中枢神经系统,产生麻醉作用。

2. **静脉麻醉** 静脉注射全身麻醉药(包括镇静药、麻醉性镇痛药、肌肉松弛药等),对中枢神经系统产生不同程度的抑制,达到镇静、镇痛、意识消失、肌肉松弛等麻醉状态。

3. **静吸复合麻醉** 指复合应用吸入麻醉药和静脉麻醉药的一种麻醉方法。

全身麻醉还可与其他麻醉技术联合应用,称为联合麻醉,如全麻联合硬膜外阻滞、全麻联合周围神经阻滞等。

第二节 | 全身麻醉药

根据用药途径和药物的作用机制不同,将全身麻醉药分为吸入麻醉药和静脉麻醉药。一般将肌松药视为全麻辅助药。

一、吸入麻醉药

吸入麻醉药(inhalation anesthetics)是指经呼吸道吸入而产生全身麻醉作用的药物。可用于全身麻醉的诱导和维持。

(一)理化性质与药理性能

现今常用的吸入麻醉药多为卤素类,经呼吸道吸入后,通过与脑细胞膜的相互作用而产生全身麻醉作用。吸入麻醉药的强度是以最低肺泡有效浓度(MAC)来衡量的。最低肺泡有效浓度是指某种吸入麻醉药在一个大气压下与纯氧同时吸入时,能使50%的患者在切皮时不发生摇头、四肢运动等反应时的最低肺泡浓度。因为最低肺泡有效浓度是不同吸入麻醉药的等效价浓度,所以它能反映吸入麻醉药的效能。吸入麻醉药的最低肺泡有效浓度越小,其麻醉效能越强。

由表 17-1 可见,吸入麻醉药的强度与其油/气分配系数成正比关系,油/气分配系数越高,麻醉强度越大,最低肺泡有效浓度则越小。麻醉深度与脑内吸入麻醉药的分压相关,当肺泡、血液和脑组织中的吸入麻醉药分压达到平衡时,肺泡药物浓度(F_A)则可反映吸入麻醉药在脑内的分布情况。吸入麻醉药的可控性与其血/气分配系数相关,血/气分配系数越低者,在肺泡、血液和脑组织中的分压

表 17-1 吸入麻醉药的理化性质

药物	分子量 /Da	油 / 气分配系数	血 / 气分配系数	代谢率 /%	最低肺泡有效浓度 /%
氧化亚氮	44	1.4	0.47	0.004	105
氟烷	197	224	2.4	15～20	0.75
恩氟烷	184	98	1.9	2～5	1.7
异氟烷	184	98	1.4	0.2	1.15
七氟烷	200	53.4	0.65	2～3	2.0
地氟烷	168	18.7	0.42	0.02	6.0

达到平衡状态的时间越短,因而在中枢神经系统内的分压越容易控制。因此,氧化亚氮(笑气)、地氟烷和七氟烷的血 / 气分配系数较低,其诱导和恢复的速度都较快。

(二)影响肺泡药物浓度的因素

肺泡药物浓度(F_A)是指吸入麻醉药在肺泡内的浓度,而吸入药物浓度(F_I)是指从环路进入呼吸道的药物浓度。临床上常以 F_A 和 F_A/F_I 比较不同药物肺泡浓度上升的速度。F_A 和 F_A/F_I 的上升速度取决于麻醉药的输送和由肺循环摄取的速度,影响因素包括以下内容。

1. **通气效应** 肺泡通气量增加,可将更多的药物输送到肺泡以补偿肺循环对药物的摄取,加速了 F_A 升高和 F_A/F_I 上升的速度。

2. **浓度效应** 吸入药物浓度(F_I)影响 F_A 的高低和 F_A 上升的速度,即 F_I 越高,F_A 上升越快,称为浓度效应。

3. **心排血量(CO)** 在肺泡通气量不变时,CO 增加,通过肺循环的血流量增加,血液摄取并移走的麻醉药也增加,F_A 上升减慢。

4. **血 / 气分配系数** 血 / 气分配系数越高,血液摄取麻醉药越多,F_A 上升减慢,麻醉诱导期延长,麻醉恢复也较慢。吸入麻醉药的可控性与血 / 气分配系数呈反比关系。血 / 气分配系数越低,肺泡、血液和脑组织之间越容易达到平衡,麻醉深度越容易控制。

5. **麻醉药在肺泡与静脉血中的浓度差(F_{A-V})** F_{A-V} 越大,血中麻醉药浓度上升越快;反之,F_{A-V} 降低,摄取速度减慢,最终达到相对稳定状态。

(三)代谢产物和毒性

绝大多数吸入麻醉药均由呼吸道排出,仅小部分在体内代谢后经肾排出。药物主要在肝脏代谢,其细胞色素 P450 是重要的药物代谢酶。一般而言,药物的代谢率越低,其毒性也越低。由表 17-1 可知,卤素类吸入麻醉药中地氟烷和异氟烷的代谢率最低,恩氟烷和七氟烷次之,而氟烷最高。产生肾毒性的原因主要是血中无机氟离子(F^-)浓度的升高,当 F^- 浓度高于 100μmol/L 时,则产生肾毒性。因此,对慢性肾功能不全者,宜慎用卤素类吸入麻醉药。

(四)常用吸入麻醉药

1. **氧化亚氮**(nitrous oxide,N_2O) 俗称笑气,为麻醉效能较弱的气体麻醉药,其最低肺泡有效浓度为 105%,吸入浓度大于 60% 时可产生遗忘作用。其血 / 气分配系数很低,肺泡浓度和吸入浓度的平衡速度非常快。N_2O 可引起脑血流量增加而使颅内压轻度升高。氧化亚氮对心肌有一定的直接抑制作用,但对心排血量、心率和血压都无明显影响,可能与其交感神经系统的兴奋作用有关。对肺血管平滑肌有收缩作用,使肺血管阻力增加而导致右心腔内压升高,但对外周血管阻力无明显影响。对呼吸有轻度抑制作用,使潮气量降低和呼吸频率加快,无呼吸道刺激作用。N_2O 几乎全部以原形由呼吸道排出,对肝肾功能无明显影响。

临床应用:一般与其他全麻药复合应用,常用吸入浓度为 50%～70%。但必须维持吸入氧浓度(FiO_2)高于 30%,以免发生低氧血症。在 N_2O 麻醉恢复期有发生弥散性缺氧的可能,停吸 N_2O 后应吸纯氧 5～10 分钟。N_2O 可使体内封闭腔(如中耳、肠腔等)内压升高,因此气胸、肠梗阻、体外循环以及胸腔镜、腹腔镜等手术禁用。

2. 恩氟烷(enflurane) 麻醉效能较强。随着恩氟烷吸入浓度逐渐升高(>3%),脑电图(EEG)可出现癫痫样棘波和暴发抑制。对心肌收缩力有抑制作用,引起血压、心排血量和心肌氧耗量降低。对外周血管有轻度舒张作用,导致血压下降和反射性心率增快。对呼吸的抑制作用较强,表现为潮气量降低和呼吸频率增快。可增强非去极化肌松药的作用。

临床应用:可用于麻醉维持,维持期的吸入浓度为 0.5%～2%。恩氟烷可使眼内压降低,对眼内手术有利。深麻醉时脑电图呈癫痫样发作,因此有癫痫病史者慎用。

3. 异氟烷(isoflurane) 麻醉效能强。异氟烷低浓度时对脑血流无影响,高浓度(>1.0 倍最低肺泡有效浓度)时可使脑血管扩张,导致脑血流增加及颅内压升高。对心肌收缩力的抑制作用较轻,对心排血量的影响较小,但可明显降低外周血管阻力而降低动脉压;不增加心肌对外源性儿茶酚胺的敏感性。对呼吸有轻度抑制作用,对支气管平滑肌有舒张作用。可增强非去极化肌松药的作用。该药的代谢率很低,对肝肾功能无明显影响。

临床应用:常用于麻醉维持。吸入浓度为 0.5%～2% 时,可保持循环功能稳定;停药后约 10～15 分钟苏醒。对心肌收缩力抑制轻微,而对外周血管扩张明显,因而可用于控制性降压。

4. 七氟烷(sevoflurane) 麻醉效能较强。七氟烷对脑血管有舒张作用,可引起颅内压升高。对心肌收缩力有轻度抑制,可降低外周血管阻力,引起动脉压和心排血量降低。对心肌传导系统无影响,不增加心肌对外源性儿茶酚胺的敏感性。在 1.5 倍最低肺泡有效浓度以上时对冠状动脉有明显舒张作用,有引起冠状动脉"窃流"的可能。对呼吸道无刺激性,不增加呼吸道的分泌物。对呼吸的抑制作用较强,有舒张气管平滑肌作用。可增强非去极化肌松药的作用。主要在肝脏代谢,七氟烷在钠石灰中,尤其在干燥和温度升高时,可分解形成在实验动物中具有肾毒性的复合物 A,尽管在人类中未引起有临床意义的肾毒性,但建议应用钙石灰。

临床应用:可用于麻醉诱导和维持。麻醉维持浓度为 1.5%～2.5% 时,循环稳定。麻醉后清醒迅速,成人平均为 10 分钟,小儿为 6～8 分钟。

5. 地氟烷(desflurane) 麻醉效能较弱。因其血/气分配系数的特点,临床表现为"快进快出"。可抑制大脑皮质的电活动,降低脑氧代谢率;低浓度虽不抑制中枢对 CO_2 的反应性,但过度通气时也不会使颅内压降低;高浓度可使脑血管舒张,并降低脑血管自身调节能力。对心肌收缩力有轻度抑制作用,对心率、血压和心排血量影响较轻;浓度较高时,可引起外周血管阻力降低和血压下降。不增加心肌对外源性儿茶酚胺的敏感性。对呼吸有轻度抑制作用,可抑制机体对 $PaCO_2$ 升高的反应,对呼吸道有刺激作用。可增强非去极化肌松药的作用。该药几乎全部由肺排出,体内代谢率极低,因而肝、肾毒性很低。

临床应用:一般不用于吸入诱导,主要用于麻醉维持。可单独或与 N_2O 合用于维持麻醉,麻醉深度可控性强。因对循环功能的影响较小,可能有利于心脏手术或合并冠心病患者行非心脏手术的麻醉。苏醒快,苏醒质量高,也适用于门诊手术患者的麻醉。

二、静脉麻醉药

经静脉注射进入体内,通过血液循环作用于中枢神经系统而产生全身麻醉作用的药物,称为静脉麻醉药(intravenous anesthetics)。其优点为诱导快,对呼吸道无刺激,无环境污染。常用静脉麻醉药包括以下几种。

1. 氯胺酮(ketamine) 为苯环己哌啶的衍生物,易溶于水,水溶液 pH 为 3.5～5.5;是 N- 甲基 -D- 天冬氨酸(NMDA)受体的拮抗剂。静脉注射后 30～60 秒患者意识消失,作用时间约 15～20 分钟;肌内注射后约 5 分钟起效,15 分钟作用最强。主要选择性抑制大脑联络径路和丘脑 - 新皮质系统,兴奋边缘系统,而对脑干网状结构的影响较轻。镇痛作用显著;可增加脑血流量、提高颅内压及脑代谢率。

氯胺酮有兴奋交感神经作用,使心率增快、眼内压增高、血压及肺动脉压升高;而对低血容量性休克及交感神经呈高度兴奋者,氯胺酮可呈现心肌抑制作用。对呼吸的影响较轻,但用量过大或注射速度过快,或与其他麻醉性镇痛药伍用时,可引起显著的呼吸抑制,甚至呼吸暂停。氯胺酮可使唾液和气道分泌物增加,对支气管平滑肌有松弛作用,单独用于非插管全麻时常联合给予抗胆碱药以抑制唾液及气道分泌物的增加。氯胺酮也具有抗抑郁作用。主要在肝脏内代谢,代谢产物去甲氯胺酮仍具有一定生物活性,最终代谢产物由肾脏排出。

临床应用:诱导剂量为 1~2mg/kg(静脉注射);麻醉维持量为 10~30μg/(kg·min)。小儿基础麻醉时,肌内注射 4~5mg/kg 可维持麻醉约 30 分钟,必要时追加 1/2~1/3 量。主要副作用:可引起一过性呼吸暂停;幻觉、噩梦及精神症状;眼内压和颅内压升高。

2. 艾司氯胺酮(esketamine)　为一种具有较强镇痛作用的手性环己酮。艾司氯胺酮具有多个作用靶点,主要机制是非竞争性拮抗 NMDA 受体。与氯胺酮的药效学特点相似,获得相同麻醉及镇痛效果时,艾司氯胺酮所需剂量约为氯胺酮的一半。

临床应用:麻醉诱导剂量为 0.5mg/kg(静脉注射);维持量为 0.5mg/(kg·h),对于多发伤和体能状态较差的患者需酌减剂量。主要副作用与氯胺酮相似。

3. 依托咪酯(etomidate)　为短效催眠药,无镇痛作用,起效快,静脉注射后约 30 秒钟患者意识即可消失,1 分钟脑内浓度达峰值。可降低脑血流量、颅内压及脑代谢率。对循环影响很小;不增加心肌氧耗量,并有轻度冠状动脉扩张作用。主要在肝脏内水解,代谢产物不具有活性。对肝肾功能无明显影响。

临床应用:主要用于全麻诱导,尤其适用于年老体弱和危重患者的麻醉,一般剂量为 0.15~0.3mg/kg。副作用:注射后常发生肌阵挛;对静脉有刺激性;术后易发生恶心、呕吐;可抑制肾上腺皮质功能,但对一般患者无特殊临床意义。

4. 丙泊酚(propofol)　具有镇静、催眠作用,有轻微镇痛作用。起效快,静脉注射 1.5~2mg/kg 后 30~40 秒患者即入睡,维持时间仅为 3~10 分钟,停药后苏醒快而完全。可降低脑血流量、颅内压和脑代谢率。丙泊酚对心血管系统与呼吸系统呈剂量依赖性抑制作用。当大剂量、快速注射或用于低血容量者及老年人时,可引起严重低血压。经肝脏代谢为无活性产物。反复注射或静脉持续输注时体内有蓄积,但对肝肾功能无明显影响。

临床应用:静脉诱导剂量为 1.5~2.5mg/kg。可与其他全麻药复合应用于麻醉维持,常用量为 4~12mg/(kg·h)。可根据脑电双频指数(BIS)调整用量,老年人及循环功能差者酌减。还适用于门诊手术以及诊疗性操作的麻醉与镇静。副作用:对静脉有刺激作用,可产生注射痛;对呼吸和循环有抑制作用,必要时应行人工辅助或控制呼吸。

5. 环泊酚(ciprofol)　为国产创新型新药,为(R)-构型异构体小分子药物,通过激动 GABA$_A$ 受体介导的氯离子通道发挥镇静效应。环泊酚的安全性及机体耐受性良好,药效约为丙泊酚的 5 倍,注射痛发生率低,对呼吸的影响较丙泊酚轻,对心率和血压的影响类似丙泊酚。

临床应用:主要用于手术室外患者的麻醉与镇静。首次负荷剂量不超过 0.4mg/kg,给药时间 30 秒。检查过程中可根据患者反应追加,每次追加剂量不超过 0.2mg/kg,给药 10 秒,每次追加间隔≥2 分钟,每 15 分钟内追加不超过 5 次。

三、肌肉松弛药

肌肉松弛药(muscle relaxants)简称肌松药,能阻断神经-肌肉传导功能而使骨骼肌松弛。肌松药所致的肌松不仅便于手术操作,也有助于避免深麻醉带来的危害。

(一)作用机制和分类

肌松药主要在神经肌肉接头干扰正常的神经肌肉兴奋传递。根据干扰方式的不同,可将肌松药分为两类:去极化肌松药(depolarizing muscle relaxants)和非去极化肌松药(nondepolarizing muscle relaxants)。

1. 去极化肌松药 以琥珀胆碱为代表。琥珀胆碱的分子结构与乙酰胆碱相似,能与乙酰胆碱受体结合而引起突触后膜去极化和肌纤维成束收缩,因作用时间较长,使突触后膜不能复极化而处于持续的去极化状态,对神经冲动释放的乙酰胆碱不再发生反应,结果产生肌松作用。琥珀胆碱与受体的亲和力较强,在神经肌肉接合部位不易被胆碱酯酶分解;当琥珀胆碱在接合部位的浓度逐渐降低,突触后膜发生复极化时,神经肌肉传导功能才恢复正常。琥珀胆碱反复用药后,肌细胞膜虽可逐渐复极化,但受体对乙酰胆碱的敏感性降低,导致肌松作用时间延长,称为脱敏感阻滞。

作用特点:①使突触后膜呈持续去极化状态;②首次注药后,在肌松作用出现前可有肌纤维成束震颤;③胆碱酯酶抑制药不能拮抗其肌松作用,反而有增强效应。

2. 非去极化肌松药 以筒箭毒碱为代表。这类肌松药能与突触后膜的乙酰胆碱受体相结合,但不引起突触后膜的去极化。当75%～80%以上的乙酰胆碱受体被非去极化肌松药占据后,神经冲动虽可引起神经末梢乙酰胆碱的释放,但没有足够的受体与之相结合,突触后膜不能去极化,从而阻断神经肌肉的传导。肌松药和乙酰胆碱与受体竞争性结合,具有明显的剂量依赖性。应用胆碱酯酶抑制药(如新斯的明)后,乙酰胆碱的分解减慢、浓度升高,与肌松药竞争受体;一旦乙酰胆碱与受体结合的数量达到阈值,即可引起突触后膜去极化、肌肉收缩。因此,非去极化肌松药的作用可被胆碱酯酶抑制药所拮抗。

作用特点:①占据神经肌肉接头突触后膜上的乙酰胆碱受体;②神经兴奋时,突触前膜释放乙酰胆碱的量并未减少,但不能发挥作用;③出现肌松作用前没有肌纤维成束收缩;④能被胆碱酯酶抑制药所拮抗。

(二)常用肌松药

1. 琥珀胆碱(succinylcholine) 为去极化肌松药,起效快,肌松作用完全且短暂。静脉注射 1mg/kg 后 15～20 秒即出现肌纤维震颤,在 1 分钟内肌松作用达高峰,可使呼吸暂停 4～5 分钟,肌张力完全恢复约需 10～12 分钟。对血流动力学的影响不明显。不引起组胺释放。可被血浆胆碱酯酶迅速水解,代谢产物经肾排出,以原形排出者不超过 2%。临床主要用于全麻时的气管内插管,用量为 1～2mg/kg。

副作用:可引起血清钾一过性升高;肌强直收缩时可引起眼内压、颅内压及胃内压升高;有的患者术后主诉肌痛。有引起心律失常的可能。

2. 维库溴铵(vecuronium) 为非去极化肌松药,肌松作用强,作用时间较短。起效时间为 2～3 分钟,临床作用时间为 25～30 分钟。其肌松作用易被胆碱酯酶抑制药拮抗。无组胺释放作用,也无抗迷走神经作用,适用于缺血性心脏病患者。主要在肝脏内代谢,代谢产物 3-羟基维库溴胺也有肌松作用。30% 以原形经肾脏排出,其余以代谢产物或原形经胆道排泄。可用于全麻气管内插管和术中维持肌松。静脉注射 0.07～0.15mg/kg,2～3 分钟后可行气管内插管;术中可间断静脉注射 0.02～0.03mg/kg,或以 1～2μg/(kg·min)静脉维持肌松。在严重肝肾功能障碍者,作用时效可延长,并可发生蓄积作用。

3. 罗库溴铵(rocuronium) 为非去极化肌松药,肌松作用较弱,是维库溴铵的 1/7;作用时间是维库溴铵的 2/3,属于中效肌松药。罗库溴铵的最大特点(优点)是起效迅速,用量为 1.0～1.2mg/kg 时,60 秒后即可行气管内插管。另一特点是舒更葡糖钠可特异性拮抗罗库溴铵引起的任何程度的神经肌肉阻滞。无组胺释放作用;有轻微的抗迷走神经作用,但临床剂量对循环无明显影响。主要从胆汁排泄,肝衰竭时其作用时间可延长。可用于全麻气管内插管和术中维持肌松。静脉注射 0.6～1.2mg/kg,60～90 秒后可行气管内插管;术中可间断静脉注射 0.1～0.2mg/kg,或以 9～12μg/(kg·min)静脉维持肌松。

4. 顺阿曲库铵(cisatracurium) 为非去极化肌松药。起效时间为 2～3 分钟,作用时间为 50～60 分钟。最大特点是其代谢途径主要为霍夫曼降解,不受肝功能障碍的影响。可用于全麻气管内插管和术中维持肌松。静脉注射 0.15～0.2mg/kg,1.5～2 分钟后可行气管内插管;术中可间断静脉注射 0.02mg/kg,或以 1～2μg/(kg·min)静脉维持肌松。

5. 米库氯铵(mivacurium) 为短效非去极化肌松药。在现有非去极化肌松药中作用时间最短。

起效时间为 2.5～3.0 分钟,持续时间为 19.7～21.0 分钟。随剂量增加而起效加快,但作用时间延长不明显。常用剂量对心血管系统无影响,可引起组胺释放。插管剂量为静脉注射 0.20～0.25mg/kg,术中可以按 0.1mg/kg 追加。

(三)应用肌松药的注意事项

1. 应建立人工气道(如气管内插管),并施行辅助或控制呼吸。

2. 肌松药无镇静、镇痛作用,不能单独应用,应在全麻药作用下应用。

3. 应用琥珀胆碱可引起短暂的血清钾升高,眼内压和颅内压升高;因此,严重创伤、烧伤、截瘫、青光眼、颅内压增高者禁忌使用。

4. 低体温、吸入麻醉药、某些抗生素(如链霉素、庆大霉素、多黏菌素)及硫酸镁等可增强非去极化肌松药的作用。

5. 合并有神经肌肉接头疾病(如重症肌无力等)的患者,对非去极化肌松药的敏感性增强。

6. 部分肌松药有组胺释放作用,有哮喘病史及过敏体质者慎用。

四、阿片类药物

阿片类药物(opiates)是指能通过作用于中枢神经系统解除或减轻疼痛,并能消除疼痛引起的情绪反应的药物,经典代表药为吗啡。阿片类药物原意是专指天然的阿片生物碱及半合成的衍生物,而阿片样物质(opioid)是指能与阿片受体结合并能引起激动效应的天然或合成的物质。阿片类药物是全身麻醉中不可缺少的药物,常用药物如下。

1. 吗啡(morphine)　是从鸦片中提取出的阿片类药物。作用于大脑边缘系统,可消除紧张和焦虑,并引起欣快感,有依赖性。能提高痛阈,解除疼痛。对呼吸中枢有明显抑制作用,轻者呼吸减慢,重者潮气量降低甚至呼吸停止,并有组胺释放作用,因而可引起支气管痉挛。吗啡能扩张小动脉和静脉,降低外周血管阻力及减少回心血量,引起血压降低,但对心肌无明显抑制作用。主要用于镇痛,如创伤或手术引起的剧痛、心绞痛等。由于吗啡具有良好的镇静和镇痛作用,可作为麻醉前用药和麻醉辅助药,并可与催眠药和肌松药配伍施行全凭静脉麻醉。成人用量为 5～10mg 皮下或肌内注射。

2. 芬太尼(fentanyl)　对中枢神经系统的作用与其他阿片类药物相似,镇痛作用为吗啡的 75～125 倍,持续 30 分钟。对呼吸有抑制作用,芬太尼与咪达唑仑伍用时呼吸抑制更为明显。临床应用镇痛或麻醉剂量时很少引起低血压。麻醉期间可作为辅助用药(0.05～0.1mg),或用以缓解插管时的心血管反应(2～5μg/kg)。芬太尼可用于静脉复合全麻,常用于心血管手术的麻醉。

3. 舒芬太尼(sufentanil)　镇痛作用为芬太尼的 5～10 倍,持续时间约为芬太尼的 2 倍。对呼吸有抑制作用,程度与等效剂量的芬太尼相似,但持续时间比后者短。脂溶性高于芬太尼,药代动力学特点与芬太尼相似。舒芬太尼对循环系统的干扰更小,更适用于心血管手术的麻醉。可作为麻醉期间的辅助用药,或用以缓解气管内插管时的心血管反应。

4. 瑞芬太尼(remifentanil)　为超短效镇痛药。单独应用时对循环的影响不明显,但可使心率明显减慢;与其他全麻药合并使用时可引起血压和心率下降。剂量≤5μg/kg 时不会引起组胺释放。可产生剂量依赖性呼吸抑制,但停药后 5～8 分钟自主呼吸可恢复。肌强直的发生率较高。用于麻醉诱导时单次静脉注射量为 0.5～2μg/kg,维持剂量为 0.25～1.0μg/(kg·min)。以靶控输注法(TCI)使瑞芬太尼血浆浓度大于 4ng/ml,可有效抑制气管内插管时的反应,维持血药浓度为 6～11ng/ml。停止输注瑞芬太尼后,镇痛作用很快消失,应在停药前采取适当的镇痛措施,如给予小剂量芬太尼、伤口处局麻药浸润镇痛等。

5. 阿芬太尼(alfentanil)　为短效镇痛药。静脉注射后即刻起效,快速分布半衰期为 1 分钟,慢分布半衰期为 14 分钟。终末消除半衰期为 90～111 分钟。主要经肝脏代谢,代谢产物经肾排泄,不到 1% 以原形排泄。麻醉诱导时,单次剂量为 25～75μg/kg,维持剂量为 0.5～2μg/(kg·min)。

6. 羟考酮(oxycodone)　为 μ、κ 双阿片类受体激动药,具有显著减轻内脏痛的作用,呼吸抑制作用较弱,对胃肠蠕动抑制作用较轻。静脉注射后起效时间 2～3 分钟,达峰时间 5 分钟,消除半衰期 3.5 小时,作用时间 4 小时。

第三节 ｜ 全身麻醉的实施

全身麻醉过程分为麻醉诱导、麻醉维持和麻醉苏醒三个阶段。

一、全身麻醉的诱导

全身麻醉诱导是指患者接受全麻药后,由清醒状态到神志消失,并进入全麻状态,这一阶段称为全麻诱导期。全麻诱导方法虽然有吸入诱导和静脉诱导之分,但现今都主张采用联合诱导方法,利用药物间的相互作用,以达到相同临床效果而减少各种药物的用量、副作用及其对生理的影响。全麻诱导方法包括如下几种。

(一) 吸入诱导法

常用面罩吸入诱导法,即患者通过麻醉面罩吸入麻醉药,待意识消失并进入麻醉状态。常用方法如下。

1. **潮气量法**　吸入麻醉药预充呼吸回路,嘱患者平静呼吸,当患者意识消失后改为辅助 - 控制呼吸。当达到足够麻醉深度时,降低吸入药物浓度。潮气量法诱导速度快,过程平稳,较少发生呛咳、屏气和喉痉挛,是吸入诱导最常用的方法。

2. **肺活量法**　吸入麻醉药预充呼吸回路,嘱患者呼出肺内残余气体后,做一次最大吸气以吸入麻醉药,并且屏气,患者在 20～40 秒内意识消失。肺活量法诱导速度最快,但是需要患者配合。

3. **浓度递增法**　方法基本同潮气量法。吸入麻醉药浓度从低浓度开始,呼吸 3 次后,逐渐增加吸入浓度,直至达到需要的麻醉深度。此方式诱导时间长,在麻醉深度不足时易发生呛咳、屏气和喉痉挛。可用于预计困难气道的患者。

吸入诱导法一般需要联合应用肌松药、镇静药,甚至阿片类药物。

(二) 静脉诱导法

静脉诱导开始时,先以面罩吸入纯氧 2～3 分钟,增加氧贮备并排出肺及组织内的氮气。根据患者情况选择合适的静脉麻醉药及剂量,并严密监测患者意识、循环和呼吸的变化。患者神志消失后再注入肌松药,待全身骨骼肌及下颌逐渐松弛,呼吸由浅到完全停止,同时进行辅助 - 控制呼吸,然后进行气管内插管。静脉诱导较迅速,患者较舒适,无环境污染,但对循环的干扰较大。

二、全身麻醉的维持

全麻维持期是从患者意识消失到手术或检查结束(停止追加全身麻醉药)的时段。全麻维持期的主要任务是维持适当的麻醉深度以满足手术的要求,并实时调控患者的循环、呼吸、内环境等指标。

(一) 吸入麻醉的维持

经呼吸道吸入一定浓度的吸入麻醉药以维持适当的麻醉深度。氧化亚氮的麻醉效能弱,高浓度吸入时有发生缺氧的危险,不能单独用于维持麻醉。目前常用的挥发性吸入麻醉药如七氟烷、地氟烷等的麻醉效能强,能单独用于维持麻醉,但肌松作用并不满意。临床上可将 N_2O、O_2 和挥发性麻醉药合用于麻醉维持,必要时可加用肌松药。使用氧化亚氮时,应监测吸入氧浓度或 SpO_2,吸入氧浓度不低于 30% 为安全。有条件者宜连续监测吸入和呼出的吸入麻醉药浓度,使麻醉深度更容易控制。

(二) 静脉麻醉的维持

全麻诱导后可静脉给药以维持适当的麻醉深度。应根据手术需要和不同药物的药理特点来选择适当的药物与给药方法。目前所用的静脉麻醉药中,除氯胺酮外,多数都属于催眠药,缺乏良好的镇痛作用。因此,单一的静脉全麻药仅适用于全麻诱导和短小手术的麻醉维持,而对复杂或时间较长的手术,多选择复合全身麻醉。全凭静脉麻醉(total intravenous anesthesia,TIVA)是指在静脉麻醉诱导后,采用多种短效静脉麻醉药复合连续输注来维持麻醉。靶控输注(target-controlled infusion,TCI)是指应用药代动力学和药效动力学原理,通过调节靶位(血浆或效应部位)的药物浓度来控制或维持麻醉深度,已广泛应用于临床麻醉。但目前 TCI 只限于快速短效且无蓄积作用的药物,如丙泊酚和瑞芬太尼等。

目前常用静脉麻醉药的镇痛作用很弱,基本无肌松作用,在麻醉过程中需加用麻醉性镇痛药和肌松药,以加强麻醉效果。

(三) 静吸复合全身麻醉的维持

静脉全麻与吸入全麻复合应用,彼此可取长补短,既可维持麻醉相对稳定,又可减少麻醉药的用量,有利于麻醉后迅速苏醒,以达到最佳麻醉效果。复合麻醉越来越广泛地应用于临床。

(四) 联合麻醉的维持

1. **全麻-椎管内麻醉联合麻醉**　指椎管内麻醉联合全麻。椎管内麻醉特别是中上胸段阻滞具有镇痛和抑制应激反应的作用,联合全麻则可弥补椎管内麻醉产生通气不足及内脏牵拉反应的缺点,两种麻醉方法优劣互补。硬膜外腔留置导管还可用于术后镇痛,尤其适用于胸、腹部开放手术。硬膜外阻滞复合全麻中最常见不良事件为广泛交感神经阻滞所致的低血压,可通过适当补液和预防性应用 α_1 肾上腺素受体激动药纠正。

2. **全麻-神经阻滞联合麻醉**　在超声引导下神经阻滞可准确阻滞目标神经,产生较完善的镇痛作用,随着局麻药浓度增加,可以产生运动神经阻滞。与全麻联合应用时,可有效降低全麻药量,加快苏醒。

三、全身麻醉深度的判断

目前对于麻醉深度的定义仍有争议。一般认为,麻醉状态是多种药理效应和伤害性刺激并存时的综合结果,麻醉深度是指麻醉药对患者的意识、感觉、运动、神经反射及内环境稳定性的影响程度。临床上常用的麻醉深度监测包括临床监测、镇静深度监测和伤害性刺激反应的监测。

(一) 临床监测

临床监测可通过体动反应和心血管反应判断麻醉深度。

1. **体动反应**　体动反应是指机体对伤害性刺激的逃避反应,常作为判断麻醉深度的标准,典型的是用于定量吸入麻醉药强度,即吸入麻醉药的最低肺泡有效浓度(MAC)评价。

2. **心血管反应**　心血管反应是临床用于判断麻醉深度的常用指标之一。机体受到伤害性刺激,出现急性疼痛,导致机体产生应激反应,交感肾上腺系统活动增强,释放一系列的内源性活性物质,导致血压增高和心率加快。

(二) 镇静深度监测的电生理方法(参见第七章第二节)

(三) 伤害性刺激反应的监测

在手术过程中,伤害性刺激通常指麻醉和手术操作所致的伤害,其可引起疼痛(清醒患者)、躯体反应、自主反应以及代谢和内分泌反应等。通过对伤害性刺激的实时监测,个体化调节镇痛药从而实施精准镇痛管理。临床上监测伤害性刺激的方法包括以下几种。

1. **末梢灌注指数**(tip perfusion index,TPI)　TPI 的原理是脉搏血氧仪通过指端光传感器处理后转化为电信号,生成血管容积波,经计算机处理后转化为 0~100 的指数,是反映机体应激状态的指标。TPI 容易受外界因素的干扰,将其与反映心脏交感神经张力的指标(即心率变异性)经加权综合,形成新的指数,能更准确地反映自主神经张力及手术应激指数(surgery stress index,SSI)。TPI 和 SSI 增加≥20% 认为有临床意义。

2. **心率变异性**(heart rate variability,HRV)　HRV 是指逐次心搏之间的微小时间差异。HRV 产生于心脏自主神经系统对窦房结自主节律性的调节,反映自主神经系统的张力与均衡性。伤害性刺激可引起心率变异性变化。围手术期有很多因素可能影响 HRV,如药物、创伤等。

3. **镇痛/伤害平衡指数**(analgesia/nociception index,ANI)　ANI 是通过呼吸对心电图 RR 间期的影响,计算出 HRV 指数,定量和定性分析全麻期间镇痛与伤害性刺激之间的平衡状态。ANI 主要分析副交感神经活动的变化。推荐的临床镇痛/伤害平衡满意的 ANI 范围为 50~70。低于 50 说明伤害性刺激增强或麻醉镇痛作用减弱;高于 70 则相反。

4. **伤害敏感指数**(IoC$_2$)　IoC$_2$ 是通过分析脑电图四个基本频段的波幅变化计算出的相关指数,

用于反映镇静条件下的伤害性刺激指数。其数值在 0～100 之间,0 为机体对伤害性刺激无反应,100 为无镇痛条件下的疼痛感知。全麻下推荐将 IoC_2 维持在 30～50。

5. **脑功能状态仪疼痛指数(pain index,PI)** PI 是基于前额叶的双导脑电采集系统,从中提取疼痛刺激的反应成分,采用小波算法进行转化计算得出的,范围为 0～100。全麻下推荐将 PI 维持在 30～50。

(四) 不同手术麻醉深度维持原则

所有全麻均要求患者神志消失,无知晓,镇痛完全。术前联合应用神经阻滞或椎管内麻醉,可提供良好的围手术期镇痛。可根据手术创伤大小,术中血压、脉搏的变化,有条件者还可监测镇静深度和伤害性刺激反应,从而实时地调整镇静药和镇痛药的用量。不同手术对肌肉松弛的要求不尽相同,腹部(特别是开腹)手术、骨关节置换术等对肌肉松弛的要求最高,胸部手术次之,颅内和体表手术不要求有较深的肌肉松弛作用,但辅助肌肉松弛药可以很好控制体动,为手术提供良好条件。

四、全身麻醉的苏醒

麻醉苏醒期是从停用全麻药到患者意识完全恢复正常的时段。全麻后的患者宜送到麻醉后监护治疗病房进行严密观察,待患者完全清醒和生命体征平稳后再送回普通病房。

(一) 吸入麻醉的苏醒

吸入麻醉的苏醒必须将吸入麻醉药从体内经呼吸道排出体外,这个药代动力学过程基本上与吸入麻醉的诱导和加深过程相反。停止吸入麻醉药后,影响吸入麻醉清醒速度的主要因素包括:①药物的血 / 气分配系数:血 / 气分配系数越小者,清醒越快;②麻醉时间:时间越短者,清醒越快;③肺泡通气量:在一定范围内肺泡通气量越大者,清醒越快。

(二) 静脉麻醉的苏醒

静脉麻醉的苏醒有赖于药物在体内的再分布、生物转化和排泄,待中枢神经系统中麻醉药的浓度下降到一定水平后,患者才开始苏醒。目前尚无有效办法进行主动干预和调控。影响静脉麻醉苏醒速度的因素如下。

1. **药物的半衰期** 半衰期越短,清醒越快。单次给药后血药浓度减少一半的时间用分布半衰期($t_{1/2}\alpha$)和消除半衰期($t_{1/2}\beta$)表示。单次给药就能完成的静脉麻醉若需尽早清醒,应选用分布半衰期和消除半衰期短的药物。

2. **麻醉时间和药物用量** 时间越长和用药总量越大,麻醉苏醒越慢。多数药物在重复和持续给药后在体内都有一定程度的蓄积,此时血药浓度降低的规律不能用分布半衰期或消除半衰期来准确反映,而与时量相关半衰期(context sensitive half time,$t_{1/2}cs$)相关。$t_{1/2}cs$ 表示药物持续恒速输注一定时间后,血药浓度减少一半的时间。药物的 $t_{1/2}cs$ 越短,清醒越快。

3. **药物代谢和排泄** 如果某种药物主要经肝脏代谢,肝功能不全的患者苏醒较慢;如果某种麻醉药的原形或有麻醉作用的代谢产物主要由肾脏排泄,则肾功能不全者苏醒较慢;低体温可降低所有药物的代谢率,并使麻醉苏醒时间延迟。

(王天龙)

本章思维导图　　本章目标测试

第十八章 | 日间手术麻醉与手术室外麻醉

第一节 | 日间手术麻醉

日间手术（ambulatory surgery；day surgery）是一种先进的医疗管理模式，最早由英国小儿外科医师 James Nicholl 于 1909 年提出，随着外科微创手术技术以及速效、短效麻醉药和麻醉技术的发展，日间手术得到了快速发展。1995 年成立了国际日间手术协会（International Association of Ambulatory Surgery，IAAS）。日间手术可以缩短住院时间、加快床位周转、降低院内感染发生率，并提高医疗资源的使用效率，这一模式已经受到患者、医护人员及卫生行政管理部门的关注和肯定，并在近年来得到进一步的完善。由于日间手术患者住院时间较短、流动性大、周转快，对麻醉及围手术期管理的要求较普通手术更高。

一、日间手术的概念

日间手术是一种特殊的手术管理方式，其特点是患者在 1 个工作日（24 小时）之内完成入院、手术和出院，不包括在医师诊所或医院开展的门诊手术。我国于 2012 年成立了中国日间手术合作联盟（China Ambulatory Surgery Alliance，CASA），并于 2013 年加入 IAAS。我国对日间手术定义如下：在 1 天（24 小时）内完成入院与出院的手术或操作。同时有两点补充说明：一是日间手术是计划性手术或操作；二是对于住院延期的特殊患者，住院时间不超过 48 小时。

二、日间手术麻醉的适应证

微创手术的发展、外科技术的进步、疼痛管理手段的提高以及短效麻醉药的问世显著扩大了日间手术的种类。目前认为，手术持续时间并不是影响日间手术可行性的绝对因素，而手术创伤程度则是关键因素。

（一）开展日间手术及麻醉的基本条件

开展日间手术需要保证手术室环境、设备、设施等条件应与住院手术室一致。同时，必须配备各类常规麻醉与围手术期管理的设备、用药及抢救药品，并制定成熟的抢救流程。此外，手术医师、麻醉医师、麻醉护士、手术室护士及相关人员应具备相应资质，并获得医院及相关部门授权。

（二）日间手术的种类

选择开展日间手术的总原则是在确保医疗质量和医疗安全的前提下，选择对机体生理功能干扰小、风险相对较小、手术时间短（一般不超过 3 小时）、预计出血量少、术后并发症少、术后疼痛程度轻以及恶心呕吐发生率低的手术。在选择日间手术时，还需要综合考虑医疗单位场所、设备条件、医疗水平及患者情况等多方面因素。

（三）日间手术患者的选择标准

适合开展日间手术与麻醉的患者一般应符合以下条件。

1. **ASA 分级**　Ⅰ级或Ⅱ级患者；ASA Ⅲ级患者并存疾病稳定在 3 个月以上，经过严格评估及准备，亦可进行日间手术。

2. **年龄**　选择 1 岁以上至 65 岁以下的患者。但年龄本身不是决定是否进行日间手术的限定因素。对于 65 岁以上的患者，需要根据手术大小和部位、患者自身状况、麻醉方式、并发症严重程度和控制情况等进行综合判断。

    3. 预计患者术中及麻醉状态下生理功能变化小。

    4. 预计患者术后呼吸道梗阻、剧烈疼痛及严重恶心呕吐等并发症的发生率低。

(四)日间手术麻醉的禁忌证

以下情况不适于日间手术麻醉。

    1. 全身状况不稳定的 ASA Ⅲ级或Ⅳ级者。

    2. 高危婴儿或早产儿。

    3. 估计术中失血多和手术较大者。

    4. 可能因潜在或已并存的疾病而出现术中严重并发症者,如有恶性高热家族史、过敏体质等患者。

    5. 近期出现急性上呼吸道感染未完全康复者,哮喘急性发作及持续状态患者。

    6. 困难气道者。

    7. 估计术后呼吸功能恢复时间长的病理性肥胖或阻塞性睡眠呼吸暂停综合征患者。

    8. 吸毒、滥用药物者。

    9. 存在心理障碍、精神疾病及不配合者。

    10. 离院后 24 小时内无有效监护人可陪护者。

(五)术后离院标准

由于日间手术及麻醉的特殊性,需要严格掌握术后离院的标准。对于日间手术患者,需按麻醉后离院评分标准(PADS)(表 18-1)评估患者能否离院。标准要求总分≥9 分,同时患者必须有能负责任的成人陪护,并提供准确的联系方式。麻醉医师和手术医师应共同评估患者是否具备出院条件,并告知出院后注意事项及联系方式以备急需。椎管内麻醉的患者离院前必须确保阻滞已经完全消退,下肢的感觉、运动功能、本体感觉和反射以及排便排尿功能均已恢复正常。判断的标准为肛周感觉、跖反射和足趾本体感觉均恢复。若患者达不到离院标准,可考虑转入普通住院病房。

表 18-1 麻醉后离院评分标准(PADS)

序号	观察指标	离院标准	评分 / 分
1	生命体征	波动在术前值的 20% 之内	2
		波动在术前值的 20%~40%	1
		波动大于术前值的 40%	0
2	活动状态	步态平稳而不感到头晕,或达术前水平	2
		需要搀扶才可行走	1
		完全不能行走	0
3	恶心呕吐	轻度:不需治疗	2
		中度:药物治疗有效	1
		重度:治疗无效	0
4	疼痛	VAS 0~3 分,离院前疼痛轻微或无疼痛	2
		VAS 4~6 分,中度疼痛	1
		VAS 7~10 分,重度疼痛	0
5	手术部位出血	轻度:不需换药	2
		中度:最多换 2 次药,无继续出血	1
		重度:需换药 2 次以上,持续出血	0

注:总分为 10 分,评分≥9 分可出院。

VAS. 视觉模拟评分法。

三、日间手术麻醉的常用方法

选择日间手术麻醉方法时,需考虑麻醉的质量、安全性、效率、设备和药物等因素。理想的日间手术麻醉方法应该具备起效迅速平稳、能提供遗忘和镇痛作用、恢复期短,且不引起严重不良反应的特点。此外,麻醉方法的选择还受医师和患者个人偏好的影响。目前各种麻醉方法均可用于日间手术,各有优缺点,无理想的统一方案。全身麻醉仍是常使用的方法。尽管椎管内麻醉常用于下肢和下腹部手术,但因其术后残留运动和交感神经阻滞,用于日间手术可能会延迟出院。周围神经阻滞可使术后阿片类药物用量减至最低,因此越来越多的日间手术采用局部神经阻滞联合静脉镇静,即监护麻醉(MAC)。日间手术所需的麻醉、监护和复苏设备与住院手术要求相同。

(一)全身麻醉

全身麻醉是日间手术最常用的麻醉方法。合理应用麻醉深度监测、肌松监测、靶控输注技术及静吸复合麻醉技术,有助于日间手术顺利完成。

气道管理一般可选择气管内插管、喉罩、口咽通气道来维持呼吸道的通畅。喉罩作为一种声门上通气装置,特别适用于日间手术麻醉。喉罩可在不使用肌松药的情况下顺利置入,有利于患者术后肌力恢复,减少诱导和苏醒期血流动力学的剧烈波动。但需注意的是,喉罩不能完全隔离气道和食管,有发生误吸的风险,因此不适用于饱胃、呕吐、上消化道出血的患者。

理想的麻醉药应起效迅速、消除快、作用时间短,镇静、镇痛效果好,心肺功能影响轻微,无明显不良反应和不适感。丙泊酚、依托咪酯、瑞芬太尼、七氟烷和地氟烷等全麻药具有上述优点,特别适用于日间手术。丙泊酚能减少术后恶心呕吐的发生,且苏醒质量较高,已成为目前日间手术应用最广泛的静脉麻醉药。靶控输注技术的发展使得静脉麻醉药的使用更加精确可控。依托咪酯除了具备起效快、作用时间短和恢复迅速等特点,最显著的优点是对循环功能影响小,呼吸抑制轻微。瑞芬太尼是超短效阿片类镇痛药,消除迅速,但术后疼痛可能发生较早,故在手术过程中需要复合使用其他镇痛药。短效镇痛药阿芬太尼较芬太尼作用持续时间短,亦适用于短时手术的麻醉,但长时间输注后消除时间可能会延长。吸入麻醉药如七氟烷等由于具备容易调节麻醉深度、术中易于维持血流动力学稳定等特点,被广泛应用于面罩吸入诱导以及术中麻醉维持,尤其适用于小儿麻醉;地氟烷的特点是作用起效快、苏醒快,适用于日间手术麻醉。肌松药使用应根据手术需求而定,对于短时间的浅表手术,通常不需要使用肌松药,气管内插管或在手术中需要肌松时,可根据具体情况选择中效或短效肌松药。

(二)局部浸润麻醉和区域阻滞

局部浸润麻醉和区域阻滞除可满足手术需要,还可减少全麻后常见不良反应(如恶心、呕吐、晕眩、乏力等)。联合局部浸润麻醉,是减少术中阿片类镇痛药剂量、减轻术后疼痛最简便安全的方法,有利于患者早期出院。超声引导下神经阻滞技术的应用为日间手术的开展提供了保障。蛛网膜下腔阻滞由于起效快、麻醉效果确切,是下肢和会阴部手术通常选用的麻醉方法,但应注意其可能导致术后头痛和不适感。硬膜外阻滞可能出现阻滞不完善、术后行走受限和排尿困难等情况,用于日间手术时需掌控好用药时机和药物种类。蛛网膜下腔阻滞和硬膜外阻滞的患者需下肢感觉运动功能完全恢复后才能出院。椎管内感染及出血等并发症可能在术后数日内发生,因此需要对日间手术患者进行定期回访。

(三)监护麻醉

监护麻醉(MAC)是指患者在接受局部、区域阻滞或未用麻醉药物时,由麻醉医师对其进行监测和镇静/镇痛。其主要目的是解除患者焦虑及恐惧情绪,减轻疼痛和其他伤害性刺激,有助于患者遗忘其痛苦经历,提高手术操作的安全性和患者的舒适度。监护麻醉包括但不限于监测重要生命体征,保持呼吸道通畅,诊断和处理监护麻醉中的临床问题,根据需要适当给予镇痛药、镇静药、麻醉药或其他合适药物以保证患者安全舒适,需要由专业的麻醉医师提供麻醉监护。

第二节 ｜ 手术室外麻醉

随着现代医学的发展,临床新技术的不断应用,以及对舒适化医疗需求的急剧增加,传统的门诊诊疗、住院诊断性检查及介入性治疗都对麻醉提出了更高的要求。麻醉在提高患者的舒适度和安全性方面发挥着重要作用,为相关科室医师提供更可靠的诊疗环境。

一、手术室外麻醉的定义及相关概念

手术室外麻醉(anesthesia for non-operating room)主要指在除手术室以外的场所为患者的手术、诊断性检查或治疗性操作所实施的麻醉。在手术室外实施麻醉主要基于两方面原因:诊疗操作所用设备无法移动,如 MRI、CT 设备等;此外还有些诊疗操作时间短、操作简单、患者流量大的操作,对于这种情况,一般无须在手术室进行操作,对于其中病情较为危重的患者,应转入手术室完成诊疗。

诊室麻醉(office-based anesthesia,OBA)的定义为在需要镇静或镇痛状态下实施手术或有创性操作的场所,除外医院或准许的独立门诊手术中心所实施的麻醉。诊室麻醉多指在医师诊室等地实施的麻醉。远程场所的麻醉(anesthesia at remote locations)主要指为放射科、心导管室等患者所实施的麻醉,这些场所具有放射线危害、强大磁场,以及麻醉人员对环境不熟悉、患者多为小儿或不配合等特点,给麻醉的实施带来一定难度。

二、手术室外麻醉的共同特点

在远离手术室的条件下进行麻醉,尽管条件不如手术室内完善,但也应配备必要的监护设备、麻醉药、急救药物和用具等。

患者麻醉苏醒后需尽早离室,是该类麻醉最突出的特点,要求麻醉能快速起效,快速恢复,无麻醉相关并发症。

某些工作场所存在放射性危害和强大磁场,影响工作人员的安全和监护设备的使用,要求麻醉医师具备防护意识和必要的防护装备,熟悉所在环境对监护设备的可能影响。

麻醉医师对手术室外工作场所不是特别熟悉,人员配合度也相对较低。因此,应配备麻醉辅助人员协助麻醉医师开展工作。

手术室外麻醉对不同的诊断与治疗操作有其特殊要求,麻醉医师应当熟悉流程与特殊问题,保证在安全的前提下达到预期的麻醉效果。麻醉医师与诊疗医师和患者之间均需要有充分的交流与沟通。

三、手术室外麻醉的适应证

(一)无痛人工流产

无痛人工流产手术一般采用监护麻醉,主要使用短效静脉麻醉药,如丙泊酚,可辅助少量镇痛药。监测脉搏血氧饱和度、血压、心电图等,并需配备急救设备,如简易呼吸囊等。对于宫颈狭窄或心动过缓者,可以使用阿托品来预防扩张宫颈所致的迷走神经反射。

(二)无痛胃肠镜

胃肠镜检查与胃肠镜下治疗会带来一定的不适和痛苦,患者可能出现恶心、不适、咽部哽噎感、腹胀等症状。有些患者对检查有恐惧感,不愿接受内镜检查,而且一些检查和治疗,如内镜逆行胰胆管造影术(ERCP)相对复杂,创伤和疼痛程度较高,时间较长。消化内镜检查与治疗的镇静/麻醉是通过应用镇静药和/或麻醉性镇痛药等及相关技术,消除或减轻患者在接受消化内镜检查或治疗过程中的恐惧、疼痛、腹胀、恶心呕吐等主观不适感,尽量避免检查中诱发的咳嗽、心率增快、血压升高、心律失常等反应,最大限度地减少可能发生的心绞痛、心肌梗死、脑卒中或心脏停搏等严重并发症,为内镜医师创造更良好的诊疗条件。

无痛胃肠镜的麻醉必须由麻醉医师完成,同时配备麻醉监护设备及复苏室。在术前评估环节,麻醉医师需充分了解患者的病史、体格检查结果以及并存疾病,以保证患者的安全。术前需要患者禁食6小时,如存在胃排空延迟或幽门梗阻,则需延长禁食时间。麻醉前评估的重点在于了解并存疾病、药物过敏史、重要器官功能。术中需要监测意识状态、肺通气和氧合状态以及血流动力学。对于能配合的患者,可采取咽部表面麻醉;对于不能配合或追求舒适的患者,为避免操作所带来的各种痛苦和心理创伤,可采用监护麻醉,这样也有助于消化科医师详细诊断和彻底治疗,并减少心脑血管等并发症。麻醉药可选择丙泊酚或咪达唑仑,辅用阿片类药物。在 PACU 观察生命体征稳定后,患者可转回病房或在成人陪护下出院。可能的并发症包括呼吸抑制、反流误吸、心动过缓、低血压、心脏停搏等。

(三) 纤维支气管镜检查

大部分患者可在镇静或表面麻醉下进行纤维支气管镜检查,对于小儿或不耐受操作的成人可采用监护麻醉。对于气管内插管全身麻醉的患者,应选用尽可能粗的气管导管,以降低气道阻力,方便操作。喉罩或改良麻醉面罩亦可作为选择,应注意通气功能的监测。可能的并发症主要包括心律失常、喉或支气管痉挛以及气道梗阻。在术中应加强监护和吸氧,必要时吸引气道内的分泌物和血液。

(四) 电休克治疗

电休克治疗(electric shock therapy,EST)是治疗精神分裂症的一种传统方法。随着全身麻醉在EST 中的应用,EST 引起的生理和心理创伤明显减少。EST 的适应证包括严重抑郁症、躁狂症、某些类型的精神分裂症等,但 EST 禁用于嗜铬细胞瘤患者。相对禁忌证包括颅内压升高、近期脑血管意外、心脏传导缺陷、高危妊娠、主动脉瘤及脑动脉瘤。

术前评估应注意是否合并神经系统疾病、心脏疾病、骨质疏松及其他导致骨质脆弱的疾病,以及患者当前接受的治疗。EST 的麻醉管理需使用标准监测方法,在术前静脉注射格隆溴铵 0.2mg 以降低 EST 时发生心动过缓的风险,并减少口腔分泌物。对于常规麻醉诱导,维持足够的肌肉松弛并保证满意的面罩通气至关重要。放置电极并传入刺激来诱发痉挛。如果患者有食管裂孔疝或胃食管反流,可选择快速诱导下按压环状软骨进行气管内插管。由于 EST 治疗时间甚短,因而希望患者快速复苏,尽早满足常规离开标准。常用静脉麻醉药包括美索比妥、硫喷妥钠、丙泊酚和氯胺酮,其中美索比妥是最常用于 EST 麻醉的"金标准"药物。肌松药中琥珀胆碱最常用于 EST 期间的神经肌肉阻滞,初始量为 0.5mg/kg,随后根据患者反应进行剂量调整。短效肌松药米库氯铵也较为常用,可持续泵注。由于琥珀胆碱和米库氯铵都经血浆胆碱酯酶代谢,当患者血浆胆碱酯酶缺乏时,需选用非去极化肌松药如维库溴铵、阿曲库铵及顺阿曲库铵。对此类患者为避免痉挛发作引起创伤,需要适当延长神经肌肉阻滞时间。

(五) CT 与 MRI 检查

CT 与 MRI 检查虽然无痛,但由于检查时间较长,为了取得高质量的图像,在扫描时要求患者制动,扫描过程中会产生噪声和热量,患者有可能产生幽闭恐惧症或被惊吓,因此儿童和部分成人需要镇静才能配合检查。由于检查部位不同,对麻醉要求的差异也非常大。

1. 对比剂　CT 检查常使用对比剂以提高图像质量,但对比剂可引起一系列不良反应。轻度症状包括打喷嚏、咳嗽、打哈欠、皮肤潮红、低热、恶心、呕吐、寒战等。中度症状包括潮红、瘙痒、荨麻疹、眼睑肿胀和血压下降合并心动过缓(血管迷走反射)。重度症状有血压下降合并呼吸困难、痉挛性咳嗽、支气管(喉头)痉挛、喘鸣、哮喘急性发作,甚至呼吸循环停止。处理措施包括停止注射,建立静脉通路,并根据症状给予相应的药物治疗。保持气道通畅,必要时行气管内插管。休克者按急救程序处理。心搏骤停时应立即行心肺脑复苏(CPCR)。

2. 麻醉医师远离患者　检查操作期间,对位和扫描仪机架移动可引起麻醉环路扭曲或脱落。在全麻或镇静状态下,需要关注呼吸状态并持续监测患者氧合情况;与 X 线检查相比,CT 检查时与对比剂有关的不良事件的发生率较高,这主要是由于在 CT 检查时医师难以靠近患者进行密切观察和紧急处理。

3. 小儿　多数小儿在进行 CT 与 MRI 检查时需要接受麻醉,使用氯胺酮作为麻醉药可能会导致患儿产生大量唾液和呼吸道分泌物,并出现预料之外的不自主运动,从而影响扫描质量。也可以采用丙泊酚或者右美托咪定进行镇静麻醉。

4. 特殊体位限制　某些检查需要特殊体位,例如脑立体定向,需要放置透射线固定架来减少手术损伤,可选择局麻加深度镇静或全麻。但对于有颅内压增高的患者,应慎用深度镇静,因其可导致CO_2蓄积而进一步增高颅内压。固定架固定完成后,可确保患者头部位置精确不动,但麻醉医师更难以靠近患者及管理气道,因此,可选用轻度镇静加局部麻醉,同时确保患者能耐受并配合检查或操作,防止镇静过度造成呼吸抑制或气道梗阻。

5. 防磁问题　MRI本身不产生辐射,无创伤,无有害生物学效应,但在MRI检查时,射频信号易受到电子辐射以及其他电子设备和监护仪器的干扰。对医师和患者而言,最大的风险是铁磁性物品快速吸到MRI扫描仪上,因此在MRI检查时应注意防止金属物品(如剪刀、钢笔、钥匙、听诊器、氧气筒等)飞向扫描仪而造成人员伤害。同样,体内植入的含有铁磁性的生物装置或其他物品也可能发生移位和功能异常。部分患者如体内安装起搏器、留置有夹闭动脉瘤的金属夹、血管内有金属丝或子宫内放置金属节育环等则不能行MRI检查。妊娠前3个月的妇女也应避免MRI检查。某些眼部化妆品和文身会产生伪影,某些永久性眼线在强磁场下会对眼产生刺激。患者有义齿或牙齿矫正器可能影响图像质量。手表、手机和带磁条的信用卡均不能接近磁场。MRI麻醉监护仪和麻醉机一般是MRI场所专用仪器。

(六) 心脏介入检查与手术

心脏介入检查与手术是针对先天性和后天性心脏病及血管疾病,特别是冠状血管疾病进行诊断、治疗与术前评估的重要工具。心导管检查分为右心和左心导管检查两类。右心导管检查用于先天性心脏病的术前评估,患者多为小儿和青少年。左心导管检查主要针对后天性心脏病和血管疾病,是确定病变部位和损害程度的重要检查手段,通常需要进行连续造影。冠状动脉溶栓与扩张术主要应用于成年患者。这些检查和手术本身可能会导致患者心血管功能异常,并伴有一定的并发症风险。在心脏介入检查中,患者需要保持绝对安静,无兴奋挣扎和随意活动,同时维持相对稳定的呼吸和心血管状态,以及正常的动脉血氧分压和二氧化碳分压。对于成人,多数检查和手术可在局部麻醉下完成,而小儿和配合度低的患者可能需要联合局部麻醉和镇静/镇痛,或在全麻下完成。

1. 小儿心导管检查　在小儿中,主要针对先天性心脏病进行检查。氯胺酮可用于婴幼儿麻醉,但能够耐受创伤性操作的麻醉深度用于儿童时,易发生呼吸抑制,因此需密切管理呼吸。术中镇痛、镇静或全麻的深浅必须恰当,以预防心动过速、高血压和心功能改变。除常规监测外,还应行血气分析以监测酸碱平衡。避免先天性心脏病患儿发生分流增大、高碳酸血症和低碳酸血症。小儿在全麻时常见低体温,因此需要监测体温并在必要时采取保温措施。新生儿可能会发生低钙血症和低血糖,需要加强监测。此外,与成人相比,小儿对失血的耐受性较低,因此需要严密监测血细胞比容。严重发绀的患者红细胞增多,应充分补充液体,以减少对比剂引起的血液高渗和微栓塞的发生。由于检查导管直接插入心腔,在检查中心肌缺血和心律失常的发生率较高,因此需要加强监测并及时处理。一般情况下,心律失常持续时间短,无明显血流动力学改变。心肌缺血或对比剂可继发室性心律失常,需及时处理。应常规配备除颤器和急救药物。心脏压塞是一种严重的并发症,具有特征性的血流动力学改变,可通过心脏超声诊断确诊和指导心包穿刺,必要时需要紧急行外科手术。

2. 冠状动脉介入手术　对于经皮腔内冠状动脉成形术(PTCA),球囊扩张会导致冠状动脉短暂阻塞,因此需要严密监测患者血流动力学变化。急诊手术患者一般需行气管内插管全身麻醉,此类患者常伴有心绞痛和心律失常,硝酸甘油可增加冠状动脉侧支的血流并减少前负荷,主动脉内球囊反搏对患者有利。室性心律失常可发生于缺血期或冠状动脉扩张后再灌注期。室性期前收缩和阵发性室性心动过速影响血流动力学,可首选利多卡因进行治疗;较严重的心律失常需在全麻下行心脏电复律。冠状动脉破裂可导致心包内出血和心脏压塞,需紧急行心包穿刺或手术止血。

3. 经皮球囊瓣膜成形术　球囊扩张时,循环被阻断,可能导致严重低血压,因此需要加强监测。因患者处于虚弱状态,球囊放气后心功能不能立即恢复,可能需要使用正性肌力药和抗心律失常药,静脉输液可改善前负荷。行主动脉瓣扩张时，通常需要开放两条静脉通路。球囊充气时，可能会导致迷走神经过度兴奋，必要时需用阿托品进行治疗。并发症与心导管检查类似，还可能发生瓣膜功能不全。

4. 心脏电生理检查和异常传导通路导管消融术　麻醉医师应配备抗心律失常药，并加强心电图异位心律起搏点以及附属旁路的监测，但检查前及术中不宜过早使用抗心律失常药以免影响检查结果。对于室上性心动过速，如果无法通过导管超速抑制终止，则可能需要进行电复律，静脉麻醉和吸入麻醉均都可用于电生理检查，需常规吸氧，必要时辅助呼吸或控制呼吸。

5. 置入起搏器或转复律除颤器手术　一般情况下可选择局部麻醉，但对永久性转复律除颤器进行测试时，通常需要对患者进行全身麻醉。针对心室功能严重受损的患者，应进行直接动脉压监测，并备好急救设备和药物。

（七）神经介入检查与手术

一般来说，在脑血管造影检查中，对清醒患者可选择局部麻醉，以解除患者的不适感，也可选用监护麻醉或全身麻醉。麻醉方法的选择应当综合考虑患者的具体情况，选择插管或操作时对颅内压和血压影响较小的方法。麻醉药应选短效药，以便术后患者快速唤醒，行神经学检查。

（八）膀胱镜检查与手术及体外冲击波碎石

膀胱镜检查与电灼是泌尿外科常用的诊断和治疗方法。女性患者多可在表面麻醉下完成，男性通常需要采用硬膜外阻滞或骶管阻滞、蛛网膜下腔阻滞完成，也可选择镇静/镇痛和全身麻醉；小儿多采用基础麻醉联合骶管阻滞或鞍麻下完成，镇静/镇痛和全身麻醉也常采用。使用喉罩可大大提高此类手术的舒适性。

四、手术室外常用的麻醉方法

麻醉前准备与评估与一般手术患者相同。在手术室外麻醉中，需要特别了解的情况包括：患者体位、是否使用对比剂、麻醉机的摆放位置、麻醉医师能否留在操作间、诊断或治疗仪器对麻醉监护仪的影响等。手术室外麻醉过程中，麻醉医师不可能常在患者身边，因此监护仪必须随处随时可见。此外，供氧源、吸引器、除颤器、急救药物、电源接头、照明设备、通信设备等都是必不可少的设备。

（一）监护麻醉

监护麻醉是手术室外麻醉较为常用的麻醉技术。具体内容参见第十二章"镇静的临床应用"。

（二）镇静

镇静也是手术室外麻醉医师经常应用的技术。详细内容参见第十二章"镇静的临床应用"。

（三）全身麻醉

手术室外麻醉以静脉全身麻醉为主，如果具备完善的废气排出系统，也可以采用吸入麻醉或静吸复合麻醉。麻醉药以短效药物为首选，如丙泊酚、地氟烷。某些诊断和治疗操作可能还需要辅助镇痛药物。详细内容参见第十七章"全身麻醉"。

（四）神经阻滞和椎管内麻醉

神经阻滞和椎管内麻醉均可根据具体情况用于手术室外麻醉。手术室外麻醉操作时，须加强无菌观念，避免医源性感染。详细内容参见第十五章"局部麻醉"和第十六章"椎管内麻醉"。

（卞金俊）

本章思维导图　　　　本章目标测试

第十九章 | 加速术后康复

加速术后康复(enhanced recovery after surgery,ERAS)是以循证医学为基础,以患者为中心,通过外科、麻醉、护理、营养等多学科协作,对涉及围手术期处理的临床路径予以优化,通过缓解患者围手术期各种应激反应,达到减少术后并发症、缩短住院时间及促进康复的目的。

围手术期的应激反应是机体的一种病理生理变化过程,涉及神经、内分泌、代谢及免疫功能的改变,对手术患者的治疗、预后和转归都有着重要意义。疾病本身、术前操作、麻醉、手术创伤、疼痛、恶心呕吐、低血压、缺氧、感染、睡眠紊乱等都是导致围手术期创伤性应激的常见原因。1997 年,丹麦 Henrik Kehlet 教授基于上述应激反应的理论和循证医学的数据,提出 ERAS 的理念并广泛应用于临床。

麻醉作为核心学科参与了 ERAS 的各个环节,通过优化术前、术中、术后的麻醉管理措施,减轻患者心理和生理的创伤性应激反应,加速患者术后康复进程,提高临床医疗质量。

第一节 | 手术前准备

一、术前宣教

术前宣教是实施 ERAS 的重要起点。成功的术前宣教可以缓解患者紧张、焦虑的情绪,促使患者参与到自身治疗及恢复的过程中,促进患者对医疗行为的理解和配合。术前可采用谈话、宣传册、展板及多媒体等多种形式对患者及家属进行宣教。术前宣教内容包括:麻醉和手术方案、相关并发症处理预案、术前及术后有利于康复的建议(如术前戒烟戒酒、适当锻炼,术后早期进食和活动)等。

二、术前评估和准备

(一)术前评估

术前对外科手术患者的整体状况进行综合的麻醉前评估,包括总体评估、心功能评估、呼吸功能评估、功能性耐量评估、衰弱评估、营养评估、心理评估等,从而对患者进行风险分层,制订个体化、有侧重的 ERAS 管理方案。

1. **功能性耐量评估** 术前功能性耐量严重下降与术后病死率、严重并发症的发生率增高相关。术前麻醉医师询问患者的日常生活能力,量化为代谢当量(MET),评估出功能性耐量。MET 是一种表示相对能量代谢水平和运动强度的重要指标,以安静且坐位时的能量代谢为基础,表达各种活动时相对能量代谢水平的常见指标,分为极好(>10METs)、好(7~10METs)、中等(4~6METs)、差(<4METs)。

客观的功能性耐量评估包括 6 分钟步行试验(6 minutes walking distance,6MWD)、心肺运动试验(cardiopulmonary exercise testing,CPET)等。6MWD 能很好地反映日常活动能力,6MWD 不足 400m 是术后并发症的高危因素。CPET 是通过运动负荷测试患者心肺有氧代谢能力。

2. **衰弱评估** 衰弱是多个系统生理储备下降,对应激反应的抵抗能力减退的生物学综合征,术前衰弱评估和有效干预可以降低术后病死率。衰弱评估有单维度评价工具,仅包含体能评估;还有多维度评价工具,包含体能、心理、社会功能、环境因素等方面的评价指标。目前哪种衰弱评估筛查工具能最好地测量衰弱程度尚无定论,它们适合不同的人群。

3. **营养评估** 与营养不良有关的最常见不良事件包括感染相关的并发症(如手术部位感染、肺部感染、尿路感染)、伤口并发症(如伤口裂开、吻合口漏)和住院时间延长。符合下述任意一项的患者存在严重营养不良,术前需营养支持:①身体质量指数(body mass index,BMI)小于 18.5kg/m^2;②血清白蛋白水平<30g/L;③6 个月内体重下降超过基础体重的 10%～15%。

(二)术前准备

1. 纠正贫血　术前治疗贫血和尽量减少输血是减少术后并发症的关键。多数贫血是由缺铁导致的,可通过口服补铁联合静脉补铁提高血红蛋白水平。

2. 预防性镇痛　术前根据手术类型进行预防性镇痛可缓解术后疼痛,降低术后谵妄风险以及减少术后镇痛药的剂量。术前用药包括非甾体抗炎药(nonsteroidal anti-inflammatory drugs,NSAIDs)、选择性环氧合酶-2 抑制剂等。针对髋部骨折患者,术前在超声引导下使用髂筋膜阻滞,可以减少疼痛,降低肺部感染的风险并促进提前下床活动。

3. 术前禁食禁饮　缩短术前禁食时间,可减少手术前患者的饥饿、口渴、低血糖、低血容量等不良反应,减轻术后胰岛素抵抗,缓解分解代谢。除合并胃排空延迟、胃肠蠕动异常、急诊手术等反流误吸高危患者外,目前提倡在麻醉前 2 小时可饮用清饮料,口服 12.5% 碳水化合物饮品≤5ml/kg 或总量≤400ml;麻醉前 6 小时允许进食淀粉类固体食物或牛奶,但油炸、脂肪及蛋白质类食物需提前至术前至少 8 小时。

三、预康复

预康复(prehabilitation)指拟行择期手术的患者,通过术前干预措施改善其生理及心理状态,以提高患者对手术应激的反应能力。预康复通过优化患者可改善的风险因素,劝导患者改变生活方式,增强心肺功能,提高生理储备,从而提升机体对围手术期应激反应的承受能力,促进术后患者的早期康复。

外科手术的预康复时间建议在术前 2～4 周,若从决定手术至预计手术时间不足 2 周,也应尽可能进行预康复。制订预康复方案前,先对患者进行全面筛查和综合评估,再制订个体化、安全有效的预康复方案。预康复策略采用多模式方案,以运动干预为核心,辅以营养支持和心理支持。

(一)运动干预

运动的主要形式包括有氧运动以及抗阻力量、柔韧性、平衡性和呼吸肌训练,并根据患者情况规定强度、持续时间、模式、频率和恢复时间。建议患者每周至少完成 150 分钟的中等强度(或 75 分钟高强度)有氧运动,每周进行 2～3 次的抗阻力量训练。对于老年人或衰弱患者应谨慎制订个体化的锻炼方案,确保安全有效。根据不同的手术类型选择有针对性的运动方案,例如胸科手术患者预康复运动方案应侧重于有氧运动、抗阻力量训练和吸气肌训练。

(二)营养支持

预康复的营养支持可避免或改善营养不良、促进合成代谢。通过制订平衡膳食计划,满足患者的能量需求,避免宏观营养素缺乏、摄入不足以及摄入过量的风险。术前充足的食物摄入、蛋白质的补充配合规律的阻抗力量训练能有效促进合成代谢。营养支持首选经消化道途径,如口服或肠内营养。

肥胖对呼吸功能、心血管功能以及内分泌等系统影响较大,肥胖患者的围手术期并发症的发生率和病死率远远高于正常体重的患者。对于肥胖患者,建议术前优化膳食结构,改变不健康的饮食习惯,适当减重。

(三)心理支持

手术对患者是一种严重的心理应激原,大多数患者会产生一定程度的焦虑和抑郁情绪。术前焦虑、抑郁和低自我效能对术后短期和长期结局均有影响。术前使用焦虑和抑郁量表等全面评估心理状态,给予积极的心理干预,强化提升自我效能,对术后康复有积极作用。干预方式除术前宣教外,还可给予非药物干预或药物干预,非药物干预主要包括渐进性肌肉放松、深呼吸和冥想练习等,药物干预包括苯二氮䓬类药物、普瑞巴林和褪黑素等。

第二节 ｜ 手术中管理

一、麻醉方案

(一)麻醉方法

ERAS 策略强调麻醉方法的优化,选用全身麻醉联合硬膜外阻滞或周围神经阻滞、切口局部浸润麻醉等,可满足麻醉镇痛的需求并抑制创伤性应激反应。全身麻醉复合硬膜外阻滞或神经阻滞可以满足术中麻醉和术后镇痛的需求,减少麻醉药用量,促进患者早期康复。实施四肢神经阻滞时应注意局麻药的浓度和剂量,避免影响肢体的运动功能而不利于患者术后运动康复。手术部位的切口局部浸润麻醉操作简单,其长时镇痛效果可以减少阿片类药物的使用剂量,减少恶心呕吐的发生,促进胃肠功能的恢复。

(二)麻醉药

全身麻醉用药首选短效镇静药、短效阿片类镇痛药及肌松药,有助于术后快速苏醒、无药物残留和快速拔管。右美托咪定与其他镇静镇痛药物联合使用时具有良好的协同效应,能显著减少其他镇静镇痛药物的使用量。

阿片类药物有恶心、呕吐、便秘等不良反应,影响术后早期康复,建议围手术期采用低阿片多模式镇痛策略:①在手术开始前 30 分钟给予 NSAIDs,预防炎性痛;②麻醉或手术开始前实施椎管内麻醉、周围神经阻滞、局麻药切口浸润镇痛,控制切口痛;③腹部手术合并内脏痛的强度超过切口痛,切皮前预防性给予 κ 受体激动药,减轻术中及术后内脏痛。

(三)麻醉深度

适当的麻醉(镇静)深度不仅可以维持麻醉期间血流动力学稳定,有效预防术中知晓,还可以避免麻醉过深导致的组织灌注减少、免疫抑制及术后谵妄等。使用脑电双频指数(BIS)等神经生理指标进行麻醉深度的监测,有助于个体化地调控麻醉药用量,减少麻醉药总量,促进麻醉苏醒和恢复。

二、呼吸管理

ERAS 推荐使用肺保护性通气策略,在维持机体充分氧合的前提下,防止肺泡过度扩张和萎陷,有效改善通气血流比例和氧合,利于术后快速康复。该策略包括:小潮气量(6~8ml/kg)、中度呼气末正压(5~8cmH$_2$O)、低吸入氧浓度(<60%)和间断性肺复张。间断性肺复张性通气是在术中间隔一定时间肺复张(以 30cmH$_2$O 压力维持 40s),至少在拔管前实施 1 次,可有效防止肺不张。对于合并肺气肿、肺大疱、心功能不全及血流动力学不稳定的患者应慎用间断性肺复张。术中调整通气频率以维持 PaCO$_2$ 在 35~45mmHg,注意呼气末二氧化碳分压与 PaCO$_2$ 的差值,必要时测定动脉血气,避免潜在严重高碳酸血症。

三、循环及液体管理

液体治疗是围手术期治疗的重要组成部分,需要个体化、精细化调控。ERAS 提倡以目标导向联合预防性血管活性药指导围手术期液体治疗,维持等血容量(体液零平衡)。目标导向液体治疗(GDFT)使用能够反映患者血管内容量的监测指标,例如 MAP、每搏量变异度(SVV)、动脉脉压变异度(PPV)、每搏输出量(SV)、心排血量(CO)等来指导使用液体、血管加压素和正性肌力药。目标导向液体治疗既可避免低血容量导致的机体低灌注和器官功能障碍,又减少了容量超负荷所致的组织水肿,能有效促进术后肺功能、胃肠功能的恢复,维持水电解质平衡等,改善患者术后转归。术中常常关注的是容量不足,液体超负荷比较隐蔽,也需要重视。推荐使用 α 肾上腺素受体激动药,如去氧肾上腺素或低剂量去甲肾上腺素等药物,维持较慢的心率以及适当的心肌灌注压,保持心率在基线心率 ±20%、血压在基线血压 ±20%。对于老年患者,其血压应维持在基线血压 ±10%。

液体治疗需综合考虑液体的种类和比例。治疗性液体种类包括晶体液、胶体液和血液制品等。建议应用等张的晶体液补充细胞外液丢失量,等渗胶体液补充血管内容量。择期腹部中小型手术以平衡盐溶液作为基础治疗;耗时长、操作复杂、出血量多的中大型手术,晶体液与胶体液按 3:1 的比例输液。

第三节 | 手术后管理

一、术后疼痛管理

(一)多模式镇痛

优化围手术期疼痛管理是 ERAS 的核心环节和快速康复的先决条件。ERAS 推荐采用多模式镇痛方案,通过联合不同作用机制的镇痛药物和方法,阻断疼痛病理生理机制的不同时相和靶位,有效控制疼痛,最大限度减少不良反应。镇痛的目标是:①有效控制运动痛(视觉模拟评分<3分);②较低的镇痛相关不良反应发生率;③促进患者术后早期肠道功能恢复;④有助于术后早期下床活动,防止术后跌倒风险。

(二)阿片类药物应用策略

术后镇痛从"阿片类药物主导型镇痛"向"低阿片多模式镇痛"转变。目前已知可以减少阿片类药物用量的非阿片类药物有加巴喷丁及其类似药、NSAIDs、氯胺酮、利多卡因、右美托咪定与糖皮质激素等。μ受体激动药适用于切口痛,κ受体激动药具有预防和治疗内脏痛的功效。在临床实践中,可以根据患者疼痛类型采取精准镇痛模式,合理组合药物。

(三)其他镇痛技术

椎管内麻醉、周围神经阻滞、手术切口局部浸润等镇痛技术有助于开展低阿片多模式镇痛。以腹部手术为例,对于开放手术,推荐患者自控硬膜外镇痛(patient controlled epidural analgesia,PCEA)联合NSAIDs来控制切口痛;对于腹腔镜手术,可以选用局麻药切口浸润或连续浸润镇痛、周围神经阻滞联合低剂量阿片类+NSAIDs患者自控静脉镇痛(patient controlled intravenous analgesia,PCIA)。

二、早期进食和早期活动

(一)预防术后恶心呕吐

术后恶心呕吐(postoperative nausea and vomiting,PONV)是全身麻醉后常见的并发症,其发生率仅次于术后疼痛。PONV会造成患者明显不适和满意度下降,在部分患者中还会加剧伤口疼痛和伤口裂开,以及水电解质酸碱平衡紊乱,严重的会出现误吸和窒息。

PONV的危险因素包括:低龄(<50岁)、女性、有晕动症病史或PONV病史、无吸烟史、手术方式(腹腔镜手术、减重手术、胆囊切除术)、吸入麻醉、麻醉时间(>1小时)、术后使用阿片类药物镇痛。针对PONV高危患者可采用的预防措施包括:丙泊酚麻醉联合短效阿片类药物如瑞芬太尼,阿片类药物用量最小化,避免使用挥发性麻醉药;区域阻滞麻醉;保障患者液体量充足等。5-HT$_3$受体拮抗药、地塞米松、氟哌利多是预防PONV有效且副作用小的药物,对高危患者可复合应用2~3种药物。

(二)早期进食

术后早期经口进食,有助于机体恢复对容量的生理调控和维护肠黏膜屏障,促进肠道功能的恢复,防止菌群失调和移位。对胃肠道功能影响不大的手术,患者术后返回病房可少量饮水,术后4~6小时可进食软食或普食。

(三)早期活动

早期活动可促进呼吸、胃肠、肌肉骨骼等系统的恢复,有利于预防肺部感染、压疮和下肢深静脉血栓形成。患者意识清醒、运动时疼痛可控、全身状况稳定时,可鼓励、协助患者尽早下地活动。推荐术后清醒即可取半卧位或在床上适量活动,做好下床适应性准备;术后第1天患者在陪护下开始站立、移步和行走,建立每天活动目标,逐渐增加活动时间。

(郭曲练)

本章思维导图　　　本章目标测试

第二十章 | 麻醉后监护治疗病房

第一节 | 概 述

麻醉后监护治疗病房（PACU）也称麻醉后恢复室，其主要任务是确保恢复患者的保护性反射，使其意识水平和生命体征恢复到接近术前水平，治疗生理功能紊乱，及时识别并处理麻醉和手术后并发症。麻醉后监护治疗时间一般不超过 24 小时，如病情危重需进一步加强监测和治疗，则转入麻醉重症监护病房（AICU）或重症监护治疗病房（intensive care unit，ICU）。

麻醉后监护治疗病房内的主要工作内容是麻醉科医护人员对麻醉后患者进行集中严密监测和相应治疗，直至患者的机体状态恢复到接近术前水平，以达到返回普通病房的标准。未设置独立 PACU 的医院和医疗单位，所有接受麻醉或镇静镇痛的患者都应在指定区域由麻醉科医护人员进行麻醉后监护治疗。PACU 的主要功能：①麻醉后患者的苏醒和早期恢复，使生命体征恢复到接近术前水平；②对麻醉和手术后早期并发症进行诊治；③改善患者状况，以利于其在 ICU、特护病房或普通病房的进一步治疗；④评估决定患者转入普通病房、ICU 或者直接出院；⑤特殊情况下（如需要紧急再次手术时）对患者状况进行术前处理和准备；⑥特殊情况下可临时提供 ICU 服务。

PACU 床位数量与手术种类和手术间数量有关。以患者周转缓慢的长时间大手术为主则所需床位较少，以短小手术或日间手术为主则所需床位较多。床位数量通常需满足下列三个条件之一：①与手术科室床位总数之比≥2%；②与手术间数量之比≥1∶4；③与单日住院手术例数之比≥1∶10。PACU 一般为日间开放，如果手术量大，也可延长开放时间，甚至 24 小时开放。PACU 需配备能胜任麻醉及重症监护治疗的执业医师、护士和必要的辅助人员。PACU 至少配备 1 名有能力处理麻醉相关并发症和进行心肺复苏的麻醉医师，至少配备 1 名有重症监护领域工作经验、中级以上职称的护理人员，护士人数与 PACU 床位数之比≥1∶3。

PACU 应紧邻手术室或者实施麻醉或镇静镇痛的医疗区域，以减少患者转运时间。PACU 应宽敞明亮，便于病床的进出。PACU 内需配备急救药品和相关设备，如多功能监测仪、呼吸机、除颤器、输液泵以及气道管理用具等，还需配备中心供氧、压缩空气和吸引装置以及多功能电源插座等。

第二节 | 工作常规和离室标准

一、工作常规

PACU 接收全麻后未苏醒以及术后病情尚未稳定的患者。手术结束后由该手术组麻醉医师、外科医师等共同转运患者，麻醉医师负责患者转运时的安全，对患者持续监测、评估和治疗。患者进入 PACU 后，应立即妥善接管，进行必要的监测并记录生命体征，保持呼吸道及静脉通路通畅，对于保留气管内插管及呼吸功能未恢复者，进行呼吸机辅助或控制呼吸。

麻醉医师应在保证患者生命体征平稳以及充分供氧的情况下，与 PACU 医护人员交接，并提供如下相关信息：①患者的一般资料、现病史、既往史及治疗情况等；②手术方式、时间及麻醉方式；③麻醉诱导及维持用药情况，镇痛药和肌松药的总量及最后一次用药剂量和时间，拮抗药物及辅助药物的应用情况；④术中液体出入量；⑤术中病情变化，如困难气道、心电图改变、血流动力学异常、大量失血等；⑥目前存在的问题、处理措施及可能的并发症；⑦完整的麻醉记录单；⑧责任手术医师的联系方式。麻醉医师和手术医师在 PACU 医护人员开始履行患者的监管责任后，方能离开 PACU。

PACU 内的常规监测内容包括:呼吸频率、心电图、血压、脉搏血氧饱和度和体温等基本生命体征。保留气管内插管患者,需连接呼吸机行机械通气并监测相关呼吸参数。对椎管内麻醉患者还需观察麻醉平面、下肢感觉与运动恢复情况。

PACU 管理内容包括:①每 5～10 分钟监测和记录心电图、血压、呼吸频率和脉搏血氧饱和度以判断麻醉复苏情况;②观察意识状态、瞳孔变化、颜面与口唇颜色,保持呼吸道通畅;③妥善固定各种管道,确保引流通畅;④保持创口敷料完好,观察创口情况;⑤应用挡板或保护用具,预防患者坠床;⑥定时评估疼痛程度,观察尿量及引流量;⑦及时处理并发症。PACU 的详细记录应保存在病历中。

二、离室标准

1. **神经系统**　神志清醒,能按照指令活动;定向力恢复,能辨认时间和地点。
2. **呼吸系统**　自主呼吸恢复并能保持呼吸道通畅;咳嗽、吞咽反射恢复,有清除口腔异物的能力;无呼吸困难,吸空气时 SpO_2 在 95% 以上,皮肤、黏膜色泽红润。如果患者病情严重而需要长时间呼吸治疗,则应转入 AICU 或 ICU。
3. **循环系统**　血流动力学稳定,心率、血压不超过术前值的 ±20% 范围,并稳定 30 分钟以上;无需血管活性药或抗心律失常药;窦性心律,ECG 无明显急性缺血改变。对于仍需血管活性药来支持循环功能的患者,应转入 AICU 或 ICU。
4. 由于疼痛或躁动等原因使用麻醉性镇痛药和／或镇静药的患者,应观察 30 分钟以上且无不良反应。
5. 局部麻醉或椎管内麻醉患者,运动功能和本体感觉恢复,循环、呼吸稳定,无需血管活性药。
6. 苏醒程度评价可参考 Steward 苏醒评分(表 20-1)或 Aldrete 评分标准(表 20-2),Steward 评分 >4 分或 Aldrete 评分 >9 分。需要强调的是上述两种评分标准不能反映患者的疼痛、术后恶心呕吐或心律失常等情况,故有一定的局限性。
7. 体温在正常范围内。

计划将患者转运至病房、AICU 或 ICU 前,应先由 PACU 内的麻醉医师明确患者已具有从 PACU 转运至各不同医疗区域的指征。转运中应注意:①明确患者从 PACU 转至各不同医疗区域的接送人员;②转运患者时需要 2 名或 2 名以上人员陪同,其中应有 1 名医护人员;③交接麻醉记录、PACU 记录等医疗记录;④患者到达后续医疗区域后,与相应医护人员当面交接,详细交代需要关注的重要临

表 20-1　Steward 苏醒评分

评分	清醒程度	呼吸道通畅程度	肢体活动度
2	完全清醒	可按医师吩咐咳嗽	肢体能做有意识的活动
1	对刺激有反应	自主维持呼吸道通畅	肢体无意识活动
0	对刺激无反应	呼吸道需予以支持	肢体无活动

表 20-2　Aldrete 评分标准

项目	评分	标准	项目	评分	标准
活动度	0	不可活动肢体或抬头		2	血压变化在术前值的 20% 内,ECG 无变化
	1	可活动两肢和有限地抬头	意识	0	无反应
	2	可活动四肢和抬头		1	能唤醒
呼吸	0	呼吸暂停		2	完全清醒
	1	呼吸困难	氧饱和度	0	即使吸氧 $SpO_2 < 92\%$
	2	可深呼吸和随意咳嗽		1	需吸氧以维持 $SpO_2 \geq 92\%$
循环	0	血压变化在术前值的 50% 以上,ECG 有明显变化		2	室内空气下 $SpO_2 \geq 92\%$
	1	血压变化在术前值的 20%～50% 内,ECG 有轻微变化			

床问题;⑤对留置导管、引流管、输液及注射泵等情况进行交接。推荐使用转运交接单完成患者交接。

麻醉后离院评分标准(PADS)是用于日间手术室或内镜中心等场所内麻醉恢复后患者的一种术后出院评分系统,详见第十八章"日间手术麻醉与手术室外麻醉"。当患者评分>9分时,可考虑在监护人陪同下出院。医务人员应以书面形式向患者和家属交代离院后医嘱、注意事项和紧急联系电话,以备特殊情况时及时联系。

第三节 │ 麻醉后监护治疗病房常见并发症

麻醉恢复期是从停用麻醉药到患者生命体征平稳或清醒的时期,苏醒过程中随时可能突发危及生命安全的并发症,需要密切监护和及时处理。PACU是手术结束后继续观测病情、预防麻醉并发症、保障患者安全、提高医疗质量的重要场所。PACU并发症的发生率约为5%,随患者病情不同而变化。

1. 呼吸系统并发症

(1)呼吸道梗阻(airway obstruction):麻醉苏醒期特别是拔除气管导管后,容易发生呼吸道梗阻。关于呼吸道梗阻的原因、临床表现和处理详见第三章"呼吸道评估与管理"。

(2)通气不足(hypoventilation):分钟肺泡通气量减少,导致 $PaCO_2$ 升高和急性呼吸性酸中毒。临床表现为潮气量不足或呼吸频率过低,动脉血气分析提示 $PaCO_2>45mmHg$ 且 $pH<7.30$。常见原因和处理:①中枢性呼吸抑制:包括颅脑手术或损伤、麻醉性镇痛药和镇静药的作用。应以机械通气维持呼吸直至呼吸功能完全恢复。②肌松药的残余作用:肝肾功能不全、电解质紊乱及抗生素的应用均可减慢肌松药的代谢速率,延长其作用时间。应辅助或控制呼吸直至肌力恢复,给予拮抗肌松的药物,必要时进行肌松监测。③术后低肺容量综合征:合并COPD、胸腹部手术后、疼痛刺激、腹胀、胸腹带过紧及过度肥胖等因素,可限制肺膨胀,导致通气不足。应加强术后镇痛,鼓励和帮助患者深呼吸和咳嗽,必要时行预防性机械通气。④支气管痉挛:合并COPD、哮喘或近期呼吸道感染者容易发生。可以吸入支气管扩张药,静脉注射氨茶碱、糖皮质激素或肾上腺素,必要时紧急行气管内插管。

(3)低氧血症:全麻可抑制缺氧性和高二氧化碳性呼吸驱动,减少功能残气量(FRC),上述影响可持续至术后一段时间,易导致通气不足和低氧血症。临床表现为呼吸急促、发绀、神志改变、躁动不安、迟钝、心律失常(包括心动过速)、血压升高,吸空气时 $SpO_2<90\%$,$PaO_2<60mmHg$。常见原因和处理:①上呼吸道梗阻:常见于肥胖和阻塞性睡眠呼吸暂停综合征的患者,可采取托下颌或者放置口咽通气道来解除。②弥散性缺氧:多见于 N_2O 吸入麻醉,停止吸入 N_2O 后应吸纯氧 $5\sim10$ 分钟。③肺不张:全麻可引起功能残气量下降与肺泡萎陷,可鼓励患者深吸气、咳嗽及进行体位引流、拍背等胸部物理治疗。④误吸:轻者对氧疗有效,严重者应行气管内插管控制气道,并通过支气管镜清除支气管内误吸物,及时应用抗生素治疗。⑤肺栓塞:多由下肢深静脉血栓脱落所致,主要采用对症支持治疗,维持循环及氧合。⑥肺水肿:可发生于急性左心衰或肺毛细血管通透性增加后,治疗包括强心、利尿、扩血管、吸氧及采用呼气末正压通气治疗。⑦气胸:是手术及某些有创操作的并发症,听诊、超声或胸部X线片可以辅助诊断。气胸范围局限者可吸氧观察;循环及氧合难以维持时,应立即行胸腔闭式引流。

2. 循环系统并发症

(1)术后低血压(postoperative hypotension):收缩压比术前降低20%以上;出现器官灌注不足体征,如少尿、代谢性酸中毒、心肌缺血、中枢神经功能障碍等。常见原因包括心室前负荷下降、心肌收缩力减弱及体循环血管阻力下降。由低血容量引起低血压者,应排除隐性出血的可能。心肌收缩力减弱可引起心排血量下降,常见原因为充血性心力衰竭、心肌缺血和心律失常等。麻醉恢复期由于残余的麻醉药使外周血管阻力下降,心脏后负荷明显降低也可引起低血压,可以应用血管活性药来维持灌注,并针对病因进行治疗。

(2)术后高血压(postoperative hypertension):收缩压比术前升高20%以上;有高血压病史者,收缩压高于180mmHg和/或舒张压高于110mmHg。术后高血压的常见原因有:疼痛、低氧血症和/或高碳酸血症、颅内压增高、尿潴留、术前停用抗高血压药等。应针对病因对症治疗,如镇痛、纠正低氧血症和高碳酸血症、降低颅内压等。一般情况下,血压中度升高可不处理;但对合并冠心病、主动脉瘤或脑血管瘤及颅内手术者,应以药物控制血压。

(3)心律失常(arrhythmia):常见原因包括交感神经兴奋、低氧血症、高二氧化碳血症、电解质紊乱和酸碱平衡失调、心肌缺血、颅内压增高等。房性期前收缩和偶发室性期前收缩一般不需要治疗;窦性心动过速常继发于疼痛、发热或血容量不足,如不合并低血压或心肌缺血,只需针对病因进行处理;窦性心动过缓可由麻醉性镇痛药、β受体拮抗药或迷走神经兴奋引起,阿托品治疗往往有效;快速室上性心律失常包括阵发性房性心动过速、多源性房性心动过速、交界性心动过速、心房颤动及扑动,若不及时治疗可导致心肌缺血,应依据病因对症处理,可考虑应用短效β受体拮抗药、钙通道阻滞药、洋地黄类药物治疗;对于偶发室性期前收缩和稳定非持续性室性心动过速一般不需要立即处理,应寻找并纠正可逆性原因如低氧血症、心肌缺血、酸中毒、低钾血症、低镁血症和中心静脉导管的刺激;如果室性期前收缩为多源性、频发,或伴有"R-on-T"现象,应立即紧急治疗,否则可导致心脏停搏。

3. 术后恶心呕吐(PONV) 可能与患者因素、麻醉药、手术类型、术后镇痛等有关。高危因素包括女性、有晕动症病史、使用吸入性麻醉药、不吸烟、腹部手术等。PONV 的常用防治药物有地塞米松、氟哌利多、5-HT$_3$受体拮抗药、甲氧氯普胺和东莨菪碱。

4. 躁动(agitation) 常见原因包括麻醉药残余、疼痛、导尿管刺激、低氧血症、低血糖、电解质和酸碱平衡失调、苏醒初期对陌生环境的恐惧感等。应根据病因对症处理,适时拔除气管导管,充分给氧,必要时可给予适当的镇静药和镇痛药。

5. 苏醒延迟(delayed emergence after anesthesia) 麻醉苏醒是患者从无意识向清醒转变并恢复完整保护性反射的过程,一般需要 30~60 分钟。全麻结束后 90 分钟患者意识仍不恢复,对外界刺激亦无明显反应,称为苏醒延迟。影响因素包括年龄、手术类型、手术时间、药物作用、患者的一般情况等。高龄、肝肾功能不全、低蛋白血症、营养不良和低体温的患者和婴幼儿对麻醉药的需求量减少或代谢功能降低,需减少麻醉药量,术毕耐心观察,等待其平稳度过麻醉恢复期,不主张使用促醒剂。目前常将超短效吸入麻醉药(如七氟烷)、静脉麻醉药(如丙泊酚)和短效阿片类药物(如瑞芬太尼)复合应用,很少因为药物残余而造成苏醒延迟。术中长时间脑灌注不足不仅可引起苏醒延迟,还可引起脑梗死,高血压患者尤为高危。其他代谢因素如低血糖、高渗性非酮症糖尿病昏迷、低钠血症等也可导致术后苏醒延迟,应加强对血糖、电解质的监测并作相应处理。

6. 低体温(hypothermia)与寒战(shivering) 对于容易发生低体温的患者,如高龄、低体重指数、所处室温低、大量输血输液、手术时间长、接受开胸或开腹手术等患者,应监测体温并加强保温措施,如应用保暖毯、提高环境温度、对输注的液体或血液制品加温等。寒战可能与麻醉变浅、低体温、疼痛、输液反应、苏醒时的恐惧心理等有关。对寒战患者应加强保温措施,给予吸氧,必要时给予适当的药物对症治疗。

7. 泌尿系统并发症

(1)少尿(oliguria):尿量少于 0.5ml/(kg·h)。肾前性原因是有效循环血容量减少引起的肾灌注不足。肾后性原因有导尿管梗阻或脱落,膀胱破裂等。首先应检查导尿管是否通畅、膀胱是否充盈,不应盲目应用利尿药,以免加重低血容量引起的少尿。在适当补充容量及恢复血压后,多数的肾前性少尿即可得到纠正。必要时可静脉注射呋塞米,或持续泵注多巴胺,或静脉滴注甘露醇。

(2)多尿(polyuria):尿量不成比例地多于液体输入量。常见原因包括输液过多、药物性利尿、高血糖症、高渗盐水及甘露醇引起的渗透性利尿,以及尿崩症等,应对症处理。

8. 电解质紊乱(electrolyte disturbances) 围手术期可发生不同程度的电解质紊乱,如低钾血症、高钾血症、低钠血症、低镁血症、低钙血症等,严重者可诱发心律失常。应及时对症处理,以避免发生严重心律失常,甚至死亡。

第四节 | 麻醉重症监护病房

麻醉重症监护病房(AICU)作为麻醉与围手术期医学重要的组成部分,可为处于 PACU 与 ICU 收治范围之间的患者提供一个适当的监护治疗场所。AICU 的主要收治范围包括:①高龄、合并多器官功能障碍、大手术患者;②ASA 分级Ⅲ级以上、苏醒延迟,PACU 监护时间超过 3 小时的患者;③困难气道、感染性休克等患者;④围手术期血流动力学不稳定的患者;⑤出现需较长时间治疗的并发症或意外,如吸入性肺炎、肺栓塞、肺水肿、急性心力衰竭、心肺复苏后等患者。AICU 的短期、强化监护治疗,可以体现麻醉医师对患者管理的延续性,使得术后的监护和治疗更加及时。若患者需要再次手术,也能够快速移送手术室,得到及时有效的救治,节约宝贵的 ICU 资源。

一、监护

AICU 内的监护一方面是术中监护的延续,另一方面应着眼于改善患者的术后转归。常规监测内容包括:呼吸频率、心电图、血压、脉搏血氧饱和度和体温等基本生命体征;对保留气管内插管者行机械通气并监测相关呼吸参数;对保留动脉置管和中心静脉置管者可监测有创动脉血压和中心静脉压。此外,床旁即时超声评估可以对患者各系统、各器官进行综合评估,如对心功能、循环容量、肺部并发症、血栓、手术部位出血等作出初步判断。将无创、有创血流动力学监测与超声评估相结合,进行综合判断,往往能够提供更为准确的信息。炎症指标的监测,如血常规、C 反应蛋白(CRP)、降钙素原(PCT)、白介素 -6(IL-6)等对判断患者是否存在术后感染及指导抗生素应用有益。PCT 在细菌感染的判断及指导抗生素应用中具有重要意义。X 线、CT 及 MRI 等辅助检查可以协助诊断胸部、脑部常见并发症。

二、调控与治疗

AICU 内患者的一般治疗由麻醉医师制订具体方案,涉及专科治疗时应与相关专科医师联合制订治疗方案。常规的治疗方案包括:重症监护及呼吸机支持治疗、镇静镇痛、感染控制、营养支持、容量治疗、抗凝治疗等。特殊治疗应根据患者具体病情,组织多学科联合诊治,发挥各专科医师优势,促进患者早期康复。

AICU 医师应具备的调控和治疗能力包括:①对中枢神经、循环、呼吸等系统以及肝、肾和凝血功能的监测、评估和调控能力;②围手术期并发症的快速诊治能力,包括但不限于休克、心力衰竭、高血压、心律失常、肺不张、急性肺损伤、术后疼痛、恶心呕吐、过敏、谵妄等;③呼吸和心搏骤停的抢救复苏能力;④召集多学科专家团队并提供相应诊疗服务的能力。

除此之外,AICU 应体现麻醉专业的特殊性,围绕手术后患者的需要开展一系列特色技术,从而提高术后管理质量。AICU 的特色诊疗技术主要包括:①个体化镇静镇痛技术:麻醉医师熟悉各类镇静药的应用,可针对不同患者提供个体化镇静。不同于 ICU 的是,AICU 内一般采用最小剂量镇静,因此周转快、气管导管拔除早。多模式镇痛技术是麻醉医师的专业特长,可在 AICU 内广泛开展,如超声引导下连续神经阻滞技术可以为危重患者提供良好的镇痛,且对全身影响较小。②高级血流动力学监测技术:麻醉医师对血流动力学监测较为熟悉,结合患者具体情况采用有创血流动力学监测(如肺动脉漂浮导管)、微创血流动力学监测(如 PiCCO 监测)及无创血流动力学监测(如床旁即时超声等)。③气道管理技术:麻醉医师是气道管理的专家,可以实施诸如术后早期拔管、特殊模式机械通气、支气管镜检查及肺泡灌洗、困难气道插管与拔管、超声引导下胸腹腔穿刺引流、体外膜肺氧合等技术。④加速术后康复(ERAS):综合多种诊疗技术与先进理念,如多模式镇痛、目标导向液体治疗、体温管理、尽早恢复饮水和进食、并发症预防等,促进危重患者术后早期康复。⑤AICU 也应具备床旁血滤、主动脉内球囊反搏的条件,AICU 医师应掌握相关技术。

(赵国庆)

本章思维导图　　　　本章目标测试

第二十一章 | 麻醉相关并发症及其防治

第一节 | 概 述

麻醉相关并发症的种类繁多,可能发生于围手术期的任何时间,若未能及时发现并妥善诊治,会对患者造成不良影响或经济损失,重者甚至危及患者生命安全。随着现代麻醉学科的发展,各种理论和技术的推陈出新及日渐完善助力了麻醉质量和安全性的不断提高,麻醉严重并发症的发生率也得以显著下降。尽管如此,麻醉相关并发症仍时有发生。早期预防、及时发现和有效处理是改善麻醉相关并发症临床预后的关键。本章主要探讨局部麻醉、全身麻醉和其他麻醉操作相关的并发症及其防治原则。

第二节 | 局部麻醉的并发症及其防治

一、局部麻醉药的过敏反应和毒性反应及其防治

(一)局麻药过敏反应

真正的局麻药过敏反应很少见,酰胺类局麻药基本不会引发过敏反应,而酯类局麻药的代谢产物(对氨基苯甲酸)可能引发过敏反应。对磺胺类药物过敏者,应用酯类局麻药需警惕引起过敏反应的可能。

1. 临床表现

(1)局部超敏反应:用药局部出现红斑、荨麻疹、水肿或皮炎。

(2)全身超敏反应:罕见,可表现为广泛的红斑、水肿、支气管痉挛、低血压和循环衰竭。

2. 防治措施

(1)麻醉前应详细询问过敏史。

(2)密切观察并及时识别过敏反应十分关键,处理主要采用对症支持治疗(参见第二十四章第三节"过敏性休克")。

(二)局麻药全身毒性反应(local anesthetic systemic toxicity,LAST)

详细内容参见第十五章。

二、椎管内麻醉所致并发症及其防治

(一)神经损伤

局麻药的神经毒性(与布比卡因和丁卡因相比,利多卡因所致的神经毒性的发生率更高)、穿刺针或导管的直接机械损伤、脊髓神经缺血、椎管内占位性损伤、患者并存的神经疾病等都是椎管内麻醉造成神经损伤的相关危险因素。最常见的神经损伤包括:短暂性神经综合征和马尾综合征。

1. 临床表现

(1)短暂性神经综合征(transient neurologic syndrome,TNS):TNS是一种在蛛网膜下腔阻滞的麻醉作用消退后出现并可持续2～7天的自发的神经根性疼痛,大多数患者表现为腰部疼痛并向臀部、大腿放射或感觉异常,通常为中至重度疼痛,查体无明显运动和反射异常。

(2)马尾综合征:以脊髓圆锥水平以下神经根受损为特征的临床综合征,其表现为不同程度的大便失禁及尿道括约肌麻痹、会阴部感觉缺失和下肢运动功能减弱。

2. 防治措施

（1）按指南规范操作,严格执行无菌技术,减少操作不当引起的损伤。穿刺或置管时患者出现疼痛,可能是引起潜在神经损伤的警示信号,这时需重新调整进针或导管方向,必要时重新定位及穿刺。

（2）采用能够满足手术要求的最小局麻药剂量和最低有效局麻药浓度。

（3）TNS 通常保守治疗有效,如使用非甾体抗炎药或热敷。

（4）马尾综合征目前尚无有效的治疗方法,早期辅助治疗可采用大剂量激素、营养神经药物等,后期可采用高压氧治疗、理疗、针灸、功能锻炼等方法。

（二）全脊髓麻醉

穿刺针或硬膜外导管误入蛛网膜下腔并注入硬膜外阻滞剂量的局麻药,产生全部脊神经甚至脑神经阻滞,称为全脊髓麻醉(total spinal anesthesia)。

1. 临床表现　典型表现为注药后迅速出现的呼吸困难、低血压、意识不清,甚至出现室性心律失常或心搏骤停。

2. 防治措施

（1）严格按规范操作,注药前回吸确认无脑脊液及血液回流,确保局麻药注入硬膜外腔。

（2）维持呼吸和循环功能稳定:辅助呼吸以保证氧合,对呼吸停止者应立即建立人工气道;快速扩容,静脉应用血管活性药以纠正低血压,如发生心搏骤停,立即进行心肺复苏。

（三）硬膜穿破后头痛

硬膜穿破后头痛(postdural puncture headache,PDPH)指穿刺针穿破硬膜,脑脊液经硬膜穿刺针孔漏入硬膜外腔,使颅内压降低所致的头痛。

1. 临床表现　典型症状是位于额部和枕部、和体位相关的头痛,坐位或直立时疼痛加重,平卧位可缓解。通常在麻醉后 3 天内发生。

2. 防治措施　重点在于减少脑脊液外漏,恢复正常脑脊液压力。

（1）蛛网膜下腔阻滞尽量选择非切割穿刺针,如使用切割型穿刺针,建议针尖斜面垂直于脊柱长轴刺入黄韧带。

（2）保守治疗:补充液体,保持仰卧位,口服镇痛药和咖啡因。

（3）严重且保守治疗无效者,可在严格遵循无菌操作原则的条件下于原穿刺部位硬膜外腔注入自体血 15～20ml,能获得立即恢复颅内压和解除头痛的效果。

（四）椎管内血肿

椎管内血肿(intraspinal hematoma)是一种后果严重的并发症。硬膜外腔有丰富的静脉丛,椎管内麻醉穿刺针或导管损伤血管,尤其在接受抗凝治疗或凝血功能障碍的患者中,可能造成大血肿而压迫脊髓。

1. 临床表现　在血肿形成 12 小时内出现严重背痛及下肢感觉和运动功能减退,最后发展至截瘫。感觉阻滞平面恢复正常后又重新出现或出现更高平面的感觉或运动障碍,应警惕椎管内血肿的发生。

2. 防治措施

（1）穿刺及置管时操作轻柔,避免反复穿刺。

（2）对于存在凝血功能障碍或接受抗凝治疗的患者,严格掌握椎管内麻醉的适应证。

（3）对高危及可疑患者,应加强术后随访,及时发现椎管内血肿的症状并尽可能快速地进行 MRI 等影像学检查,尽早诊断、尽早手术清除血肿和减压(8 小时内效果较好),避免发生脊髓不可逆损害。

（五）椎管内感染

包括蛛网膜炎、脑膜炎和硬膜外脓肿。其病因可能为化学药物污染、病毒或细菌感染。

1. 临床表现

（1）蛛网膜炎因累及部位不同,临床表现呈多样性,可为单发或多发的神经根痛、感觉障碍及运动障碍。

（2）脑膜炎患者可表现为发热、脑膜刺激症状、严重的头痛和不同程度的意识障碍。

（3）硬膜外脓肿患者出现发热、剧烈背痛及背部局限性压痛，可发展为神经根性疼痛和麻痹。实验室检查提示白细胞增多，MRI可明确诊断。

2. 防治措施

（1）严格遵循无菌操作原则，对未经治疗的全身性感染患者尽量避免实施椎管内麻醉。

（2）静脉应用抗生素和支持治疗。

（3）硬膜外脓肿患者有时需紧急行椎板切除减压术以保护神经功能。

三、周围神经阻滞所致并发症及其防治

周围神经阻滞是较为安全的临床麻醉技术，随着超声可视化及神经刺激器应用的日益普及，整体并发症的发生率已很低，约为0.05%。

（一）神经损伤

周围神经阻滞后神经损伤的发生率约为0.03%。研究显示，导致神经损伤的相关因素包括：神经阻滞类型、术前并存神经病变、穿刺针直接损伤、神经内注射、神经受压缺血、局麻药的神经毒性、手术所致创伤等。

1. 临床表现　多表现为超出局麻药作用时间的阻滞区域感觉异常或肌力减退，大部分短时间内可自愈，长期或永久性的神经损伤罕见。

2. 防治措施

（1）麻醉前充分了解病史，对并存弥漫性神经病变的患者，应严控指征。

（2）当穿刺、注药过程中出现疼痛、异感或阻力过大时，应立即停止进针或注药，并重新调整针的位置。

（3）采用超声引导下穿刺技术，尽量清楚显示针尖与目标神经的位置，避免穿刺针与神经直接接触。

（4）避免使用长斜面穿刺针及较大容量注射器进行穿刺注药，以减少机械损伤。

（5）如已发生神经损伤，采用物理疗法、给予营养神经药物（如维生素B_1和甲钴胺）或糖皮质激素可能有效；对于局部血肿压迫神经的患者，必要时可行手术探查。

（二）血肿

可能由穿刺针刺破血管所致，尤其在合并应用抗凝血药或存在凝血功能障碍的患者，对难以压迫止血的部位行神经阻滞（锁骨下、腰丛、椎旁等）时更易发生。

1. 临床表现　局部血肿形成，伴或不伴局部压迫症状。

2. 防治措施

（1）超声实时引导穿刺，辅以多普勒技术提示血流和血管位置，可降低刺破血管的概率。

（2）对于进行抗凝、抗血小板治疗或存在凝血功能异常的患者，神经阻滞的实施应参照椎管内麻醉对凝血功能所要求的标准进行。

（3）充分压迫，较粗的动脉损伤后，建议至少压迫5分钟。

（三）感染

在单次周围神经阻滞时罕见，但留置导管者发生率明显升高，严重感染少见。主要由无菌操作不规范，或在感染灶及其附近穿刺导致。

1. 临床表现　轻者无明显临床表现，严重感染时可见穿刺部位或导管留置区域红肿、压痛、溢脓等。

2. 防治措施

（1）严格按照无菌规范进行操作。

（2）导管留置时间不超过48小时为宜，或采用隧道技术留置导管。对于感染诊断明确者，应拔除导管。

（3）适当使用抗生素，脓肿形成者考虑切开引流。

第三节 ｜ 全身麻醉的并发症及其防治

一、呼吸系统并发症及其防治

（一）气管内插管并发症

在气管内插管、放置口咽或鼻咽通气道和固定导管的过程中都有可能发生。

1. 临床表现

（1）牙齿及软组织损伤：多为操作不当所致。如误将下唇或舌尖挤在喉镜片和下切牙之间，切伤引起血肿；喉镜置入过深损伤咽后壁黏膜引起出血；上提喉镜不当损伤牙齿；经鼻插管损伤鼻咽部黏膜，发生鼻出血。

（2）插管致咽喉部黏膜上皮细胞受损、声带充血或水肿，可引起术后咽喉疼痛及声音嘶哑，症状多为暂时性的，可以自愈。

（3）气管导管的充气气囊压力过高、长时间留置气管内插管、气囊充盈时经常移动导管会引起气管黏膜缺血损伤，严重者可形成环形瘢痕，造成气管狭窄。

（4）杓状软骨脱臼较少见，常见症状有声音嘶哑、无力发音、咽喉疼痛、饮水及吞咽呛咳等。

2. 防治措施

（1）规范操作、动作轻柔，如牙齿脱落，必须取出脱落的牙齿。

（2）采用高容量低压气囊的导管，对长时间留置插管者定时放松气囊。

（3）对怀疑杓状软骨脱臼的患者，应请耳鼻咽喉科医师协助诊治，一旦确诊，应尽早进行关节复位。

（二）上呼吸道梗阻

最常见的原因是舌后坠，其他原因还包括口腔内分泌物（或血液、异物等）阻塞、喉头水肿及喉痉挛。

1. 临床表现

（1）不全梗阻表现为呼吸困难并有鼾声。

（2）完全梗阻的表现有鼻翼扇动和三凹征。

（3）发生喉痉挛者表现为吸气性呼吸困难，吸气时有喉鸣音，可因缺氧而发绀。

2. 防治措施

（1）托起下颌或放置口咽、鼻咽通气道以解决舌后坠。

（2）及时清除咽喉部分泌物及异物，但应避免在浅麻醉时刺激喉头。

（3）喉头水肿者可给予糖皮质激素缓解，水肿严重者需紧急建立人工气道。

（4）对喉痉挛者在加深麻醉的同时面罩持续加压给氧，严重者可给予小剂量琥珀胆碱以松弛喉肌，若仍无效，则需重新行气管内插管以进行控制通气。

（三）支气管痉挛

支气管痉挛（bronchospasm）是下呼吸道梗阻最常见的病因，在麻醉过程中和手术后均可发生。支气管痉挛时小支气管反射性收缩，气道变窄。围手术期多种因素可促发支气管痉挛，包括药物过敏反应、气道高反应性（吸烟患者、罹患支气管哮喘或 COPD 等呼吸道疾病）、与麻醉手术有关的神经反射（牵拉反射、疼痛反射等）、气管内插管操作或吸痰等局部刺激等。

1. 临床表现　自主呼吸的患者可出现气促和呼吸困难，气管内插管状态下可观察到气道阻力骤然增加而难以进行肺通气，继而引起严重缺氧和二氧化碳蓄积，若未及时予以解除，不仅发生血流动力学变化，甚至发生心律失常和心搏骤停。

2. 防治措施

（1）首先要明确病因，消除刺激因素，若与药物有关应立即停用，若由于气管导管移位刺激气管隆嵴则将导管稍向外拔出。

（2）如为麻醉过浅所致，则应加深麻醉，对已存在通气障碍的支气管痉挛患者应静脉给药。

（3）面罩吸氧，并增加吸入氧浓度，必要时实施辅助或控制呼吸以维持氧合。

（4）静脉给予糖皮质激素（氢化可的松 100mg）、氨茶碱（250～500mg）。

（5）若无心血管方面的禁忌，可吸入或静脉给予 β_2 受体激动药。

（四）误吸

误吸（aspiration）可能造成呼吸道梗阻和肺部严重并发症，急性肺损伤的程度与吸入的胃内容物的理化性质、吸入物容量及细菌污染直接相关。在麻醉诱导时、气管内插管前和拔除气管内导管后最易发生误吸。

1. 临床表现　包括急性呼吸道梗阻、Mendelson 综合征、吸入性肺不张、吸入性肺炎的症状，临床可有哮鸣、咳嗽、发绀、呼吸困难、心率增快等表现。

2. 防治措施

（1）择期手术患者术前必须严格禁饮、禁食，使胃排空。

（2）饱胃又必须进行手术者，优选局部麻醉或椎管内麻醉并保持患者神志清醒；若必须行全身麻醉，则手术前可给予促进胃排空、升高胃液 pH 的药物，麻醉诱导时采用快速顺序诱导的方法以降低反流误吸风险。

（3）发生反流时，将头偏向一侧，采用头低脚高位，用吸引器清除口鼻腔的反流物。

（4）必要时快速行气管内插管术控制气道，建议行支气管镜检查，清除支气管内误吸物。

（5）药物治疗：应用抗生素、氨茶碱等。

（五）张力性气胸

围手术期出现的张力性气胸（tension pneumothorax）多为医源性原因所致，如对肺气肿、支气管扩张或肺大疱患者施加过大压力进行辅助或控制呼吸造成肺泡破裂；中心静脉置管、神经阻滞麻醉等操作不慎而穿破胸膜会引起气胸。气胸范围局限时，可无临床症状，但此类患者行正压通气则可发展为张力性气胸，危及生命安全，需特别注意。

1. 临床表现　清醒患者可有明显呼吸困难、烦躁不安、大汗淋漓、发绀甚至意识障碍。全身麻醉者气道压力异常增高，早期伴有心动过速，脉搏血氧饱和度及血压进行性下降，一侧或双侧呼吸音减低或消失，患侧胸廓膨隆及气管偏移。

2. 防治措施

（1）呼叫帮助，立即进行高流量纯氧通气。

（2）在无菌条件下用粗针头对患侧经锁骨中线第 2 或第 3 肋间穿刺放气。

（3）若放气后症状仍不缓解，考虑行胸腔闭式引流术，以促进肺复张。

（4）积极预防感染。

（六）低氧血症

低氧血症是指血液中含氧不足，动脉血氧分压（PaO_2）低于同龄人的正常下限，主要表现为血氧分压与血氧饱和度下降。全身麻醉可抑制低氧性和高二氧化碳性呼吸驱动，减少功能残气量，易导致通气不足和低氧血症。围手术期低氧血症的可能原因包括：肺不张、通气不足、弥散性缺氧、上呼吸道梗阻、支气管痉挛、吸入性肺炎、肺水肿、气胸和肺栓塞等。如患者正在进行控制通气，应排除呼吸机环路漏气、氧气供应不足、气管导管阻塞、气管导管移位等机械性因素。

1. 临床表现　包括呼吸困难、发绀、神志改变、躁动、迟钝、高血压和心律失常（包括心动过速）。

2. 防治措施

（1）围手术期加强监测，包括脉搏血氧饱和度、呼气末二氧化碳分压监测，同时观察患者的呼吸幅度、呼吸肌协调性和呼吸模式等。

（2）氧疗。

（3）应积极去除低氧血症的原因，行机械通气的患者，应先用纯氧手动通气以评估肺顺应性，并听诊呼吸音,排除机械性原因。

(七)肺栓塞

肺栓塞(pulmonary embolism)是由血栓、空气栓子、脂肪或羊水所造成的肺动脉血流阻塞。

1. 临床表现　大的栓子可引起呼气末二氧化碳分压突然降低,中心静脉压增高,以及低氧血症、低血压、室性心律失常等。

2. 防治措施

(1)采取支持治疗,包括补液及使用血管活性药(如去甲肾上腺素)以维持循环稳定。

(2)通过提高吸入氧浓度来维持氧合。

(3)空气栓塞者应立即在术野灌满生理盐水以防止空气再进入,并将患者置于头低左侧卧位,避免影响右心室充盈,并减少气体进入肺动脉。

(4)当患者合并严重的低氧血症和低血压时,应考虑实施心肺转流术。

二、循环系统并发症及其防治

(一)低血压

术中或术后低血压目前没有明确或达成共识的定义,收缩压下降幅度超过基础值的20%通常被认为发生了低血压。平均动脉压低于65mmHg是临床上常用的低血压干预阈值,因为术中平均动脉压小于60~70mmHg与成人非心脏手术患者心肌损伤、急性肾损伤和死亡有关。然而,没有一个单一的血压阈值来定义所有患者的围手术期低血压,因为基线血压值和自动调节的下限在个体之间差异很大。长时间严重的低血压会导致器官灌注不足、组织氧合障碍。

1. 常见原因　麻醉过深,术中失血过多而血容量补充不当,手术直接刺激或牵拉内脏导致迷走神经亢进,过敏反应,肾上腺皮质功能低下,以及心肌收缩功能障碍等。

2. 防治措施

(1)大多数麻醉药可导致直接的剂量依赖性心肌抑制及体循环阻力降低,麻醉过深时须减浅麻醉深度。

(2)输入血液制品、晶体液、胶体液来补充血容量,增加心脏前负荷。

(3)使用血管活性药以增加血管阻力,使用强心药以增强心肌收缩力。

(4)纠正心律失常。

(5)解除机械性因素:如针对心脏压塞、气胸进行处理,降低平均气道压等。

(二)高血压

高血压是指血压(收缩压、舒张压或平均动脉压)升高幅度大于基础血压的20%,或收缩压≥140mmHg和/或舒张压≥90mmHg。围手术期高血压危象是指围手术期出现短时间血压增高,并超过180/110mmHg。

1. 常见原因　患者焦虑、疼痛、低氧血症、高碳酸血症、膀胱过度充盈、长时间使用止血带、麻醉深度不足(特别是在喉镜操作、气管内插管、切皮等情况下)等引起儿茶酚胺分泌过多。

2. 防治措施

(1)解除引起高血压的原因,如通过呼吸支持改善氧合及通气。

(2)使用挥发性麻醉药、静脉麻醉药加深麻醉,使用镇痛药缓解疼痛,使用镇静药缓解患者焦虑。

(3)降压药治疗:肾上腺素受体拮抗药、血管扩张药、钙通道阻滞药等,给药时应遵循小量、分次原则,并注意降压药与麻醉药之间的协同效应。

(三)心律失常

1. 常见原因　麻醉深度不当、手术刺激过强、低血压、高血压、二氧化碳潴留和低氧血症均会诱发心律失常。原有心功能不全的患者,麻醉中更易发生心律失常。血电解质紊乱,特别是低钾血症,也容易诱发心律失常。

2. 防治措施

（1）窦性心动过速和高血压同时出现时,常为麻醉过浅的表现,应保证麻醉深度适宜。

（2）低血容量、贫血及缺氧均可导致窦性心动过速,应针对病因进行治疗。

（3）手术牵拉内脏或发生眼心反射时,可因迷走神经亢进而发生心动过缓,严重者可致心搏骤停,应及时停止手术操作,必要时给予适量阿托品治疗。

（4）发生期前收缩时,应先明确其性质并观察其对血流动力学的影响。房性期前收缩对血流动力学无显著影响时,无需特殊处理。如室性期前收缩为多源性、频发（>5次/分）或伴有"R-on-T"现象,表明有心肌灌注不足,应高度重视并积极治疗,否则会演变为室性心动过速甚至室颤。

（5）纠正低钾血症,并纠正低镁血症,有助于室性心律失常的控制。

三、神经系统并发症及其防治

（一）术中知晓

术中知晓（intraoperative awareness）是全身麻醉的患者在手术过程中出现了有意识的状态,并且在术后可以回忆起术中发生的与手术相关联的事件。术中知晓属于少见的全身麻醉并发症,通常是浅麻醉技术或手术刺激较强烈的结果,尤其发生在创伤、心脏和产科手术后。危险因素包括遗传性或获得性耐药、ASA分级Ⅲ～Ⅴ级和肌松药的使用。

1. 临床表现 患者常有听觉、痛觉、麻痹、焦虑,甚至濒死、窒息等记忆,经历术中知晓的患者术后会出现失眠、噩梦、回想、焦虑,惧怕手术甚至拒绝医疗服务等情况,重者可发展为创伤后应激障碍。

2. 防治措施

（1）术前或术中应用有遗忘作用的药物,如苯二氮䓬类药物。

（2）监测呼气末吸入麻醉药浓度,维持年龄矫正后的呼气末浓度>0.7倍最低肺泡有效浓度。

（3）使用基于脑电图信号分析的麻醉深度监测,避免麻醉过浅或过深。

（4）确诊术中知晓的患者应该接受家庭和门诊随访,并由专业机构提供心理咨询治疗。

（二）围手术期神经认知障碍

2018年,围手术期各类认知损伤在《精神障碍诊断与统计手册（第5版）》（DSM-5）中被归为神经认知障碍,并统一命名为围手术期神经认知障碍（perioperative neurocognitive disorder,PND）。PND包含术前已存在的认知损伤,术后谵妄（术后7天内）,神经认知恢复延迟（30天）,以及术后认知障碍（术后30天至1年）。其发生的术前风险因素包括:年龄（>65岁）、术前存在认知障碍及睡眠紊乱、酗酒、多重用药或精神药物用药史、严重血管疾病、糖尿病、既往神经损伤（如脑卒中）、功能储备减少/衰弱、受教育水平低、长时间复杂手术等。

1. 临床表现

（1）术后谵妄（postoperative delirium,POD）:是指患者在手术后1周内出现的一种急性发作且病程短暂的脑功能障碍,其特点是注意力障碍、意识水平紊乱和认知功能改变,并有明显的波动性。POD可分为三种类型:高活动型、低活动型和混合型。高活动型患者有明显的烦躁不安、易激惹、突发攻击、幻觉和胡言乱语等。低活动型患者的主要症状为嗜睡、沉默不语、安静不动和认知分离。混合型兼有高活动型和低活动型谵妄的部分特点。

（2）术后认知障碍（postoperative cognitive dysfunction,POCD）:根据新的命名共识,是指患者在术后30天至术后1年期间存在的认知障碍。POCD主要涉及大脑皮质的高级别功能损伤且常表现为细微的神经病理体征和神经心理障碍,因此POCD的诊断需要借助神经精神心理量表。区别于谵妄,POCD患者不存在意识水平紊乱且病程较长。

2. 防治措施

（1）积极纠正易感因素,避免可能的诱发因素以及提高生理功能储备,如术前对患者进行认知功能训练,积极抗感染,纠正代谢紊乱、睡眠障碍、营养不良等。

（2）术中尽可能减少创伤,缩短手术时间。

（3）加强术中监测管理,控制麻醉深度,降低手术应激,术中避免血压、血糖大幅波动,进行良好的体温管理,高危患者可考虑在脑氧饱和度监测下维持循环。

（4）围手术期尽量避免苯二氮䓬类、抗胆碱药的使用,可以预防性使用右美托咪定。

（5）对所有患者术后均应采用非药物措施来预防认知功能减退,如尽早进行认知和定向力训练,鼓励患者早期活动,采用非药物措施改善睡眠,尽早恢复胃肠功能、改善营养等。

（6）术后采用多模式镇痛,辅以神经阻滞和非甾体抗炎药,尽量减少阿片类药物使用,避免使用哌替啶。

（7）对于躁动型谵妄患者,可以考虑给予药物治疗(如氟哌啶醇),推荐给予右美托咪定治疗。

四、术后恶心呕吐的防治原则

术后恶心呕吐(PONV)是全身麻醉的常见并发症之一,在一般外科手术患者中发生率为30%,在高危患者中发生率高达80%。PONV多发生在手术后24~48小时,少数可持续至术后3~5天。PONV可导致患者经历不同程度的痛苦,包括水电解质紊乱、伤口裂开、切口疝形成、误吸和吸入性肺炎等,直接影响术后恢复的速度和质量。

1. **高危因素**　参见第十九章。

2. **防治措施**　术前根据PONV的风险进行分级,对中危以上患者应给予有效的药物预防。

（1）去除基础病因:包括适当术前禁食(不少于6小时);对消化道梗阻患者术前置入粗口径胃管并进行单次抽吸或持续引流,对术中胃膨胀患者应在手术结束前放入大口径胃管进行一次性抽吸,抽吸后拔除胃管以减少胃管刺激和反流。

（2）PONV高危患者的麻醉选择:硬膜外阻滞、连续局麻药创口浸润、丙泊酚静脉麻醉有利于减少PONV;切皮前给予右美托咪定,选用短效阿片类药物如瑞芬太尼;术中足量补液,避免脑缺氧缺血;使用舒更葡糖钠拮抗神经肌肉阻滞药;术后使用非甾体抗炎药(NSAIDs)镇痛。这些均可降低PONV的发生率。

（3）预防用药:5-HT$_3$受体拮抗药、地塞米松和氟哌利多或氟哌啶醇是预防PONV最有效且副作用小的药物。无PONV危险因素的患者,不需要预防用药。对低、中危患者可选用上述1~2种药物预防,对高危患者可用2~3种药物组合预防。不同作用机制的PONV防治药物联合使用的作用优于单一用药,作用相加而副作用不增加。

（4）治疗用药:对未预防用药或预防用药无效的PONV患者提供镇吐治疗。治疗前应排除药物和机械性因素,如用吗啡进行患者自控镇痛、沿咽喉的血液引流或腹部梗阻。如患者没有预防用药,第一次出现PONV时,应开始小剂量5-HT$_3$受体拮抗药治疗(昂丹司琼1mg;多拉司琼12.5mg;格拉司琼0.1mg;托烷司琼0.5mg)。也可给予地塞米松2~4mg,氟哌利多0.625mg,或异丙嗪6.25~12.5mg。患者在PACU内发生PONV时,可考虑静脉注射丙泊酚20mg治疗。如已预防用药,治疗时应换用其他类型药物。如果在三联疗法(如5-HT$_3$受体拮抗药、地塞米松和氟哌利多或氟哌啶醇)预防后患者仍发生PONV,则在用药6小时内不应重复使用这三种药物,应换用其他镇吐药。如果PONV在术后6小时以后发生,可考虑重复给予5-HT$_3$受体拮抗药和氟哌利多或氟哌啶醇,不推荐重复应用地塞米松。

（5）中西医结合防治:联用镇吐药和经皮穴位电刺激或针灸与单用一种方法相比,能进一步降低恶心呕吐的发生率,且减少镇吐药的副作用。

第四节 ｜ 其他并发症及其防治

一、恶性高热及其防治

恶性高热(MH)是一种以常染色体显性遗传为主要遗传方式的临床综合征,其典型临床表现多发生于应用强效吸入麻醉药(如氟烷、异氟烷、地氟烷、七氟烷)或琥珀胆碱后。

1. **临床表现**　表现为持续性骨骼肌代谢亢进导致的高代谢体征,多以高碳酸血症为首发症状,核心体温急剧升高,同时合并无法解释的心动过速、代谢性酸中毒、肌强直、低氧血症、高钾血症、室性心律失常和肌红蛋白尿。围手术期出现体温升高时均应考虑是否与恶性高热有关。

2. **防治措施**

(1)术前仔细了解有关的家族遗传史。

(2)一旦怀疑有恶性高热时,应立即请求帮助。

(3)停用所有可能诱发恶性高热的麻醉药,并使用纯氧对患者行过度通气,改用全凭静脉麻醉,如丙泊酚。

(4)尽快结束手术,如果可能,应更换未曾使用过吸入麻醉药的麻醉机。

(5)丹曲林是已知的特异性治疗恶性高热的唯一方法,它通过抑制肌质网释放钙离子而产生疗效。尽早经静脉注射丹曲林 2.5mg/kg,若恶性高热症状仍持续,可重复给药直至总量达 10mg/kg 或更多。

(6)复发、弥散性血管内凝血和急性肾小管坏死可在恶性高热急性期之后发生,因此,应在恶性高热发生后的 48~72 小时继续使用丹曲林进行治疗(1mg/kg 静脉注射),并严密观察病情变化。

(7)其他对症治疗还包括根据测得的 pH 和二氧化碳分压应用碳酸氢钠,纠正高钾血症及采用多种方法降低体温。

二、低体温及其防治

当中心温度低于 36.0℃时称为低体温,低体温是围手术期常见的并发症,详细内容参见第十一章。

三、中心静脉置管的并发症及其防治

中心静脉置管的并发症多数是由操作失误引起的,大部分可以预防。中心静脉置管的并发症包括:心律失常、损伤动脉引起出血和血肿、血栓性静脉炎、感染、气胸、血胸、乳糜胸、心脏压塞、空气栓塞等。防治措施要点如下。

1. 操作者应受过专门培训,穿刺前超声筛查有助于确定中心静脉的位置并可用于定位及引导。

2. 由导丝置入过深引起的心律失常,通常为一过性的,导丝回撤后即可消失。

3. 掌握穿刺要领。扩皮前应通过血液颜色、血气分析或 18G 套管测压来判断是否为静脉;一旦误入动脉,应作局部压迫;若已误将导管置入动脉内,不要拔出,应请血管外科医师会诊。

4. 操作过程中严格遵守无菌操作原则,当患者出现原有疾病无法解释的寒战、发热、穿刺部位压痛或红肿时,应拔除导管并留取样本进行病原体培养。

5. 患者行中心静脉穿刺后出现呼吸困难、同侧呼吸音减低,进而出现血流动力学不稳定时,应考虑发生气胸或血胸的可能,通过影像学检查明确诊断后应及早行胸腔闭式引流。

6. 穿刺或拔除导管时嘱清醒患者配合做 Valsalva 动作,可降低空气栓塞的发生率。在进行颈部和锁骨下静脉穿刺时,采用 Trendelenburg 体位可防止进气。

四、动脉穿刺置管术的并发症及其防治

动脉穿刺置管最常用的是桡动脉,其他部位包括尺动脉、肱动脉、腋动脉、股动脉和足背动脉。动脉穿刺置管的并发症包括:动脉血栓形成、局部出血和血肿形成、缺血、感染和形成动脉瘘或动脉瘤。防治措施要点如下。

1. 对改良 Allen 试验阴性、穿刺点附近存在感染或外伤、凝血功能异常、合并脉管炎等血管疾病的人群,应谨慎选择穿刺部位或尽量避免行动脉穿刺置管。

2. 在动脉穿刺侧使用脉搏血氧饱和度仪有助于及早发现血管损伤,一旦发生应拔除套管,若还需进行穿刺,应选取对侧动脉。

3. 若桡动脉穿刺出现并发症,不应再选择同侧尺动脉穿刺置管。

4. 当患者动脉穿刺条件差时可使用超声引导。

5. 持续冲洗装置可减少置管后血栓形成的风险。

6. 拔除动脉置管后,局部应压迫止血 3～5 分钟。

(罗　艳)

本章思维导图　　　本章目标测试

第二十二章 | 中医药在围手术期的应用

中医药是一种充满智慧且独特的医学体系,起源于中国,有着数千年的悠久历史。作为中华民族的瑰宝,中医药为保障人们的健康发挥了重要作用。随着现代医学的发展,中医药在临床中的应用也越来越广泛。

在临床实践中,中医药已经被证明是一种安全、有效的治疗方法。越来越多的医师和患者开始认识到中医药在围手术期的重要作用,并将其纳入治疗方案中。在围手术期,中医药可以发挥其独特的诊疗优势,通过综合运用针灸、中药、推拿等多种手段,改善患者的身体状况,提高手术效果,预防术后并发症的发生,缩短住院时间,减少医疗费用,提高患者的生活质量。

总之,中医药在围手术期的应用具有巨大的潜力,可为患者带来更好的治疗效果以及其他更多益处。麻醉医师应该进一步研究和推广中医药在围手术期的应用,为患者提供更加全面、有效的医疗服务。

第一节 | 概 述

一、概念

1. **围手术期医学**(perioperative medicine,PM) 是以患者为中心,以麻醉医师为主导,多学科合作优化诊疗方案,以降低围手术期并发症发生率,提高临床诊疗质量。其核心是保障患者围手术期安全,目标是提高患者舒适度、促进术后恢复、改善预后。

2. **中医学**(traditional Chinese medicine,TCM) 是以中医药理论与实践经验为主体,研究人类生命活动中健康与疾病转化的规律及其预防、诊断、治疗、康复和保健的综合性科学。

3. **整体观念**(concept of holism) 整体就是统一性和完整性。中医学认为人是一个有机整体,人体与自然环境有密切的关系。这种内外环境的统一性,机体自身整体性思想,称为整体观念。

4. **辨证论治**(syndrome differentiation and treatment variation) 辨证,就是将四诊(望、闻、问、切)所收集的资料、症状和体征,通过分析、综合,辨清疾病的原因、性质、部位,以及邪正之间的关系,概括、判断为某种性质的证。论治,又称施治,是根据辨证的结果,确定相应的治疗方法。辨证是决定治疗的前提和依据,论治是治疗疾病的手段和方法。

5. **未病先防**(prevention before disease onset) 是在疾病发生之前做好预防,以防止疾病发生。包括调养身体,从而提高正气抗邪能力,以及防止病邪侵害两方面。

6. **既病防变**(preventing disease from exacerbating) 是在疾病发生的初始阶段,应力求做到早期诊断、早期治疗,以防止疾病的恶化。

7. **经络**(meridians and collaterals) 经络是经脉和络脉的统称,是中医学角度的人体生理结构之一,是运行全身气血、联络脏腑形体官窍、沟通上下内外、感应传导信息的通路系统。经脉是经络系统的主干,存在于身体内部,具有一定的循行部位,包括十二正经、十二经别、奇经八脉等;络脉是主干的分支,存在于体表,网络周身,分为十五别络、浮络、孙络等。经络系统是中医针灸和推拿的生理基础。

8. **针刺麻醉**(acupuncture anesthesia) 是我国在针灸学原理基础上发展起来的一种独特的麻醉

方法,根据手术种类、手术部位,按循经取穴、辨证取穴、局部取穴等原则选取适当穴位,用手捻针或电针刺激某一穴位或某些穴位,以达到镇痛及稳定机体内环境的目的,使手术在不用或少用麻醉药的情况下进行的一种麻醉方法。

二、中医药理论体系的主要特点

中医药作为中华民族原创的医学科学,从宏观、系统、整体角度揭示人的健康和疾病的发生发展规律,形成了独具特色的理论体系和诊疗方法,成为人们治病祛疾、强身健体、延年益寿的重要手段。

首先,中医药重视"整体观念"和"辨证论治"。中医认为人与自然、人与社会是一个相互联系、不可分割的统一体,人体内部也是一个有机的整体,此即"整体观念",其来源于中国古代哲学思想,是用宏观思辨的模式来进行医疗活动,是从哲学的高度来研究人和人体的病理生理以及疾病的发展规律。在"整体观念"影响下,中医通过"辨证论治",即将四诊(望、闻、问、切)所收集的资料、症状和体征,通过分析、综合,辨清疾病的原因、性质、部位以及邪正之间的关系,根据辨证结果,确定相应的治疗原则和方法。其次,中医强调"阴阳平衡"与"和谐状态"对健康的重要作用,认为人的健康在于各脏腑功能和谐协调,情志表达适度中和,并能顺应不同环境的变化,其根本在于阴阳的动态平衡。疾病的发生,其根本是在内、外因素作用下,人的整体功能失去动态平衡。维护健康就是维护人的整体功能动态平衡,治疗疾病就是使失去动态平衡的整体功能恢复到协调与和谐状态。再次,中医突出"未病先防"和"既病防变",核心体现在"预防为主",重在"未病先防、既病防变、瘥后防复"。根据不同体质或状态给予适当干预,以养神健体,培育正气,提高抗邪能力,从而达到保健和防病作用。

中医药在数千年的发展过程中,不断吸收和融合各个时期先进的科学技术和人文思想,不断创新发展,理论体系日趋完善,技术方法更加丰富。与麻醉相关的可以追溯到东汉末年,华佗创制了麻醉剂"麻沸散",开创了麻醉药用于外科手术的先河。20世纪60年代,针灸在我国麻醉中的研究及应用达到了鼎盛阶段,其显著疗效引发全球持续的"针灸热"。由此可见,中医药的发展与创新对促进世界人民健康作出了重大贡献。

三、中医药与围手术期医学

围手术期医学是一个非常广泛的医学范畴,依据手术患者的住院时间段,可分为术前、术中和术后三个时段。从医学内容来看,围手术期医学则包含了各时段内的一切医疗活动及与之相关的医学研究。随着现代医学的不断发展,诊断水平不断提高,手术技术更加微创精准,围手术期医学得到大力发展。围手术期是住院患者病死率较高的环节,因而国内外都将围手术期病死率作为评价手术、麻醉质量与安全以及患者康复的重要和关键指标。

手术历来是中医"扶正祛邪"的重要手段之一。两千多年前的《黄帝内经·灵枢》就有"发于足指,名脱痈。其状赤黑,死不治;不赤黑,不死。不衰,急斩之,不则死矣"的截肢手术记载,后来华佗发明的麻沸散用于手术麻醉,以及"刮骨疗疮"都体现了中医对外科手术的重视。肾元理论、阴阳五行学说、气血理论、经络理论、脏腑理论提供了坚实的理论基础:气血平衡理论贯穿麻醉管理的始终,气血与肾元理论完整阐述了围手术期应激反应的发生发展。"正气存内,邪不可干"的辨证理论为并发症发生机制和防治方法的探索提供了理论基础。通过中药、针灸、推拿、穴位刺激、膳食、运动、音乐等治疗方法进行术前干预,达到补气血、固阴阳、培元固本、益气生津、固护正气的作用,整体提高患者系统功能储备,调控手术创伤后的应激反应及器官功能的保护,全面提高患者对麻醉手术的耐受能力。术中"精准麻醉"为手术保驾护航,联合应用脉象仪等监测,给予针刺、穴位刺激、中成药以及针药复合麻醉等方法降低患者并发症发生率,帮助患者早日恢复健康。术后"辨证施治"减少术后并发症的发生,综合应用针灸、推拿按摩、中药、传统运动、饮食及音乐调理等辅助康复技术,实现术后快速康复。综上所述,围手术期管理已经成为我国中医药应用与中西医结合的创新领域,充分发挥围手术期中医药应用的疗效优势符合时代需求。

四、围手术期中医药应用展望

目前,中医药在围手术期的应用尚处于初步研究阶段,在麻醉前准备、术中管理和术后康复三个阶段中,中医药都可以发挥较为积极的作用;在麻醉、饮食与营养、各种基础疾病管理、应激与代谢、护理以及临床广泛使用的中医外治疗法等各个方面,具有广阔的应用与研究前景。

就麻醉学而言,随着医学的发展和不断进步,麻醉学的性质已转变为一门研究临床麻醉、生命功能调控、重症监护治疗和疼痛诊疗的科学。近年来,麻醉医师的工作重点已从手术室扩展到麻醉后监护治疗病房、重症监护病房和疼痛医学,可以预见,麻醉学的未来与围手术期医学密切相关。目前有关麻醉学向围手术期医学转化的共识是:保证临床麻醉安全有效,最大限度降低麻醉病死率和严重并发症的发生率,提高患者手术后的长期生存率和生存质量。

第二节 ｜ 中医对机体和重要器官功能的调控作用

一、中医对器官的调控作用

1. **中医对心肺的调控** 心主血脉,指心气推动和调控血液在脉道中运行;心主神志,指心统帅生命活动和主宰意识。肺主气,指肺主宰一身之气和主管呼吸之气;肺主水,指肺气宣发肃降推动全身津液的输布和排泄。"肺朝百脉"指肺对心行血于周身的辅助作用,肺气还有调节呼吸及全身气血、津液的功能。

秋季气血运行会内敛,肺气应秋而旺,清肃敛降,故秋季易见肺燥,养生主张早睡早起,收敛神气,使心志安宁。中医对心肺功能的其他常见的调节方式有针灸、中药、运动等,如针刺心俞穴、肺俞穴等特定穴位,服用黄芪、人参、麦冬等滋阴养肺、益气补血的中药,通过太极、八段锦等运动调理心肺功能。

2. **中医对脾的调控** 脾是人体脏腑核心之一,脾主运化与统血。运化水谷精微指脾气将谷物吸收,传输到脏腑;运化水饮指将水饮化为津液,传输到脏腑。脾胃的正常消化吸收、气机的正常升降出入是人体正常生命活动的前提基础,脾胃之气的盛衰关系到人体抗病力的强弱,故被称为"后天之本",对养生防病意义重大;脾主统血,指脾气统摄、控制血液运行,而脾统血与气摄血是统一的,脾气健运,生气充足,气足则能摄血。

忧思过度、饮食不节均可伤脾,故合理膳食、适当锻炼、心情愉悦是调节脾功能的重要生活方式;还可服用补中益气的中药,如鸡内金、保和丸等;穴位治疗也可有帮助,如按摩足三里、神阙穴、阴陵泉穴等。

3. **中医对肝的调控** 肝主疏泄、藏血,主筋和爪,开窍于目,在液为泪,与胆为表里。肝主疏泄,指肝气具有疏通、畅达全身气机,调节精血津液及情志活动的功能。肝主藏血,指肝具有贮藏血液、调节血量和防止出血的功能。肝脏有病,常延及其他脏腑,故有学者指出:"医者善于调肝,乃善治百病。"肝在志为怒,暴怒、郁怒皆可伤肝。故中医理论强调调畅情志,减少情志刺激,防止过度的不良情志刺激,是护肝的关键。

养生主张"夜卧早起,广步于庭",保持心情愉悦,避免暴怒忧郁,以顺应春气升发和肝气的畅达。此外,还可通过针刺、艾灸或按摩穴位进行调理,以促进气血运行,常用的穴位有太冲穴、太溪穴、大敦穴等。服用枸杞、菊花、决明子、逍遥丸等也可起到清肝、疏肝理气的功效。

4. **中医对肾的调控** 肾主藏精,主水,主纳气。肾主藏精指肾贮存、封藏精以司人体发育、生殖和脏腑气化,包括主生长发育与生殖,以及肾气司脏腑之气的升降、出入、运动,推动和调控脏腑形体官窍功能。肾主水,指肾气调节全身津液代谢的功能。肾主纳气,指肾气摄纳肺吸入的清气,保持吸气深度,防止呼吸浅表的功能,其实质是肾气的封藏作用在呼吸运动中的体现。

肾为水脏,同气相求,故以肾应冬。养生主张冬三月"早卧晚起,必待日光"。此外,选择对太溪穴、命门穴、关元穴、涌泉穴等部位进行针灸按摩也对养肾护肾大有裨益。中医有"肾主骨,骨为肾之余"的说法,故坚持适度锻炼,可养筋健肾、畅通气脉。

5. 中医对脑的调控　脑,又名"髓海",《本草纲目》称其为"元神之府",是生命的高级中枢,主精神意识活动和感觉运动。思维意识是精神活动的高级形式,是在脑的调控下,通过心的"任物"作用,于后天获得的结果,属后天之神。元神藏于脑中,元神存则生命立,元神败则生命息。脑为意识思维活动的枢纽,口、耳、舌、眼、鼻均位于头面并与脑相通,视、听、言、动等功能均与脑有关。

二、中医对机体的调节作用

人体局部与整体是辩证统一的,各脏腑、经络、气血、形体之间相互联系和影响。中医学在防治疾病时,强调在整体层面对各脏腑进行调节,治疗从整体出发,基于局部病变与整体的关系,寻找适当的治疗方法。此外,中医学主张形神共养,和谐统一。

1. 针灸推拿对机体的调节作用　针灸推拿疗法是以经络学说作为理论基础的常用治病及保健的方法。经络可以通行气血,沟通上下内外,联络脏腑,传导感应。利用经络的特性,通过针灸、推拿等方式刺激腧穴,可起到调理气血及脏腑功能的作用。中医学理论早有"欲以微针通其经脉,调其血气,营其逆顺出入之会"之说,说明针刺可通过通经脉、调气血达到镇痛、调节脏腑等目的。

传统中医认为针刺具有醒脑开窍、疏通经络、启闭开音之效,现代研究证明针刺可改善脑功能,显著降低神经功能缺损程度,改善学习、记忆、认知功能。针刺督脉穴位可使人进入嗜睡状态,从而达到镇静的效果;内关穴是治疗心血管系统疾病的常用腧穴,针刺内关穴可明显改善心肌缺血;通过针刺不同穴位从而激活大脑内相关功能区域的某些核团,进而刺激相关的神经递质或活性肽的释放,达到调控作用。中医学认为"不通则痛",针灸按照循经取穴、辨证取穴及局部取穴的原则,根据病痛部位将针刺入相应的穴位,经过一定的诱导时间发挥镇痛作用,通过神经化学机制或外周炎症因子等对机体的控制和调节作用达到镇痛的效果。

随着医疗技术的发展,针刺也衍生出电针、经皮穴位电刺激(transcutaneous electrical acupoint stimulation,TEAS)等相关技术,以便更精确地控制刺激参数,利于进行量化。

2. 方剂对机体的调节作用　方剂是临床防治疾病所采用的中药组合,按照君臣佐使组方原则,针对症候配制的中药处方,如治疗风寒的小青龙汤,解表与化饮需配合,麻黄、桂枝发汗散寒为解表邪,而若有痰饮,脾肺本虚,若纯辛温发散,恐伤肺气,故佐以五味子敛肺止咳,一散一收,既可止咳平喘,又可制约辛散温燥。

第三节 │ 中医在围手术期的应用与效应

一、麻醉前应用

手术前严重的紧张、焦虑可明显增加失眠发生率,引发围手术期不良反应。术前通过中药制剂、耳穴压豆、五音疗法、针灸治疗等干预手段,缓解患者的术前焦虑状态,对于改善患者依从性,提高舒适度,减少围手术期不良记忆,以及降低交感神经过度兴奋所引发的不良事件,具有重要的临床意义。

1. 中药制剂　柴胡具有镇静和抗抑郁的作用,可以缓解患者的紧张和不安。甘草具有镇静和抗焦虑的作用,可以平衡神经系统,减轻患者的应激反应。酸枣仁被广泛用于治疗失眠和焦虑,可以调节神经递质的水平,抑制炎症反应。丹参和山楂等中药通过增强血管舒张、降低外周阻力和抑制血管紧张素转换酶活性,起到调节血压的作用。黄芩苷和甘草酸苷可以抑制肺纤维化促炎细胞因子活化,显示出抗炎作用。丹参和红景天具有抗氧化作用,可保护肺组织免受氧化应激。黄芪和苦瓜通过提高胰岛素敏感性、刺激葡萄糖摄取和抑制肝脏葡萄糖生成,具有降低血糖水平的潜力。改善营养状况、促进伤口愈合的常用方法包括补气健脾、气血双补、益肾温阳等,常用方剂有四君子汤、香砂六君子汤、黄芪建中汤、补中益气汤等。

2. **耳穴压豆**　对准交感、神门、皮质下穴位行王不留行耳穴贴压(王不留行是指麦蓝菜成熟后所得的种子,具有开心孔、利九窍的作用),用拇指指腹轻轻揉按刺激耳穴。每天早、中、晚及睡前4次按压,每次每穴按压30~50次,连续干预7天,以产生耳穴胀痛或发热的感觉为最佳。

3. **五音疗法**　运用中医五音疗法,调畅患者的情志,达到"医病疗心"的功效。如患者表现为过度悲伤、抑郁,伴有肺气不足的表现,则选曲目《阳春白雪》《黄河大合唱》;表现为惊恐、害怕、紧张,肾阳虚衰或肾阴不足,则选曲目《二泉映月》《梁祝》。

4. **针灸治疗**　针刺合谷、内关、外关、神门穴等,能达到明显的术前镇静效果。针刺风池、天柱、鱼腰等穴位,刺激时间从术前30分钟持续至术毕,可取得同样的镇静效果。针刺通过抑制交感神经兴奋性,降低去甲肾上腺素、肾素和醛固酮水平来降低患者血压。临床研究证实,经皮神经电刺激疗法和腹针疗法的应用能改善2型糖尿病患者的高血糖状态。

术前通过中医药调理,帮助患者扶正祛邪,稳定心率、血压和血糖,改善术前营养状况,提高患者术前的功能储备以提高患者对手术麻醉的耐受性,降低术中麻醉风险,减少术后并发症,加速患者术后康复。

二、手术中应用

(一)具有减毒增效的作用

针药联合麻醉是近年来提出的一种平衡麻醉方法,该方法使用针刺或穴位刺激辅助进行全身麻醉或神经阻滞,不仅能增强麻醉效果,还可减少术中镇静药与镇痛药的用量,维持内环境和血流动力学稳定,促进患者麻醉苏醒及术后恢复。在开颅手术中应用针刺、电针及TEAS等方法刺激合谷、足三里、外关、金门、丘墟等穴位辅助麻醉,可减少术中挥发性麻醉药的用量,明显缩短拔管时间,有效预防苏醒延迟的发生。选用内关、合谷、列缺、曲池穴,通过TEAS复合全身麻醉,可较好辅助胸腔镜肺叶切除手术麻醉的镇静及镇痛效果,减少麻醉药的用量。

(二)对重要器官有保护效应

急性器官损伤是围手术期常见的并发症之一,也是手术患者发生并发症和死亡的重要危险因素。术中通过中药制剂、针灸治疗可调整患者的经络气血,扶正祛邪;急诊通过调理患者经络气血,减轻术中手术应激、炎症反应,维持血流动力学稳定,保护心、脑、肾等重要器官正常功能。

1. **中药制剂**　心脏瓣膜手术中静脉滴注生脉注射液可以提高患者心率和平均动脉压,降低血液中肌酸激酶同工酶(CK-MB)等心肌损伤标志物的水平,发挥心肌保护作用。中药制剂醒脑静注射液在体外循环心脏手术中应用,可通过调节神经元特异性烯醇化酶和同型半胱氨酸,降低脑部损伤,促进脑功能及时恢复。

2. **针灸治疗**　电针刺激郄门、内关穴预处理能减轻经皮冠状动脉介入治疗后的心肌损伤。在大脑发生缺血-再灌注损伤的过程中,针刺具有良好的神经保护作用,还与神经递质和神经营养因子的调节有关,这也有助于其神经保护作用。对双侧合谷穴、足三里穴、三阴交穴、曲池穴行TEAS联合药物行全身麻醉可有效改善术中肝脏、肾脏血流供应,发挥肝脏、肾脏功能保护作用。

(三)缩短患者的苏醒时间

全身麻醉后苏醒延迟可直接影响术后康复。中医治疗苏醒延迟的方法包括中药制剂、针灸治疗等。

1. **中药制剂**　如人参具有调节神经递质系统、抗炎途径和应激反应的作用,有助于加快麻醉后的恢复。在接受腹部大手术的患者中,配合人参提取物可缩短苏醒时间并减少术后镇痛药的需求。配合生姜提取物可缩短骨科手术患者的苏醒时间,改善术后疼痛评分。麻醉诱导前静脉输注中药乌头提取物高乌甲素可发挥镇痛与抗炎作用,减少术中镇痛药的用量,并能调节应激反应和体液免疫功能,改善大脑氧供,减轻大脑水肿,有利于患者麻醉后顺利苏醒。

2. **针灸治疗**　针刺疗法能够发挥缩短苏醒时间的效果。采用TEAS的方法选取合谷、内关和足三里为刺激穴位,可明显缩短鼻窦切开手术患者的术后拔管时间。该方法还明显缩短乳腺外科手术患者喉罩拔除时间及术后的记忆恢复时间。

三、手术后应用

（一）缓解术后疼痛

疼痛是最常见的术后并发症,手术后约 80% 患者出现急性疼痛,中重度疼痛的发生率达 48.7%。中医治疗手术后疼痛的方法包括耳穴压豆、中药烫熨、针灸治疗等,疗效显著。

1. **耳穴压豆** 针对手术患者,可用胶布将药豆准确地粘贴于神门、交感、皮质下、内分泌等穴位,给予适度的揉、按、捏、压,使其产生酸、麻、胀、痛等刺激感应,每天按压 3～5 次,每次 1～2 分钟,可起到明显的止痛作用。

2. **中药烫熨** 中药烫熨是将中药加热后加入布袋,在人体局部或足三里、委中、三阴交、阳陵泉等穴位上移动,利用热温之力使药性通过体表透入经络、血脉,从而达到温经通络、行气活血、散寒止痛、祛瘀消肿等作用的一种治疗方法。

3. **针灸治疗** 针灸可显著降低术后患者的疼痛强度和镇痛药用量。对合谷、内关、足三里进行穴位按摩可改善术后疼痛评分并减少阿片类药物的使用。在结肠镜检查术后选取的 T_9 及 T_{12} 夹脊穴,利用电针刺激 30 分钟,可显著缓解患者术后腹部疼痛。

（二）防治术后恶心呕吐

恶心呕吐是常见的术后并发症,严重影响患者的术后康复。中医治疗恶心呕吐的方法包括针灸、耳针、穴位贴敷、穴位注射,以及芳香疗法等,以上方法均有一定的疗效。

1. **针灸** 电针可以调节自主神经系统、神经递质并影响胃肠道蠕动,从而减轻术后恶心呕吐。临床证据显示,选用内关、合谷、列缺、曲池穴给予电针刺激,可显著降低胸腔镜肺叶切除术后恶心呕吐的发生率。应用针刺复合右美托咪定可降低妇科腹腔镜手术后恶心呕吐的发生率。针刺内关穴同样能够降低开颅患者术后恶心呕吐的发生率。TEAS 可提供有效镇痛,减少麻醉药剂量,直接和间接减少术后恶心呕吐的发生。

2. **耳针** 中医典籍《灵枢》中指出,"耳者,宗脉之所聚也"。《卫生宝鉴》中也指出"五脏六腑,十二经脉有络于耳者"。耳针疗法通过捻转平补平泻手法刺激皮质下耳穴,不仅能够调节内脏功能,还能对大脑皮质以及皮质下自主神经中枢的兴奋及抑制作用进行调节。其中神门穴位于耳蜗的三角顶点,迷走神经十分丰富,针刺神门穴,调控迷走神经张力,减少反射性呕吐;针刺胃穴、贲门穴可有效调节患者的胃肠功能;针刺交感穴可直接调节肠胃功能、交感神经功能及呕吐中枢神经功能,减少吗啡引发的中枢性呕吐;刺激内分泌穴可对全身内分泌系统进行调节,增强患者的免疫功能;刺激皮质下穴可有效调节患者的内脏功能,促进胃肠蠕动,达到疏通经络、平衡阴阳、解除疲劳、舒缓神经的目的。

3. **穴位贴敷** 穴位贴敷在辅助围手术期止吐、调控应激反应、提高机体免疫力、改善患者舒适度、降低术后并发症发生率及促进术后康复等方面效果显著。耳穴贴敷通过抑制呕吐中枢和/或双向调节胃肠功能而发挥防治术后恶心呕吐的作用。中药敷脐疗法则通过穴位刺激和局部吸收入血,激发经气疏通经络,调理气血,从而调整脏腑,到达降逆止呕的功效。针对中高危术后恶心呕吐患者,围手术期采用王不留行埋于耳穴脾、胃等,其效果显著。

4. **穴位注射** 甲氧氯普胺联合新斯的明进行双侧足三里穴位注射,可以缩短消化道手术后肠蠕动恢复时间,改善胃肠功能。

5. **芳香疗法** 芳香疗法可作为术后恶心呕吐的辅助治疗方法或者常规镇吐药的补充疗法。骨科手术患者全身麻醉后嗅吸生姜、薄荷和柠檬混合精油,可以降低术后恶心呕吐的发生率或减轻其严重程度。

（三）预防术后认知障碍

术后认知障碍是老年患者手术后较为常见的中枢神经系统并发症,临床上越来越受到重视。术后认知障碍在中医学中属"痴呆""呆病"等范畴,以"补虚泻实"为原则,用中药汤剂或中成药制剂治疗,辅助针刺、电针、耳穴压豆等中医特色疗法,效果显著。

1. **口服中药** 参麦注射液、川芎嗪、天麻、银杏叶提取物注射液等,能改善微循环,降低脑内

S100β蛋白水平,改善脑部氧代谢,抑制炎症反应,保护神经元细胞,可降低术后认知障碍的发生率。

2. 耳穴压豆　利用王不留行压迫、刺激耳部特殊穴位,实现与耳针治疗相同的目的,发挥调节脏腑、平衡阴阳、安神镇静的功效,改善患者睡眠与精神状态。

3. 针灸治疗　电针刺激通过抑制炎症反应、抗氧化自由基损伤、抑制海马神经元凋亡,调节中枢胆碱能系统、调节突触功能和提高应激水平等多种机制,改善认知功能,减少认知障碍。此外,它还可通过对单胺类神经递质的调节,减轻兴奋性氨基酸及一氧化氮的毒性,从而发挥脑保护作用。经皮穴位电刺激、经皮耳迷走神经刺激对接受腹腔镜直肠癌切除手术、腹腔镜胆囊切除手术、股骨头置换术、髋关节置换术、冠状动脉旁路移植手术的老年患者,均可降低术后认知障碍的发生风险。

(四)促进术后胃肠功能恢复

术后胃肠功能快速恢复是围手术期关注的重点,腹部手术后胃肠道功能障碍的发病率为15%～50%。中医以扶正补虚、健运脾胃为主要治法进行干预,包括针法、灸法、穴位贴敷、中药灌肠、中药口服,单独以及联合应用,成为促进胃肠功能恢复的有益选择。

1. 口服中药　厚朴排气合剂、小承气汤和补中益气汤合半夏泻心汤等用于术后恢复的中药具有促进激肽生成释放、抗炎和镇痛等作用,其活性化合物可刺激胃肠蠕动、减轻炎症和促进组织修复,有助于恢复正常的胃肠功能。其中,复方大承气汤、甘遂通结汤和大黄附子汤等可显著降低结直肠手术患者术后回肠梗阻的发生率。

2. 中药灌肠　灌肠疗法是目前临床上被广泛认可的用于治疗胃肠功能障碍的疗法之一,直接经结直肠给药不仅提高了药物利用率,还可起到刺激胃肠道、促进胃肠蠕动的作用。

3. 中药敷脐　中药敷脐疗法可直接作用于胃肠道部位,其理论来源于中医脏腑理论及中医经络理论。此方法以辛散走窜药物为主,通过中药的辛散作用,透皮而入,对胃肠道起到刺激作用。

4. 耳穴贴敷　耳穴贴敷发挥临床作用的机制可能与耳部刺激兴奋自主神经,引起胃肠蠕动增加有关。

5. 针灸治疗　针灸通过调节自主神经系统的活动,减轻炎症,改善血液循环,从而有助于恢复正常的胃肠功能。研究证实针灸能显著改善胃肠蠕动,降低术后回肠梗阻的发生率。选取足三里、三阴交、合谷、支沟穴进行刺激可使腹腔镜结直肠癌手术后患者的首次排气时间、恢复正常饮食时间及能够独立行走的时间明显提前。

(五)缓解术后皮肤瘙痒

皮肤瘙痒是术前或术后使用镇痛、抗凝血药最常见的副作用,发生率为62%～94%。中医药治疗主要通过口服中药、中药熏洗、耳穴注药、刺络拔罐、针灸等方式,以养血祛风止痒为主,疗效确切。

1. 口服中药　一般需要多种中草药联合成方剂使用,常见的中药有四地饮、加味四物汤、丹蝉土地饮等。

2. 中药熏洗　外用中药熏洗方大多由白鲜皮、地肤子、蛇床子、徐长卿、土荆皮、黄柏、苦参、冰片、青蒿、薄荷等药物组成。

3. 耳穴注药　耳穴注药可通过体液调节提高机体的免疫力,增强针刺与药物的协同性,达到有效的止痒作用。

4. 刺络拔罐　依据中医理论"治风先治血,血行风自灭",刺络拔罐放血能祛瘀活血,气血自通,则瘙痒自除。

5. 针灸治疗　针灸治疗皮肤瘙痒具有显著且持久的疗效,刺激腧穴可通调经脉、调理气血,调整机体的局部和全身气机。疏风脱敏汤结合针刺疗效确切,复发率低,远期效果良好,针刺可有效减轻过敏性皮炎患者的炎症反应,提高机体免疫力,促进瘙痒的缓解。

(六)促进术后免疫功能恢复

术后免疫抑制是手术创伤刺激机体产生炎症反应与应激、术后需要禁食以及微环境受损所致,易发生术后感染和延迟愈合,对患者的术后康复不利。以中医药改善宿主体质,提高免疫功能,调节机体内环境的稳定,改变人体异常的内环境,促进术后免疫功能恢复。

1. **口服中药**　中药含有生物活性化合物,包括多糖、黄酮类、生物碱和精油,可增强免疫细胞(如T 细胞、B 细胞、自然杀伤细胞和巨噬细胞)的活性,促进细胞因子和抗体的产生,从而改善术后免疫功能。如口服四君子汤可增强机体胃肠道的免疫功能,改善患者的营养状况和生活质量。

2. **耳穴贴压联合中医健身操**　耳穴贴压联合中医健身操干预可以减轻乳腺癌患者术后焦虑情绪,提高免疫功能,促进身心健康。

3. **针灸治疗**　针灸治疗通过影响免疫细胞、细胞因子和神经内分泌等途径调节免疫反应,促进术后免疫功能的恢复。如针刺内关、列缺、云门穴,可改善心脏手术后机体免疫状态,利于患者术后恢复。

中医的理念和技术可贯穿整个围手术期的始终:术前调理体质,扶正益气,可减轻疾病症状,增强体质,从而提高患者对麻醉手术的耐受性;术中利用穴位刺激和有调理作用的中药来维护患者的内环境稳定,可避免大量化学药物的应用;术后根据患者气血亏虚及正气受损程度,益气固表、养阴生津,以调理平衡、补养不足,发挥中医整合医学、补充和替代医疗的优势,优化围手术期治疗的临床路径,对于改善患者转归和远期预后具有重要意义。临床麻醉中,麻醉医师对穴位的选取可参照表 22-1。

表 22-1　围手术期针刺效应的穴位选择

时间阶段	手术类型	穴位	技术	效应
术前	①心脏手术	GB20	针灸	①减少焦虑和应激
	②神经外科手术	BL10、EX-HN4	电针	②优化术前状态
	③白内障手术	PC6、LU7、LU2、LI4、TE5、HT7、SP6、ST36	腹针疗法	
术中	①肺叶切除术	LI4、PC6、ST36、LU7	电针	①减少麻醉药用量
	②鼻窦切开术	EX-HN4、GB20、SP6、EX-LE29	经皮穴位电刺激	②稳定循环功能
				③重要器官保护
	③食管癌根治术	Distal LI11、SI3、TE6		④缩短苏醒时间
	④颅骨切开术	EX-HN5		
	⑤甲状腺切除术	SI18		
	⑥经皮冠状动脉介入术	PC4		
术后	①胆囊切除术	EX-B2、LI4、LU7	针灸	①减轻术后疼痛
	②乳腺癌根治术	Distal LI11	经皮穴位电刺激	②预防术后恶心呕吐
	③剖宫产术	TE6、SP6、PC6、ST36	肠线包埋	③预防术后认知障碍
	④妇科肿瘤切除术	BL57、GV20	电针	④促进胃肠功能恢复
	⑤肝叶切除术	GV14		⑤缓解术后皮肤瘙痒
	⑥脊柱手术	ST39		⑥促进免疫功能恢复
	⑦结直肠癌根治术	ST28、CV8		

注:GB20. 风池穴;BL10. 天柱穴;EX-HN4. 鱼腰穴;PC6. 内关穴;LU7. 列缺穴;LU2. 云门;LI4. 合谷穴;TE5. 外关穴;HT7. 神门穴;SP6. 三阴交穴;ST36. 足三里穴;EX-LE29. 内麻点;Distal LI11. 曲池穴;SI3. 后溪穴;TE6. 支沟穴;EX-HN5. 太阳穴;SI18. 颧髎穴;PC4. 郄门穴;EX-B2. 夹脊穴;BL57. 承山穴;GV20. 百会穴;GV14. 大椎穴;ST39. 下巨虚穴;ST28. 水道穴;CV8. 神阙穴。

(张蓬勃)

本章思维导图　　　　本章目标测试

本章数字资源

第一节 | 概　述

一、概念

1. **急性呼吸衰竭的定义**　由各种原因引起的急性严重肺通气和/或换气功能障碍,以致在静息状态下亦不能维持足够的气体交换,导致低氧血症伴(或不伴)高碳酸血症,进而引起一系列病理生理改变和相应临床表现的综合征称为急性呼吸衰竭(acute respiratory failure,ARF)。急性呼吸衰竭常在数分钟至数小时内发生,机体难以及时代偿,所以必须及时诊断,尽早抢救,避免发生多器官功能损害。急性呼吸衰竭的临床症状和体征无特异性,明确诊断有赖于动脉血气分析:在海平面静息状态下,呼吸空气条件下,$PaO_2 < 60mmHg$ 或 $PaCO_2 > 50mmHg$ 可诊断为呼吸衰竭。

2. **急性呼吸窘迫综合征的定义**　急性呼吸窘迫综合征(acute respiratory distress syndrome,ARDS)是在肺炎、肺外感染、创伤、输血、休克、误吸及烧伤等非心源性疾病过程中,肺毛细血管内皮细胞和肺泡上皮细胞通透性升高造成弥漫性肺间质及肺泡水肿及重力性肺不张,导致充气性肺组织减少,引起的急性低氧性呼吸功能衰竭。肺部影像学表现为非均一性的渗出性病变,与肺泡无效腔量增加、肺顺应性降低、严重的通气血流比例失调一致的变化。临床上表现为进行性低氧血症和呼吸窘迫,受医疗干预(如体位、镇静、肌松、液体平衡)的影响。组织学变化可能包括肺水肿、炎症、透明膜形成以及肺泡出血。在过去,有很多命名来描述这种疾病状态,如休克肺、非心源性肺水肿、成人呼吸窘迫综合征等,目前,前述的这些命名及急性肺损伤均被称为急性呼吸窘迫综合征,是病死率高的临床疑难病症之一。

3. **ARF 与 ARDS 的关系**　从 ARF 的定义分析,其病因种类繁多,患者并非都有肺部病变,诊断强调动脉血气分析结果,即自主呼吸条件下 $PaO_2 < 60mmHg$ 或 $PaCO_2 > 50mmHg$。而 ARDS 的诊断条件更为严格,肺部改变是其诊断的必备条件,患者的低氧血症是持续存在的,往往更严重,常规的氧疗难以奏效,机械通气仍然是最主要的呼吸支持手段。并非所有的 ARF 患者均存在肺损伤,而 ARDS 时肺损伤严重,属于急性呼吸衰竭的特殊类型。

二、急性呼吸衰竭和急性呼吸窘迫综合征的病因

(一)急性呼吸衰竭的病因

任何引起严重急性通气和换气功能障碍,导致低氧血症的原因均为急性呼吸衰竭的病因。如严重呼吸系统感染、急性呼吸道阻塞性病变、重度或危重度哮喘、各种原因引起的急性肺水肿、肺血管疾病、胸廓外伤或手术损伤、自发性气胸和急剧增加的胸腔积液,导致肺通气和/或换气功能障碍;急性颅内感染、颅脑外伤、脑血管病变(脑出血、脑梗死)等直接或间接抑制呼吸中枢;脊髓灰质炎、重症肌无力、有机磷中毒及颈椎外伤等可损伤神经-肌肉传导系统,均可引起通气不足,导致急性呼吸衰竭。

(二)急性呼吸窘迫综合征的病因

ARDS 的发病原因很多,常见病因如表 23-1 所示。

ARDS 的病因可原发于肺自身或源于肺外器官。病因不同,ARDS 的患病率也明显不同。严重感染时 ARDS 的患病率可高达 25%~50%,大量输血时可达 40%,多发性创伤时可达到 11%~25%,而

严重误吸时 ARDS 的患病率也可达 9%～26%。同时存在 2 个或 3 个危险因素时，ARDS 的患病率会进一步升高。另外，危险因素持续作用时间越长，ARDS 的患病率越高。

表 23-1　ARDS 的常见病因

病因分类	举例
直接导致肺损伤的因素	严重肺部感染
	胸部外伤
	误吸（胃内容物、新生儿胎粪等）
	吸入有毒气体（毒气、烟雾等）
	氧中毒
	溺水
	放射性肺损伤
	肺栓塞
间接导致肺损伤的因素	急性重症胰腺炎
	严重非胸部创伤
	非肺源性脓毒症
	严重烧伤
	非心源性休克
	药物过量（海洛因、美沙酮、噻嗪类、水杨酸盐等）
	大量输液或输血
	肺血管炎
	神经源性损害
	弥散性血管内凝血
	体外循环

第二节 | 病理生理及发病机制

一、病理变化

各种原因所致 ARDS 的病理改变基本相同，包括渗出期、增生期和纤维化期三个阶段，三个阶段常重叠存在。

ARDS 时肺组织的大体表现为暗红或暗紫红的肝样变，可见水肿、出血，重量明显增加，切面有液体渗出，故有"湿肺"之称。显微镜下可见肺微血管充血、出血、微血栓形成，肺间质和肺泡内出现富含蛋白质的水肿液及炎症细胞浸润。逐渐在肺泡表面形成透明膜，伴肺泡萎陷，可见 I 型肺泡上皮损伤。随病情的进一步发展，逐渐过渡到增生期和纤维化期，可见 II 型肺泡上皮、成纤维细胞增生和胶原沉积，亦可有部分肺组织纤维化。ARDS 的病理变化如图 23-1 所示。

ARDS 病理改变具有以下特征。

1. **病变部位的不均一性**　ARDS 病变可分布于下肺，也可能分布于上肺，呈现不均一分布的特征。另外，病变分布具有重力依赖性，即下肺区和背侧肺区病变较重，而上肺区和前侧肺区病变轻微，中间部分介于两者之间。

2. **病理过程的不均一性**　不同病变部位可能处于不同的病理阶段，即使同一病变部位的不同部分，可能也处于不同的病理阶段。

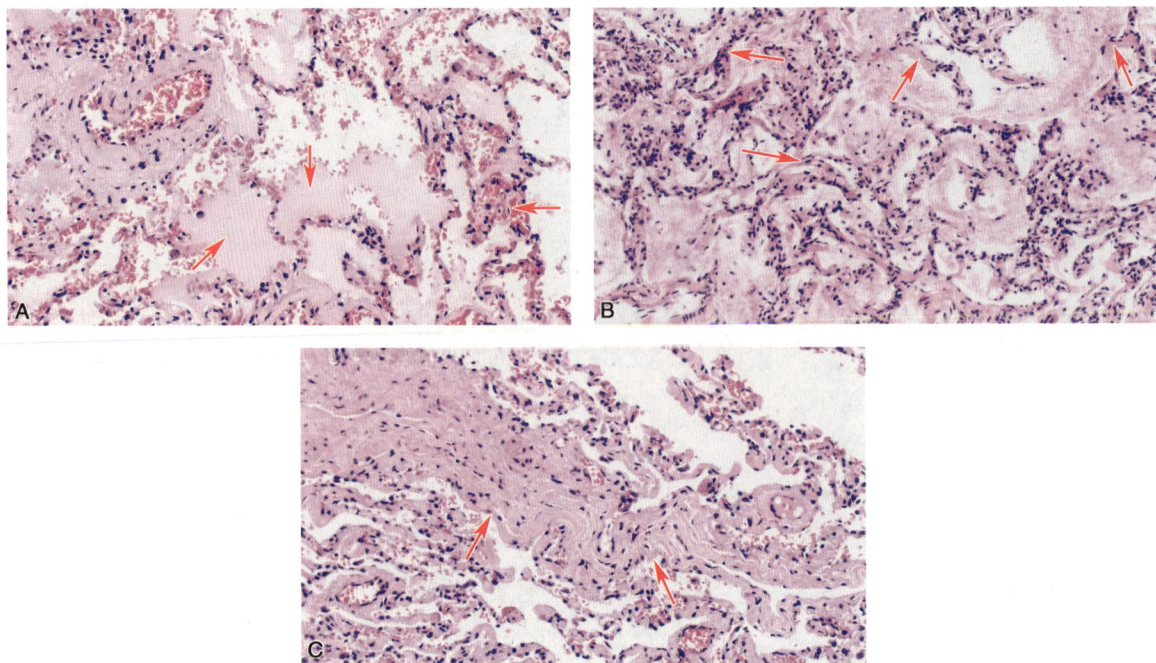

图 23-1　ARDS 病理所见

A. ARDS 渗出期：肺水肿、中性粒细胞浸润；B. ARDS 增生期：透明膜形成；C. ARDS 纤维化期：纤维组织形成。

3.**病理改变的多样性**　不同病因引起的 ARDS，肺的病理形态变化有一定差异，即病因相关的病理改变。全身性感染和急性胰腺炎所致的 ARDS，肺内中性粒细胞浸润十分明显。创伤后 ARDS 患者肺血管内常有纤维蛋白和血小板微血栓形成及肺小血管炎症改变。

二、病理生理改变

ARDS 是由各种病因引起的肺泡毛细血管膜损害，造成肺毛细血管通透性增加，使水分甚至蛋白质聚积于肺间质和肺泡内，引起肺顺应性降低，功能残气量减少，通气血流比例失调，肺内分流量增加，严重低氧血症，肺血管痉挛和肺微小血栓形成引发肺动脉高压等一系列病理生理改变。

1.**非心源性高通透性肺水肿**　ARDS 时由于肺泡毛细血管膜损害，内皮细胞的间隙增加或扩大，液体和蛋白质通过受损伤的内皮细胞膜的速度加快而引起肺水肿。液体聚集于肺间质，称为间质性肺水肿；当水肿继续进展，液体进入并充盈肺泡时，称为肺泡性肺水肿。

肺水肿是 ARDS 发病过程中的重要环节，它可以引起肺泡表面活性物质组成成分的改变，导致肺泡表面张力增加，肺间质及血管周围组织的压力降低，促使液体向间质和肺泡内移动，破坏肺泡内外的液体平衡，从而加重肺水肿。此外，血浆蛋白的渗出也可降低肺泡表面活性物质的活性，增加肺泡表面张力，引起肺泡萎陷和肺不张。

2.**呼吸功能变化**

（1）肺内分流量增加：由于Ⅱ型肺泡上皮细胞表面活性物质生成、分泌不足和活性下降，以及肺泡液对表面活性物质的稀释和破坏，肺表面张力升高，肺顺应性下降，引起弥漫性肺泡萎陷，致肺内分流量增加。肺血管内微血栓形成、肺血管收缩以及肺间质水肿等，增加肺血管阻力，使肺动脉压升高，降低了肺泡的血流量，造成无效腔样通气。因此肺泡通气血流比例严重失调、肺内分流量增加，是 ARDS 时出现进行性低氧血症的主要原因。

（2）气体弥散功能障碍：ARDS 患者由于肺间质和肺泡水肿、透明膜形成、肺纤维化等，均可出现气体弥散功能障碍，导致流经肺泡周围毛细血管内的静脉血得不到充分氧合，从而加重低氧血症。

（3）肺泡通气量减少：ARDS 患者由于肺水肿、肺顺应性下降和小气道阻塞，部分肺泡通气量减少，这也是 ARDS 患者低氧血症的重要原因之一。未受累或病变轻的肺泡则代偿性通气增强，因呼吸加快,排出二氧化碳过多,故早期患者常表现为通气过度、低二氧化碳血症。到了晚期,肺泡 - 毛细血管膜损伤更为严重,肺泡通气量进一步减少,可引起二氧化碳蓄积而发生高二氧化碳血症。

(4)肺顺应性降低和呼吸功增加:功能残气量减少、肺间质水肿、肺组织充血以及肺泡表面活性物质减少等原因导致肺顺应性下降。后期发展为肺纤维化,肺顺应性进一步减退。顺应性减退必然引起机体代偿性呼吸频率增加,呼吸肌做功增加、氧耗量上升。

(5)肺循环功能改变:肺血管阻力增高是 ARDS 肺循环功能改变的主要表现。缺氧、酸中毒、细菌内毒素及血管活性物质可引起肺小动脉痉挛;此外,白细胞和血小板的黏附造成肺毛细血管网的栓塞,也是肺循环阻力增加的因素之一。晚期由于肺纤维化,肺毛细血管床破坏,肺血管阻力增加,使右心室后负荷加重,甚至发生右心衰竭。

三、发病机制

ARDS 发病机制错综复杂,是细胞和体液因素相互作用下炎症反应和免疫调节失控的结果。除有些致病因素对肺泡膜的直接损伤外,更重要的是多种炎症细胞(巨噬细胞、中性粒细胞)、血小板及其释放的炎症介质和细胞因子间接介导的肺炎症反应,最终引起肺泡膜损伤、毛细血管通透性增加和微血栓形成;并可造成肺泡上皮损伤,肺表面活性物质减少或消失,加重肺水肿和肺不张,从而引起肺的氧合功能障碍,导致顽固性低氧血症。ARDS 的发病也符合全身炎症反应综合征(systemic inflammatory response syndrome,SIRS)和代偿性抗炎症反应综合征(compensatory anti-inflammatory response syndrome,CARS)的失衡的特点。

SIRS 是指各种严重的感染、损伤等原因引起的全身炎症反应的一种临床过程。在 SIRS 发病过程中,致病因子作用于机体,可导致多种炎症细胞的激活和一系列炎症介质的释放,造成机体的损伤。更重要的是,这些炎症介质可再激活炎症细胞,以自分泌和旁分泌的方式,释放更多的炎症介质和细胞因子,形成瀑布式炎症反应。SIRS 是全身性的,而肺常常是首先受累的靶器官之一,一旦受累即为 ARDS。

CARS 指机体在创伤、感染和休克等因素引起 SIRS 的同时伴发代偿性抗炎反应,释放内源性抗炎介质以对抗炎症的过程。这有助于防止和减轻 SIRS 引起的自身组织损伤。目前发现的内源性抗炎介质有白细胞介素(IL)-1 受体拮抗剂、可溶性肿瘤坏死因子受体和 IL-8 抗体等。

正常情况下,SIRS 与 CARS 处于动态平衡,一旦失衡,即可引发机体一系列的连锁反应,导致单一器官或多器官损伤。如前所述,ARDS 发病过程涉及诸多细胞与体液因子。致病因素(如内毒素、创伤、缺血/再灌注等)激活机体的单核吞噬细胞系统,导致炎症细胞因子如肿瘤坏死因子(TNF)、白细胞介素(IL-1、IL-6、IL-8 等)的释放,炎症细胞因子使中性粒细胞激活,白细胞和血管内皮细胞的黏附分子表达增高,导致白细胞在肺微循环中趋化、集聚并与血管内皮黏附,大量释放氧自由基、蛋白水解酶、花生四烯酸类脂质代谢物(如前列腺素、血栓烷 A_2、白三烯、血小板活化因子)等。这些炎症介质造成肺血管内皮细胞的损伤,使肺微血管通透性增高,血浆蛋白质渗入肺间质而造成间质性肺水肿。炎症细胞在趋化因子和黏附分子的作用下,移行入肺间质并继续释放炎症介质,最终造成肺泡上皮损伤,气 - 血交换屏障破坏,肺水肿、肺组织炎症及低氧血症进行性加重。

此外,有学者观察到相同诱因下患者 ARDS 发病及预后截然不同的表现,由此提出遗传异质性在ARDS 发病机制中的作用,并致力于研究相关的分子靶点。

第三节 ｜ 临床表现

一、症状和体征

(一)急性呼吸衰竭的症状

1. **呼吸困难**　呼吸衰竭患者大多数会有明显的呼吸困难症状,主要表现为呼吸的频率、节律以及呼吸幅度的变化。

2. **发绀**　缺氧的最典型症状就是发绀,主要表现在口唇、指甲等部位。

3. **精神神经症状**　急性缺氧可出现精神症状,如精神错乱、昏迷及抽搐等;若伴有动脉血 CO_2 分压升高,可出现嗜睡、淡漠、扑翼样震颤,甚至呼吸骤停。

4. **循环系统症状**　可出现心动过速,严重缺氧时可出现心肌损伤以及循环衰竭。

5. **其他系统症状**　低氧血症将引起各系统器官的功能障碍,严重缺氧时可出现肝功能及肾功能障碍。缺氧也可引起胃肠道屏障功能受损,引起消化道充血水肿及溃疡,引发消化道出血。

(二) ARDS 的症状和体征

1. **症状**　典型的症状为呼吸急促和呼吸窘迫。ARDS 多于创伤、休克或大手术等之后 1~3 天内发生。除原发病的相应症状外,最早出现的症状是呼吸加快,呼吸频率可达 30~50 次 / 分,呼吸困难呈进行性加重。随着呼吸增快、呼吸困难症状的发展,缺氧症状也愈加明显,患者常伴有烦躁、焦虑、出汗等。ARDS 患者呼吸困难的特点是呼吸深快、费力,常感到胸廓紧束、严重憋气,即呼吸窘迫,不能用通常的吸氧疗法改善,亦不能用其他原发心肺疾病(如气胸、肺气肿、肺不张、肺炎、心力衰竭)解释。此外,在疾病后期,多伴有肺部感染,表现为发热、畏寒等症状。

2. **体征**　发病早期除呼吸频率加快以外,体征可无异常,或仅在双肺闻及少量细湿啰音;随着病程进展,多可闻及水泡音,可有管状呼吸音。

二、影像学检查

1. **X 线胸片**　急性呼吸衰竭和 ARDS 患者的早期 X 线胸片变化可能不明显,往往在临床症状出现后 12~24 小时才出现 X 线胸片异常。尽管呼吸困难已趋显著,PaO_2 已经下降,但 X 线胸片仍可无明显异常,或仅有边缘略显模糊的纹理增多;当肺间质水肿、肺泡水肿、肺出血比较明显时,双肺野可见边缘模糊的斑片状阴影;随着 ARDS 病变的进一步发展,肺实变、肺泡壁增厚、肺泡内透明膜形成,X 线胸片显示浸润性阴影扩大,融合为大片实变阴影,呈"白肺"(磨玻璃状),并可见支气管充气征;ARDS 后期,肺内继发炎症、坏死及纤维性改变,有的甚至有小脓肿形成,X 线表现为两肺弥漫性阴影,阴影中可见圆形透亮区和气液平面,可伴气胸或纵隔气肿。

2. **CT**　与正位 X 线胸片相比,CT 能更准确地反映病变肺区域的大小(图 23-2),可发现气压伤及小灶性的肺部感染。通过病变范围可较准确地判定气体交换和肺顺应性改变的程度。

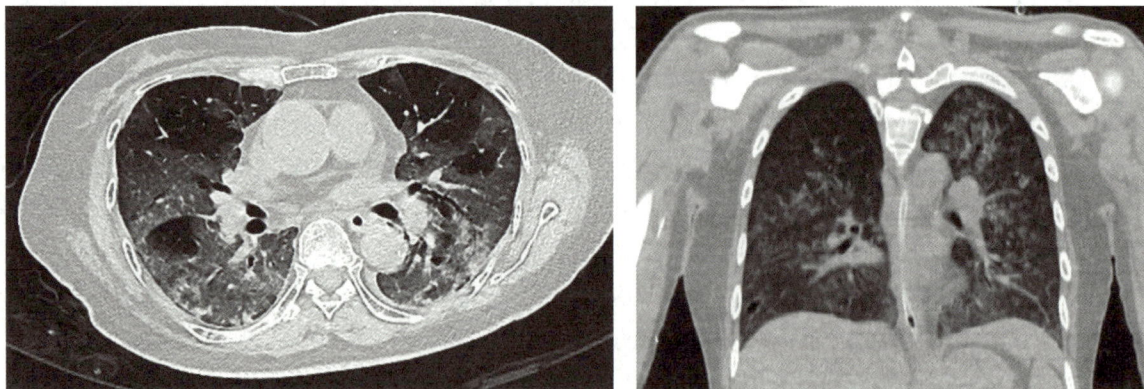

图 23-2　ARDS 的 CT 影像

3. **超声检查**　在 X 线胸片和 CT 未出现明显变化时,超声可以检测出渗出情况,呈现双侧 B 线或肺结节。

4. **其他影像学检查**　除 X 线胸片、胸部 CT 以及肺部超声检查外,还有放射性核素肺通气 / 灌注显像、肺血管造影等。

三、实验室检查

1. **动脉血气分析**　动脉血气分析是评价肺气体交换的主要临床手段。急性呼吸衰竭及 ARDS 患者的早期典型改变为 PaO_2 降低，$PaCO_2$ 降低，pH 升高，表现为呼吸性碱中毒。但在后期，如果出现呼吸肌疲劳或合并代谢性酸中毒，$PaCO_2$ 可高于正常，pH 则低于正常。根据动脉血气分析和吸入氧浓度可计算肺氧合功能指标，如肺泡-动脉氧分压差 $[(A\text{-}a)DO_2]$、肺内分流 (Q_S/Q_T)、呼吸指数 $[(A\text{-}a)DO_2/PaO_2]$、氧合指数 (PaO_2/FiO_2) 等指标，对建立诊断、进行病情严重程度分级和疗效评价等均有重要意义。目前在临床上以 PaO_2/FiO_2 最为常用。其具体计算方法为动脉血氧分压（PaO_2，单位为 mmHg）除以吸入氧浓度（FiO_2，单位为 %），正常值为 $400\sim500$mmHg。PaO_2/FiO_2 降低是诊断急性呼吸衰竭和 ARDS 的必要条件。

2. **脉搏血氧饱和度（SpO_2）**　最新的 ARDS 诊断标准将脉搏血氧饱和度也纳入了指标体系中，无论是气管内插管机械通气，还是非气管内插管的吸氧、无创机械通气，均可利用 SpO_2/FiO_2 进行诊断和病情分级，适用性可能比氧合指数更广。

3. **肺力学监测**　肺力学监测是反映肺机械特征改变的重要手段，可通过床边呼吸功能监测仪监测。ARDS 患者的主要改变包括顺应性降低和气道阻力增加。

4. **肺功能检测**　肺容量和肺活量、功能残气量（functional residual capacity，FRC）和残气容积均减小；呼吸无效腔增加，无效腔量/潮气量>0.5。

5. **血流动力学监测**　血流动力学监测对 ARDS 的诊断和治疗具有重要意义。心脏超声（参见第十四章）和肺动脉漂浮导管检查有助于明确心脏情况和指导 ARDS 的液体治疗，避免输液过多或容量不足。肺动脉漂浮导管可测定肺动脉楔压（PAWP），这是反映左心房压较可靠的指标，正常值<12mmHg。ARDS 常表现为 PAWP 正常或降低；若 PAWP>18mmHg 则支持左心衰竭的诊断，有助于 ARDS 与心源性肺水肿相鉴别。

6. **纤维支气管镜检查**　该项检查对于明确呼吸道疾病及获取病理学资料均有重要意义。通过纤维支气管镜获得的支气管肺泡灌洗液（BALF）及保护性支气管刷片是诊断肺部感染及细菌学调查的重要手段。ARDS 患者的 BALF 检查常可发现中性粒细胞明显增多（非特异性改变），可高达 80%（正常小于 5%）；BALF 中大量嗜酸性粒细胞对诊断和治疗有指导价值。另外，测定 BALF 中蛋白浓度或 BALF 中蛋白浓度与血浆蛋白浓度的比值，可反映从肺泡毛细血管中漏入肺泡的蛋白量，是评价肺泡毛细血管屏障损伤的常用方法。ARDS 患者的毛细血管通透性增加，引起大量血浆蛋白外渗，支气管液与血浆蛋白渗透压的比值>75%，即所谓“肺毛细血管渗漏综合征”。

7. **经胸热稀释法测定血管外肺水**　肺泡毛细血管屏障功能受损是 ARDS 的重要特征，ARDS 患者的血管外肺水含量明显高于心源性肺水肿患者。近年来，PiCCO 血流动力学监测已经广泛应用于重症患者。PiCCO 系统将血液热稀释法与动脉脉搏波形分析技术相结合，具备连续监测心排血量和容量指标的功能，并可以监测血管阻力的变化以及血管外肺水指数。PiCCO 是一种可以对血管外肺水进行量化监测的方法。血管外肺水在胸腔内血容量所占的比例，即肺通透性指数，其正常值为 $20\%\sim30\%$，超过 30% 则为通透性升高型即非心源性肺水肿。此外，PiCCO 可帮助判断脓毒症诱发 ARDS 的严重程度及预后。

四、ARDS 的临床分期

一般可分为四期，但在临床未必可见到如此典型的过程，且各期之间也并无绝对界限。

1. **第一期（急性损伤期）**　损伤后数小时，原发病为主要临床表现。呼吸频率开始增快，导致过度通气，无典型的呼吸窘迫。可不出现 ARDS 症状，血气分析显示低二氧化碳血症，PaO_2 尚属正常或正常低值。X 线胸片无阳性发现，有时肺超声可显示双侧 B 线。

2. **第二期（相对稳定期）**　多在原发病发生 $24\sim48$ 小时以后，此期呼吸浅快而有轻度困难，肺部可听到湿啰音或少量干啰音。PaO_2 下降,(A-a)DO_2 与 Q_s/Q_T 增大,X 线胸片可见肺纹理增多、细网状浸润阴影,反映肺间质液体含量增加,肺超声显示双侧明显的 B 线。

3. **第三期(急性呼吸衰竭期)**　此期病情发展迅速,出现发绀,并进行性加重。呼吸困难加剧,表现为呼吸窘迫。肺部听诊湿啰音增多,心率增快。PaO_2 进一步下降,常规氧疗难以纠正。X 线胸片因间质与肺泡水肿而出现典型的弥漫性雾状浸润阴影。

4. **第四期(终末期)**　呼吸窘迫和发绀持续加重,患者严重缺氧,出现神经精神症状如嗜睡、谵妄、昏迷等。血气分析显示严重低氧血症、高二氧化碳血症,常有混合性酸碱失衡,最终导致心力衰竭或休克。X 线胸片显示大片状融合阴影,呈"白肺"(磨玻璃状)。

不同病因所致的 ARDS,发病和临床表现可能会有所差别:肺挫伤、胃酸误吸等导致直接肺损伤的患者,浅而快的呼吸可能在受伤后 1 小时就出现;但在脓毒症患者,气促症状往往在发病后 3～4 天才出现;多数患者急性呼吸衰竭的症状和体征发生于起病 24～48 小时以后。总的来说,ARDS 的病程往往是急性过程,但也有一部分患者经治疗度过急性期,病程较长,最终发展为进行性肺纤维化、气压伤和难以纠正的顽固性低氧血症而死亡。

第四节 ｜ 诊断与鉴别诊断

一、诊断

1. **诊断依据**　无论是急性呼吸衰竭还是 ARDS,除了其原发病的临床表现外,诊断主要依靠动脉血气分析或脉搏血氧饱和度。疾病过程中出现呼吸浅快、呼吸窘迫、低氧血症和发绀,常规氧疗难以纠正缺氧;血气分析示肺换气功能进行性下降;肺部超声呈现双侧肺 B 线,X 线胸片显示肺纹理增多、边缘模糊的斑片状或片状阴影,排除其他肺部疾病和左心衰竭。ARDS 的诱发因素很多,如肺炎、肺外感染、外伤、输血、误吸或休克等。若有无法用心源性因素或输液过多来解释的肺水肿,或无法用肺不张来解释的低氧血症或气体交换障碍,只要有明确的诱发因素存在,即可诊断为 ARDS。

2. **诊断标准**　急性呼吸衰竭的诊断标准主要依靠动脉血气分析,pH 主要反映机体的代偿情况,当 pH 正常、$PaCO_2$ 升高时称为代偿性呼吸性酸中毒;pH 降低、$PaCO_2$ 升高时称为失代偿性呼吸性酸中毒。2023 年 7 月发表在《美国呼吸与重症监护医学杂志》(*American Journal of Respiratory and Critical Care Medicine*)的新的 ARDS 诊断依据(表 23-2),在 2012 年柏林 ARDS 诊断标准基础上进行了修改,增加了无气管内插管状态下的 SpO_2/FiO_2($SpO_2 \leqslant 97\%$)指标和肺部超声检查,并根据有创机械通气时不同的氧合指数以及 SpO_2/FiO_2($SpO_2 \leqslant 97\%$)将 ARDS 进行了程度分级(表 23-3),不再将 PEEP 和 CPAP 作为有创机械通气状态下 ARDS 分级的指标。

二、鉴别诊断

ARDS 的诊断应与其他原因引起的急性肺水肿和呼吸衰竭相鉴别。

1. **心源性肺水肿**　常见于高血压心脏病、冠心病、主动脉瓣膜病变、心肌炎、心肌病等引起的左

表 23-2　新的 ARDS 诊断依据

项目	诊断依据
发病时间	具有已知危险因素后 1 周内发病 新出现的或原有呼吸系统症状加重后 1 周内发病
X 线胸片、CT 成像和肺部超声	无法用渗出、肺叶/肺萎陷或结节、肿物完全解释的双肺透光度降低;超声显示双肺 B 线和/或结节
水肿原因	无法完全用心衰或容量负荷过多解释的肺水肿以及不能单纯用肺不张解释的低氧血症或气体交换异常

表 23-3　新的 ARDS 分级标准

项目	无气管内插管	有创机械通气
氧合状态*	$PaO_2/FiO_2 \leq 300mmHg$ 或 $SpO_2/FiO_2 \leq 315$（$SpO_2 \leq 97\%$）在高流量（$\geq 30L/min$）经鼻吸氧或 NIV/CPAP 附加 $\geq 5cmH_2O$ 的呼气压力	轻度：$200mmHg < PaO_2/FiO_2 \leq 300mmHg$ 或 $235 < SpO_2/FiO_2 \leq 315$（$SpO_2 \leq 97\%$）中度：$100mmHg < PaO_2/FiO_2 \leq 200mmHg$ 或 $148 < SpO_2/FiO_2 \leq 235$（$SpO_2 \leq 97\%$）重度：$PaO_2/FiO_2 \leq 100mmHg$ 或 $SpO_2/FiO_2 \leq 148$（$SpO_2 \leq 97\%$）

注：*海拔 > 1 000m 时，校正氧合指数为（PaO_2 或 SpO_2）/FiO_2 ×（大气压/760）。FiO_2：环境的 FiO_2（如空气为 0.21）+ 0.03 × 氧流量（L/min）。NIV. 无创机械通气；CPAP. 持续气道正压。

心衰竭。患者均有心脏病病史和相应的体征，结合 X 线胸片和心电图变化，一般诊断不难。要注意心源性肺水肿和 ARDS 可同时存在，特别是老年患者。心源性肺水肿的形成主要是由于肺静脉压增高，其水肿液中蛋白质含量不高，使用利尿药、血管扩张药降低肺动脉压可使肺水肿缓解；ARDS 引起的肺水肿主要是由于肺毛细血管内皮损伤，通透性增加，其水肿液中蛋白质含量较高。心源性肺水肿引起的呼吸困难常可因吸氧而缓解，但 ARDS 引起呼吸窘迫时吸氧不能奏效。

2. **其他因素所致的非心源性肺水肿**　ARDS 属于非心源性肺水肿的一种，但其他多种疾病也可导致非心源性肺水肿，如输液过量，肺静脉闭塞性疾病如纵隔肿瘤、肺静脉纤维化，血浆胶体渗透压降低如肝硬化、肾病综合征、营养不良等，还可见于胸腔抽液过快所致的复张性肺水肿。此类患者的共同特点为有明确的病史，肺水肿的症状、体征及 X 线征象出现较快，治疗后消失也快。低氧血症一般不重，通过吸氧可以改善症状。而 ARDS 患者低氧血症治疗效果不明显，肺部阴影一旦出现，短期内难以消失。

3. **急性肺栓塞**　血栓多来自下肢深静脉和盆腔静脉，手术后或长期卧床不起者多见，脂肪栓塞常见于长骨骨折。本病起病突然，以呼吸困难、胸痛、咯血、发绀等为主要临床表现，呼气末二氧化碳分压下降明显。血气分析 PaO_2 与 $PaCO_2$ 均降低，与 ARDS 有些相似，但 X 线胸片可见肺内典型的圆形或三角形阴影，心电图 I 导联出现 S 波加深，Ⅱ导联出现大 Q 波及倒置 T 波。放射性核素扫描及肺动脉造影可明确诊断。近些年来，肺栓塞也可以通过肺部超声变化协助诊断（参见第十四章）。

4. **慢性阻塞性肺疾病并发呼吸衰竭**　此类患者既往有慢性胸、肺疾病病史，常于感染后发病；临床表现为发热、咳嗽、气促、呼吸困难和发绀；血气分析显示 PaO_2 降低，多合并有 $PaCO_2$ 升高。而 ARDS 患者既往心肺功能正常，血气分析早期以低氧血症为主，$PaCO_2$ 正常或降低；常规氧疗不能改善低氧血症。因此，根据病史、体征、影像学、肺功能和血气分析等检查不难与 ARDS 鉴别。

5. **特发性肺间质纤维化**　病因不明，临床表现为刺激性干咳、进行性呼吸困难、发绀和持续性低氧血症，逐渐出现呼吸衰竭，可与 ARDS 相混淆。但本病起病隐匿，多属慢性经过，少数呈亚急性；肺部听诊可闻及高调的爆裂音，声音似乎非常表浅，如同在耳边发生一样，具有特征性；血气分析表现为 PaO_2 降低，$PaCO_2$ 降低或不变；X 线胸片可见网状结节影，有时呈蜂窝样改变；血清免疫学检查示免疫球蛋白 G（IgG）和免疫球蛋白 M（IgM）常有异常；病理上以广泛间质性肺炎和肺间质纤维化为特点；肺功能检查可提示限制性通气功能障碍和弥散功能降低。

第五节 │ 治　疗

急性呼吸衰竭与 ARDS 的治疗原则主要是消除病因、控制感染、控制全身失控性炎症反应、呼吸支持、改善循环和组织氧供、防治并发症及维护重要器官功能。具体包括以下方面。

一、控制原发病与抗感染治疗

1. **原发病的治疗**　原发病是影响急性呼吸衰竭及 ARDS 预后和转归的关键，及时去除或控制致病因素是治疗急性呼吸衰竭及 ARDS 的首要原则。无论何种病因，均应在保证患者生命安全的前提下积极治疗原发病。

2. 抗感染与控制炎症反应　感染及创伤后的全身炎症反应是导致 ARDS 的根本病因,遏制其导致的全身失控性炎症反应是预防和治疗 ARDS 的必要措施。积极防治各种感染能避免或减轻肺损伤的进一步加重,也是预防或减轻多器官功能障碍的重要途径。

二、保持呼吸道通畅

无论是急性呼吸衰竭还是 ARDS 的治疗,保持呼吸道通畅都是最基本、最重要的手段,只有呼吸道通畅才能保证氧气的吸入及代谢产物(CO_2 及其他有机物质)的有效排出。呼吸道阻塞将使呼吸阻力明显增加,将会加重呼吸肌的疲劳;呼吸道阻塞引起气道分泌物排出受阻,会导致或加重肺部感染,同时也可引发肺不张,进一步加重低氧血症。因此,在治疗急性呼吸衰竭及 ARDS 时,均应首先保持呼吸道通畅,否则将会严重影响治疗效果。

临床上保持呼吸道通畅的方法主要有:托下颌解决舌根后坠阻塞呼吸道问题,建立人工气道(放置口咽通气道、鼻咽通气道或喉罩,气管内插管或气管切开),清除呼吸道分泌物(排痰、吸痰等),湿化呼吸道或应用一些促进排痰的药物及支气管扩张药等。

三、氧疗

急性呼吸衰竭或 ARDS 患者经吸氧后,其低氧血症状态均可不同程度地缓解,非肺源性急性呼吸衰竭的氧疗效果更明显。尽管吸氧可缓解低氧血症的状态,但实践证明,氧疗时应尽量降低吸入氧浓度及缩短吸氧时间,以防止吸氧后的并发症。

1. 常用吸氧方法　包括:①经鼻导管吸氧法:将吸氧管开口插入鼻孔内;②面罩吸氧法:将面罩放置于口与鼻上,可明显提高吸入氧浓度(FiO_2);③贮氧囊面罩吸氧法:是在面罩吸氧的基础上,附加一个可储存氧气的囊,使贮存的氧量增加,使 FiO_2 进一步提高。

2. 高流量鼻导管(high-flow nasal cannula,HFNC)**吸氧法**　是指通过无须密封的鼻塞导管直接将一定氧浓度的空氧混合高流量气体输送给患者的一种氧疗方法。临床上,将流量高于患者吸气峰流速的吸氧方法称为高流量氧疗。HFNC 可以在 21%～100% 的范围内给予患者恒定的吸入氧浓度,并给予最高达到 60L/min 的持续高流量气体,同时对吸入的气体给予加温加湿处理。此方法能减少鼻咽部解剖无效腔,产生气道正压,提高呼气末肺容积,保护气道黏膜,增加黏膜纤毛的清理能力,并降低上呼吸道阻力,减少患者的呼吸功。

3. 氧疗的并发症

(1)吸收性肺不张:吸入高浓度氧可将肺内氮气置换出来,结果使肺泡失去了氮气的支撑。随着氧的吸收,肺泡的直径逐渐变小,可发生肺萎陷或肺不张。因此,FiO_2 在 50% 以下较为安全。

(2)氧中毒:长时间吸入高浓度氧可使肺泡表面活性物质减少或活性降低,气管的纤毛运动被抑制,肺泡壁增厚,肺毛细血管壁通透性增加而导致肺水肿。氧中毒的早期表现为肺间质和肺泡内水肿,内皮细胞破坏和坏死,肺泡充血和渗出;后期表现为渗出吸收和肺间质病变。临床表现为顽固性低氧血症、肺萎陷和肺顺应性降低。

四、呼吸支持治疗

机械通气仍然是最重要的呼吸支持手段,也是治疗急性呼吸衰竭与 ARDS 的关键医疗措施。合理的机械通气可明显降低 ARDS 患者的病死率。机械通气的主要目标是维持合适的气体交换和充分的组织氧合,避免或减少对血流动力学的干扰,减少呼吸肌做功,避免发生氧中毒,为病因治疗和肺损伤的修复赢得时间。

(一)机械通气的方式
机械通气的方式包括两部分:无创机械通气和有创机械通气。

1. 无创机械通气　是通过吸氧面罩或口鼻罩进行的辅助通气,以提高体内的氧含量,满足机体代谢的需要。无创机械通气（NIV）的优点：无创伤，对机体影响小，可以避免气管内插管和气管切开引起的并发症，与标准氧疗比较，NIV 可以明显改善呼吸衰竭或 ARDS 患者的氧合，但不能降低气管内插管率，也不能改善患者预后。

无创机械通气的适应证：神志清楚、血流动力学稳定、能够得到严密监测、随时可行气管内插管且预计病情能够短期缓解的早期 ARDS 患者，合并免疫功能低下者可以尝试 NIV 治疗。如 NIV 治疗 1～2 小时后，低氧血症和全身情况得到改善，可继续应用 NIV。若低氧血症不能改善或全身情况恶化，提示 NIV 治疗失败，应及时改为有创机械通气。

无创机械通气的禁忌证：①意识不清；②血流动力学不稳定；③气道分泌物明显增加且气道自洁能力不足；④因面部畸形、创伤或手术等不能佩戴鼻面罩；⑤上消化道出血、剧烈呕吐、肠梗阻和近期接受过食管或上腹部手术患者；⑥危及生命的低氧血症。

2. 有创机械通气　是通过气管内插管（或气管切开插管）进行的机械通气。有创机械通气在临床上无禁忌证，只要病情需要均可以进行有创机械通气，尤其适用于急性呼吸衰竭与 ARDS 患者。

应用机械通气的条件：①根据临床表现如明显发绀、烦躁不安、神志恍惚、嗜睡甚至昏迷，经过吸氧及无创机械通气无好转即应考虑机械通气；②呼吸频率（RR）大于正常时的 3 倍或小于正常时的 1/3；③自主呼吸潮气量小于正常时的 1/3；④气体交换指标：当 $FiO_2 > 50\%$ 时，$PaO_2 < 50mmHg$；⑤最大吸气压（MIP）$< 25cmH_2O$；⑥$PaCO_2 > 50mmHg$，COPD 患者除外；⑦生理无效腔/潮气量（V_D/V_T）$> 60\%$；⑧循环指标：心排血量 $< 2L/min$，或心指数 $< 1.2L/(min \cdot m^2)$；⑨肺内分流（Q_s/Q_T）$> 15\%$。

（二）机械通气的管理

1. FiO_2　应根据其他通气参数的设置调节 FiO_2，维持 SpO_2 在 88%～95%，PaO_2 在 55～80mmHg，避免高氧血症导致不良后果。一旦氧合改善，应及时降低 FiO_2。吸氧的原则是尽量降低吸入氧的浓度和缩短吸氧的时间。

2. 通气模式　对急性呼吸衰竭或 ARDS 患者行机械通气时，容量控制通气和压力控制通气对生理学指标和临床转归的影响无显著差别，可根据病情选择不同的通气模式，重要的是应仔细评估病情并进行个体化的参数设置。

目前机械通气包括以下模式。

（1）控制通气（controlled ventilation, CV）：CV 是指呼吸机完全代替患者的自主呼吸，其频率、潮气量或气道压力、吸呼比及吸气流速均按预置值进行。CV 通常用于严重呼吸抑制、呼吸衰竭或呼吸停止的患者。

（2）辅助通气（assisted ventilation, AV）：AV 是在患者自主吸气的触发下，呼吸机开始送气以辅助通气。AV 为同步部分通气，呼吸机按预设潮气量或压力、频率及吸呼比进行送气。压力切换型呼吸机提供压力辅助，而容积切换型则提供容量辅助。AV 是常用的通气模式。

（3）辅助-控制通气（assist-control ventilation, A/CV）：A/CV 是 AV 及 CV 的结合，通过患者吸气负压或者吸气流量触发呼吸机送气，并需要设定通气频率。当患者无力触发或自主呼吸频率低于预设频率时，呼吸机按预设频率及潮气量或压力进行送气，即有触发时为 AV，无触发时为 CV。

（4）同步间歇指令通气（synchronized intermittent mandatory ventilation, SIMV）：SIMV 是预先设置呼吸频率、潮气量、吸气时间或流速以及触发灵敏度等的基础上，呼吸机按预设指令对患者提供正压通气，但每次送气都是在患者吸气力的触发下发生的，两次指令呼吸之间允许患者自主呼吸。SIMV 属于部分通气支持，既保留了自主呼吸功能，又可逐渐降低呼吸机支持的水平，因而有利于撤机。

（5）压力支持通气（pressure support ventilation, PSV）：在患者自主呼吸时，吸气相一开始呼吸机即开始送气，并使气道压迅速上升到预置的压力值，并维持气道压在这一水平。当自主吸气流速降低到最高吸气流速的一定比例时，气道压则回到基线水平，开始呼气。PSV 主要用于减少患者自主呼吸时的呼吸做功，可作为撤离呼吸机的一种方法。

（6）分钟指令通气（mandatory minute ventilation, MMV）：当患者自主呼吸的每分通气量大于预设值时,呼吸机不额外送气。而当其低于预设值时,呼吸机送气以补给。

（7）压力释放通气（pressure release ventilation,PRV）：PRV 是以间歇释放 PEEP,降低气道压和减少功能残气来增加肺泡通气。PRV 的优点是气道峰压和胸腔内压低、气压伤少,对血流动力学影响也较小。

（8）持续气道正压（continuous positive airway pressure,CPAP）与双相气道正压（biphasic positive airway pressure,BiPAP）通气：CPAP 是患者通过高速气流系统进行自主呼吸时,由于气流速度高于自主呼吸吸气时的流速,呼、吸两相的气道压均大于大气压。CPAP 可防止肺泡塌陷,增加功能残气,改善肺顺应性及氧合。BiPAP 则是在 CPAP 的基础上,在呼、吸时相提供水平不同的高、低两种压力,通过两种压力水平间的转换,引起呼吸容量变化,达到辅助通气的目的。

（9）压力调节容积控制通气（pressure regulated volume control ventilation,PRVCV）：呼吸机在保证预置的潮气量和每分通气量的基础上,可根据计算机测定的呼吸系统顺应性,调节并控制气道压力,以最低气道压力达到最佳肺泡通气。

（10）适应性支持通气（adaptive support ventilation,ASV）：ASV 是利用计算机控制系统综合监测患者的即时情况,自动调整和设置呼吸机参数来适应患者的呼吸能力和通气需要。无论患者有无自主呼吸能力,该模式都能适应。

（11）呼气末正压通气：在正常自主呼吸时,呼气末的气道压等于大气压。呼气末正压（positive end-expiratory pressure,PEEP）是指在呼气相结束时,气道压仍然高于大气压。

PEEP 对机体的影响包括以下几方面。

1）PEEP 可促进肺顺应性较差部位的肺间质液体移向顺应性较好的间质（如支气管周围和肺门部）,改善肺顺应性和氧的弥散,提高动脉血氧分压。

2）增加功能残气量（FRC）：PEEP 可使小的开放肺泡膨大,使萎陷肺泡复张,增加 FRC。

3）PEEP 对血流动力学的影响：①降低回心血量：PEEP 可增加胸腔内压,导致体循环静脉回流受阻,可降低心脏的每搏量,使心排血量降低。②降低右心室排血功能：PEEP 可增加胸腔内压和肺血管阻力,使右心室的后负荷升高。③对左心室功能的影响：PEEP 可使右心室后负荷增加和容积扩大,引起室间隔向左移位,导致左心室的形状、容积和舒张末压发生改变,结果影响了左心室的充盈,使心排血量降低。④PEEP 可降低冠脉血流：其原因可能是胸腔内压升高,压迫心脏和冠脉,也可能与心肌氧耗量降低有关。

PEEP 的适应证：①急性呼吸衰竭患者,常合并有小气道早期关闭、肺不张、肺内分流量增加。PEEP 治疗可恢复肺容量,增加 FRC,防止肺不张,使 PaO_2 升高。若 FiO_2 高于 60% 时仍不能维持 PaO_2 高于 60mmHg,应该选择 PEEP 治疗。②ARDS 患者,由于这类患者常出现严重的低氧血症,应选用 PEEP 治疗。

PEEP 的临床应用方法：一般从 $5cmH_2O$ 开始应用,并根据肺功能、循环功能、肾功能以及中枢神经系统功能的变化来调节 PEEP 的大小,每次可增减 $2\sim5cmH_2O$。根据患者状态决定 PEEP 水平。一般认为,PEEP 不应超过 $15\sim20cmH_2O$。

3. 体位　机械通气患者平卧位易发生呼吸机相关性肺炎（ventilator-associated pneumonia,VAP）,除非有脊髓损伤等体位改变的禁忌证,机械通气患者均应保持 30°~45° 半卧位,预防 VAP 的发生。俯卧位通气通过降低胸腔内压梯度、促进分泌物引流和促进肺内液体移动,明显改善氧合。常规机械通气治疗无效的重度 ARDS 患者,若无禁忌证,可考虑采用俯卧位或半卧位通气。

4. 镇静、镇痛　对机械通气的 ARDS 患者,应制订镇静方案（镇静目标和评估）,以缓解焦虑、躁动,减少过度的氧耗。合适的镇静镇痛是保证患者安全和舒适的基本环节,但应注意镇静药和镇痛药也会对患者产生不良影响,如意识的改变、血流动力学以及肝肾功能的变化等。

5. 保留适度的自主呼吸　保留适度的自主呼吸能显著改善轻中度 ARDS 患者的气体交换功能,减少机械通气相关性肺损伤（ventilation-associated lung injury,VALI）的发生,维持循环稳定,降低镇静、镇痛药物和肌松药的使用量,减少呼吸机相关膈肌功能不全的发生,但对临床转归的影响有待于进一步证实。保留自主呼吸时,应避免自主吸气努力过强,导致跨肺泡压的显著增加和肺组织的过度牵张,如果此时病情严重($PaO_2/FiO_2<150mmHg$),应考虑短时间(<48小时)应用肌松药。

6. 肺保护性通气策略　在机械通气治疗过程中,如果呼吸参数设置不合理,可能导致气道峰压过高、肺泡过度膨胀、炎症介质释放,进而导致气压伤、容积伤、萎陷伤和生物伤,称为 VALI。为防止这种医源性的肺损伤,目前均采用肺保护性通气策略(lung protective ventilation strategy,LPVS)。肺保护性通气策略包含以下几项内容:①小潮气量和允许性高碳酸血症(permissive hypercapnia,PHC)是肺保护性通气策略的重要组成部分。小潮气量(6~8ml/kg)通气,允许一定程度的 CO_2 潴留($PaCO_2$ 60~80mmHg)和呼吸性酸中毒(pH 7.25~7.30),限制平台压≤$30cmH_2O$。②呼气末正压(PEEP)通气:PEEP 能复张肺泡、增加功能残气量、改善通气血流比例、提高肺顺应性、减少肺泡周期性复张和塌陷所致剪切伤的发生、有效提高 PaO_2。PEEP 水平与 ARDS 患者病死率的关系仍不清楚。高水平 PEEP($>12cmH_2O$)不能降低整体 ARDS 患者的病死率,但可能有益于中重度 ARDS 患者。临床工作中应个体化确定 PEEP 水平。有条件者可根据静态 P-V 曲线低位拐点压力 +$2cmH_2O$ 来确定 PEEP。③肺复张策略:在实施小潮气量通气的同时,采取肺复张手法促进闭陷的肺泡重新复张,可明显改善 ARDS 患者肺的顺应性和氧合,减少肺内分流,对 ARDS 治疗具有重要意义。目前临床常用的肺复张手法包括控制性肺膨胀、PEEP 递增法及压力控制法(PCV 法),其中控制性肺膨胀可在小潮气量通气时给予较高的压力($30cmH_2O$)持续 30 秒,使闭陷的肺泡充分开放。

7. 部分液体通气　是在常规机械通气的基础上经气管内插管向肺内注入相当于功能残气量的全氟碳化合物(PFC),以降低肺泡表面张力,促进肺重力依赖区塌陷肺泡复张。液体通气能改善 ARDS 患者的气体交换,增加肺顺应性,可作为严重 ARDS 患者常规机械通气无效时的一种选择。最近的一些研究结果表明,没有证据证实部分液体通气可以降低患者死亡的风险或缩短机械通气的持续时间,还可能会加重低氧血症,增加低心率、低血压、气胸和心力衰竭的风险。

(三) 机械通气的撤离

机械通气的撤离(weaning of mechanical ventilation)是指正在进行机械通气治疗的患者,从机械通气过渡到完全自主呼吸的过程。为了成功地撤离呼吸机,必须正确判断患者的呼吸功能及全身情况,掌握好撤机的时机。

1. 撤机的指征

(1) 临床一般指征:①循环功能稳定,血压和心率基本在正常范围,器官组织的灌注良好,没有严重的心律失常,基本脱离了血管活性药对循环的支持;②严重感染得到有效控制;③严重的代谢紊乱已得到纠正,包括体液、电解质及酸碱平衡失调,特别是血浆钾、钠、镁和钙等离子在正常值范围;④呼吸运动正常;⑤需要机械通气治疗的原病因已基本去除。

(2) 呼吸功能测定:根据所测定的呼吸参数来决定能否撤离呼吸机(表 23-4)。

(3) 其他因素:①中枢神经系统的功能基本恢复,神志清楚,咳嗽和吞咽反射恢复;②营养状况好;③患者主动活动能力基本恢复,如能自行翻身、坐起等。

表 23-4　呼吸机撤离的指征

参数	开始撤机	完全撤机
肺活量 /(ml/kg)	≥5	≥15
最大吸气压 /cmH_2O	≥10	≥25
PEEP/cmH_2O	≤10	≤5
(A-a)DO_2/mmHg	<350(吸 O_2)	<350(吸 O_2)
PaO_2/mmHg	>60(吸 O_2)	>60(吸 O_2)
pH	≥7.30	≥7.30
呼吸频率 /(次 / 分)	<45	<35
每分通气量 /L	<18	<10

2. 呼吸机撤离方法

（1）T形管吸氧法：嘱患者脱离呼吸机后自主呼吸，以T形管吸氧一段时间，然后再机械通气一段时间，自主呼吸与机械通气交替应用，并逐渐延长自主呼吸时间，直到完全脱离呼吸机。在自主呼吸期间应密切观察和评价呼吸肌的功能。当出现呼吸肌疲劳时，应立即行机械通气以恢复呼吸肌力。

（2）CPAP撤机法：CPAP与T形管吸氧不同，治疗效果也不一样。因为CPAP有一按需活瓣，通过活瓣行自主呼吸时可稍增加呼吸做功，有时反而更容易引起呼吸肌疲劳。但当患者的肺容量较低，或仍需要PEEP治疗才能维持适当 PaO_2 时，选用CPAP较好。

（3）SIMV撤机法：是目前较常用的撤机方法。因为SIMV允许患者自主呼吸，当达到撤机标准后，即可逐渐降低SIMV的频率，直到完全脱离呼吸机。由于SIMV能维护呼吸肌的活力，减少镇静药的用量，并能维持适当的通气/血流比值，是一种从机械通气过渡到自主呼吸的较安全方法。

（4）PSV撤机法：用PSV撤机时，开始设置一定压力以获得足够的潮气量。然后在维持适当的肺泡通气量的基础上，逐渐降低压力并过渡到完全自主呼吸。临床上常将PSV与SIMV联合应用，以降低患者自主呼吸时的呼吸做功，并逐渐降低SIMV的频率。然后再降低PSV的压力，以达到完全撤离呼吸机的目的。

（5）无创正压通气（NIPPV）撤机：NIPPV是指不需要通过建立人工气道的方式来进行辅助机械通气的一种通气模式。NIPPV用于撤机可适当提前拔管时间，以减少人工气道引起的并发症。

总之，各种撤机方法都有一定的优点和不足。但目前还没有一种方法适合所有病例，多数病例用上述方法都能成功地撤机。如果用某种方法撤机困难或失败，应当仔细地查找并解除病因，再尝试撤机。

五、体外膜肺氧合技术

体外膜肺氧合（ECMO）是由体外循环发展而来，是将静脉血引到体外，经膜氧合器使其动脉化后再泵回到患者体内的治疗方法，可使受损的肺脏得到充分休息和修复愈合。使用ECMO可进行较长时间的心肺支持，适用于治疗可逆性呼吸衰竭，尤其可明显提高新生儿和小儿呼吸衰竭的生存率。使用肝素处理膜氧合器和管路使ECMO更为安全，但因技术设备复杂、价格昂贵、创伤较大，其应用受到限制。随着ECMO技术的改进，越来越多的证据表明ECMO在ARDS治疗中的重要作用。

六、液体管理

液体管理是ARDS治疗的重要部分，目前对ARDS患者在保证组织器官灌注的前提下，实施限制性的液体管理，有助于改善ARDS患者的氧合，减少机械通气时间和ICU停留时间，但病死率与自由液体治疗没有显著差异。应慎用胶体液，以免其通过渗透性增加的呼吸膜积聚于肺泡和间质而加重肺水肿。如有低蛋白血症（血浆总蛋白＜50～60g/L）的ARDS患者，补充白蛋白等胶体液和应用利尿药有助于实现液体负平衡，并改善氧合。实施严格限制性液体管理时，保证循环血流动力学稳定是其重要前提，应避免低容量状态导致的心排血量降低和全身组织缺氧。在血流动力学状态稳定的情况下，可酌用利尿药以减轻肺水肿。

七、药物治疗

1. 糖皮质激素治疗　目前对于ARDS患者使用糖皮质激素是否获益仍有争议。糖皮质激素无法降低ARDS患者的病死率，但有研究证实发病早期（14天以内）使用可改善氧合，缩短机械通气时间，发病14天以后再开始使用则会增加病死率。糖皮质激素的应用应权衡激素使用的适应证与并发症等利弊，至少应考虑给患者带来的利大于弊。

2. 一氧化氮（NO）吸入　吸入NO可选择性扩张肺血管，显著降低肺动脉压，减少肺内分流，缓解通气血流比例失调，并且可减少肺水肿形成。但吸入NO可增加ARDS患者急性肾衰竭以及呼吸机相关性肺炎的风险，并不作为ARDS的常规治疗手段，仅在一般治疗无效的严重低氧血症时可考虑应用。

3. **肺泡表面活性物质**　肺泡表面活性物质能降低肺泡表面张力,减轻肺部炎症反应,阻止氧自由基对细胞膜的氧化损伤。肺泡表面活性物质对于新生儿呼吸窘迫综合征有非常好的效果。尽管ARDS患者肺泡表面活性物质减少或功能丧失,易引起肺泡塌陷,理论上应用肺泡表面活性物质应该有好的效果,但临床上不同的患者状态不同,效果也不完全相同。目前肺泡表面活性物质的应用仍存在许多尚未解决的问题,如最佳剂量、给药时间、给药间隔和药物来源等。因此,尽管早期补充肺泡表面活性物质有助于改善氧合,但还不能将其作为ARDS的常规治疗手段,有必要进一步研究,以明确其对ARDS预后的影响。

4. **前列腺素 E_1**　前列腺素 E_1(PGE_1)是血管活性药物,具有免疫调节作用,可抑制巨噬细胞和中性粒细胞的活性,发挥抗炎作用。但是 PGE_1 没有组织特异性,静脉注射 PGE_1 会引起全身血管舒张,导致低血压。在ARDS患者肺动脉高压及低氧血症难以纠正时,可以考虑吸入 PGE_1。

5. **其他药物和制剂**　包括:①抗氧化剂:N-乙酰半胱氨酸(NAC)和丙半胱氨酸;②环氧合酶抑制剂:布洛芬等;③细胞因子单克隆抗体或拮抗剂;④己酮可可碱(pentoxifylline)及其衍化物利索茶碱(lisofylline);⑤重组人活化蛋白C;⑥酮康唑;⑦鱼油等。以上药物或制剂均需要临床进一步验证其疗效。

八、中医中药

无论是急性呼吸衰竭还是ARDS,尤其是ARDS,目前尚缺乏有效的治疗方法。中医中药对危重症患者治疗有其独到之处,穴位刺激或中药方剂对急性呼吸衰竭或ARDS均表现出好的治疗效果。部分内容请参见第二十二章。

九、营养代谢支持

ARDS患者分解代谢增强,处于负氮平衡和能量摄入不足状态,这些均影响肺组织损伤的修复,严重时机体免疫和防御功能下降而易发生感染,故应尽早给予强有力的营养支持治疗。肠内营养可预防肠黏膜萎缩及肠道细菌和内毒素移位,可优先采用,而对于病情急重、消化功能差者也可采用全胃肠外营养(TPN)。具体如何实施,请参阅第二十八章的相关内容。

十、维护重要器官功能

急性呼吸衰竭或ARDS患者均存在严重的低氧血症,如不能及时纠正,将会影响到全身各重要器官功能。因此,在治疗急性呼吸衰竭或ARDS的同时,一定要防止多器官功能障碍综合征的发生。

由于肺脏接受全身的血液循环并具有最为丰富的毛细血管内皮等因素,ARDS可能是SIRS的首发表现。随着病情的发展,可能出现多个器官衰竭,也可由于ARDS导致的严重缺氧、合并感染以及不适当的治疗而发生其他器官损伤,而肺外器官功能的衰竭又可反过来加重ARDS。在有效的通气支持下,因严重低氧血症死亡者已较少见,多器官功能障碍综合征(MODS)是在病程后期的主要死因。所以,在ARDS治疗中应对循环功能、肾功能、肝功能及胃肠等器官功能予以支持和监测,如减轻心脏负荷、增加心肌氧供,监测肾功能,防治消化道出血,监测凝血功能和预防DIC等的发生。

临床研究显示,对于ARDS的治疗,选用单一的治疗措施效果有限,综合应用多种治疗措施,ARDS的病死率有望进一步降低。

(李文志)

本章思维导图　　本章目标测试

第二十四章 | 休克的诊疗

第一节 | 概　述

一、概念

休克（shock）是指机体受到强烈有效的刺激后，有效循环血容量减少、组织灌注不足，导致细胞缺氧、功能受损的病理生理过程，是以组织灌注不足为核心的一种临床综合征。

休克是常见急性危重病症，如果这种病理生理状态得不到及时纠正，患者可因多器官功能障碍或衰竭而死亡。

二、休克的分类

休克的分类方法很多，但尚无统一观点。通常按休克发生的病因可将其分为低血容量性休克、过敏性休克、感染性休克、心源性休克和神经源性休克。围手术期最常见的是低血容量性、过敏性和感染性休克。

1. **低血容量性休克**（hypovolemic shock）　全血容量的丢失、体液量的减少引起有效循环血容量急剧减少，最终导致血压下降和微循环障碍。大量失血引起血管内容量减少而导致的休克称为失血性休克；因严重创伤或烧伤后大量血管内体液的丢失及其他应激反应而导致的休克称为创伤性休克。把失血和创伤引起的休克归于低血容量性休克。

2. **过敏性休克**（anaphylactic shock）　已致敏的机体对抗原物质产生急性、全身性、强烈的Ⅰ型变态反应，造成急性呼吸循环衰竭，称为过敏性休克。抗体与抗原反应后，机体肥大细胞释放出大量生物活性物质，如组胺、多肽等，使血管突然扩张，毛细血管通透性增加，血管内容量急剧减少，血压骤降，组织灌注不足和缺氧，严重者可导致患者突然死亡。

3. **感染性休克**（infectious shock）　机体遭受到细菌、病毒、真菌等病原体的严重感染所引起的休克，称为感染性休克。感染性休克多继发于革兰氏阴性菌为主的感染，而革兰氏阴性菌感染引起的脓毒症休克在临床上最为常见，表现为全身炎症反应综合征（SIRS）和血流动力学的紊乱如顽固性低血压。

4. **心源性休克**（cardiogenic shock）　心脏疾病本身或机械因素造成心脏泵功能障碍或衰竭，导致心排血量急剧减少，机体组织灌注不足和全身缺血缺氧，称为心源性休克。病因包括急性心肌梗死、心肌病、大面积肺栓塞、急性心脏压塞、张力性气胸等，其中急性心肌梗死为心源性休克最常见的病因。

5. **神经源性休克**（neurogenic shock）　剧烈疼痛、高位脊髓麻醉或损伤引起血管运动中枢抑制，导致血管阻力降低和血管舒张，致使有效循环血容量相对不足而导致的休克，称为神经源性休克。

三、病理生理学改变

各类休克虽然病因不同，但休克的共同病理生理基础是有效循环血容量锐减及组织灌注不足。所涉及的内容包括：微循环改变、代谢改变、炎症介质释放和细胞损伤以及内脏器官的继发性损害。

（一）微循环改变

微循环（microcirculation）是指微动脉与微静脉之间微血管的血液循环，是血液和组织间进行物质代谢交换的最小功能单位，是组织摄氧和排出代谢产物的场所，其变化在休克发生、发展过程中起着重要作用。休克时有效循环血容量不足，全身的循环状态发生了一系列变化，约占总循环血量20%

的微循环也相应地发生不同阶段的变化。

休克早期,由于有效循环血容量降低,动脉血压下降,组织灌注减少,发生细胞缺氧。此时机体通过一系列代偿机制调节和矫正所发生的病理变化,包括:通过主动脉弓和颈动脉窦的压力感受器引起血管舒缩中枢加压反射,交感 - 肾上腺轴兴奋导致大量儿茶酚胺释放以及肾素 - 血管紧张素分泌增加等环节,心率增快且心排血量增加,以此来维持循环相对稳定。同时通过选择性收缩外周(皮肤、骨骼肌)和内脏(如肝、肾、胃肠)的小血管使循环血量重新分布,以保证心、脑、肾等重要器官的灌注。此时若能去除病因,休克较易纠正。

休克中期,微血管广泛扩张,动静脉短路进一步开放,原有的组织缺氧更为严重,细胞缺氧导致无氧代谢增加,出现能量产生不足、乳酸类产物蓄积以及血管舒张物质(如组胺、缓激肽等)释放。这些物质可直接引起毛细血管前括约肌舒张,而后括约肌对其敏感性低,故仍处于收缩状态,造成毛细血管静水压增高、血液滞留、血管通透性增加和血浆外渗、血液浓缩和血液黏稠度增高,进而使回心血量降低,有效循环血容量锐减,心排血量和血压下降,心、脑等器官灌注不足,休克加重。

休克晚期,病情继续发展,多不可逆。微血管发生麻痹性扩张,淤滞在微循环内的黏稠血液在酸性环境中处于高凝状态,红细胞和血小板容易发生聚集并在血管内形成微血栓,甚至引起弥散性血管内凝血(disseminated intravascular coagulation,DIC)。同时由于严重的组织灌注不足、细胞缺氧和能量供应不足,亦可出现细胞内溶酶体膜破裂及多种酸性水解酶溢出,引起细胞自溶,最终造成大片组织损伤及多器官功能障碍综合征(multiple organ dysfunction syndrome,MODS)或衰竭。

(二)代谢的改变

休克时的代谢变化非常明显,表现为组织灌注不足和细胞缺氧,无氧糖酵解过程成为获得能量的主要途径,此外糖原、脂肪和蛋白质分解代谢增强,合成代谢减弱。葡萄糖经无氧糖酵解所获的能量仅为有氧代谢的 6.9%,机体的能量极度缺乏。

随着无氧代谢的加重,乳酸产生增加,同时因微循环障碍而不能及时清除酸性代谢产物,肝脏对乳酸的代谢能力也下降,使乳酸积聚,导致代谢性酸中毒。组织缺氧、能量产生不足、代谢产物的堆积都可引起细胞膜的离子泵功能障碍,导致易损器官细胞严重损伤甚至死亡(坏死或凋亡)。

(三)炎症介质释放和细胞损伤

严重创伤、感染、休克可引起炎症细胞激活和大量炎症介质的释放,导致强烈的全身炎症反应,进而造成全身各系统器官的广泛损伤和功能改变。主要炎症介质包括:TNF-α、白细胞介素(IL-1、IL-2、IL-6、IL-8、IL-10 等)、血栓素、前列腺素、心肌抑制因子等。

休克导致的细胞损伤取决于休克的持续时间和严重程度。活性氧代谢产物可引起脂质过氧化和细胞膜破裂,同时代谢性酸中毒和能量不足还造成细胞膜的屏障功能障碍,引起膜离子转运功能障碍,致使细胞内 K^+ 减少,Na^+、Ca^{2+} 增多,细胞水肿。组织细胞肿胀可压迫微血管,内皮细胞肿胀可使微血管管腔狭窄,加剧微循环障碍,并加重代谢性酸中毒。线粒体肿胀、破坏,造成 ATP 合成减少,细胞能量生成严重不足,进一步影响细胞功能。休克时缺血缺氧和酸中毒等可使溶酶体酶释放,加重微循环障碍,导致细胞损伤和多器官功能障碍,这些变化在休克发生发展中起着重要作用。

(四)器官的继发性损害

休克期间由于循环障碍引起细胞缺血、缺氧,细胞功能发生明显改变,从而导致器官功能障碍。任何器官在血流灌注不足时,其功能都可受到不同程度的损害,长时间的低灌注状态可导致器官功能不可逆性损害。

1. 心脏　由于有效循环血容量不足,回心血量减少,交感神经系统的兴奋性增加,可使心率增快,心肌收缩力增加,代偿性心排血量增加。休克继续发展,可导致冠状动脉灌注不足及心肌抑制因子的释放,使心肌收缩力严重抑制。心肌严重缺血可导致心肌梗死以及严重心律失常。

2. 脑　由于应激反应引起儿茶酚胺释放而导致中枢神经系统兴奋,随着脑血流的进一步减少,脑功能可呈进行性损害,最终可因脑细胞缺血导致局部的乳酸增多,脑细胞水肿,细胞膜结构破坏,神经传递功能丧失,发生不可逆性脑损害。患者表现为躁动不安、神志淡漠、昏迷,脑干损伤可引起呼吸和循环衰竭。

3. 肺脏 循环血容量不足可使肺循环灌注减少,有通气而无灌流的肺泡增加,结果使肺泡无效腔通气增加,气体交换功能严重受损,可导致低氧血症和CO_2的蓄积。长时间的肺循环低灌流和缺氧可促进肺毛细血管的微血栓形成,并可损伤毛细血管内皮细胞和肺泡上皮细胞,结果进一步损害肺泡的灌注,引起肺毛细血管通透性增加和肺间质水肿,肺泡表面活性物质的生成减少,严重者导致急性呼吸衰竭或急性呼吸窘迫综合征(ARDS)。

4. 肾脏 低血容量引起心排血量降低时,肾脏也发生代偿性功能变化,表现为肾血流量下降、肾小球滤过率降低、醛固酮与抗利尿激素分泌增加以增加肾脏对钠和水的重吸收,结果使尿液浓缩、尿量减少和尿钠含量降低。如不及时纠正,可导致肾小管坏死,严重者可引起肾皮质坏死和不可逆性急性肾衰竭。在感染性休克或创伤性休克时,除了肾脏灌注不足外,常伴有毒性代谢产物对肾小管的损伤,导致急性肾衰竭。

5. 肝脏 肝血流量减少可引起肝细胞缺血、缺氧,导致肝脏的代谢功能障碍。早期肝糖原降解和糖原代谢加速,可引起血糖升高。但到晚期,碳水化合物的摄取障碍和糖原消耗增加可导致低血糖。因蛋白和脂肪的代谢增加,而肝脏对乳酸的代谢能力降低,已存在的代谢性乳酸血症或酸中毒可进一步加重。肝脏对胆红素、细菌毒素及代谢产物(如氨)的代谢能力降低,肝细胞的解毒功能也受损,结果导致肝衰竭。

6. 胃肠道 全身有效血容量不足和组织灌注压明显降低时,机体为了保证重要器官(如心、脑等)的血流灌注,胃肠道、皮肤及骨骼肌的血管首先发生代偿性收缩,血管阻力显著增加,使胃肠道处于缺血缺氧状态。黏膜上皮细胞的屏障功能受损,导致肠道内的细菌或毒素进入血液循环;胃肠蠕动功能降低,导致肠麻痹;严重的黏膜缺血可导致胃肠溃疡;胃肠道对碳水化合物和蛋白的吸收发生障碍。

四、休克的临床表现和分期

虽然不同类型的休克其临床表现有所差异,但休克的发展过程却有一些共同特点。根据休克病情的进程,其临床表现可分为休克代偿期、休克进展期和休克难治期。

(一)休克代偿期

休克代偿期是休克发展过程的早期阶段,亦称休克早期。此期机体对有效循环血容量的减少启动代偿机制。中枢神经系统兴奋性提高,交感-肾上腺轴兴奋,血流重新分配,以保证重要器官(心、脑等)的血液灌注和氧供,患者常表现为神志清楚、精神兴奋或烦躁不安;周围血管的收缩使皮肤苍白、四肢湿冷。血压可骤降(如大失血),也可略降,甚至正常或轻度升高(代偿),但脉压明显缩小。所以血压下降与否不是判断休克早期的关键指标,需同时伴有心率加快、呼吸变快和尿量减少等。此时如及时诊断并积极处理,休克常能较快得到纠正。

(二)休克进展期

当休克继续发展,上述代偿机制不足以维持血流动力学的稳定和重要器官的灌注,则进入休克的可逆性失代偿期,亦称休克中期。此时重要器官的血流也明显减少,临床可表现为:神情淡漠、反应迟钝,甚至意识模糊或昏迷;由于交感神经系统高度兴奋,血管严重收缩,表现为出冷汗、口唇肢端发绀;脉搏细速,血压进行性下降。严重时,全身皮肤、黏膜明显发绀,四肢湿冷,脉搏细弱而摸不清,血压测不出,尿少甚至无尿。休克进展期机体由代偿向失代偿发展,失代偿初期经积极救治仍属可逆,但若持续时间过长,则进入休克难治期。

(三)休克难治期

休克难治期是休克发展的晚期阶段,亦称休克晚期。严重或长时间的全身性组织缺氧可降低心血管系统对儿茶酚胺的敏感性,血压难以维持,低血压又进一步加重组织缺氧,形成恶性循环。此时采取输血补液等多种抗休克措施仍难以纠正休克状态。如皮肤、黏膜出现瘀斑或消化道出血,提示已出现弥散性血管内凝血(DIC);如出现进行性呼吸困难、脉速、烦躁、发绀,吸氧治疗不能改善呼吸状态,应考虑发生急性呼吸窘迫综合征(ARDS);如原发疾病或损伤未能得到迅速有效的治疗或治疗不当,可导致缺血-再灌注损伤,进一步发展可导致器官功能严重损害。多器官功能障碍综合征(MODS)或多器官功能衰竭(multiple organ failure,MOF)常为休克晚期患者死亡的主要原因。

必须指出的是,由于导致休克的病因和始动环节不同,不同类型休克的发展并不完全遵循这一发展规律。如严重的过敏性休克,由于微血管大量开放和毛细血管通透性增高,可能一开始就出现休克进展期的改变;严重感染性休克则可能很快发生 DIC 和 MODS,进而进入休克难治期。

五、休克的诊断

休克的诊断,关键在于早期发现并及时处理。围手术期患者如存在严重损伤、大量出血、重度感染、过敏和心功能不全等病史,应警惕出现休克的可能;若发现患者已有出汗、兴奋、心率加快、脉压小或尿少等症状,应怀疑发生休克,必须积极处理;若患者出现神志淡漠、反应迟钝、皮肤苍白、呼吸浅快、收缩压降至 90mmHg 以下及尿少,应考虑患者已进入休克进展期。

(一)一般临床观察

1. 神志状态　主要反映脑组织的血流灌注和全身循环状况。在脑血流灌注逐渐减少的过程中,脑缺氧的程度不断加重,患者可依次出现兴奋、躁动不安、神志淡漠、昏迷等症状。治疗过程中,患者神志清楚提示患者循环血量已基本足够;患者表现为神志淡漠、昏迷等,则提示脑组织血流灌注不足,仍存在不同程度的休克。若休克发生在全身麻醉期间,则无法通过神志状态来判断休克情况,需通过其他监测手段评估休克状态。

2. 皮肤的温度和色泽　休克时,由于皮肤及黏膜的血管代偿性收缩,血流灌注不足,体表温度降低;交感神经兴奋促使血管收缩和汗腺分泌增加,皮肤及黏膜的色泽变得苍白或灰白,皮肤湿冷。因此,皮肤温度和色泽是体表组织灌流情况的标志,皮肤温度由冷变为温暖,色泽由苍白变为红润,提示末梢循环得到改善、休克好转。

3. 血压　维持稳定的血压在休克治疗中十分重要。但血压并不是反映休克程度的最敏感指标,当心排血量尚未完全恢复时,血压可能已趋正常。因此,在判断病情时,还应兼顾其他的参数综合分析。通常认为收缩压<90mmHg、脉压<20mmHg 是休克存在的证据,而血压回升、脉压增大则是休克好转的征象。

4. 脉率　脉率的变化多出现在血压变化之前。当脉率已恢复且肢体温暖时,尽管血压还较低,但休克可能已趋于好转。常用脉率/收缩压(mmHg)计算休克指数(shock index),以判断休克的程度,指数为 1.0～1.5 表示存在休克;>2.0 表示存在严重休克。

5. 尿量和尿比重　尿量的多少可直接反映肾脏的灌注情况,也是衡量全身组织灌注情况的指标。一般而言,休克代偿期尿量减少,尿量持续减少表明器官灌注不足未能纠正,治疗后尿量增加表明器官灌注得到改善。尿量减少,且尿比重增加,提示血容量不足,肾功能并未受到明显损害。但在肾衰竭多尿期或非少尿性肾衰竭时,尿量异常增加,但尿比重降低或维持不变。

(二)实验室检查

1. 动脉血气分析　呼吸的主要功能是为细胞提供足够的 O_2 并排出 CO_2。血气分析不仅有助于判断呼吸功能及酸碱平衡状态,也是判断病情变化的重要指标,应根据病情需要定期检查。PaO_2 正常值为 80～100mmHg;$PaCO_2$ 正常值为 35～45mmHg,两者是通气和换气功能的指标。碱剩余(BE)正常值为 ±3mmol/L,可反映代谢性酸中毒或代谢性碱中毒。血酸碱度(pH)则可反映总体的酸碱平衡状态,正常值为 7.35～7.45。在酸中毒或碱中毒的早期,通过代偿机制,pH 可维持在正常范围内。

2. 血乳酸盐含量的测定　休克可引起无氧代谢和高乳酸血症。因此,监测血乳酸盐含量可了解组织缺血的严重程度,也是衡量休克治疗效果的重要指标。血乳酸盐的正常值为 1～1.5mmol/L,在危重患者可增至 2mmol/L。血乳酸盐值越高,预后越差,若超过 8mmol/L,几乎无生存可能。

3. DIC 的检测　对怀疑有 DIC 可能的患者,应检测血小板计数、凝血酶原时间、纤维蛋白原、D-二聚体(D-Dimer)、纤维蛋白降解产物(FDP)等。

休克的血流动力学监测十分重要,可了解病情变化,且能反映治疗的效果。详见第五章"血流动力学监测"相关内容。

六、休克治疗的基本原则

不同原因引起的休克在治疗上有其特殊性,除了病因治疗外,其治疗的基本原则一致。对麻醉中出现的休克,治疗的主要目的是迅速恢复组织器官的血液灌注和氧供。为此:①首先应充分补充容量以达到理想心脏充盈压,提高有效循环血容量;②严重的酸中毒可使心血管系统对血管活性药的敏感性降低,需及时纠正;③为维持组织的灌注,合理应用血管活性药以维持适当的灌注压;④加强呼吸管理和治疗,改善肺的通气和氧合功能。

(一)补充血容量

血液循环的作用是供给机体代谢所需要的氧气及能量,并将代谢产物排出体外。补充血容量是纠正休克引起的组织低灌注和缺氧的关键。因此,首要的治疗方法是充分补充血容量以达到理想的心脏充盈压,提高有效循环血容量。

休克程度越重,需补充的血容量也就越多,输入液体的量应根据病因、血流动力学参数、尿量及氧合指标等来确定,选择晶体液、胶体液或血液制品。通常先采用晶体液,因晶体液维持扩容作用的时间很短,可加用胶体液。一般认为,快速输入胶体液更容易恢复血容量,从而维持血流动力学稳定和胶体渗透压。如果血红蛋白(Hb)浓度大于100g/L可不必输注红细胞;小于70g/L时应输注浓缩红细胞,维持Hb在100g/L或HCT为30%为佳;血红蛋白浓度介于70～100g/L时,根据患者代偿能力、一般情况和其他器官功能来决定;当失血量过大时,应适当补充新鲜冰冻血浆和凝血因子,以纠正凝血功能异常。

(二)纠正酸碱平衡失调

休克时,由于组织灌注不足和缺氧,无氧代谢增加,乳酸、丙酮酸等代谢产物的积聚导致代谢性酸中毒。在休克早期,一般不用药物纠正酸中毒,经容量复苏改善组织灌注后,酸中毒多能自行纠正。当pH<7.20时,心肌收缩力可减弱,对拟交感胺类药物的敏感性降低而影响治疗效果,还可降低室颤的阈值,导致顽固性室颤。因此,酸中毒严重时应该用碳酸氢钠纠正,应根据动脉血气分析结果指导碱性药物的应用,碳酸氢钠用量可按以下公式估算:

$$碳酸氢钠(mmol)=标准碱剩余(SBE,mmol/L)×体重(kg)×0.25$$

一般先静脉输注半量,观察临床表现、检查血气分析后,再决定是否继续用药。

(三)心血管活性药物的应用

组织和器官的血液灌注取决于灌注压和血管口径两个因素。因此,在休克的治疗中,既要重视血压的维持,又要避免外周血管的过度收缩,否则,虽可使血压升高,但组织的血液灌注反而减少;当血压过低时组织的灌注压不足,血液灌注量也会减少。为了维持最低限度的组织灌注压,尤其是保证重要器官的灌注,在快速输液的同时可适当应用血管收缩药,以较快地提升血压。血管收缩药不能代替容量复苏,应尽快创造条件减量或撤离。如果外周血管阻力明显升高,应选用适当的血管舒张药。常用的血管活性药如下。

1. **去甲肾上腺素(norepinephrine)**　常用于单纯应用多巴胺而难以维持血压者。其强效兴奋α受体效应常可纠正感染性休克时的血管扩张,使心率减慢,心排血量和尿量增加。成人用量从0.05～0.1μg/(kg·min)开始,逐渐调节以维持血压稳定。但去甲肾上腺素用量过大、时间过长可影响肾脏灌注。因此,临床上常以小剂量多巴胺和去甲肾上腺素合用,既有利于肾脏的灌注,又可达到维持血压的目的。

2. **多巴酚丁胺(dobutamine)**　该药是治疗休克常用的药物之一,具有直接兴奋β受体(主要是β_1受体)和α受体作用,不兴奋多巴胺受体。因多巴酚丁胺可直接兴奋心肌,提高心肌收缩力,从而使每搏量和心排血量增加,主要用于治疗充血性心力衰竭、心源性或感染性休克引起的心功能障碍,用量为2μg/(kg·min),最大用量不宜超过20μg/(kg·min)。去甲肾上腺素和多巴酚丁胺联合应用是治疗感染性休克较理想的血管活性药应用方法,多巴酚丁胺可增加全身氧输送,达到改善肠道灌注、降低动脉血乳酸水平的作用。

3. **多巴胺**(dopamine, DA) 是常见的血管活性药,能兴奋多巴胺受体及 α、$β_1$ 受体,其药理作用与剂量有关,用量<10μg/(kg·min)时主要激活 $β_1$ 和多巴胺受体,增强心肌收缩力,增加心排血量,并使肾和胃肠道等内脏血管扩张,有利于器官灌注;用量>10μg/(kg·min)时则为 α 受体作用,使血管阻力增加。抗休克时主要取其强心和扩张内脏血管的作用,宜采取小剂量即 1~3μg/(kg·min)。为提升血压,可将小剂量多巴胺与其他血管收缩药合用,而不增加多巴胺的剂量。

4. **其他** 用于休克治疗的血管活性药还有很多,包括血管收缩药,如间羟胺、去氧肾上腺素、血管加压素等;血管扩张药如酚妥拉明、硝普钠等。

(四)呼吸管理和氧疗

休克的治疗除了恢复有效血容量外,增加动脉血氧含量也非常重要。为了增加氧供,应避免和纠正低氧血症,维持 PaO_2 在 80~100mmHg,SpO_2 在 95%~99%。围手术期呼吸管理主要包括氧疗、无创机械通气、有创机械通气等。一般来说,休克患者均需氧疗,因为休克时组织氧需要量明显增加,一般为正常人的 2 倍。非全麻手术中建议应用面罩吸氧,可以提供较鼻导管吸氧更高的吸氧浓度。对于合并有呼吸功能障碍者,除适当增加吸入氧浓度外,还可应用无创机械通气。对于严重休克或合并呼吸衰竭需手术者,为确保呼吸道通畅、肺泡通气功能和充分供氧,应尽早采用气管内插管行机械通气,必要时可应用呼气末正压(PEEP)。

第二节 | 低血容量性休克

一、病因

(一)体液的体外丢失

1. **失血** 包括外伤、手术、咯血、呕血、便血、围产期子宫出血等。

2. **经消化道丢失** 如呕吐、腹泻、胃肠道外瘘等。

3. **经肾脏丢失** 如尿崩症、糖尿病引起的高渗性利尿、大量使用利尿药等。

4. **经皮肤损失** 如大量出汗、烧伤。

(二)体液的体内丢失

1. **内失血** 如骨盆闭合性骨折及长骨闭合性骨折引起的组织内出血,肾破裂造成腹膜后出血,肝脾破裂、腹主动脉瘤破裂及异位妊娠引起的腹腔内出血,胸部外伤引起的胸腔内出血等。

2. **第三间隙的丢失** 各种炎症如胸膜炎、腹膜炎、脓肿等导致的第三间隙液丢失。

3. **体腔内积液** 肠梗阻时大量体液淤积在肠腔内,以及胸腔积液、腹水形成等情况下,虽然总体液量并不减少,但有效循环血容量不足。

二、病理生理学改变

低血容量性休克的病理生理反应、血流动力学特点和临床表现都与体液丢失的量、速度及持续的时间有关。血管内容量的丢失使静脉回心血量减少,心脏充盈量和每搏量降低,导致心排血量降低和血压下降。血压降低可引起冠状动脉的血流减少和心肌缺血,导致心肌功能障碍。心肌收缩力降低又进一步降低心排血量,形成恶性循环。

在休克代偿期,机体为了维持血压和重要器官的血流灌注,启动代偿机制。表现为交感 - 肾上腺髓质系统兴奋使心率增快,心肌收缩力增强,外周血管阻力增加,心排血量增加,血压回升。肾素 - 血管紧张素 - 醛固酮系统兴奋和神经垂体抗利尿激素(ADH)分泌增加,引起血管紧张素Ⅱ和醛固酮分泌增加,导致水、钠潴留,尿量减少,以维持回心血量、心排血量和动脉血压。体液发生重新分布,组织间液快速向毛细血管内转移,最初数小时内回吸速度可达 120ml/h。长时间缓慢丢失体液,细胞内液也经组织间液移到毛细血管内。以上代偿反应的结果:灌注压升高,保存体液,体液重新分布以保证重要器官(脑、心等)的灌注。如果低容量不能及时纠正,体内有害代谢物质堆积造成毛细血管前小动脉麻痹,大量血液淤积在外周组织,毛细血管通透性增加,血浆也可渗漏到组织间质,休克进入失代偿期和不可逆期,患者可因多器官功能障碍或衰竭而死亡。

三、临床表现

休克的临床表现和体征与休克的程度有关(表 24-1)。

表 24-1　低血容量性休克的失血分级(以体重 70kg 为例)

分级	失血量 /ml	失血量占血容量比例 /%	心率 /(次 / 分)	血压	呼吸频率 /(次 / 分)	尿量 /(ml/h)	神经系统症状
Ⅰ	<750	<15	<100	正常	14～20	>30	轻度焦虑
Ⅱ	750～1 500	15～30	≥100	下降	20～30	20～30	中度焦虑
Ⅲ	1 500～2 000	30～40	>120	下降	30～40	5～19	萎靡
Ⅳ	>2 000	>40	>140	下降	>40	无尿	昏睡

(一)中枢神经系统

在休克代偿期,多数患者神志清醒,但可表现为烦躁不安或淡漠。在失代偿期,大多数患者处于嗜睡状态,有的患者出现谵妄或昏迷。

(二)循环系统

1. 在休克代偿期,由于交感神经兴奋,外周血管收缩,动脉血压波动较大,可表现为轻度降低、正常或高于正常;脉压缩小,脉搏细弱,心率加快。在失代偿期,血压均低于正常,心率明显增快。

2. 每搏量和心排血量均降低,外周血管阻力(SVR)升高,呈“低排高阻”。随着休克程度的加重,以上改变越来越严重。到休克失代偿期不可逆时,血管被动舒张,失去张力。

3. 在休克代偿期,由于静脉回流减少,中心静脉压(CVP)和右心房压均降低。但由于血管代偿性收缩,临床可出现 CVP 与实际血容量丢失不相称的情况,即 CVP 可偏高。肺动脉压(PAP)和肺动脉楔压(PAWP)都低于正常,反映了肺血管内容量和左心室充盈量降低。但在晚期,由于缺氧和酸中毒,肺血管强烈收缩,肺循环阻力显著增加。

(三)呼吸系统

呼吸频率加快,为 20～30 次 / 分,呼吸运动也较剧烈,常出现过度通气和呼吸性碱中毒。在休克晚期,呼吸的代偿功能已耗尽,可出现呼吸衰竭。

(四)肾脏

尿量减少,尿比重升高,尿钠降低。休克晚期可出现无尿。

(五)其他

皮肤湿冷、苍白或发花(交感神经兴奋)。组织灌注不足而致无氧代谢,血内乳酸堆积,出现代谢性酸中毒。

四、诊断

低血容量性休克的早期诊断对预后至关重要。传统的主要诊断依据为病史、症状、体征,包括意识状态改变、皮肤湿冷、收缩压下降(<90mmHg 或较基础血压下降大于 40mmHg)或脉压减小(<20mmHg)、尿量<0.5ml/(kg·h)、心率>100 次 / 分、CVP<5cmH$_2$O 或肺动脉楔压(PAWP)<8mmHg等指标。然而近年来,随着研究的进展,人们已充分认识到传统诊断标准的局限性,发现氧代谢与组织灌注指标对低血容量性休克早期诊断有着更重要的参考价值,血乳酸和碱缺失在低血容量性休克的监测和预后判断中发挥重要作用。此外,在休克复苏中每搏量(SV)、心排血量(CO)、氧供(DO$_2$)、氧耗(VO$_2$)、胃黏膜 CO$_2$ 张力和 pH(pHi)、混合静脉血氧饱和度(SvO$_2$)等指标也具有一定的临床意义,但尚需要进一步循证医学证据的支持。

五、治疗原则

治疗低血容量性休克的关键是及早诊断,建立静脉通路,快速扩容、输血,积极抗休克的同时准备手术,及时纠正各种并发症。

1. **保证呼吸道通畅和氧合功能**　由于休克的预后与氧供 / 氧耗平衡状态相关,在组织低灌注情况下,增加动脉血氧含量是提高氧供的重要方法。应维持呼吸道通畅,并给予氧疗,必要时行机械通气以保证通气和肺内氧合良好。

2. **治疗原发病**　如采取有效措施治疗呕吐、腹泻等;尽早实施手术止血;治疗腹膜炎、肠梗阻等。

3. **补充血容量**　低血容量是引起组织低灌注的常见原因,输液是最重要的治疗方法。液体选择的关键在于如何最安全和最有效地达到适当的血管内容量,以维持组织灌注。

（1）晶体液:常用的晶体液为林格液(乳酸钠林格液 / 醋酸钠林格液)和生理盐水。因为失血性或创伤性休克时丢失的组织间液及第三间隙所形成的体液为功能性细胞外液,因此应适当补充与其成分相似的液体,即晶体液。但输入晶体液后,大部分晶体液都向血管外、细胞间隙转移,留在血管内者仅占一小部分(约 20%)。所以,以晶体液补充血容量时,输液量一般应达到失血量的 2~3 倍。晶体液因容易向血管外转移,易引起外周组织及间质水肿。

（2）胶体液:常用的胶体液为白蛋白、血浆及人工胶体液。胶体液可较长时间保持在血管内,从而有效地补充血容量,提高胶体渗透压,扩容效果较好。但严重创伤的患者毛细血管通透性增加,白蛋白也可渗入组织间隙而引起水肿。人工合成的胶体液如右旋糖酐、明胶制剂、中分子羟乙基淀粉等,可较长时间保留在血管内,是较理想的血浆代用品。适量输入可以增加循环血量、降低血液黏滞度、改善微循环。关于选择晶体液或胶体液进行容量复苏目前仍有争议。从扩容的效果、速度及持续时间来看,胶体液明显优于晶体液,并可维持血管内液的胶体渗透压,而晶体液在血管内的半衰期明显短于胶体液。

（3）输全血或血液成分:大量输库存血的弊病较多,应避免不必要的输血和输注血液制品。低血容量性休克的治疗目的应是迅速恢复循环血容量,并以相对低的血液黏滞度维持最高的氧供。一般认为,血红蛋白维持在 100g/L,HCT 达到 30% 为佳。

4. **纠正电解质紊乱和酸碱平衡失调**

第三节 ｜ 过敏性休克

一、病因

过敏性休克是指外界某些抗原性物质进入已致敏的机体后,通过免疫机制在短时间内发生的一种强烈的多器官受累的综合征,又称变应性休克。其病情与机体反应性、抗原进入量及进入途径等密切相关,发生突然,常伴有荨麻疹以及呼吸道和消化道的过敏症状,如不紧急处理可导致死亡。

引起过敏性休克的病因以药物与生物制品常见,其中最常见者为抗生素(青霉素类、头孢菌素类)、局部麻醉药(普鲁卡因、丁卡因)、诊断性制剂(含碘对比剂)等;其他比较常见的病因包括异种蛋白,如异体血清、抗蛇毒血清、破伤风抗毒素及破伤风类毒素、血液制品等;昆虫蜇伤以及花粉、油漆、天然橡胶和某些食物等。围手术期常见的过敏原包括抗生素、麻醉药、肌松药、人工胶体(尤其是明胶类)、术中使用的材料等。

二、病理生理学改变

按照发生机制,可将麻醉与手术期间的超敏反应分为四种类型:①过敏反应,即 I 型超敏反应;②II 型超敏反应;③III 型超敏反应;④类过敏反应。临床常见的过敏性休克多属 I 型超敏反应,其发生过程及机制如下。

1. **致敏阶段**　过敏原第一次进入机体后,可选择性诱导过敏原特异性 B 细胞产生针对这些过敏原的 IgE 类抗体应答。IgE 类抗体以其 Fc 段与肥大细胞或嗜碱性粒细胞表面相应的 Fc 受体结合,从而使机体处于对该过敏原的致敏状态。通常致敏状态可持续数月甚至更长时间。如长期不接触相应过敏原,致敏状态可逐渐消失。

2. **激发阶段** 处于对某种过敏原致敏状态的机体再次接触相同过敏原时,过敏原与致敏的肥大细胞或致敏的嗜碱性粒细胞表面 IgE 抗体特异性结合,因为过敏原通常是具有重复序列的小蛋白质,因此过敏原能交联许多肥大细胞上的 IgE 分子,与 Fc 受体相结合。这些受体的簇集可导致信号传递。肥大细胞通过脱颗粒,将其颗粒释放到组织中。

颗粒内储备的介质及其作用:①组胺:组胺是引起早期反应的主要介质,其主要作用是使小静脉和毛细血管扩张、通透性增强;刺激支气管、胃肠道等平滑肌收缩;促进黏膜腺体分泌增加。②激肽原酶:激肽原酶可作用于血浆中的激肽原,生成具有生物活性的激肽,其中缓激肽的主要作用是刺激平滑肌收缩,使支气管痉挛;使毛细血管扩张、通透性增强;吸引嗜酸性粒细胞、中性粒细胞等向局部趋化。

细胞内新合成的介质及其作用:激发阶段细胞内新合成多种介质,主要有白三烯(LTs)、前列腺素 D_2(PGD$_2$)、血小板活化因子(PAF)及多种细胞因子:①LTs 是引起晚期反应的主要介质,其主要作用是使支气管平滑肌强烈而持久地收缩,也可使毛细血管扩张、通透性增强,并促进黏膜腺体分泌增加;②PGD$_2$ 的主要作用是刺激支气管平滑肌收缩,并使血管扩张、通透性增加;③PAF 主要参与晚期反应,可凝聚和活化血小板,使之释放组胺、5-羟色胺等血管活性胺类物质,增强 I 型超敏反应。

3. **效应阶段** 此阶段是释放的生物活性介质作用于效应组织和器官,引起局部或全身性的过敏反应。根据反应发生的快慢和持续时间的长短,可分为早期反应(immediate reaction)和晚期反应(late-phase reaction)两种类型。早期反应通常在接触过敏原后数秒内发生,可持续数小时。该种反应主要由组胺、前列腺素等引起,表现为血管通透性增强,平滑肌快速收缩。晚期反应主要发生在过敏原刺激 6~12 小时,可持续数天或更长时间。这种反应主要由新合成的脂类介质如 LTs、PAF 和某些细胞因子所致。此外嗜酸性粒细胞及其产生的酶类物质和脂类介质对晚期反应的形成和维持也起一定的作用。

三、临床表现

过敏性休克 80%~90% 发生在用药后 30 分钟内,常发生在用药后 5 分钟内,仅 10%~20% 发生在 30 分钟后,为迟发反应。过敏性休克有两大特点:血压急剧下降到 80/50mmHg 以下,意识障碍。在休克出现之前或同时,常伴有如下一些与过敏相关的症状。

1. **皮肤黏膜** 皮肤即刻反应的特征是皮肤潮红、瘙痒、风团样皮疹或一过性血管性水肿,这些常是过敏性休克最早出现的症状。皮肤症状是肥大细胞在局部释放化学介质的结果,是局部血管内液体大量丢失、静脉回流受阻所致。眼睑水肿可能很明显,少见而严重的水肿部位是上呼吸道组织,特别是喉头。

2. **呼吸系统** 首先表现为咽喉部发痒、咳嗽、打喷嚏和声音嘶哑,严重时可出现咽喉部水肿,表现为迅速出现的喘息、喉痉挛、顽固性支气管痉挛、呼吸急促、严重发绀,甚至肺水肿。支气管痉挛是超敏反应中最威胁生命的症状。

3. **循环系统** 首先表现为低血压,患者面色苍白、四肢湿冷、烦躁不安、出冷汗、心悸;随后有胸闷、心律失常、脉搏细速、血压迅速下降甚至神志不清、严重休克。

4. **意识改变** 常先出现恐惧感、烦躁不安和头晕;随着脑缺氧和脑水肿加剧,可发生意识不清或完全丧失,甚至抽搐、肢体强直等。

5. **其他症状** 比较常见的有刺激性咳嗽、连续打喷嚏、恶心、呕吐、腹痛、腹泻,甚至出现大小便失禁。

过敏反应的发生率较低,多数过敏患者以皮肤黏膜表现(如皮疹、水肿等)为首要症状,少数危及生命的过敏主要是由于累及呼吸、循环系统,如喉头水肿、支气管痉挛、休克等,需要立即处理及呼救。

过敏反应根据症状分为 4 级。I 级:仅出现皮肤症状;II 级:出现明显的但尚无生命危险的症状,包括皮肤反应、低血压(血压下降伴其他不可解释的心动过速);III 级:出现威胁生命的症状,包括心动过速或心动过缓等严重的心律失常及严重的气道痉挛;IV 级:循环无效,呼吸心搏骤停(表 24-2)。

四、诊断

过敏性休克的诊断主要依据病史、临床症状及体征。对接受注射、口服药物治疗或接触其他特殊

表 24-2　过敏反应的临床表现

器官或系统	非麻醉时症状	麻醉时症状
皮肤	发红、瘙痒、荨麻疹、血管性水肿	发红、荨麻疹、血管性水肿
消化系统	恶心、呕吐、胃肠痉挛、腹泻	全麻时不明显
呼吸系统	喉水肿、呼吸困难、呼吸停止	呼吸道阻力增加、支气管痉挛
循环系统	血压下降、心律失常、心衰	低血压、心律失常、心衰
肾脏	尿量减少	尿量减少（继发于急性肾小管坏死）
血液系统	DIC	DIC

物品后立即发生全身反应,出现休克症状者,应首先考虑是过敏性休克。术中发生的过敏性休克,尤其是全身麻醉患者,休克早期症状不易被发现,术中出现呼吸、循环同时受累时,其原因多为过敏、气胸、肺栓塞,需要结合体格检查结果、气道阻力、$P_{ET}CO_2$ 等因素进行鉴别诊断。

五、治疗原则

全麻下过敏性休克的处理原则为去除过敏原、扩容、注射肾上腺素、补充糖皮质激素、抗组胺药、氯化钙等。

过敏性休克的治疗流程如下。

1. 即刻处理

（1）呼救、记录时间。

（2）从 A（airway）-B（breathing）-C（circulation）三个方面识别危及生命的过敏事件。①气道:肿胀、声嘶、喘鸣;②呼吸:呼吸急促、喘息、乏力、发绀,$SpO_2 < 92\%$;③循环:皮肤苍白、湿冷、低血压。另外,还应关注意识状态,注意有无意识模糊、昏睡或昏迷。

（3）脱离所有可能的过敏原。

（4）维持气道通畅,吸入纯氧,必要时行气管内插管机械通气。

（5）静脉注射肾上腺素,一次 10~100μg,每 1~2 分钟可重复给药;或者肌内注射肾上腺素 5~10μg/kg,每 5~15 分钟可重复给药。

（6）扩容:停止输注人工胶体,以晶体液扩容,成人 500~1 000ml 或（20~30ml/kg）,儿童 20ml/kg。

2. 后期处理

（1）抗组胺治疗:肌内注射苯海拉明或氯苯那敏。

（2）糖皮质激素,肌内注射或静脉注射氢化可的松 1~5mg/kg、地塞米松 10~20mg 或泼尼松龙 80mg（儿童 2mg/kg）。

（3）酌情使用血管活性药（如去甲肾上腺素、间羟胺等）。

（4）处理持续的支气管痉挛:0.3% 沙丁胺醇和 0.03% 异丙托溴铵喷雾,肾上腺素 0.05~0.1μg/（kg·min）持续泵入。

（5）转运患者至 ICU。

第四节 | 感染性休克

由细菌、病毒、真菌等病原微生物的严重感染引起的休克,称为感染性休克,革兰氏阴性菌感染引起的脓毒症休克在临床上最为常见。临床上,与感染有关的名词术语较多,且语义常有混淆。感染是指微生物侵入正常组织,在体内定植并产生炎症病灶。菌血症是指循环血液中存在活体细菌,血培养呈阳性。脓毒症是指由感染引起的全身炎症反应综合征,绝大多数由革兰氏阴性杆菌和革兰氏阳性球菌引起,少部分由真菌及其他病原微生物引起。对严重脓毒症患者,如给予足量液体复苏后仍存在无法纠正的持续性低血压,称为脓毒症休克。事实上,感染性休克与脓毒症休克或败血症休克具有相似的语义。

感染性休克主要表现为全身炎症反应综合征(SIRS)。SIRS 是由感染或非感染病因作用于机体,从而引起失控性自我持续放大和破坏的全身性炎症反应,也是由机体修复和生存而出现过度应激反应的一种临床过程。危重患者因机体代偿性抗炎反应能力降低以及代谢功能紊乱,最易发生 SIRS,严重者可导致多器官功能障碍综合征(MODS)。

一、病因

临床上许多病原体均可引起全身性感染,如细菌、病毒、真菌、立克次体等。在手术科室最常见的病原菌是能释放内毒素的革兰氏阴性杆菌,如大肠埃希菌、铜绿假单胞菌等,这些细菌可通过胆道感染、胰腺炎及胃肠道穿孔等引起急性腹膜炎,或经呼吸系统、泌尿生殖系统及其他途径,引起全身性炎症反应,导致代谢紊乱、微循环障碍和器官功能障碍等。

位于感染灶的病原微生物可释放外源性介质,激活机体的防御系统,导致内源性介质的释放,包括细胞因子(TNF、IL、干扰素等)、血小板活化因子、花生四烯酸代谢产物等。与 SIRS 平行的是机体代偿性抗炎症反应综合征(CARS)。已知具有抗炎作用的介质有白介素(IL-4、IL-10、IL-11)、转化生长因子 -β(TGF-β)及 TNF 受体拮抗剂(TNFRa)等。在生理情况下,机体保持炎症反应和抗炎反应的平衡,炎症反应过强可引起机体组织的低灌注和缺血缺氧,抗炎反应过强又可降低机体的反应性和抵抗力。一般来说,SIRS 急性期后,促炎因子活性降低,与抗炎因子处于相对平衡状态,表现为混合型抗炎症反应综合征(mixed anti-inflammatory response syndrome,MARS)。随后出现 CARS 状态。在此时期,因免疫功能降低,容易发生再度感染,引起更严重的 SIRS,甚至 MODS。

感染性休克好发于糖尿病、肝硬化、白细胞减少等免疫力低下的人群,特别是同时存在肿瘤或接受细胞毒性药物治疗的患者,使用抗生素、皮质类固醇或人工呼吸装置治疗的患者,合并尿路、胆道或胃肠道感染的患者,以及存在有创性内置物(包括导管、引流管和其他异物)的患者。感染性休克常发生于新生儿、孕妇,以及由原发病所致的严重免疫受损者。

二、病理生理学改变

(一)心血管系统的改变

感染性休克的基本病理生理改变是组织灌注不足引起的全身性缺氧。感染引起细菌毒素释放,激活机体的免疫系统而引起中性粒细胞、内皮细胞释放细胞因子及其他炎症介质,导致心血管系统的一系列改变。

1. **低血容量**　血容量不足是引起低血压的主要原因之一。引起相对容量不足的原因包括:小动脉扩张,以及静脉扩张引起的血液滞留。引起绝对容量不足的原因包括体液的体外丢失,毛细血管壁通透性增加引起血管内液体向血管外转移。

2. **血管扩张**　可能与肾上腺素受体与递质的亲和力下降及血管舒张因子的释放有关。研究发现,磷脂酶 A_2 浓度升高与低血压直接相关;肿瘤坏死因子(TNF)有直接的血管扩张作用;NO 是一种强效血管扩张剂,通过使血管平滑肌细胞内环磷酸鸟苷(cGMP)浓度升高而松弛血管平滑肌。

3. **心肌抑制**　感染性休克早期即可发生心肌抑制,可能与心肌抑制因子或 NO 的心肌负性肌力作用有关。表现为心室扩张、射血分数降低。

前述这些病理生理改变也是探讨应用 NO 合成酶抑制剂、氧自由基清除剂、IL-1 受体拮抗剂和 TNF-α 单克隆抗体等治疗感染性休克的理论基础。

(二)细胞对氧的摄取功能障碍

感染性休克时组织对氧的摄取及利用能力均受到严重损害,即使心排血量和氧供增加,而氧耗(VO_2)却未必增加,仍可发生组织缺氧和血乳酸含量增加,可能与血管对肾上腺素能递质的反应性发生改变、血管内凝血及内皮细胞损伤等因素有关。由于不同部位的血管发生不协调的舒缩,血流分布异常,使氧需要量增加的血管反而出现收缩,加重了低灌注状态。

(三)体液分布异常

粒细胞、血小板和纤维蛋白在血管内的聚积可加重血流分布异常。内皮细胞损伤可增加血管通透性,血管内液向血管外转移引起组织水肿,进一步损害组织灌注。感染时氧耗量增加,而氧供和氧摄取却又不足,使无氧代谢增加,血乳酸含量增高。组织灌注不足引起细胞缺氧和坏死,最终导致多器官功能衰竭和死亡。

三、临床表现

根据感染性休克的血流动力学特点,一般可将其分为高动力型和低动力型两类(表24-3)。高动力型多见于初期,其特点是心排血量正常或高于正常,而全身血管总阻力降低。临床表现为:神志虽清楚,但记忆力减退,易兴奋和激怒;体温升高,皮肤温暖,但颜色为淡红或潮红;心率加快,脉搏有力;呼吸深快,常发生过度通气和呼吸性碱中毒;尿量减少,如不及时补充液体可发生少尿或无尿。低动力型多见于休克后期,其特点是心排血量降低,全身血管总阻力升高。当心脏功能失代偿时,则血压降低。临床表现为:意识淡漠或消失;外周静脉塌陷,皮肤湿冷、苍白、发绀或花斑样发绀;心动过速,脉搏细弱,有时难以触到;呼吸浅快,有时出现反常呼吸;少尿或无尿;早期血乳酸含量增加而发生代谢性酸中毒,晚期为混合性酸中毒,此时应进行机械通气治疗。这两型休克随着体液的补充和心功能的改善可发生动态变化。在整个病程中患者情况可在高动力型和低动力型之间波动,并与感染播散速度和范围、治疗措施及患者对治疗的反应等因素有关。

表24-3 感染性休克的临床表现

观察指标	暖休克(高动力型)	冷休克(低动力型)
神志	清醒	躁动、淡漠或嗜睡
皮肤色泽	淡红或潮红	苍白、发绀或花斑样发绀
皮肤温度	温暖、干燥	湿冷或冷汗
毛细血管充盈时间	1~2s	延长
脉搏	搏动有力	细速
脉压/mmHg	>30	<30
尿量/(ml/h)	>30	<25

四、诊断

感染性休克的诊断主要从以下三个方面着手:休克的表现、脓毒症及感染的表现、明确的感染灶。在充分补液及排除其他原因后,收缩压(SBP)<90mmHg、平均动脉压(MAP)<70mmHg,或基础血压下降>40mmHg,尽管已进行充分液体复苏,但仍需升压药维持血压,并伴有组织灌注不足的临床表现,如乳酸酸中毒、少尿、神志的急剧变化等。

五、治疗原则

治疗的目的是提高组织的氧供,即增加心排血量,改善组织灌注和氧合,以纠正组织缺氧状态,改善组织对氧的利用能力,增加氧耗量。首先是病因治疗,原则是休克未纠正前应着重治疗休克,同时抗感染治疗;在休克纠正后,则应着重治疗感染。主要治疗措施如下。

1. **控制感染和原发病的治疗** 有明确感染灶者应尽可能手术清除,如清创、引流或切除等,并根据细菌学培养结果或可能的感染源尽早选择有效的抗生素。

2. **早期复苏** 早期复苏应在确定组织存在低灌注的第一时间进行,而不是延迟到患者入住ICU后实施。在感染期间,由于外周血管扩张和毛细血管通透性增加,大量体液转移到血管外间隙,结果导致严重的低血容量。因此,液体治疗对感染性休克仍然是首要的。一旦临床诊断严重感染,应尽快进行积极的液体复苏,6小时内达到复苏目标,即早期目标导向治疗(EGDT),包括:①CVP 8~12mmHg;②MAP≥65mmHg;③尿量≥0.5ml/(kg·h);④中心静脉(上腔静脉)血氧饱和度(ScvO$_2$)≥70%,混合静脉血氧饱和度(SvO$_2$)≥65%。如在最初6小时的复苏过程中,尽管CVP已达到目标,但对应的ScvO$_2$未达到70%或SvO$_2$未达到65%,需输注浓缩红细胞使血细胞比容(HCT)达到30%以上和/或输注多巴酚丁胺来达到目标。

复苏液体包括天然的或人工合成的晶体或胶体液。感染性休克时液体复苏首选晶体液(平衡盐溶液,而不是生理盐水),如果需要超大剂量晶体液来维持血压,可加用白蛋白。对于疑有低容量状态的严重感染者,初始可补充30ml/kg晶体液或者更多,同时根据患者反应性(血压升高和尿量增加)和耐受性(血管内容量负荷过多)来决定是否继续补液。

3. 改善心肌收缩力　由于感染性休克早期即可发生心肌抑制,即使容量、HCT及氧合均达正常水平,但要使心排血量和CI进一步增加也很困难,难以使DO$_2$达到正常值水平。灌注压正常而组织低灌注状态仍未改善(如血乳酸含量高,尿量少),可能与心肌抑制及心排血量降低有关。这时可选用多巴酚丁胺。多巴酚丁胺主要兴奋β受体,能增加心肌收缩力,改善心排血量,用量为2~10μg/(kg·min),最大剂量不超过20μg/(kg·min)。如增加多巴酚丁胺用量仍不能改善组织灌注,表明低血容量仍未有效纠正,应及时补足血容量。

4. 血管活性药的应用

(1)去甲肾上腺素:成人剂量为0.05~0.5μg/(kg·min),并将多巴胺剂量降至4μg/(kg·min)以下,以减轻肾血管的收缩。去甲肾上腺素是纠正感染性休克低血压的首选升压药,必要时可加用血管加压素。

(2)多巴胺:剂量为2.5~10μg/(kg·min),以发挥其兴奋β、多巴胺受体的效应;如剂量>10μg/(kg·min)仍不能维持血压在正常范围,应考虑加用强效肾上腺素受体激动药。

(3)多巴酚丁胺:常用剂量为2~10μg/(kg·min),与多巴胺合用可改善心脏的泵血功能。

(4)出现"低排高阻"或心力衰竭表现时,可应用血管扩张药。

5. 加强呼吸管理和呼吸治疗

(1)对昏迷患者应建立人工气道(气管内插管或气管切开)以保证呼吸道通畅,避免发生误吸和呼吸道梗阻。

(2)吸氧:提高吸入氧浓度和动脉氧分压(PaO$_2$),避免发生低氧血症。

(3)对急性呼吸衰竭者(如ARDS患者),应尽早进行机械通气治疗。对ARDS患者行机械通气时,应用肺保护性通气策略;对感染性休克导致的中重度ARDS,可使用更高水平的PEEP。

6. 纠正电解质紊乱和酸碱平衡失调　感染性休克常伴有严重的酸中毒,需及时纠正,可在补充血容量的同时根据动脉血气分析结果,从另一条静脉通路滴注5%碳酸氢钠,并根据随后的动脉血气分析结果,决定是否需追加用量。

7. 糖皮质激素　对于糖皮质激素在感染性休克中的应用价值,目前存在争议。糖皮质激素应尽量在病程的早期使用。一般主张短期使用,不超过48小时。

(王秀丽)

本章思维导图　　　　本章目标测试

第二十五章 | 心肺脑复苏

心搏骤停（sudden cardiac arrest）是指心脏因急性原因突然丧失其有效的排血功能而导致循环和呼吸功能停止，周身血液循环停滞，组织缺血、缺氧的临床死亡状态。针对心搏骤停所采取的一切抢救措施称为心肺复苏（cardiopulmonary resuscitation，CPR）。由于心肺复苏成功与否的最终标准是患者能否恢复神经系统功能及能否改善患者生存质量，因此后来又把"心肺复苏"发展为"心肺脑复苏"（cardiopulmonary cerebral resuscitation，CPCR）。

第一节 | 心搏骤停和 CPCR

一、心搏骤停的病因

心搏骤停可以是原发的，也可以是继发的。在原发性心搏骤停中，对于成人而言最常见的原因是心肌梗死并发室颤；对于儿童则主要为各种原因引起的缺氧，如溺水、窒息等。继发性心搏骤停的常见病因包括：心导管刺激应激性增高的心内膜所引起的室颤；牵拉内脏所引起的严重迷走反射导致室颤或心肌电 - 机械分离；急性高钾血症、肺栓塞、休克等。无论何种原因，其临床表现基本都为全身有效血液循环停止，组织细胞终止血液灌流，导致重要器官缺血缺氧。

二、心搏骤停的类型

心搏骤停时根据心电图不同，可表现为 4 种形式：室颤（ventricular fibrillation，VF）、无脉性室性心动过速（pulseless ventricular tachycardia，pulseless VT）、无脉性心电活动（pulseless electrical activity，PEA）、心脏静止（asystole，ventricular asystole）。其中 PEA 又包括心肌电 - 机械分离、室性自搏心律、室性逸搏心律等。

三、复苏的阶段

美国心脏协会（American Heart Association，AHA）制定了国际心肺复苏和心血管急救指南。其中的复苏措施均经过广泛的循证评估，具有可靠的基础，支持其在紧急情况下用于心血管急救与复苏。

"生存链"（chain of survival）的提出是心肺复苏和心血管急救理念的重大突破。它是指将心肺复苏的步骤作为一条环环相扣的锁链，若其中一环断裂，其功能就会受到影响。成人发生心搏骤停后的生存链分为院内救治体系和院外救治体系，将院内和院外心搏骤停的患者区分开来，使患者获得不同途径的救治。院内心搏骤停（in-hospital cardiac arrest，IHCA）生存链内容包括：及早识别与预防、启动应急反应系统、高质量心肺复苏、除颤、自主循环恢复后治疗、康复；院外心搏骤停（out-of-hospital cardiac arrest，OHCA）生存链内容包括：启动应急反应系统、高质量心肺复苏、除颤、高级心肺复苏、自主循环恢复后治疗、康复（图 25-1）。

一般将 CPCR 分为三个阶段：基本生命支持（basic life support，BLS）、高级心血管生命支持（advanced cardiovascular life support，ACLS）和复苏后治疗或心搏骤停后治疗（post-cardiac arrest care，PCAC）。BLS 指在事故或发病现场的应急抢救阶段，主要指心肺复苏，是挽救患者生命的基础。ACLS 指在具有较好的技术和设备条件下对患者进行治疗，在生存链中起到重要作用。PCAC 则是在自主循环恢复稳定的基础上，对引起心搏骤停的病因及心搏骤停后的并发症进行相应的治疗。

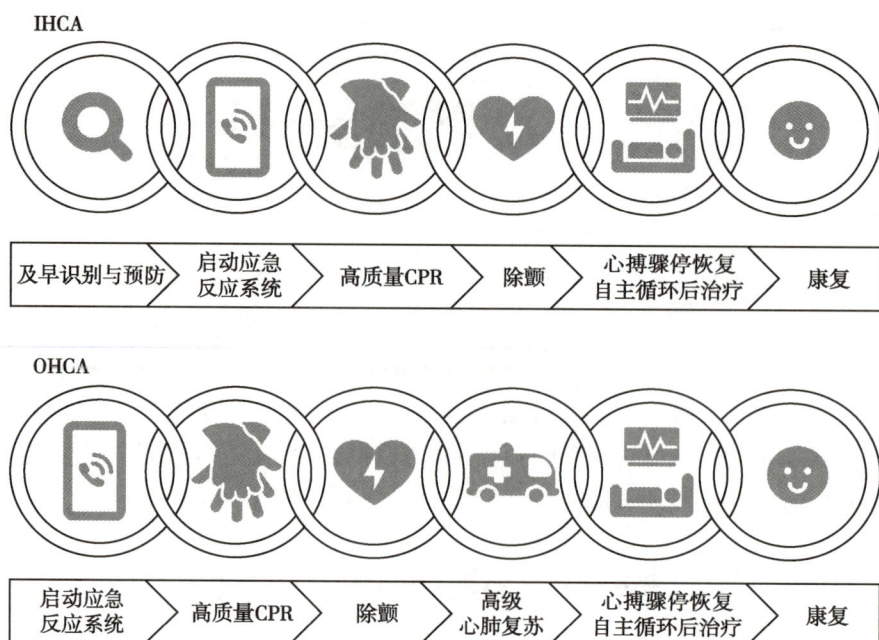

图 25-1　AHA 成人 IHCA 和 OHCA 生存链

第二节 | 基本生命支持

基本生命支持是心搏骤停后挽救患者生命的基本急救措施。胸外心脏按压和人工呼吸是 BLS 的主要措施。成人 BLS 的基本内容包括：识别心搏骤停和启动紧急医疗服务系统（emergency medical service system，EMSs）；即时高质量心肺复苏；快速除颤。BLS 可维持患者生存的基本需要，以便专业复苏队伍进行高质量的复苏，或可使病情恢复到可维持的程度，以便尽早得到高级生命支持和全面的复苏后治疗。

一、尽早识别心搏骤停和启动紧急医疗服务系统

心搏骤停早期临床表现复杂，除了常见的意识丧失、动脉搏动消失等外，还可能表现为短暂的全身性癫痫发作，施救者可能因误判而失去宝贵的抢救时机。因此心搏骤停的早期识别十分重要。

对于非专业施救者来说，只要发现有人突然神志消失或晕厥，轻拍其肩部并大声呼叫无反应，就应立即呼叫急救中心，启动 EMSs。调度员应指导非专业施救者检查呼吸，无须检查是否有脉搏，发现无反应以及无呼吸或有不正常呼吸（如喘息），就应该立即判断为心搏骤停，并立即进行心肺复苏，因为即使患者未处于心搏骤停状态，进行心肺复苏对患者造成的伤害也比较小，获益的程度超过损伤的风险。鼓励经过培训的施救者同时检查呼吸和脉搏，但时间不超过 10 秒，以缩短发现病情至首次胸外按压的时间。如果有 2 人或 2 人以上在急救现场，一人应立即开始进行胸外心脏按压，另一人打电话启动 EMSs。如果事发现场存在安全隐患，应首先将患者转移到安全地带后再实施救治。

对于已知或疑似阿片类药物成瘾的患者，如果无反应且无正常呼吸或仅是喘息但有脉搏，可由经过正规培训的非专业施救者或 BLS 施救者在提供标准 BLS 救治的同时，通过肌内注射或鼻内途径给予纳洛酮。

二、尽早开始高质量的 CPR

高质量的 CPR 是复苏成功与否的关键，启动 EMSs 后应立即开始 CPR。未经培训的非专业施救者可在调度员指导下或自行对心搏骤停患者持续实施单纯胸外按压（hands-only）式心肺复苏，直到受过培训的施救者赶到。如果施救者受过培训，则按照胸外按压→开放气道→人工呼吸（circulationairway-breath，C-A-B）的顺序进行 CPR；若多人施救，则应同时进行胸外按压和人工呼吸。单人实施 CPR 时，对婴儿、儿童和成人，均连续胸部按压 30 次后，再给予连续 2 次人工呼吸（30∶2）。双人实施 CPR 时，成人按压与通气比仍为 30∶2，婴儿和儿童按压与通气比为 15∶2。对新生儿进行复苏时，按压与通气比为 3∶1（每分钟 90 次按压和 30 次人工呼吸），如果认为心搏骤停是心源性的，可以采用更高的比例如 15∶2。胸外心脏按压应持续进行，不能因为人工呼吸而中断。

（一）循环支持

心脏按压是间接或直接施压于心脏，使心脏维持充盈和搏出功能，并诱发心脏自律搏动恢复的措施。正确操作时，心脏按压能使心排血量和动脉血压满足机体最低水平的要求，起到人工循环的作用。

1. 胸外心脏按压（external chest compression，ECC）　ECC 是指连续而有节律地施压于胸骨下部，通过提高胸腔内压或直接按压心脏促使血液循环流动。施行胸外心脏按压时，将患者去枕仰卧于硬板或平地上，保持头部与心脏在同一平面上。胸外心脏按压的部位在胸骨下部或剑突以上 4～5cm 处。施救者站在或跪在患者一侧，将一手掌根部置于按压点，另一手掌根部覆于前掌之上。手指向上方翘起，两臂伸直与水平面垂直，凭借自身重力通过双臂和双手掌，垂直向胸骨加压（图 25-2）。每次按压后应使胸廓完全恢复原位，但手掌不离开胸骨，在胸廓完全回弹后再次下压，弹回与按压的时间大致相等，如此反复进行。

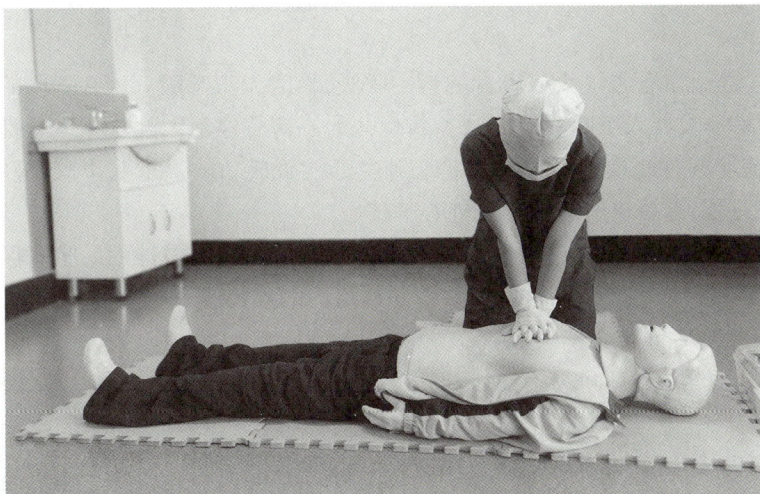

图 25-2　胸外按压

高质量心肺复苏至关重要，包括以足够的速率和幅度进行按压，保证每次按压后胸廓完全回弹，尽可能减少按压中断，给予足够的通气并避免过度通气。成人胸外按压深度至少应 5cm，但不超过 6cm；按压频率 100～120 次 / 分；每次按压后胸廓应充分回弹；施救者必须避免在按压间隙倚靠在患者胸壁上；尽量减少按压中断（按压中断时间＜10 秒），无论是人工呼吸、电除颤、建立人工气道或进行检查等操作，都应以不中断心脏按压为原则。

对于儿童和婴儿的心肺复苏，建议儿童的按压位置为胸骨的下半部分，深度至少为胸部前后径的 1/3，大约 5cm。对于婴儿，若仅有 1 名施救者，则将 2 根手指放在婴儿胸部中央，平乳头连线正下方；若为 2 名以上施救者，则将双手拇指环绕放在婴儿胸部中央，平乳头线正下方。按压深度至少为胸部前后径的 1/3，大约 4cm。按压频率均为 100～120 次 / 分。对新生儿复苏时，按压采用双拇指环绕的手法，按压通气比为 3∶1（每分钟 90 次按压和 30 次呼吸），如果认为心搏骤停是心源性的，可以采用更高的比例如 15∶2。

实施 2～3 分钟或 5 组 CPR 循环（30∶2）后需对患者作一次判断，触摸颈总动脉搏动并观察有无自主呼吸（不超过 10 秒）。临床上心脏按压有效的标志是：①可触及大动脉搏动；②皮肤由青紫转为红润；③可测得血压；④散大的瞳孔开始缩小，出现自主呼吸。

2. 开胸心脏按压（open chest cardiac compression，OCCC）　切开胸壁直接挤压心脏者称为开胸心脏按压或胸内心脏按压。开胸心脏按压所产生的心脑血流灌注明显高于胸外心脏按压。在心搏骤停后 5 分钟内开始开胸心脏按压可明显提高心脏自主复跳率。对于胸廓严重畸形、胸外伤引起的张力性气胸、心脏压塞、机械瓣膜置换、胸主动脉瘤破裂等患者以及开胸手术时发生的心搏骤停，应该首选开胸心脏按压。胸外心脏按压效果不佳时，只要具备开胸条件，也应行开胸心脏按压。

开胸心脏按压的开胸切口可选胸骨左缘第 4 肋间，沿肋间切至左腋前线。胸膜切开后，术者即可将一手伸入纵隔内进行心脏按压。常用的开胸心脏按压的方法有 3 种：①单手按压法：右手四指并拢平放于心脏后面（左心室），拇指和鱼际在心脏前面（右心室），心脏后面的四指对准鱼际肌群部位有节奏地按压心脏。按压时忌用指尖着力，以免损伤心肌。②双手按压法：双手分别置于左、右心室，双手协调用力按压心脏。③向胸骨推压法：右手四指并拢平放在心脏的后面，将心脏向胸骨方向按压。三种方法可视具体情况交替选用。小儿因胸腔较小，往往只能以二指或三指向胸骨推压。如果心包内有较多积液或心脏扩大较显著，也可将心包剪开进行心包内按压，否则按压效果难以奏效。自主心搏恢复、循环基本稳定、检查胸腔内无活动性出血后即可关胸。胸壁应行逐层缝合，并放置闭式引流。

开胸心脏按压术效果确切，心、脑血液灌流量明显高于胸外心脏按压术。但因胸外心脏按压无需特殊设备即可进行，在争取复苏时间方面十分重要，所以心肺复苏时仍以胸外心脏按压为首选。如果数分钟后心脏仍不复跳，即应创造条件，尽快改为开胸心脏按压，以保证复苏效果。

（二）呼吸支持

以人为的方式进行肺泡通气代替患者的自主呼吸，称为人工呼吸。BLS 阶段的人工呼吸可分为徒手人工呼吸、简易呼吸器人工呼吸等方法。新生儿的心搏骤停绝大部分是窒息性的，因此，开放通气仍然是最初心肺复苏时的重点（A-B-C），是心肺复苏能否成功的最重要步骤，应尽可能在"黄金 1 分钟"内完成通气过程，随后进行有效的胸外心脏按压。

1. 呼吸道的管理　心搏骤停者发生呼吸道梗阻最常见的原因是舌后坠。保持呼吸道通畅是施行人工呼吸的首要条件。应尽快开放气道，清除气道内的异物或口腔内的分泌物、血液、呕吐物等，解除呼吸道梗阻。有条件时应尽早建立人工气道。常用的开放气道的方法有仰头抬颏法和托下颌法。

（1）仰头抬颏法：此法解除舌后坠的效果最佳且安全、简单易学，适用于非头颈外伤的患者。施救者一手置于患者前额，向后加压使头后仰，另一手的示指和中指置于患者颏部的下颌骨下方，将颏部向前抬起（图 25-3）。

（2）托下颌法：施救者将其拇指（左、右手均可）放在患者颧骨上作支点，将同一手的示指或中指放在患者耳垂下方的下颌角处作力点，将下颌向前向上托起，使下颌牙高度超过上颌牙，此时舌根便离开咽后壁从而解除气道阻塞（图 25-

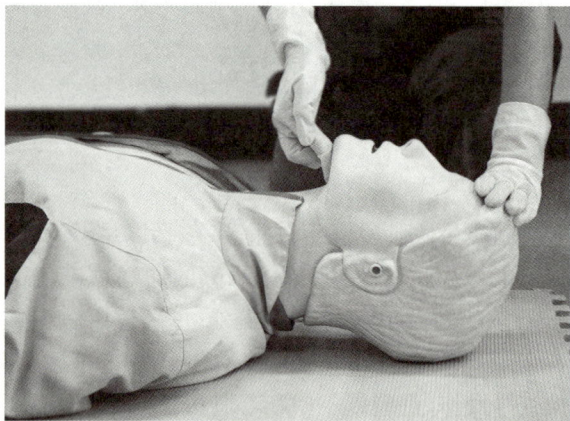

图 25-3　仰头抬颏法

4）。如单手无力，也可将另一手放在对侧相同部位用双手托举。当疑有颈椎病变时，头不应后仰，单纯托起下颌即可。此法效果确切，缺点是操作稍难，施救者腕部及手指易感疲乏。

2. 人工呼吸

（1）口对口人工呼吸：徒手人工呼吸是心肺复苏时重要的人工呼吸方法，最常用方法是口对口（鼻）或口对面罩人工呼吸，尽管这种方法的吸入气中含有 4% 的 CO_2，而 O_2 只有 17%，但这对于维持基本生命已足够。其优点是无须借助任何特殊器械，适合现场施救。施行口对口人工呼吸时，应先保持呼吸道通畅，迅速解开患者衣扣和腰带以免妨碍呼吸动作。患者仰卧并使头部后仰，施救者一手按

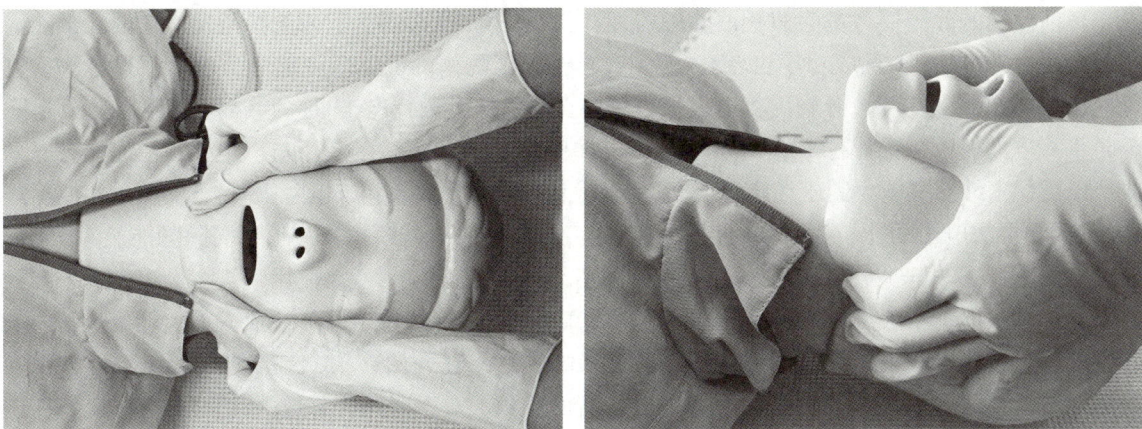

图 25-4　托下颌法

住患者额部并用拇指和示指捏闭患者鼻孔,另一手抬起下颏,并使患者口部微张,以便于吹气。施救者吸一口气并以嘴唇包紧患者的口部,然后用力吹气,吹毕后将口移开,此时患者凭胸廓的弹性收缩被动地自行完成呼气(图 25-5)。人工呼吸时尽量不要中断胸外按压,并应避免过度通气,因为过度通气不仅增加胸腔内压而影响静脉回流,降低心排血量,还容易引起胃胀气、反流和误吸。人工呼吸时,应给予患者足够的通气(30 次按压后 2 次人工呼吸,每次呼吸超过 1 秒,每次使胸廓隆起),但应避免给予过度通气。

（2）简易呼吸器:最常见的简易呼吸器是面罩 - 呼吸囊人工呼吸器,由面罩、呼吸活瓣和呼吸囊组成。使用时将面罩扣于患者口鼻部,挤压呼吸囊即可将气体吹入患者肺内。松开呼吸囊时,随胸肺的弹性回缩将气体呼出,并经活瓣排到大气中。人工气道建立后,也可将呼吸器与人工气道相连接并进行人工呼吸。呼吸囊远端有一侧孔和储氧囊,可与氧气源连接,提高吸入氧浓度。

三、电除颤

电除颤是目前治疗室颤和无脉性室速的最有效方法。成人心搏骤停中室颤的发生率最高。对于室颤患者每延迟 1 分钟除颤,抢救成功率降低 7%～10%。尽早启动 EMSs 的目的之一也是尽早使用自动体外除颤器(automated external defibrillator, AED)除颤(图 25-6)。AED 能够自动识别可除颤心律,便于各类施救者使用。

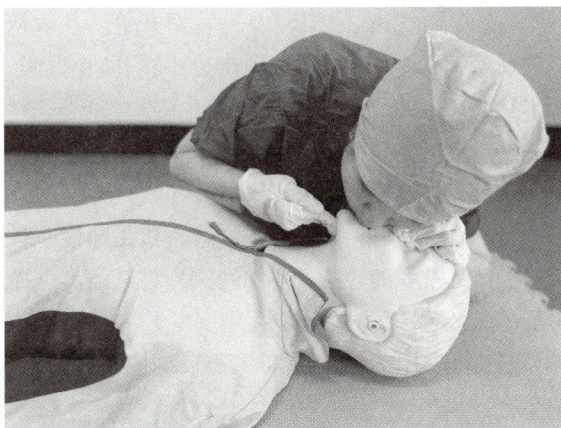

图 25-5　口对口人工呼吸

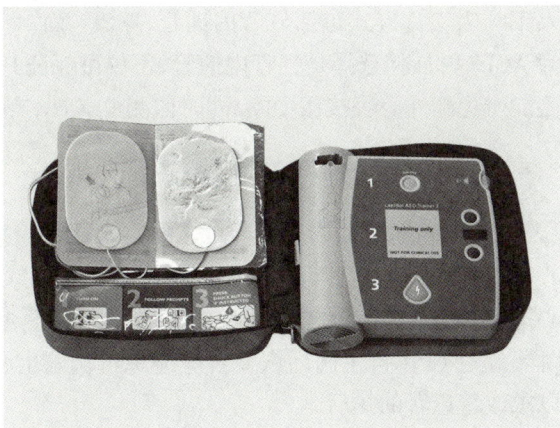

图 25-6　自动体外除颤器

对于有目击的成人心搏骤停,应尽快使用除颤器除颤。当成人在未受监控的情况下发生心搏骤停,或不能立即获得 AED 时,施救者应该在他人前往获取 AED 时立即开始心肺复苏,视患者情况在除颤设备可供使用后尽快进行电除颤。如果单次除颤无效,应立即继续进行心肺复苏。

目前商用的除颤器大都为双相波除颤器,但也有单相波除颤器。双相波除颤器所需的除颤能量相对较低(≤200J),除颤成功率也较高,但无改善生存出院率的证据。除颤时将电极板置于胸壁进行电击,称为胸外电除颤;开胸后将电极板直接放在心室壁上进行电击,称为胸内电除颤。胸外电除颤时将一电极板放在胸骨右缘第2肋间,另一电极板置于左腋前线、心尖下方。电极板应涂抹导电糊或垫以湿盐水纱布并施力紧压在胸壁上,以免影响除颤效果。成人胸外电除颤时,若使用单相波除颤器,首次和再次电击的能量为360J;使用双相波除颤器时,对于截断指数波形所需除颤能量为150~200J,对于直线双相波形为120J。如急救人员不熟悉设备所需能量,建议使用默认能量200J。小儿胸外电除颤首次能量一般为2J/kg,后续能量至少为4J/kg,总量不超过10J/kg或成人最大能量。胸内电除颤的能量选择,成人从10J开始,一般不超过40J;小儿从5J开始,一般不超过20J。AED能够识别室颤并自动释放200~360J电能,适用于公共场所的急救。对于婴儿应首选手动除颤器而非AED进行除颤。如果没有手动除颤器,优先使用装有能量衰减器的儿科AED。如果两者都没有,可以使用不带能量衰减器的AED。

电除颤的作用是终止室颤而非起搏心脏,因此除颤后应立即行胸外心脏按压和人工呼吸。如室颤波为细颤,不宜进行电除颤,应立即注射肾上腺素1mg,使细颤变成粗颤,以提高除颤成功率。电除颤适用于室颤和无脉性室性心动过速的患者,但是对于心脏停搏与无脉性电活动无效,应立即实施心肺复苏。

第三节 | 高级生命支持

高级生命支持是基本生命支持的继续,是专业人员以高质量的复苏技术、复苏器械、设备和药物治疗,争取最佳疗效和预后的复苏阶段,也是生命链中的重要环节。

一、维持呼吸道通畅和有效人工呼吸支持

在高级生命支持阶段应该强调人工呼吸和氧供的重要性,实际上在CPR期间胸外心脏按压和人工呼吸是缺一不可的。应利用专业人员的优势和条件,进行更高质量的心脏按压和人工呼吸,以充分提高器官的血液灌注和氧供。不管是院内还是院外发生的心搏骤停,CPR期间均应尽早应用人工呼吸支持装置,以更有效地支持呼吸,并给予高浓度氧;使用100%的氧可明显增加动脉血氧含量,增加氧的输送量。对于正在进行持续心肺复苏的患者,通气速率简化为每6秒1次呼吸(10次/分)。自主循环恢复即器官再灌注的早期,应逐渐减低吸入氧浓度,使SpO_2≥94%即可,防止氧中毒。常见的人工呼吸支持方式包括气管内插管、球囊-面罩、口咽和鼻咽通气道、喉罩以及气管切开等。一般认为ACLS时最佳选择是气管内插管,不仅可保证CPR的通气与氧供、可吸引气道内分泌物、防止误吸,还能避免胸外心脏按压中断,同时监测$P_{ET}CO_2$,有利于提高CPR的质量。

二、恢复和维持自主循环

ACLS期间应强调高质量的CPR和早期除颤,着力于恢复和维持自主循环。室颤和无脉性室性心动过速引起心搏骤停者,早期CPR和迅速除颤可显著增加患者的生存率和出院率;对其他类型的心搏骤停者,ACLS的首要任务应该是采取高质量的复苏技术和药物治疗以迅速恢复并维持自主心跳。经过CPR自主循环恢复者应避免再次发生心搏骤停,并采用液体治疗和药物来维持循环稳定,以求改善患者的预后。

高质量的CPR、药物治疗和规范的复苏程序对于恢复自主心跳非常重要。AED可自动识别是否为室颤或无脉性室速(VT),如果诊断为VF/VT,应立即除颤。除颤后立即CPR 2分钟,并应建立静脉通路(intravenous infusion,IV)或骨内注射通路(intraosseous infusion,IO)以便进行药物治疗。复苏时应首选静脉通路;若无法建立静脉通路,则使用骨内注射通路;若都无法建立,可采用气管内给药。CPR 2分钟后再检查心律,如果仍为VF/VT,则再次除颤,并继续CPR 2分钟;通过IV/IO给予肾上腺

素(每 3~5 分钟重复给予),同时,有条件时应建立人工气道,监测 $P_{ET}CO_2$。若再次除颤、CPR 2 分钟后仍为 VF/VT,可继续除颤并继续 CPR 2 分钟。同时考虑应用抗心律失常药物治疗,如胺碘酮 300mg(以 5% 葡萄糖注射液稀释到 20ml)快速静脉推注,并针对病因进行治疗。如此反复进行救治,直到恢复自主心跳。为了进行高质量的 CPR 以促进自主循环的恢复,应监测患者的 ECG、$P_{ET}CO_2$、动脉血压等。同时应重视病因的治疗,尤其是对于自主心跳难以恢复或已恢复自主心跳而难以维持循环稳定者,应考虑针对引起心搏骤停的病因进行治疗。

三、有症状的心动过缓和心动过速的处理

(一)心动过缓(bradycardia)

一般认为,心率低于 60 次 / 分即可诊断为心动过缓,但能引起临床症状的心动过缓,心率一般都低于 50 次 / 分。若心动过缓引起了临床症状或影响了循环稳定,应找出导致心动过缓的原因并立即治疗。首选阿托品 0.5mg 静脉注射,3~5 分钟可重复应用。若无效可应用异丙肾上腺素或肾上腺素。对于严重心脏传导阻滞者应进行体外或经静脉起搏。

(二)心动过速(tachycardia)

一般认为,成人心率超过 100 次 / 分即可诊断为心动过速,但能引起明显临床症状的心动过速,心率多超过 150 次 / 分。发生心动过速时,首先应辨别导致心动过速的原因,确保患者的呼吸道通畅,进行吸氧及呼吸支持。如果吸氧后病情未改善,应判断患者是否处于不稳定状态及其与心动过速的关系。如果患者生命体征不稳定,发生低血压、神志突然改变、休克、缺血性胸痛或急性心力衰竭,应立即实施同步电复律。

四、心肺复苏期间的监测

为了进行高质量的 CPR 以促进自主循环的恢复,监测患者的生理功能与生命体征非常重要。在 CPR 的同时,在不影响胸外按压的前提下,应立即建立必要的监测方法和输液途径,以便于对病情的判断和进行药物治疗。主要监测内容如下。

(一)心电图(ECG)

心电图监测可以明确心律失常的性质,为治疗提供极其重要的依据。如果显示为室颤或无脉性室性心动过速,应尽早进行电除颤治疗。

(二)呼气末 CO_2 分压($P_{ET}CO_2$)

$P_{ET}CO_2$ 是指呼气末呼出气体中 CO_2 的分压,正常值为 35~40mmHg。近年来在复苏过程中连续监测 $P_{ET}CO_2$ 可有效判断 CPR 的效果。复苏期间,体内 CO_2 的排出主要取决于心排血量和肺组织的灌注量。当心排血量和肺灌注量很低时,$P_{ET}CO_2$ 则很低(<10mmHg);当心排血量增加时,$P_{ET}CO_2$ 则升高(>20mmHg),表明胸外心脏按压使心排血量明显增加;如能维持 $P_{ET}CO_2$>10mmHg 表示心肺复苏有效。当自主循环恢复时,最早的变化是 $P_{ET}CO_2$ 突然升高,可达 40mmHg 以上。因此,连续监测 $P_{ET}CO_2$ 可以判断胸外心脏按压的效果,提高 CPR 的质量。对于气管内插管患者,若经过 20 分钟 CPR 后 $P_{ET}CO_2$ 仍较低(<10mmHg),该患者复苏成功的可能性极低,可将此与其他因素结合综合考虑以帮助确定终止 CPR 的时间。

(三)动脉血压(ABP)

血压是衡量循环功能状态的基本参数,在 CPR 期间如能监测有创血压,不仅可以实时地评估心脏按压时冠脉灌注压的情况,还可以评价心脏按压的有效性,可用以指导提高按压的质量。如果在胸外心脏按压时,动脉舒张压低于 20mmHg,可以考虑通过优化胸外按压参数或给予血管活性药来提高 CPR 质量。

(四)脉搏血氧饱和度(SpO_2)

在 CPR 期间由于心排血量很低,末梢的血流灌注很差,很难监测到 SpO_2,只有自主心跳恢复,全

身循环状态改善后,才能监测到 SpO_2。因此,在 CPR 期间如能监测到 SpO_2,说明复苏是有效的。

(五)中心静脉压(CVP)

CVP 是指位于胸腔内的上、下腔静脉或右心房压力。尽管目前认为 CVP 并不能准确反映右心功能和心脏前负荷,但在复苏后治疗阶段连续动态监测 CVP,可作为评价心脏对液体负荷的反应和心功能状态的辅助参考指标,同时又可提供一条非常有效的静脉通路。

(六)中心静脉血氧饱和度($ScvO_2$)

$ScvO_2$ 与混合静脉血氧饱和度(SvO_2)有很好的相关性,是反映组织氧平衡的重要参数。$ScvO_2$ 的正常值为 $\geq 70\%$。在心肺复苏过程中,如果 $ScvO_2$ 大于 40%,自主心跳有可能恢复;如 $ScvO_2$ 为 40%~70%,自主心跳恢复的概率增大;当 $ScvO_2$ 大于 70% 时,自主心跳可能已经恢复了。因此,在 CPR 期间持续监测 $ScvO_2$ 为判断心肌氧供是否充足、自主循环能否恢复提供了客观指标。

(七)冠状动脉灌注压(coronary perfusion pressure,CPP)

CPP 为主动脉舒张压与右心房舒张压之差。CPR 期间若 CPP 低于 15mmHg,自主心跳往往难以恢复。

五、CPR 期间的用药

复苏时用药的目的在于提高心脏按压效果,激发心脏复跳并增强心肌收缩力;提高心、脑灌注压,增加心肌和脑的血液灌流量;降低除颤阈值,有利于电除颤和防止室颤复发;减轻酸中毒和纠正电解质紊乱,有助于发挥血管活性药的效应。

(一)给药途径

包括静脉给药、骨内给药、气管内滴注、心室内给药。静脉给药安全可靠,为首选。静脉通路首选中心静脉置管,不仅药物起效快,还可监测 CVP。如采用外周静脉通路,则应选用上肢的静脉,以便药物快速发挥作用。如果不能立刻静脉置管,应考虑建立骨内注射通路。临床常选用胫骨、桡骨、尺骨等。目前主要有 2 种装置可以行胫骨内置管:经胫内针和骨髓抽吸针胫骨内置管。紧急时也可以使用带芯的 18G 腰椎穿刺针。方法是将短的有斜面的套管针经消毒后的皮肤置入胫骨近段 1/3 或股骨远端,小心避开骨骺,骨内针尖端在骨髓腔内,可回吸出血和 / 或骨髓。骨内通路可给予复苏药物和液体。骨内通路给药的药理学效应优于气管内给药。在静脉通路和骨内通路均不能建立时,也可考虑经气管内给药。肾上腺素、利多卡因、阿托品、纳洛酮都可经气管内给药,剂量为静脉内给药量的 2~3 倍,溶解在 5~10ml 的注射用水中。碳酸氢钠、钙剂、去甲肾上腺素禁止经气管内给药。心室内注射给药引起的并发症较多,如张力性气胸、心脏压塞、心肌或冠状血管撕裂等,已基本废弃。

(二)常用药物

1. **肾上腺素(epinephrine)**　为心肺复苏中的首选药物,可用于电击无效的室颤或无脉性室速、心脏静止或 PEA。可使细颤变为粗颤,增加除颤成功率。目前的研究成果认为,在心肺复苏开始后的 5 分钟内给予肾上腺素可提高患者自主循环恢复的概率和生存率。肾上腺素用法:0.5~1.0mg 或 0.01~0.02mg/kg 静脉注射,必要时可重复注射,重复给药时间为每 3~5 分钟给予 1mg。对于不能电击而需用肾上腺素治疗的心搏骤停患者,应尽早使用肾上腺素。

2. **胺碘酮(amiodarone)**　胺碘酮属于Ⅲ类抗心律失常药,对治疗房性和室性心律失常都有效。如果室颤或无脉性室速对电除颤、CPR 或血管加压药无效,可考虑应用胺碘酮。胺碘酮在治疗室颤或室性心动过速方面都具有一定的优势,但低血压和心动过缓的发生率较高。成人胺碘酮的初始单次剂量为 300mg(或 5mg/kg),给药途径为 IV/IO,必要时可重复注射 150mg(或 2.5mg/kg)。胺碘酮维持剂量范围为 10~30μg/(kg·min),6 小时后减半。使用胺碘酮后要严密监测血压和心率。对儿童患者电击难以纠正的室颤或无脉性室性心动过速的治疗,胺碘酮或利多卡因均可用。

3. **利多卡因(lidocaine)**　利多卡因适用于治疗室性期前收缩和阵发性室性心动过速。对于除颤后又复发室颤而需反复除颤的病例,利多卡因可使心肌的激惹性降低,或可缓解室颤的复发。在 CPR 期间,为了迅速达到和维持适当血药浓度,使用剂量可相对大一些。单次静脉注射开始用量为 1~

1.5mg/kg,每 5～10 分钟可重复应用,重复用量为 0.5～0.75mg/kg。一旦恢复窦性心律即可以 2～4mg/min 的速度连续静脉输注。对于室颤或无脉性室速导致心搏骤停患者,恢复自主循环后可以考虑立即开始或继续给予利多卡因。

4. 碳酸氢钠　在 CPR 期间,心排血量很低,组织灌流和氧供不足,导致无氧代谢增加和乳酸性酸中毒,导致 pH 降低和 PCO_2 升高。给予的碳酸氢钠可解离生成更多的 CO_2,因不能及时排出,又可使 pH 降低。同时,由于 CO_2 的弥散能力很强,可以自由地透过血 - 脑屏障和细胞膜,因而脑组织和细胞内产生更加严重的酸中毒。因此,在复苏期间不主张常规应用碳酸氢钠。对于已存在严重的代谢性酸中毒、高钾血症、三环类或巴比妥类药物过量者,可考虑给予碳酸氢钠溶液。碳酸氢钠的首次用量为 1mmol/kg,每 10 分钟可重复给 0.5mmol/kg。最好能根据动脉血气分析结果按下列公式计算给予:

$$5\%NaHCO_3(ml) = \Delta BE(mmol/L) \times 0.2 \times 体重(kg)/0.6$$

式中,ΔBE 为剩余碱目标值与测定值之差;$5\%NaHCO_3$ 1ml 提供 0.6mmol HCO_3^-。

5. β受体拮抗药　心搏骤停后不主张常规使用β受体拮抗药。但是因室颤或无脉性室速导致心搏骤停而入院后,可以考虑尽早开始或继续口服或静脉注射β受体拮抗药。心搏骤停后β受体拮抗药的常规使用可能会有危害,因为β受体拮抗药可能引起或加重血流动力学不稳定,加重心力衰竭,引起缓慢型心律失常。因此,医护人员应该评估患者个体是否适用β受体拮抗药。

六、循环支持设备

(一) 机械辅助装置

心肺复苏过程对于施救者来说是一个耗力耗时的过程,人工按压往往难以保证恒定高质量的胸外按压。因此出现了机械替代人工的心肺复苏辅助或替代装置,如主动按压放松 CPR(ACD-CPR)(图 25-7)、阻抗阈值装置(ITD)、自动化胸外心脏按压设备等。尽管机械按压装置能帮助施救者胸外按压,但研究结果显示其并未能改善院外心搏骤停患者的预后,不建议常规使用。因此,人工胸外心脏按压仍是心

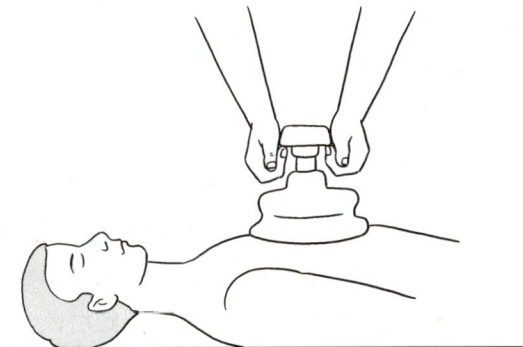

图 25-7　主动按压放松 CPR

搏骤停的常规救治手段,仅在进行高质量人工胸外心脏按压比较困难或危险时(如长时间心肺复苏、低温心搏骤停、移动的救护车内、血管造影室内以及准备体外心肺复苏期间),机械辅助胸外心脏按压装置可以作为传统人工胸外心脏按压的替代品。

(二) 体外 CPR(extracorporeal CPR,ECPR)

所谓 ECPR 是指在对心搏骤停患者进行复苏时,在其大静脉或动脉(如股动静脉)紧急置管,启动体外循环和氧合。体外膜肺氧合(ECMO)和心肺分流术用于心搏骤停复苏时都被认为是不同形式的体外 CPR。对于发生心搏骤停且怀疑病因可逆的患者,可以考虑进行 ECPR。其他心搏骤停患者对传统 CPR 没有反应时也可以考虑体外 CPR。

第四节 ｜ 复苏过程中的团队合作

心肺复苏每延迟 1 分钟,就可能使患者的生存率下降 10%。前文所述的基础和高级生命支持强调单个救援人员执行的技术任务,在实际复苏过程中,经常出现 CPR 中断、除颤及胸部按压执行不及时以及实施过程中秩序混乱等情况,直接影响复苏的成功率及后续的神经功能恢复。随着 CPR 研究的进展,医护人员逐渐认识到高效的团队合作对提高复苏成功率、改善患者预后至关重要。以团队为中心

的心肺复苏（team focused CPR，TFCPR），通过团队成员相互之间的密切配合，可提高复苏成功率和改善患者预后。团队领导力、团队的协作和互动以及反馈和质量改进是影响 TFCPR 效果的重要因素。

一、团队领导力

优秀的复苏团队表现出更强的领导力，包括明确的分工、任务以及执行规则和程序。特定的领导力培训在成人 CPR 培训中显示出好的结果。优秀的复苏团队领导者能够使 CPR 的几项指标都得到改善，包括减少无血流时间，改善通气质量，早期使用肾上腺素等药物，早期除颤以及严格遵守整个复苏流程。复苏团队的领导者应具备以下几方面的能力：①充分考虑具体情境需求；②促进团队非领导成员的贡献；③提出和解决相关问题；④保持放手，无须参与到具体的 CPR 操作中；⑤促进团队的协作和信息交流。

二、团队的协作和互动

在面对心搏骤停这种紧急情况时，即使个人技能水平出色，抢救人员充足，也会因为人员之间的配合欠默契、成员任务和职责不明确等状况的发生而影响复苏质量。复苏团队成员之间通过协调和明确职责保证各自任务的同步，提高复苏效率。团队成员之间有效的沟通应采用闭环的方式，即明确表达命令并口头确认收到命令；使用已知的术语以及避免信息过载，并由所有团队成员共享。团队成员了解各自的分工，在复苏过程中通过相互的协作和互动来提高 CPR 质量，包括注意适当的按压频率、深度和充分回弹，以及限制按压中断，还要控制救援人员按压的时间量，以减少疲劳，保证按压质量。同时，避免不必要的脉搏检查，确保早期除颤，避免过度通气，并尽量减少电击停顿。成立复苏团队后要强化团队演练、各细节的落实和各环节的紧密相连，做到定岗位、定职责、定流程，减少抢救过程中不必要的走动和中断。

三、反馈和质量改进

复苏团队的高效复苏建立在提前制定流程的基础上。团队应在实际复苏和模拟培训中通过反馈找到不足和漏洞，不断改进，提高复苏成功率和改善预后。为了通过 CPR 视听反馈设备来提高复苏质量，应建立一个综合计划，包括初始培训、持续教育和关于 CPR 性能测量的质量评估，如是否达到足够的按压频率、足够的按压深度、充分回弹和适当的通气。一些临床研究证实，使用视听反馈设备可以提高对复苏指南的依从性、更快地掌握心肺复苏技能并提高心肺复苏的质量。

第五节 ｜ 复苏后治疗

心肺复苏的过程其实是一个缺血再灌注的过程，必然会引起缺血 - 再灌注损伤，造成各器官系统不同程度的损害，常可出现心、肺、脑、肝、肾等器官功能障碍或衰竭，甚至发生 MODS。因此，加强心搏骤停后治疗（post-cardiac arrest care，PCAC）不仅可以降低因复苏后循环不稳定引起的早期病死率，还可降低因多器官功能衰竭和脑损伤引起的晚期病死率，并且可提高生存者的生存质量。PCAC 的主要任务包括：维持血流动力学稳定和氧合以改善器官的组织灌注和氧供；采用控制性低温对脑细胞进行保护以促进神经功能的恢复；预防和治疗多器官功能障碍或衰竭；病因治疗尤其是对急性冠脉综合征的治疗。

一、呼吸管理

在自主循环恢复后应再次检查并确保呼吸道或人工气道的通畅，以维持良好的呼吸功能。对于自主呼吸已经恢复者，应给予常规氧疗，并密切监测患者的呼吸频率、SpO_2 和 $P_{ET}CO_2$。对于仍处于昏迷或自主呼吸尚未恢复、存在通气或氧合功能障碍者，应进行机械通气，并根据血气分析结果调节呼吸机参数，以维持 $SpO_2 \geq 94\%$，$PaCO_2$ 为 40～45mmHg，或 $P_{ET}CO_2$ 为 35～40mmHg。在满足 $SpO_2 \geq 94\%$ 条件下逐步将吸入氧浓度调整到需要的最低浓度,避免氧中毒的发生。机械通气时应避免高气道压和过度通气(适宜潮气量为 6～8ml/kg),以免由此带来的肺损伤、脑缺血和对心功能的不利影响。

二、维持血流动力学稳定

由于心搏骤停后恢复自主循环造成的心肌细胞缺血 - 再灌注损伤,患者常出现血流动力学不稳定,表现为低血压甚至顽固性低心排血量综合征。在心搏骤停后救治中,应该避免并立即矫正低血压,维持收缩压≥90mmHg,或平均动脉压≥65mmHg,以保证心排血量。可以选择改善心率、心肌收缩力、动脉压或减少后负荷的药物,有需要时可以使用多巴胺、去甲肾上腺素、肾上腺素等,一般认为若能维持收缩压≥100mmHg,则患者预后效果更好。此外应适当补充液体,这对于维持血管内容量和血浆渗透压非常重要。在特定条件下,治疗有发热病症的儿童患者时,使用限制量的等渗晶体液可以提高生存率,这与常规的大量液体复苏有益的传统观点相悖。由于心搏骤停最常见的原因是心血管疾病,复苏后应持续监测 ECG 直至循环稳定。对于疑似心源性心搏骤停且心电图 ST 段抬高的院外心搏骤停患者,在入院后应急诊实施冠状动脉血管造影。对于需要造影的心搏骤停患者,无论是否昏迷,都应当实施造影。

三、脑复苏

心搏骤停后全身血供停止,而大脑对缺血的耐受能力很差。大脑完全缺血 4～6 分钟以上时,可有多发性、局灶性脑组织缺血的形态学改变。但当自主循环功能恢复、脑组织再灌注后,这种缺血性改变仍然继续发展。神经细胞发生不可逆性损害是在脑再灌注后,相继发生脑充血、脑水肿及持续低灌流状态。结果使脑细胞继续缺血缺氧,导致细胞变性和坏死,称为脑再灌注损伤。因此,初期复苏时立即建立有效的人工循环是复苏成功的关键。复苏的目的不仅是恢复和稳定患者的自主循环和呼吸,而且应恢复中枢神经系统功能。防治心搏骤停缺血性脑损害所采取的措施,称为脑复苏(cerebral resuscitation)。

(一)脑复苏的措施

自主循环恢复后,脑内的病理过程仍在继续演变。脑外的病理因素如低血压、缺氧、高碳酸血症、高体温、惊厥、呛咳等也可加重脑损伤。因此,脑复苏的任务在于缓解脑缺血 - 再灌注损伤和预防继发性脑损伤的发生。脑复苏成败的关键在于尽量缩短脑循环停止的绝对时间;确实有效的支持治疗措施,为脑复苏创造良好的颅外环境;在降低颅内压、降低脑代谢和改善脑循环的基础上,采取特异性脑复苏措施以阻断病理生理进程,促进脑功能恢复。

1. 控制性低温　为了减轻患者神经系统损伤而进行轻中度低温,是心搏骤停患者脑复苏治疗的最重要环节,也是目前被临床证实能够改善患者远期预后和促进神经功能恢复的方法。亚低温脑保护的可能机制包括:减少 ATP 耗竭;减轻乳酸性酸中毒;减少游离脂肪酸的产生;提高葡萄糖利用率,减少异常离子流;降低氧需,减少活性毒性产物,抑制自由基反应和有害的酶促反应;稳定细胞膜。

(1)适应证:所有心搏骤停后恢复自主循环的昏迷成年患者都应采用目标温度管理(targeted temperature management,TTM),即目标温度选定在 32.0～36.0℃,并至少维持 24 小时。对于心搏骤停后最初几天内昏迷的儿童(院内或院外),应持续监控体温,并积极治疗发热。对院外心搏骤停复苏后的昏迷儿童,可维持 5 天的正常体温(36.0～37.5℃),或者先维持 2 天的持续低温(32.0～34.0℃),再维持 3 天的正常体温。对于院内心搏骤停复苏后仍然昏迷的儿童,没有足够的证据建议实施低温。另外,在 TTM 后要积极预防昏迷患者发热。

(2)实施方法:临床上常用的物理降温方法有体表降温和血管内降温。以往应用冰帽、冰毯、腋下和腹股沟放置冰袋、酒精擦拭身体等方法降温。但应用此类方法时患者体温波动较大,降温效果不理想,且无法快速达到和维持恒定的目标温度,更不能缓慢复温,不适用于 TTM。使用体温控制仪可实现控制患者体温、精准达到目标温度、缓慢复温的目的。TTM 越早开始越好,但并不建议在入院前常规对恢复自主循环的患者进行快速静脉输注冷注射液以降低体温的治疗。降温时应尽量避免寒战反应,对多数患者需给予一定量的中枢神经系统抑制药甚至肌松药,才能抑制寒战反应。

进行 TTM 时应对核心体温进行实时监测。临床上可选择膀胱、直肠、食管、鼻咽、气管内插管气囊、肺动脉的温度作为核心体温进行监测。TTM 诱导期,应尽可能快地将核心体温降至目标温度。这一时期需要不断调整镇静药、胰岛素及血管活性药的剂量来防治低血容量、电解质紊乱和高血糖。TTM 维持期应控制核心体温无波动或轻微波动(<0.5℃)至少 24 小时。此期不良反应的风险降低,重点是预防长期并发症,如院内感染和压疮等。TTM 复温期,复温速度建议控制在 0.25~0.5℃/h,复温以后也应该把核心体温控制在 37.5℃以下并维持 72 小时。

(3)不良反应和并发症:TTM 期间可能会出现寒战、发热、心律失常、高血糖、代谢性酸中毒、凝血功能障碍、感染等不良反应和并发症。应对患者进行严密监护和积极的对症处理,尽可能避免或减少并发症和不良反应的发生。

2. 增加脑血流灌注

(1)提高平均动脉压:心搏骤停后脑组织的灌注主要取决于脑灌注压或动脉压的高低,因此,在自主循环恢复后即刻应控制血压稍高于基础水平,并维持 5~10 分钟。之后通过补充容量或应用血管活性药维持血压在正常偏高水平。

(2)降低颅内压:脑血流量取决于脑灌注压的高低,而脑灌注压为平均动脉压与颅内压之差。因此,除了维持适当血压外,还应降低颅内压和防治脑水肿,以改善脑灌注压。脱水、低温和糖皮质激素仍是现今行之有效的防治急性脑水肿和降低颅内压的措施。脱水治疗时首先受影响最大的是血管内液,其次是组织间液的改变,而细胞内液的变化发生最晚。因此,在脱水过程中必须严格维持血容量的正常,适当补充胶体液以维持血容量和血浆胶体渗透压于正常偏高水平。这样可以使细胞和组织间质脱水而维持血管内的容量正常。同时,脱水应以增加排出量的方式来完成,而不应过于限制入量,尤其不应使入量低于代谢的需要。脱水时应维持血浆胶体渗透压不低于 15mmHg(血浆白蛋白 30g/L 以上),维持血液渗透压不低于 280~330mmol/L。脱水所用药物可根据临床情况选用肾小管利尿药(例如呋塞米)或渗透性利尿药(例如甘露醇)。渗透性利尿药的作用相对缓和、持久,可作为脱水治疗的主要用药。血浆白蛋白既有利于维持血浆胶体渗透压,也有较好的利尿作用,是脑复苏时的常用药之一。估计心搏骤停超过 3~4 分钟的病例,于呼吸和循环恢复稳定后即可开始利尿。脑水肿的发展一般于第 3~4 天达到高峰,因此脱水治疗可持续 4~5 天。

(3)改善脑微循环:通过适当血液稀释维持血细胞比容(HCT)在 30%~35%,可降低血液黏度,改善脑微循环,有利于脑内微循环血流的重建,改善脑血流灌注,促进神经功能的恢复。但过度血液稀释会降低血液携氧能力,应避免。

3. 血糖控制 血糖增高可增加脑缺血期间乳酸的产生而加剧脑损伤。因此,在脑缺血再灌注期间,无论何种原因(糖尿病、输糖过多、应激反应、应用糖皮质激素等)引起的高血糖,均应予以控制。但在应用胰岛素控制高血糖时,一定要避免低血糖的发生,因为低血糖本身就可导致不可逆性脑损伤。目前的观点认为,为了避免低血糖的发生,建议将血糖控制在 8~10mmol/L(144~180mg/dl),不主张将血糖控制在 4.4~6.1mmol/L(80~110mg/dl)。

4. 药物治疗 神经细胞的保护依旧是脑复苏最根本的问题,但目前仍缺乏有效的临床药物,需进一步探索。

(1)钙通道阻滞药(calcium channel blocker,CCB)和自由基清除剂(free radical scavenger,FRS):理论上这两种药物均有脑保护作用,但临床应用的效果需进一步验证。

(2)糖皮质激素:糖皮质激素对于神经组织水肿的预防作用较明显,但对已经形成的脑水肿是否有作用尚需探讨。因此,只能认为该类药是一种辅助措施,并不能起到主要作用。一般主张宜尽早开始用药,使用 3~4 天即可全部停药,以免引起并发症。

5. 高压氧治疗 高压氧在完全性脑缺血患者脑复苏的治疗上取得了一定成效。它是一种间歇性、短暂、高剂量吸氧治疗,对完全性脑缺血一般采用 40~60 次长疗程,压力为 253~304kPa(2.5~3大气压)。

（二）脑死亡（brain death）

脑死亡是指全脑（包括脑干）的所有功能呈现不可逆性丧失，特别是脑干功能的丧失。脑干功能丧失在脑死亡的诊断中十分重要，必须绝对准确。我国于 2019 年发布了《中国成人脑死亡判定标准与操作规范（第二版）》（表 25-1）。

表 25-1　中国成人脑死亡判定标准

一、判定的先决条件	1. 昏迷原因明确 2. 排除了各种原因的可逆性昏迷
二、临床判定（3 项必须全部具备）	1. 深昏迷 2. 脑干反射消失 3. 无自主呼吸（靠呼吸机维持通气，自主呼吸激发试验证实无自主呼吸）
三、确认试验（3 项中至少 2 项符合）	1. 脑电图（EEG）显示电静息 2. 正中神经短潜伏期体感诱发电位（SLSEP）显示双侧 N9 和 / 或 N13 存在，P14、N18 和 N20 消失 3. 经颅多普勒超声（TCD）显示颅内前循环和后循环呈振荡波、尖小收缩波或血流信号消失
四、判定次数	1. 在满足脑死亡判定先决条件的前提下，3 项临床判定和 2 项确认试验完整无疑，并均符合脑死亡判定标准，即可判定为脑死亡 2. 如果临床判定缺项或有疑问，再增加一项确认试验项目（共 3 项），并在首次判定 6 小时后再次判定（至少完成一次自主呼吸激发试验并证实无自主呼吸），复判结果符合脑死亡判定标准，即可确认为脑死亡

四、心搏骤停后预后评估

对于没有接受 TTM 的患者，利用临床检查预测不良神经结果的最早时间是在心搏骤停发生 72 小时后。但若怀疑有镇静或肌松的残留作用干扰临床检查，还可进一步延长时间。对于接受了 TTM 治疗的患者，当镇静和肌松可能干扰临床检查时，应待体温回复到正常 72 小时后再预测结果。神经学评估方法包括脑电、诱发电位、影像学检查、脑脊液及血清标志物等。需要强调的是，没有任何一项单一的检查结果可以准确地预测心搏骤停后的神经功能恢复状况。在体温过低和用药效果消退后，综合分析多项检查结果，最有可能准确预测神经功能恢复结果（表 25-2）。

表 25-2　有助于判断 CPCR 后神经系统不良预后的检查指标

心搏骤停后 72 小时或以上无瞳孔对光反射
心搏骤停后最初 72 小时内出现肌阵挛状态（不同于单独的肌肉抽动）
心搏骤停或恢复体温 24～72 小时后，无 N20 体感诱发电位皮质波
心搏骤停 2 小时后，脑部 CT 显示灰质 - 白质比显著减小
心搏骤停后 2～6 天脑部 MRI 弥散加权成像（DWI）出现广泛的弥散受限
心搏骤停后 72 小时脑电图显示对外部刺激持续无反应
恢复体温后脑电图呈持续暴发抑制或难治性癫痫持续状态
无机体活动、伸展姿势或肌阵挛不能单独用来判断预后
休克、体温、代谢紊乱、镇静药或神经肌肉阻滞药及其他临床因素也需要认真考虑，因为这些因素可能会影响某些检查的结果或相应的解读

五、防治多器官功能障碍

缺血 - 再灌注损伤是心肺复苏后引起多器官功能障碍（MODS）的主要原因。即使心搏骤停只有数分钟，复苏后患者也仍有可能出现数小时以至数天的多器官功能障碍，这是灌注不足导致组织细胞缺血缺氧的后果，也称为心搏骤停后综合征（post-cardiac arrest syndrome）。临床表现包括代谢性酸中毒、心排血量降低、肝肾功能障碍、急性呼吸窘迫综合征等。在心肺脑复苏的治疗过程中,机体某一器官的功能障碍或衰竭往往会影响其他器官功能的恢复。因此,在防治复苏后多器官功能障碍的工作中,首先应保持复苏后呼吸和血流动力学的稳定,同时密切监测尿量,血、尿渗透压和电解质水平等,防止发生多器官功能障碍,提高患者生存率。

六、康复治疗

一些心搏骤停患者成功复苏后需要经过较长的康复期。康复计划应该从患者入院开始,贯穿整个住院过程,对心搏骤停生存者持续进行焦虑、抑郁、创伤后应激反应和疲劳度的结构化评估。康复期间需要制订生理、神经、心肺和认知障碍方面的多模式康复评估和治疗方案,以确保最佳生理、认知和情感健康状态以及恢复社会/角色功能。针对不同的患者,制订个性化的康复计划,需要康复科、精神科、神经科等多学科的协助,以减少心搏骤停生存者的 ICU 停留时间,促进神经系统功能的恢复,改善生存状态。施救者包括医护人员在救治心搏骤停患者时也可能遇到情感或心理影响,会有焦虑、抑郁、失落、创伤后应激反应等表现,影响工作和生活。症状自评量表、艾森克人格问卷以及焦虑抑郁自评量表等可以帮助评估施救者的心理状况。组织非专业施救者、急救医疗系统人员和医护人员对心肺复苏过程进行回顾总结,可以提高心肺复苏的团队水平,缓解施救行为带来的情感或心理影响。

第六节 | 终止复苏

1. **院前 BLS 的终止** 抢救人员已开始 BLS 后,应持续至发生以下情况:①恢复有效的自主循环;②治疗已转交给高级生命支持团队;③抢救人员由于自身筋疲力尽而不能继续复苏,处于对自身有危险的环境中或继续复苏将置其他人员于危险境地时;④达到不可逆性死亡的可靠标准或符合复苏终止的标准。

成人院前心搏骤停在转运前考虑终止 BLS 复苏应全部符合以下 3 项标准:①心搏骤停发生时无 EMSs 人员或目击者(没有人第一时间进行过心肺复苏);②3 个周期 CPR 和 AED 分析后仍无自主循环恢复;③复苏时未产生可除颤的心律。

2. **院前 ALS 复苏的终止** 美国急诊医师协会(National Association of EMS Physicians,NAEMSP)建议,在实施急救转运前对患者进行 ALS,达到以下所有标准时应考虑终止复苏:①心搏骤停时无目击者;②没有人第一时间对心搏骤停者实施 CPR;③院外实施 20 分钟完整的 ALS 后无自主循环;④复苏时没有出现可除颤心律,而未除颤。

3. **院内复苏终止** 院内终止复苏由抢救医师决定,决定时应考虑许多因素,包括心搏骤停时有无目击者、CPR 的时间、心搏骤停前状态以及复苏过程中是否出现过自主循环恢复等。对于气管内插管患者,如果经 20 分钟心肺复苏后,二氧化碳波形图测得的 $P_{ET}CO_2$ 仍不能达到 10mmHg 以上,可将此作为决定停止复苏的一个参考因素,但考虑到可能存在干扰因素,加之研究相对较少,目前不能单纯依靠 $P_{ET}CO_2$ 数值来决定是否终止复苏。另外需要指出的是,新的复苏策略,如体外心肺复苏,使得终止复苏措施的决策变得更加复杂。

(丁文刚)

本章思维导图　　本章目标测试

第二十六章 | 多器官功能障碍综合征

多器官功能障碍综合征（multiple organ dysfunction syndrome，MODS）是指在严重感染、创伤、大手术、大面积烧伤等发病24小时后相继或同时出现两个或两个以上器官或系统功能障碍，其恶化的结局是多器官功能衰竭（mutiple organ failure，MOF）。受损器官包括肺、肾、肝、胃肠、心、脑以及血液系统、代谢及免疫系统等。器官直接损伤或慢性疾病所致的器官功能失代偿不能称为MODS。

第一节 | MODS 的历史溯源与流行病学

1973年Tilney等人提出了序贯性系统衰竭（sequential system failure）的概念，并指出继发功能障碍的器官可以是远隔器官。1977年Eiseman等人将不同原发疾病导致的多个器官相继发生功能衰竭命名为"多器官功能衰竭"。1992年美国胸科医师学会和美国重症医学会（ACCP/SCCM）联合正式提出MODS的概念，即多种疾病导致机体内环境失衡，器官不能维持自身的正常功能而出现一系列病理生理改变和临床表现，包括早期多器官功能障碍到晚期MOF的连续过程。MODS概念的提出为早期识别、早期诊断以及早期干预奠定了基础。MODS强调器官功能改变遵循从轻到重的连续病理生理过程，其变化具有双向性，存在恢复或者恶化两种可能，并强调对危重患者需早期诊断和早期防治。同时将感染和创伤引起的持续全身炎症反应失控的临床表现命名为全身炎症反应综合征（SIRS），并提出SIRS是感染或非感染因素导致机体过度炎症反应的共同特征。MODS是SIRS进行性加重的结果，而MOF则是MODS继续发展的最严重结果。提出上述概念的目的是纠正既往过于强调器官衰竭程度，强调应着眼于SIRS发展的全过程，重视器官衰竭前的早期预警和治疗，由此加深了人们对该综合征的认识。尽管在理念认识和器官功能支持治疗上都有了较大进步，但MODS的病死率仍未见明显降低。还需要更充分认识MODS的病因及发病机制，早期诊断与治疗，及时阻断其病情发展，以提高临床救治水平及治疗效果。

第二节 | MODS 的发病机制

MODS的发病机制迄今尚未完全阐明，可能与下列学说有关：缺血-再灌注损伤、细菌毒素、胃肠道菌群移位、二次打击和基因调控等学说。MODS不仅与感染、创伤等直接损伤有关，更与机体自身对感染、创伤的免疫炎症反应存在本质联系。当机体遭受严重损害时，机体发生防御反应，起到保护自身的作用。如果反应过于剧烈，释放大量细胞因子、炎症介质及其他病理性产物，损伤细胞组织，就会导致MODS发生。组织缺血-再灌注过程和/或全身炎症反应是其共同的病理生理变化，二次打击所致的失控炎症反应被认为是MODS最重要的病理生理基础。

一、缺血 - 再灌注损伤与 MODS

缺血-再灌注损伤（ischemia-reperfusion injury）在许多临床疾病的发生发展中起着重要作用。严重创伤（如复合伤、大手术、大面积烧伤等）病程中常出现低血压；严重感染患者虽然可能没有明显失血表现，但多存在血容量相对不足，可引起组织器官低灌注或灌注障碍，继而导致组织缺血缺氧、细胞能量代谢障碍。受累器官（如肠道）的血液灌注障碍可进一步加重全身炎症反应，导致持续和不可逆的休克状态。恢复组织微循环灌注可诱发机体应激反应、炎症反应等，导致器官或组织缺血 - 再灌注损伤，引起更严重的功能障碍及结构改变。上述病理生理改变最终引起 MODS 的发生。

二、全身炎症反应综合征与 MODS

炎症反应学说是 MODS 发病机制的基石。在严重感染、创伤、休克或者缺血 - 再灌注损伤等情况下，炎症细胞活化，产生大量炎症介质、氧自由基和过表达的黏附分子（adhesion molecule，AM）等。这些炎症介质进一步反馈活化炎症细胞，继而出现自我放大的炎症反应和损伤，同时刺激大量内源性抗炎介质生成，启动代偿性抗炎症反应综合征（CARS）。炎症反应本质上是机体抵御外界致病因素侵袭的保护性反应，适度的炎症反应及适当的体液介质对丁机体抵御损伤、促进修复具有积极的作用。但炎症反应本身亦具有一定的破坏性，当促炎和抗炎介质之间的平衡被打破时就会表现出对机体不利的一面。过度的全身促炎反应会导致休克、组织液漏出和凝血功能障碍，而过度的全身代偿性抗炎反应导致免疫无反应性或免疫抑制。过度的促炎反应和抗炎反应互相激化，使机体处于具有自身破坏性的免疫失调状态，最终导致 MODS。

SIRS 和 CARS 失衡导致 MODS 的发展过程可分为 3 个阶段：①局限性炎症反应阶段：局部缺血再灌注或感染导致炎症介质在组织局部释放，诱导血液和组织中的炎症细胞活化，趋化并聚集在受损组织部位，杀死细菌、中和毒素、清除坏死细胞，促进组织修复。局限性炎症反应是一种生理性的保护反应，能够抵抗病原体及清除异己抗原，对促进机体康复具有重要意义。②有限性全身炎症反应阶段：当原发性致病因素对机体造成较严重损伤时，炎症介质释放的同时，机体会产生代偿性抗炎反应来抑制炎症反应。SIRS/CARS 处于平衡状态，不会出现严重的临床症状，也不会发生 MODS。③SIRS 和 CARS 失衡阶段：全身炎症反应在本质上是机体抵抗疾病的一种保护性反应，但如果炎症持续发展甚至失去控制，则炎症反应的作用由机体的保护作用转变为自身破坏性作用，最终导致 MODS。

在 SIRS 的发展过程中，常常因为抗炎反应占优势，抗炎介质过量产生，机体出现 CARS。CARS 以免疫抑制为主，持续发展的 SIRS/CARS 将导致机体免疫失衡，造成 MODS，增加了死亡的风险。

三、肠道动力学说与 MODS

当肠道参与创伤、烧伤和感染后的各种应激反应时，肠道就成为 MODS 发生的动力器官。在脓毒症、多发创伤、休克等发生后，肠道处于低灌注状态，加之长时间禁食等原因，导致黏膜屏障功能下降或损伤，表现为肠黏膜萎缩、通透性增加，大量细菌和内毒素经肠系膜淋巴系统及门静脉侵入，造成细菌移位及肠源性感染。同时，肝脏库普弗细胞（Kupffer cell）、网状内皮系统在受到细菌和内毒素过度刺激后，通过释放大量炎症介质、细胞因子等，形成瀑布效应，导致 MODS。SIRS 患者可无明显的感染灶，但其血培养中可见到肠道细菌，肠道可能是 MODS 患者菌血症的来源。因此，肠道是炎症细胞激活、炎症介质释放的重要场所之一，也是炎症反应失控的策源地之一。

四、基因多态性与 MODS

随着人类基因组研究的不断深入，遗传学机制的差异性被发现是许多疾病发生、发展的内因和基础，基因多态性是决定个体对应激打击的易感性、耐受性、临床表现多样性及对治疗反应差异性的重要因素。最近的研究显示，基因多态性与炎症反应具有相关性。基因多态性的研究将为进一步深入探索 MODS 的发病机制和寻找有效的治疗途径开辟新的领域和思路。

第三节 | MODS 的病因、分型与临床分期

一、MODS 的病因

MODS 是多因素诱发的临床综合征（常见危险因素见表 26-1），但其基本诱因是严重的创伤和感

染以及在此过程中出现的低血容量性休克、再灌注损伤、过度炎症、蛋白质-能量缺乏和支持治疗本身相关的一些医源性因素。严重感染及其引起的脓毒症是 MODS 的主要原因,约 70% 的 MODS 由感染所致,但在临床上约半数的 MODS 患者未能发现明确的感染灶。

表 26-1　诱发 MODS 的主要高危因素

分类	高危因素	分类	高危因素
感染	腹膜炎及腹腔内感染 肺炎 坏死性软组织感染 热带病(如恶性疟、伤寒、登革热)	医源性因素	延迟或错误治疗 输血 机械通气相关性肺损伤 治疗相关的腹腔内压升高
炎症	胰腺炎	中毒	药物反应(如丙泊酚、胺碘酮、单克隆抗体) 砷中毒 药物中毒(可卡因、对乙酰氨基酚)
缺血	低血容量性休克 肠系膜缺血		
免疫反应	自身免疫性疾病 抗磷脂抗体综合征 移植排斥	内分泌	肾上腺危象 嗜铬细胞瘤 甲状腺危象 黏液性水肿昏迷

外科患者发生 MODS 的原发病因主要有:①严重感染;②创伤、烧伤或大手术;③心肺复苏后;④各种原因引起的休克;⑤重症胰腺炎;⑥某些医源性因素,如大量输液、输血,抗生素或糖皮质激素等药物的使用,各种有创监测和呼吸机的应用等。如果患者合并有慢性器官病变(如慢性肾病、肝功能不全、冠心病,或者免疫功能低下,如糖尿病、应用免疫抑制剂、营养不良),遭受上述急性损害后更容易发生 MODS。

二、发病过程与分型

感染或非感染等致病因素作用于机体,刺激机体产生大量促炎介质,引起机体炎症反应。若炎症反应维持在适当水平,则有利于感染消除和机体恢复;若炎症介质过量释放或失控,形成瀑布样连锁反应,导致机体防御机制过度激活而引起自身破坏,临床上称之为 SIRS。1992 年美国胸科医师学会和危重病医学会联合会议将脓毒症定义为感染引起的全身炎症反应综合征,并发布了相应的诊疗指南即 Sepsis 1.0。2016 年美国重症医学会(SCCM)和欧洲重症医学会(ESICM)联合发布第三版脓毒症定义(Sepsis 3.0)。新版脓毒症定义不再以全身炎症反应为核心,而是以器官损伤为核心,将脓毒症定义为感染引发的机体反应异常导致的器官功能损伤。器官损伤的评价标准是序贯器官衰竭评分(Sequential Organ Failure Assessment,SOFA),当 SOFA≥2 分即被定义为存在器官损伤。同时,Sepsis 3.0 提出快速序贯器官衰竭评分(quick SOFA,qSOFA)用于临床快速筛查脓毒症患者。2021 年《重症监护医学》杂志(Intensive Care Medicine)上发表了脓毒症新的救治指南,强调了与 SIRS、英国国家早期预警评分(NEWS)或改良早期预警评分(MEWS)等急危重症评分相比,不建议使用 qSOFA 作为脓毒症或脓毒症休克的单一筛查工具。

MODS 分为原发型(单相速发型)和继发型(双相迟发型)两型。原发型 MODS 是指由原始病因直接导致的重要器官功能不全。患者在原始病因作用后,机体发生 SIRS,经治疗后病情可得到缓解并相对稳定;但如果在其后机体受到感染、输血、手术等“二次打击”,其反应进程即可扩大或增强,过度的炎症反应造成远隔部位多个器官功能障碍,即继发型 MODS。原发型 MODS 发展过程中,SIRS 没有继发型 MODS 严重,预后相对较好。继发型 MODS 与 SIRS 引起的自身性破坏关系密切,往往在原发损伤的较晚期才发生,易合并感染,一般预后较差。相对于单相速发型和双相迟发型,还有一种临床类型称为反复型,即在双相迟发型的基础上,反复多次发生 MODS。

三、MODS 的临床分期

MODS 患者的临床表现差异很大,病程一般可分为 4 期,每个时期都有其相应的临床特征(表 26-2)。对 MODS 的分期是相对的;即使在同一发展阶段,各器官功能障碍的程度也不一致。例如在病程上,呼吸系统可以在短时间内很快达到衰竭程度[约(1.8±4.7)天],而肝衰竭的发展需要较长的时间[约(4.7±5.5)天]。

表 26-2　MODS 的临床分期和临床表现

项目	1 期	2 期	3 期	4 期
一般情况	正常或轻度烦躁	急性病态,烦躁	一般情况差	濒死
循环系统	需补充容量	容量依赖性高动力学	休克,心排血量下降,水肿	依赖血管活性药维持血压,水肿,SvO₂ 升高
呼吸系统	轻度呼吸性碱中毒	呼吸急促,呼吸性碱中毒,低氧血症	ARDS,严重低氧血症	呼吸性酸中毒,气压伤,低氧血症
肾脏	少尿,利尿药效果差	肌酐清除率下降,轻度氮质血症	氮质血症,有血液透析指征	少尿,透析时血压不稳定
胃肠道	胃肠道胀气	不能耐受食物	应激性溃疡、肠梗阻	腹泻、缺血性肠炎
肝脏	正常或轻度胆汁淤积	高胆红素血症,PT 延长	临床黄疸	转氨酶浓度增高,重度黄疸
代谢	高血糖,胰岛素需求增加	高分解代谢	代谢性酸中毒,高血糖	骨骼肌萎缩,乳酸酸中毒
中枢神经系统	意识模糊	嗜睡	昏迷	昏迷
血液系统	正常或轻度异常	血小板减少,白细胞增多或减少	凝血功能异常	不能纠正的凝血功能障碍

第四节 ｜ MODS 的临床诊断、病情评估与监测

一、MODS 的临床诊断

MODS 患者多有创伤、感染、大手术等病史,且有 SIRS 的临床表现;随着病情的发展,有关器官的临床表现亦趋恶化。关于 MODS 的诊断标准,目前尚未完全统一,主要分为修正的 Fry-MODS 诊断标准和疾病特异性 MODS 诊断标准。

1. **修正的 Fry-MODS 诊断标准**　1980 年 Fry 提出了第一个 MOF 的诊断标准,国内 MODS 的诊断标准是参照 Fry 的 MOF 诊断标准制定的,几乎包括所有可能累及的器官或系统(表 26-3)。诊断 MODS 的主要依据包括:①创伤、感染、大手术、休克、延迟复苏等诱发 MODS 的病史;②存在全身炎症反应综合征、代偿性抗炎症反应综合征的临床表现;③存在两个系统或器官功能障碍。该标准虽未能包括 MODS 的整个病理生理过程,但操作简单,临床实用性强。

2. **疾病特异性 MODS 诊断标准**　不同疾病导致的 MODS 具有不同特点,建立疾病特异性的 MODS 评分和诊断系统,是 MODS 深入研究的结果。1996 年 Vincent 等提出的序贯器官衰竭评分(SOFA),不但体现了器官和系统功能衰竭的病理生理过程,并可对其程度进行评价,而且能够对疾病(感染)特异性的 MODS 进行评估,目前已成为诊断脓毒症的重要评分系统(表 26-4)。

表 26-3　中国多器官功能衰竭诊断标准

器官 / 系统	诊断标准
循环系统	收缩压<90mmHg,并持续 1 小时以上,或循环需要药物支持方能维持稳定
呼吸系统	起病急,PaO$_2$/FiO$_2$≤200mmHg(已用或未用 PEEP),X 线胸片见双肺浸润,PCWP≤18mmHg,或无左心房压升高的证据
肾脏	血清肌酐浓度>177μmol/L,伴有少尿或多尿,或需要血液透析
肝脏	血清总胆红素浓度>34.2μmol/L,血清转氨酶在正常值上限的 2 倍以上,或有肝性脑病
胃肠道	上消化道出血,24 小时出血量>400ml,或不能耐受食物,或出现消化道坏死或穿孔
血液系统	血小板计数<50×10^9/L 或减少 25%,或出现 DIC
代谢	不能为机体提供所需能量,糖耐量降低,需用胰岛素;或出现骨骼肌萎缩、无力
中枢神经系统	Glasgow 昏迷评分(GCS)<7 分

表 26-4　序贯器官衰竭评分(SOFA)

器官系统功能指标	1 分	2 分	3 分	4 分
呼吸系统 氧合指数(PaO$_2$/FiO$_2$)/mmHg	<400	<300	<200(机械通气)	<100(机械通气)
凝血系统 血小板计数 /(×10^9/L)	<150	<100	<50	<20
肝脏 胆红素 /(μmol/L)	20～32	33～101	102～204	>204
循环系统 低血压	MAP<70mmHg	Dopa≤5 或 Dobu(不论剂量)	Dopa>5～15 或 EP≤0.1 或 NE≤0.1	Dopa>15 或 EP>0.1 或 NE>0.1
中枢神经系统 GCS 评分	13～14	10～12	6～9	<6
泌尿系统 血肌酐 /(μmol/L) 或尿量 /(ml/d)	110～170	171～299	300～440 <500	>440 <200

注:Dopa. 多巴胺;Dobu. 多巴酚丁胺;EP. 肾上腺素;NE. 去甲肾上腺素。
血管活性药的剂量单位均为 μg/(kg·min)。

对于创伤后的 MODS 的评估,Sauaia 对 Denver 的 MOF 评分标准进行了修改,提出了创伤后 MODS 评分标准(表 26-5)。在该评分标准中,器官或系统功能正常以及功能障碍 1、2、3 级分别计 0、1、2、3 分,MODS 定义为入院后 48 小时器官等级同时期评分相加总和≥4 分。

判断 SIRS 和各个器官功能障碍也是 MODS 诊断的关键,近年来对于急性呼吸衰竭和急性肾衰竭有了更深的认识。在 2011 年柏林召开的欧洲重症医学会年会上,提出了 ARDS 新定义(ARDS 柏林定义),并于 2023 年再次修正,采用了更加具有普适性的检查指标以获得更广泛应用。2004 年,美国急性透析质量指导组(ADQI)提出新的定义、分类系统和 RIFLE(危险、损伤、衰竭、肾功能丧失、终末期肾病)分类标准,将急性肾衰竭改为急性肾损伤(acute kidney injury,AKI)。2012 年,改善全球肾脏病预后组织(KDIGO)推出了急性肾损伤诊疗指南(KDIGO 指南),其中 AKI 的定义为符合以下任何一项者:48 小时以内血肌酐增加≥26.5μmol/L;或血肌酐增加达到基线值的 1.5 倍,已知或推测在之前的 7 天内发生;或尿量<0.5ml/(kg·h),持续超过 6 小时。临床诊断 MODS 时,强调单一器官功能损伤对重症患者的病情判断和治疗无疑是很重要的,但 MODS 不是单一器官功能障碍的简单叠加,不能忽视 MODS 的病理机制以及器官之间相互作用的重要性。

表 26-5　创伤后 MODS 评分标准

系统或器官	功能障碍		
	1 级	2 级	3 级
肺 氧合指数 /mmHg	165～208	83～165	<83
肾脏 肌酐 /(μmol/L)	160～210	211～420	>420
肝脏 总胆红素 /(μmol/L)	34～68	69～137	>137
正性肌力药	小剂量使用 1 种[*]	中等剂量使用任意一种或者 小剂量使用种类>1[*]	大剂量使用任意一种或者中 等剂量使用种类>2[*]

注:[*] 正性肌力药剂量 [μg/(kg·min)] 如下。

	小剂量	中等剂量	大剂量
米力农	<0.3	0.4～0.7	>0.7
血管加压素	<0.03	0.03～0.07	>0.07
多巴胺	<6	6～10	>10
多巴酚丁胺	<6	6～10	>10
肾上腺素	<0.06	0.06～0.15	>0.15
去甲肾上腺素	<0.11	0.11～0.5	>0.5
去氧肾上腺素	<0.6	0.6～3	>3

二、病情严重程度评估

MODS 病情危重,病死率高,应用评分系统对其严重程度进行临床评价十分重要,常用的评价系统有以下几种。

1. Marshall 评分（Marshall score）　1995 年加拿大学者 Marshall 和 Sibbald 等提出了 MODS 严重程度评分系统（表 26-6）,涉及呼吸系统、肾、肝、心血管系统、血液和神经系统等 6 个器官或系统,按项目打分。该评分与病死率呈显著的正相关性,对预后判断具有一定的指导作用。

表 26-6　MODS 严重程度的评分系统（Marshall,1995）

器官 / 系统	严重程度评分				
	0	1	2	3	4
呼吸系统 氧合指数（PaO_2/FiO_2）/mmHg	>300	226～300	151～225	76～150	≤75
肾 血肌酐 /(μmol/L)	≤100	101～200	201～350	351～500	>500
肝 胆红素 /(μmol/L)	≤20	21～60	61～120	121～240	>240
心血管系统 PAR[*]/(次 / 分)	≤10.0	10.1～15	15.1～20.0	20.1～30.0	>30
血液 血小板计数 /(×10^9/L)	>120	81～120	51～80	21～50	≤20
神经系统 Glasgow 评分[**]	15	13～14	10～12	7～9	≤6

注:[*]PAR:压力校正心率 = 心率 × 右房压（或 CVP）/ 平均动脉压,以消除因应用变力药物产生的影响。
　　[**]Glasgow 评分:如使用镇静药或肌松药,除非存在内在的神经障碍证据,否则作正常计分。

2. APACHE-Ⅱ评分　1985 年 Knaus 等人提出 APACHE-Ⅱ评分,它包括 3 个要素:12 项生理学参数异常分、年龄增加分、慢性健康状态异常分。通过对 12 项生理学参数（均为入 ICU 后前 24 小时内最差者）异常程度进行量化而加以评定急性疾病的严重程度。每项分值仍为 0～4 分,理论上最高分 71 分,分值越高病情越重。目前该评分已成为重症医学质量控制考核的主要标准之一（表 26-7）。

表 26-7 APACHE-Ⅱ评分表

年龄评分						
参数	分值					得分
	4	3	2	1	0	
年龄 / 岁	≥75	65～74	55～64	45～54	≤44	

急性生理学评分（APS）						
参数	分值					得分
	4	3	2	1	0	
直肠温度 /℃	≥41	39～40.9	—	38.5～38.9	36.0～38.4	
	≤29.9	30～31.9	32～33.9	34～35.9	—	
平均动脉压 /mmHg	≥160	130～159	110～129	—	70～109	
	≤49	—	50～69	—	—	
心率 /（次 / 分）	≥180	140～179	110～139	—	70～109	
	≤39	40～54	55～69	—	—	
呼吸频率 /（次 / 分）	≥50	35～49	—	25～34	12～24	
	≤5	—	6～9	10～11	—	
氧合作用	当 $FiO_2 < 50\%$ 时用 PaO_2；$FiO_2 \geq 50\%$ 时用肺泡 - 动脉氧分压差 $[(A-a)DO_2]$					
PaO_2/mmHg	<55	55～60	—	61～70	>70	
（A-a）DO_2/mmHg	≥500	350～499	200～349	—	<200	
血液酸碱度	血液酸碱度最好以动脉血 pH 来评价，无血气分析结果时则用静脉血 HCO_3^- 代替					
动脉血 pH	≥7.7	7.6～7.69	—	7.5～7.59	7.33～7.49	
	≤7.14	7.15～7.24	7.25～7.32	—	—	
HCO_3^-/（mmol/L）	≥52	41～51.9	—	32～40.9	22～31.9	
	<15	15～17.9	18～21.9	—	—	
血 Na^+/（mmol/L）	≥180	160～179	155～159	150～154	130～149	
	≤110	111～119	120～129	—	—	
血 K^+/（mmol/L）	≥7.0	6～6.9	—	5.4～5.9	3.5～5.3	
	<2.5	—	2.5～2.9	3～3.4	—	
Cr（急性肾衰竭时 ×2）/（μmol/L）	≥309	176～308	124～175	—	53～123	
	—	—	<53	—	—	
血细胞比容 /%	≥60	—	50～59.9	46～49.9	30～45.9	
	<20	—	20～29.9	—	—	
白细胞计数 /（×10^9/L）	≥40	—	20～39.9	15～19.9	3～14.9	
	<1.0	—	1.0～2.9	—	—	
Glasgow 昏迷评分	等于 15 减去实际 GCS 分值					

慢性健康状况评分（CPS）	
评分法：凡下列器官或系统功能严重障碍或衰竭的慢性病，行急诊手术或未手术者加 5 分，择期手术者加 2 分	得分
心血管系统	休息或轻微活动时出现心绞痛或心功能不全的表现，如心悸、气急、水肿、肝大、肺部啰音等或符合美国纽约心脏协会制定的心功能 4 级标准
呼吸系统	慢性限制性、阻塞性或血管性肺部疾病所致患者活动严重受限，不能上楼或做家务，或有慢性缺氧、高碳酸血症、继发性红细胞增多症、严重肺动脉高压（>40mmHg）或需呼吸机支持
肝脏	经活检确诊肝硬化伴门静脉高压，既往有门静脉高压致上消化道出血、肝衰竭、肝性脑病的病史
肾脏	接受长期透析治疗
免疫功能障碍	接受免疫抑制剂、化疗、放疗、长期激素治疗，或近期使用大量激素，或患白血病、淋巴瘤或获得性免疫缺陷综合征（AIDS）等而抗感染能力低下者

3. 人工智能　器官功能障碍经常不易察觉,往往会因此错过最佳治疗时机。基于人工智能的新方法能持续监测患者的健康数据并及时预测即将发生的器官损伤,目前的研究主要集中在 AKI。通过常规收集的临床数据,人工智能模型可以对患者 AKI 进行风险预测、诊断和亚表型分析。最常见的建模技术是逻辑回归,其他包括深度学习模型、随机森林和支持向量机等。

利用多模式临床数据的深度学习技术显示出了巨大的潜力,有望针对任何器官的状况提供有效预警手段,以优化预防和早期治疗管理策略。

三、MODS 的临床评估与监测

现代的监测技术可以证实急性生理改变并指导治疗,如监测全身和局部的组织灌注可用于指导休克患者的血流动力学复苏及预防 MODS 进展。目前对 MODS 患者常用的主要监测方式如下。

1. 基础监测　包括体温、脉搏、血压、脉搏血氧饱和度等。

2. 呼吸监测　①临床症状的观察:包括体位、呼吸肌的协调运动、呼吸频率、胸廓运动幅度、有无发绀等;②呼吸功能及呼吸力学的监测:包括潮气量、每分通气量、气道压力、最大吸气压、平台压、驱动压、肺顺应性等;③床旁 X 线胸片检查,可每 24～48 小时复查一次;④动脉血气分析:依据病情的进展情况,每天可定时或多次复查;⑤其他监测,如计算肺泡 - 动脉氧分压差有助于判断肺泡的弥散功能,必要时,还可进一步计算肺内的分流率(Q_s/Q_T)。

3. 血流动力学监测　常规连续监测动脉压、CVP。此外,动脉和中心静脉血气二氧化碳分压差($PcvCO_2-PaCO_2$)可反映流量是否足够,中心静脉血氧饱和度($ScvO_2$)可反映氧供与氧耗是否平衡。放置肺动脉漂浮导管可了解右心房压、肺动脉压和肺毛细血管楔压等,同时测定心排血量和混合静脉血氧饱和度(S_VO_2),以了解氧供(DO_2)与氧耗(VO_2)的失衡趋势。脉搏指示连续心排血量(PiCCO)监测技术可微创快速获得每搏量变异度(SVV)、心指数(CI)、外周血管阻力指数(SVRI)、胸腔内血容积指数(intrathoracic blood volume index,ITBVI)及血管外肺水容量指数(extravascular lung water volume index,EVLWI)等功能性血流动力学参数,有助于重症患者的临床评价和治疗决策。床旁心脏超声技术可无创测定心功能参数,可对重症患者的容量状态、液体反应性、心脏功能进行快速重复检查和评估,并动态指导治疗。

4. 心电图监测　缺氧、低血压或电解质紊乱的情况下易发生心律失常,应连续监测心电图。

5. 内环境监测　包括 pH、剩余碱、动脉血乳酸、电解质以及血浆渗透压等。

6. 肾功能检查　包括:①尿量、尿比重及尿渗透压,可以反映肾功能和水、电解质平衡情况;②血钾、血肌酐、尿肌酐和尿素氮测定。

7. 肝功能检查　除了胆红素外,还可测定肝脏酶谱如谷草转氨酶(AST)、乳酸脱氢酶(LDH)、谷丙转氨酶(ALT)等,以了解肝实质受损的程度。

8. 凝血功能检查　感染的患者血小板计数降低,甚至 $<10\times10^9$/L,故临床上应予以注意。其他检查项目包括凝血酶时间、活化部分凝血活酶时间、纤维蛋白原等。

9. 胃肠道功能监测　包括观察有无腹胀、腹泻、腹痛及肠鸣音变化情况,观察胃液颜色,隐血试验;胃肠道黏膜 pH(pHi)可敏感地反映胃肠道微循环的情况。

10. Glasgow 昏迷量表　Glasgow 昏迷量表(Glasgow Coma Scale,GCS)是临床上实用的监测患者意识的简单方法,其最高得分为 15 分,最低 3 分,分数愈高则意识状态愈好。脑电图和脑干听觉诱发电位监测亦用于患者中枢神经系统功能的监测。

11. 血清降钙素原(PCT)　PCT 是反映感染的敏感指标,且与感染的严重程度呈正相关。

第五节 ｜ MODS 的防治原则

一、MODS 的预防

MODS 不仅治疗复杂、困难,耗费甚大,病死率很高,而且患者一旦发生 MODS,发生功能损害的器官虽经积极治疗仍将遗留部分功能障碍,如 ARDS 患者易出现呼吸功能障碍,严重影响到患者的生活质量。因此 MODS 重在预防和早期发现、早期治疗。

1. **早期识别高危患者**　快速进行高危患者的识别可通过 quick SOFA(qSOFA)评分进行筛查。qSOFA 只包含意识障碍(GCS 评分未满 15 分)、低血压(收缩压≤100mmHg)和呼吸急促(呼吸频率≥22 次/分)。只要符合其中两项加上有证据显示感染,就能早期发现和诊断脓毒症,以便明确诱发病因,及时采取治疗措施,防止炎症反应的发展。除 qSOFA 外,还有 SIRS、NEWS 或 MEWS 可作为筛查脓毒症或脓毒症休克的工具。

2. **早期而充分的复苏**　重视患者全身器官功能状态,尤其是循环和呼吸功能的调控。

(1)对于创伤、休克患者要尽早、充分、有效地实施复苏,争取在 6 小时内达到复苏目标,最大限度地保护器官功能。尤其注意对已有损伤器官的保护,这是预防 MODS 的关键。积极的液体复苏可使患者的器官损伤的并发症明显减少、生存率明显增高。《拯救脓毒症运动:2021 年国际脓毒症和脓毒症休克管理指南》虽然不再强调 3 小时、6 小时液体复苏目标,但推荐进行乳酸水平监测,采用容量负荷试验、被动抬腿试验等动态学指标反复进行血流动力学监测和评估。

(2)早期肺脏的强化管理:MODS 首发器官常常是肺脏,应注意防治肺部并发症,加强通气管理,实施肺保护性通气策略。对严重低氧血症、ARDS 等患者,给予机械通气的目的在于保持机体内稳态平衡、充分供氧和排出 CO_2、缓解超负荷的呼吸做功,并避免扩大肺损伤或影响肺组织的修复。有关肺保护的相关内容,请参阅本教材第二十三章。

3. **预防和控制感染**

(1)对创伤和感染患者,应及时、彻底清除无血流灌注和已坏死组织,充分引流,给予有效抗生素预防和控制感染扩散。

(2)严格无菌操作,控制有创性操作,减少感染危险。

(3)选择性肠道去污染:使用对大部分潜在致病菌(主要指兼性或需氧的革兰氏阴性菌)敏感、对专性厌氧菌不敏感和口服不易吸收的抗生素。其目的是通过抑制肠道中的革兰氏阴性需氧致病菌和真菌,预防肠源性感染。

4. **胃肠道管理与营养支持**

(1)早期肠内营养:早期肠内营养可保护肠道屏障功能,减少细菌移位的发生,同时提供营养支持,满足机体高代谢的需要。

(2)使用抗生素应注意对肠道厌氧菌的保护,避免破坏肠道厌氧菌构筑的抑制肠道需氧致病菌移位的生物学屏障。微生态制剂有益于恢复肠道微生态平衡。

(3)防治应激性溃疡:使用制酸剂、质子泵抑制剂或 H_2 受体拮抗药,不宜使胃内过度碱化,胃液 pH 控制在 4~5 之间为宜。

5. **改善全身情况,维持内环境稳定**　尽可能地维持机体水、电解质和酸碱平衡,维持正常营养状况,消除患者的紧张、焦虑或抑郁情绪等。

6. **加强系统或器官功能监测**　其目的是早期发现和治疗患者器官功能紊乱及指导 MODS 的治疗。

二、MODS 的治疗

由于 SIRS 和 MODS 的发病机制尚未完全阐明,因此其治疗策略仍然以支持治疗为主,主要是纠正器官功能障碍已经造成的生理紊乱,防止器官功能进一步损害。

1. **控制原发病**　及时有效地处理原发病,减少或阻断有害的介质或毒素释放,防治休克和缺血-再灌注损伤。如对创伤患者,应积极清创并预防感染;严重感染的患者,必须清除身体各部位的感染灶、坏死组织、烧伤焦痂等,并应用有效的抗生素;胃肠道胀气的患者,要及时胃肠减压和恢复胃肠道功能;休克患者应快速和充分复苏,显性失代偿性休克和隐性代偿性休克均应该及早纠正,这对于维持胃肠道黏膜屏障功能具有重要意义。

2. 加强功能障碍器官的支持治疗 器官功能支持尤其是循环系统和呼吸系统功能的支持是治疗 MODS 最基本的方法。氧代谢障碍是 MODS 的重要特征之一，支持疗法中最重要的应该是维持循环和呼吸功能的稳定，改善氧利用障碍，纠正组织缺氧。目前支持组织氧利用的手段有限，治疗重点在增加氧输送和降低氧耗。氧供（DO_2）反映循环、呼吸支持的总效果，主要与血红蛋白（Hb）、氧饱和度（SaO_2）和心排血量（CO）相关，$DO_2=1.38\times Hb\times SaO_2\times CO$，MODS 时最好维持 $DO_2>550ml/(min\cdot m^2)$。

（1）提高氧输送的方法有：①通过氧疗的支持或机械通气（高频低潮气量通气，必要时采用 PEEP）以维持 $SaO_2>90\%$，增加动脉血氧合；②维持有效的心排血量 $[CI>2.5L/(min\cdot m^2)]$：适当地补充循环血容量，必要时应用正性肌力药物支持心血管功能；③增加血液携氧能力，维持适当的血红蛋白浓度是改善机体氧供的重要措施。一般认为，将血细胞比容维持在 30% 左右。

（2）降低氧耗的常用措施：①对于发热患者，及时使用物理方法和解热镇痛药等手段降温；②对合并疼痛和烦躁不安的患者给予有效的镇静和镇痛；③对于惊厥患者，需及时控制惊厥；④呼吸困难患者，可采用呼吸支持的方法，减少呼吸做功。

（3）体外膜肺氧合（ECMO）：是一种重要的体外生命支持技术。重度 ARDS 合并右心衰竭者，在进行利尿、强心及俯卧位通气等措施无效后，可考虑使用 ECMO 提供血流动力学支持。

3. 合理应用抗生素 预防和控制感染，尤其是肺部感染、院内感染及肠源性感染。脓毒症休克和严重脓毒症的最初 1 小时内，应该尽早应用抗生素；在使用抗生素前应该进行病原菌培养，但不能因此而延误抗生素的给药；初始经验性抗生素治疗应该包括一种或多种药物，且对所有可能病原体（细菌和/或真菌）有效，并能够在可能感染部位达到足够的血药浓度。抗生素治疗应该每天进行再评估，以确保获得最佳疗效，同时应防止耐药发生、减少毒性并降低治疗费用。对已经或可能由假单胞菌感染引起的严重脓毒症患者应该联合使用抗生素；对伴有中性粒细胞减少的严重脓毒症患者应该经验性地联合使用抗生素。严重脓毒症患者经验性使用抗生素的时间不宜超过 3～5 天，一旦获得药敏试验的结果，应该尽快降阶梯治疗，改用最有效的单药治疗。抗生素治疗疗程一般为 3～7 天。对于临床反应较慢、感染灶无法引流或免疫缺陷（包括中性粒细胞减少症）的患者可能需要延长疗程。如果证实目前临床症状是由非感染因素引起，应该立即停止使用抗生素，以尽可能减少产生感染耐药病原体或发生药物相关不良反应的可能性。

4. 代谢支持和调理 MODS 患者处于高度应激状态，呈现以高代谢、高分解为特征的代谢紊乱。需要按照高代谢的特点补充营养，并且对导致高代谢的各个环节进行干预。代谢支持和调理的要求如下。

（1）恰当的能量供给：重症患者的早期能量供给原则已由"较高能量供给"的观念转变为"允许性低热量"，以免因过度喂养而加重机体代谢及器官功能障碍不良影响。早期供给 20～25kcal/(kg·d) 的能量，是多数重症患者能够接受的营养供给目标。注意氮和非蛋白氮能量的比例，使热氮比保持在 100∶1 左右，提高支链氨基酸的比例。蛋白质∶脂肪∶糖的能量供给比例一般要达到 3∶4∶3，使用中、长链脂肪酸以提高脂肪的利用，并且尽可能地通过胃肠道摄入营养。

（2）代谢调理：是指从降低代谢率和促进蛋白质合成的角度应用某些药物来干预代谢。常用药物有环氧合酶抑制剂、谷氨酰胺和生长激素等。

（3）血糖控制：2023 年的脓毒症管理指南中明确了目标血糖控制在 8～10mmol/L，只有当血糖超过 10mmol/L 时方可应用胰岛素。

5. 激素治疗 危重症患者常因应激状态下血清皮质醇水平不足而发生"相对肾上腺皮质功能不全（RAI）"。RAI 的病理生理机制尚不清楚，现有证据表明是由于细胞因子介导的促肾上腺皮质激素释放激素，肾上腺皮质激素的合成和释放减少，导致肾上腺轴抑制。脓毒症休克患者，尤其是对液体治疗和血管活性药反应不敏感的患者应该考虑氢化可的松治疗（200mg/d，≥7 天）。严重早期 ARDS 的患者推荐应用中等剂量的甲泼尼龙 $[1mg/(kg\cdot d)]$ 至少 14 天。

6. **免疫调理治疗**　免疫调理治疗曾经使人们对改善脓毒症和 MODS 的预后寄予很大希望。脓毒症和 MODS 的发生和发展是机体促炎与抗炎机制失衡所致,在两者交替制衡后,抗炎机制往往占优势,并导致免疫抑制。因此,在脓毒症和 MODS 治疗时应注意到免疫功能的维持。

7. **血液净化治疗**　血液净化(blood purification)技术是各种连续或间断清除体内过多水分、溶质方法的总称,该技术是在肾脏替代治疗技术的基础上逐步发展而来。血液净化方法有肾脏替代治疗、血液灌注、免疫吸附、内毒素吸附和血浆置换等。其中连续性肾脏替代治疗(continuous renal replacement therapy,CRRT)常用于严重创伤、重症急性胰腺炎、脓毒症、中毒和 MODS 等危重症的救治。CRRT 能比较精确调控液体平衡,对心血管功能影响小,保持机体内环境稳定,以实施积极的营养和支持治疗;此方法还能直接清除致病炎症介质及减轻肺间质水肿,有利于改善通气功能和控制肺部感染,改善微循环和实体细胞摄氧能力,提高组织氧的利用。

8. **目标性体温管理**　浅低温治疗具有减轻炎症反应,减轻缺血后内皮细胞损害,减少活性氧生成,从而保护组织、抗氧化等作用。目标性体温管理能通过抑制过度炎症反应等多个环节而产生有益效应。

9. **中医药治疗**　运用中医的清热解毒、活血化瘀、扶正养阴等理论,采用大黄、当归、黄芪等中药组方,治疗 MODS 具有一定临床效果。如中药大承气汤具有降低肠道毛细血管通透性、减少炎症渗出,保护肠黏膜屏障、阻止肠道细菌及毒素移位,促进肠道运动、解除梗阻,以及加速肠道细菌及毒素排出体外等作用,可用来防治 SIRS 向 MODS 转化。中医药干预治疗尚需大量实验研究及临床观察。

10. **整体观念**　针对 MODS 的治疗策略不仅仅是给予受损器官充分的支持和修复,更重要的是帮助机体重建已经紊乱的联系网络,恢复其正常的平衡。在针对原发病或损害治疗的同时还应积极对机体的神经内分泌、免疫、凝血、代谢等功能进行适当的调节,促进整体内环境的稳定。

(郭曲练)

本章思维导图　　　　本章目标测试

第二十七章 | 重症监护治疗病房

第一节 | 概 述

一、概念

1. **监测**（monitor） 监测是医护人员或相关专业人员通过特殊设备，连续实时或间断地采集（或测量）机体状态的指标（或数值），以反映机体系统或器官功能状态的过程。

2. **危重症患者**（critically ill patient） 危重症患者是指机体功能处于不稳定状态，任何微小改变即可导致重要器官或系统不可逆的功能损害甚至死亡的患者；亦指需要进行某种特殊的间断（如透析）或连续（如机械通气）治疗的患者。

3. **危重症医学**（CCM） CCM 是一门研究危重症发生、发展规律及其所涉及的多学科共同诊疗的学科，突出表现为以多种医疗手段共同干预的多学科、多领域的综合治疗。其特点是多学科交叉、多种医疗手段共同干预、相互渗透。在此需要说明的是，多学科间存在着不同的诊疗理念，真正的CCM 就是根据不同患者的具体情况，综合评估患者状态、平衡各学科间的差异，将当前患者的状态与今后长远治疗目标结合起来，确定出有利于患者康复的治疗方案。狭义的 CCM 主要涉及由各种疾病或创伤等引起机体内环境严重失衡，单个或多个器官、系统功能障碍或衰竭的危重症患者；广义的CCM 涵盖急诊医学的内容，包括一切随时可能危及生命的疾病或综合征。

4. **重症监护治疗病房**（ICU） ICU 是指利用现代化的设备，集中专业医务人员对危重症患者的重要器官（如心、肺、脑及肾等器官）进行功能监测、调控，从而迅速采取有效治疗措施的生命支持单元。

5. **灾害医学**（disaster medicine，DM） 从广义上讲，灾害也被称为"突发公共事件"，包括自然灾害、事故灾难、突发公共卫生事件和突发社会安全事件四大类。灾害医学是指在各类自然灾害和人为事故所造成的灾害性损伤时，实施紧急医学救治、疾病防治和卫生保障的跨学科协作活动，涉及医学的多个学科（如急诊、流行病学、康复、心理），涉及组织协调、通信、交通、医疗救护、卫生防疫和后勤保障等多项任务。

二、重症监护治疗病房的设置

ICU 是麻醉科和重症医学科的临床基地，它对各种原因导致一个或多个器官与系统功能障碍而危及生命或具有潜在高危因素的患者，及时提供系统的、高质量的医学监护和救治技术，是医院集中监护和救治重症患者的专业科室。ICU 应用先进的诊断、监测和治疗设备与技术，对病情进行连续、动态监测，并通过有效的干预措施，为重症患者提供规范的、高质量的生命支持，提高其生存质量。危重症患者的治疗需要多学科、多科室联合协作。ICU 医师必须与心内科、肾内科、呼吸科、营养科及影像科等科室的专家保持密切的合作，提高救治效率和效果。ICU 是危重症患者的集中救治平台，其生命支持技术水平直接反映医院的综合救治能力，体现医院整体医疗水平，是现代化医院的重要标志。

（一）ICU 的特点

1. 将各种面临生命威胁的危重症患者集中诊治，便于严密监护病情变化。
2. 应用先进的医学诊断技术和生命支持治疗。

3. 拥有生命支持的设备、床旁监护设备等。

4. ICU 医师和护士受过特殊训练,具备对严重疾病紧急处理的知识和技术。

(二) ICU 的分型及设备

1. **专科 ICU(分散型)**　设在各个专科病区,如心血管内科的 CCU、呼吸内科的 RICU、新生儿科的 NICU、心胸外科的 TICU、肿瘤科的 CICU 等。

2. **综合型 ICU(集中型)**　更能体现对危重患者生命体征的维护,提高综合抢救的成功率。

3. **流动重症监护室(MICU)**　由专职医护人员携带监测和复苏设备在急救车内进行应急处理,从而提高院前抢救的成功率。

也可根据机体系统及病理生理变化,对 ICU 划分亚组(如神经 ICU、烧伤 ICU 或创伤 ICU,以及内科或外科 ICU),或根据年龄分亚组(如成人 ICU、儿科 ICU 或新生儿 ICU)。

ICU 必须配备床旁监护仪、呼吸机以及急救设备、用具和药品等,还应配备血气分析仪、心电图机、超声机、床旁 X 线机、血液净化仪、连续性血流动力学与氧代谢监测设备、纤维支气管镜、电子升降温设备、肠内营养输注泵、便携式呼吸机和监护仪等。有条件的医院还应配备脑电双频指数(BIS)监护仪、胃黏膜二氧化碳张力与 pHi 测定仪、床旁脑电图机,体外膜肺氧合(ECMO)、主动脉内球囊反搏(IABP)和左心辅助循环装置,以及防止下肢深静脉血栓形成的设备。

ICU 应有备用的不间断电力系统(UPS)和漏电保护装置。每张病床应配备:完善的功能设备带或功能架,提供 12 个以上的电源插座,2 个以上的氧气接口,2 个以上的压缩空气接口和 2 个以上的负压吸引接口;独立的反馈电路供应;基本生命体征监护;输液泵和 2 套以上的微量注射泵;简易呼吸器。

第二节 ┃ 转入重症监护治疗病房的标准

ICU 患者可以有很多来源,如急诊室、手术室、专科病房、普通病房或从其他医院转院,但大多是从急诊收入或非计划转入的,主要来源于以下三个渠道:由发生危重症的现场直接或经紧急抢救后运抵医院;到急诊科就诊的危重患者;住院患者中的危重人群。医疗机构应根据重症患者的具体情况,同时考虑 ICU 床位及诊疗能力,在改善患者结局的同时,优化资源利用,在专科医师或麻醉医师建议下,经 ICU 主管医师或主任会诊同意后转入 ICU 治疗。ICU 收治患者需要综合考虑如下因素:ICU 具备能够满足患者需求的特定设备;ICU 工作人员的专业技能;根据患者病情确定优先级;患者的诊断;接诊时的患者生命体征;患者的受益潜力;患者的预后;患者的需求和医疗复杂性;ICU 床位的可用性;ICU 的护理资源。

1. **ICU 的收治范围**　包括:①已有急性、可逆、危及生命的器官功能障碍,经过 ICU 的严密监护和加强治疗,短期内可能好转的患者;②存在多种高危因素,具有潜在生命危险,经过 ICU 的严密监护和及时有效治疗,可能减少死亡风险的患者;③在慢性器官功能不全的基础上,出现急性加重且危及生命的情况,经过 ICU 的严密监护和治疗可能恢复到原来状态的患者;④重大突发公共卫生事件的重症患者;⑤其他适合在 ICU 进行监护和诊疗的患者。

慢性消耗性疾病的终末状态、不可逆性疾病和不能从 ICU 的监护治疗中获益的患者,处于各种传染病传染期的患者,精神病患者,明确没有救治希望的濒死患者或因各种原因放弃进一步治疗者,均是 ICU 的收治禁忌。

2. **ICU 的转入标准**　ICU 应根据专科特点收治相应患者。ICU 主要收治经过严密监测和积极治疗后有可能恢复系统及器官功能的危重患者,包括各种复杂大手术后的危重患者,需行呼吸管理和 / 或呼吸支持的患者,多器官功能障碍综合征(MODS)的患者,心肺脑复苏(CPCR)后的患者,心功能不全或严重心律失常的患者,严重创伤患者,器官移植患者,各种系统、器官功能急性减退或衰竭且经短期强化治疗有望恢复的患者等。

第三节 | 危重患者的治疗

ICU 的主要工作内容是对危重症患者的各器官功能进行全面的监测,收集第一手临床资料,并进行综合分析和评估,发现和预测病情变化趋势,在此基础上采取积极有效的治疗措施,进行有效的生命支持和重要器官功能维护,为原发病的治疗争取宝贵的时间。ICU 监测和支持的主要内容包括循环系统、呼吸系统、神经系统、肝肾功能、水电解质和酸碱平衡、营养状况、感染情况、内分泌系统、凝血系统、免疫系统等。

一、呼吸支持治疗

1. **氧疗**　氧疗是通过不同的供氧装置或技术,提高患者吸入氧浓度(FiO_2),达到纠正低氧血症、提高氧供的目的。氧疗适用于各种原因引起 FiO_2 降低或通气血流比例($\dot{V}/\dot{Q}$)失调而导致的低氧血症,如轻度通气不足、肺部感染、肺水肿等。氧疗的方法包括:低流量吸氧、高流量吸氧法。经鼻高流量吸氧法在救治急性呼吸衰竭及 ARDS 早期起着非常重要的作用。但氧疗只是一种暂时性的应急措施,不能替代对缺氧病因的治疗。

2. **正压通气治疗**(positive airway pressure therapy)　正压通气治疗可增加肺容量,改善肺顺应性,逆转通气血流比例失调,从而纠正低氧血症。呼气末正压(PEEP)和持续气道正压(CPAP)适用于肺容量明显降低而导致不同程度低氧血症的自主呼吸或机械通气的患者。

3. **机械通气治疗**　机械通气治疗是应用呼吸机进行人工通气,从而治疗呼吸功能不全的一种方法,是 ICU 的基本治疗措施之一。任何原因导致的肺通气功能障碍都是机械通气的指征,其目的是提供充分氧合和足够的肺泡通气。机械通气时应尽可能使用最低的 FiO_2 和潮气量、适当水平的 PEEP,重视机械通气相关性肺损伤,加强呼吸道湿化,预防肺部感染。

4. **胸部物理治疗**(chest physiotherapy,CPT)　CPT 是帮助呼吸道内分泌物排出、预防或逆转肺萎陷的各种方法的总称,包括体位引流、拍背、胸部震颤、辅助咳嗽和呼吸功能训练等。

5. **体外膜肺氧合**(ECMO)　ECMO 是利用体外膜肺来提高 PaO_2 和 / 或降低 $PaCO_2$,从而部分或完全替代肺功能,可用于新生儿呼吸窘迫综合征、ARDS、严重的低氧和 / 或高碳酸型呼吸衰竭,肺移植前桥接,严重肺动脉高压危象的处理。详见第十三章"体外循环和体外膜肺氧合"。

6. **体外二氧化碳清除**($ECCO_2R$)　$ECCO_2R$ 仅促进 CO_2 排出,不提供氧合,主要用于高碳酸型呼吸衰竭和不严重的 ARDS。

二、循环支持治疗

重症患者循环功能的稳定依赖于对心率、心律、心脏前后负荷和心肌收缩力的正确评价和维持,也要注重体循环与肺循环的协调,使右心室的血液能顺畅地流入左心,从而保障体循环的血流,最终达到保证终末器官的氧供及血流灌注,维护器官功能的目标。维持正常循环血容量是循环稳定的基础,改善心肌功能是循环稳定的动力,适当的后负荷是改善组织灌注的必要条件。这不仅需要合理选用血管活性药及抗心律失常药,还应同时纠正缺氧、CO_2 蓄积、酸碱失衡等。详见第九章"血流动力学调控"。

三、纠正水、电解质及酸碱平衡紊乱

疾病过程、创伤和手术等均可影响机体的体液、电解质及酸碱平衡。一旦体液、电解质及酸碱平衡紊乱,机体内环境就会发生一系列的相应变化,进而增加救治患者的难度。因此,ICU 医师应充分了解患者生理和病理生理状况对体液和电解质平衡的影响,根据临床监测所得的实际参数,准确评估患者状态,采取相应措施维持体液和电解质出入量的平衡,维持血管内液晶体渗透压和胶体渗透压的

正常和稳定;维持酸碱平衡,避免发生呼吸性或代谢性酸碱失衡。

四、营养支持

创伤、感染、器官功能障碍使得危重症患者处于不同程度的应激状态,伴随的高代谢状态会增加患者对能量的需求。合理的营养支持能增加患者体能、改善各器官功能,有助于尽早撤离呼吸机的呼吸支持,加速康复,减少并发症及降低病死率。一般采用肠内途径补充,病情危重者需采用肠外途径补充。详见第二十八章"危重患者的营养支持"。

五、其他支持治疗

由于 ICU 是多学科交叉的治疗平台,因此针对不同的危重症患者的治疗方法也会不同。除了前文介绍的方法,还包括以下各种方法,如感染预防和控制、急性肾损伤的预防与治疗、急性肝衰竭的治疗、连续性肾脏替代治疗(CRRT)、适当的镇静镇痛、特异性治疗、基因治疗、中医中药治疗、心脏电复律治疗、心脏起搏、凝血功能的纠正、康复治疗等。

连续性血液净化(continuous blood purification,CBP)也称连续性肾脏替代治疗(CRRT),是利用弥散、对流、吸附等原理,连续地清除体内各种代谢产物、毒物、药物和致病性生物分子,调节体液、电解质及酸碱平衡,保护和支持器官功能的治疗方法。它具有良好的溶质清除效应和血流动力学稳定性,为各种药物治疗和营养支持等提供平台,对多器官功能起支持作用,已成为危重症患者的重要治疗手段。常用的技术包括:连续性静脉-静脉血液滤过(CVVH)、连续性静脉-静脉血液透析(CVVHD)、连续性静脉-静脉血液透析滤过(CVVHDF)、缓慢连续性超滤(SCUF)、高流量血液滤过(HVHF)、血液灌流、血浆置换等。根据患者的病情需要,可以联合使用两种或两种以上的治疗方法,以改善预后。

人工肝支持系统是肝衰竭过渡治疗的有效方法之一。非生物人工肝支持系统的治疗模式有血浆置换(PE)、血浆胆红素吸附(PBA)、血液灌流(HP)、分子吸附再循环系统(MARS)、血浆透析滤过等。

第四节 | 转出重症监护治疗病房的标准

ICU 是施行重症监护治疗的场所,当患者重要器官功能状况稳定,不再需要特殊的支持和医疗干预时,即应转入普通病房。转出 ICU 的标准如下:①各项生命体征平稳,系统和器官功能稳定或恢复,无需加强监护和特殊治疗的患者;②病情转入慢性状态的患者;③不能继续从 ICU 的监测和治疗中获益的患者。

(赵国庆)

本章思维导图　　　　本章目标测试

第二十八章 | 危重患者的营养支持

危重患者是指所有需要入住 ICU 进行治疗的患者,多伴有严重感染、创伤或严重器官损害。这类患者在疾病的不同发展期存在程度不一的全身炎症反应综合征(SIRS)与应激反应,同时由于疾病限制能量与营养成分摄入,这类患者在早期就开始出现能量消耗,在 ICU 治疗 10 天的患者,机体蛋白减少 10%~25% 左右,在多器官功能障碍综合征(MODS)患者中表现尤为明显。因此危重患者的营养支持对其预后有着重要的影响,危重患者代谢的动态变化和疾病本身的进程要求将营养支持措施作为改善预后的药物治疗方法。

第一节 | 危重患者营养支持的目的

危重患者营养支持的主要目的是供给细胞代谢所需要的能量与营养底物,维持组织器官结构与功能;通过营养素的药理作用调节代谢紊乱,调节免疫功能和增强机体抗病能力,从而改善疾病的发展与转归。

一、危重患者的代谢特点

危重患者的分解代谢远比普通禁食患者明显,因为除疾病原因导致的不能有效进食外,卧床、严重的炎症反应、内分泌应激反应等也都会对危重患者的代谢产生巨大的影响,使其存在明显的能量缺乏,瘦体组织消耗等。危重患者的机体处于严重应激状态,垂体 - 肾上腺轴功能发生改变,儿茶酚胺、胰高血糖素、生长激素等促分解代谢激素大量生成。糖原储备在数小时内耗尽,因此,内源性脂肪和蛋白质成为氧化供能底物的主要来源。而胰岛素分泌减少或正常,可导致胰岛素 / 胰高血糖素的比例失调,骨骼肌等组织的蛋白质分解,血浆中的游离氨基酸、脂肪酸增加,糖原分解和糖异生加剧,出现明显的高血糖。胰岛素抵抗现象导致糖的利用受限,糖耐量下降,血糖上升,导致应激性的持续高血糖。胰岛素对脂肪细胞的作用是阻止脂肪的分解,这可以进一步引起能量供应不足。但这与单纯饥饿时发生的营养障碍完全不同。饥饿时机体尚能利用脂肪提供部分能源,而危重患者的脂肪利用则受到限制,可出现严重能量供给不足。蛋白质可以通过糖异生转化为葡萄糖。脂肪中的甘油三酯可形成葡萄糖,然而由于人体不具备转化所必需的酶,三酰基侧链不能转化为葡萄糖。因此,在危重症期间,在缺乏外源性葡萄糖来源的情况下,出现大量蛋白质分解。

在危重症的分解代谢应激阶段,蛋白质是能量底物的主要来源。人体没有任何"储备蛋白库",因为体内所有蛋白质都是结构或功能蛋白。体内促分解代谢激素的增加导致机体蛋白质的分解加剧,骨骼肌等组织的蛋白质释放出氨基酸尤其是支链氨基酸。同时,在严重应激状态下肝脏利用氨基酸的能力下降,导致血中支链氨基酸减少,其他氨基酸尤其是苯丙氨酸和丙氨酸增加,尿中尿素氮的排出量明显增加,出现负氮平衡等现象。如果这一阶段持续下去,净蛋白质分解代谢会导致瘦体重的下降,并可能导致器官功能障碍和不良结局。在主要病理改变缓解后,这种负氮平衡仍会存在一段时间。在严重烧伤患者中,这种负氮平衡可能持续若干月。补充外源性氨基酸可为肝脏糖异生和其他急性期蛋白质的合成提供底物,尽管这不能完全阻止分解代谢,但可以通过增加蛋白质合成来帮助患者抵消过度的蛋白质分解代谢。

脂肪向 ATP 的转化需要大量的氧和功能正常的线粒体,而线粒体功能在应激或疾病进展中经常受损。肾上腺素、去甲肾上腺素和胰高血糖素等应激激素可直接激活脂肪酶,导致储存在脂肪组织中的甘油三酯水解,然后以游离脂肪酸(free fatty acids,FFAs)和甘油的形式释放到血液中。然而,细胞将长链游离脂肪酸从胞质溶胶运输到线粒体的能力受损,导致细胞内 FFAs 积累,从而抑制丙酮酸脱氢酶复合物的功能,导致丙酮酸、乳酸的积累,进而导致细胞内酸中毒。

由此,危重患者的代谢总体呈现为强制性高代谢状态,类似于生物学的自噬现象。

二、营养与免疫

营养失调(nutritional disorder)包括:营养不良(malnutrition)、微量营养素异常(micronutrients abnormalities)及营养过剩(overnutrition)(超重和肥胖)三类。危重患者主要表现为营养不良,可能是营养吸收失调所致,同时也与反复感染和慢性炎症相关。营养与免疫之间的相互作用非常复杂。机体的整体营养状况与营养成分摄入模式会影响免疫系统的功能,包括肠黏膜物理屏障、肠道菌群、固有免疫和获得性免疫的水平。免疫系统也会影响营养代谢和需求,并影响对食物的生理反应。危重患者由于疾病急性期强制性分解代谢的状态,不仅能量需求量明显增加,同时也因危重疾病而存在营养素摄入严重不足,由此必然导致急性营养不良。营养不良患者常常存在固有免疫和获得性免疫功能缺陷。其中固有免疫的缺陷包括皮肤和肠道上皮屏障功能障碍,粒细胞杀菌能力下降,循环干细胞和补体蛋白减少,而白细胞数量相对正常且其急性期反应功能仍然存在。而获得性免疫功能缺陷则包括唾液或泪液中可溶性 IgA 减少,淋巴器官萎缩,循环 B 细胞减少,细胞因子由 Th1 相关型向 Th2 相关型转变,淋巴细胞对植物凝集素反应性降低,而外周血中淋巴细胞数量和免疫球蛋白水平仍能维持。

严重创伤或脓毒症可导致持续性炎症、免疫抑制和分解代谢综合征(persistent inflammation,immuno-suppression,catabolism syndrome,PICS),主要表现为以炎症反应持续存在,机体免疫抑制,同时伴有蛋白质高分解代谢为特点的一组临床综合征,患者住院时间明显延长且病死率较高。骨髓来源抑制性细胞(myeloid-derived suppressor cells,MDSC)增加是 PICS 发病的主要机制;其通过抑制 T 细胞的反应性,促进 T 细胞凋亡,抑炎细胞因子 IL-10 表达增加以及诱导调节性 T 细胞活化等途径导致免疫抑制。同时炎症反应持续存在导致机体始终处于慢性应激状态,机体表现为高分解代谢、胰岛素抵抗和对外源性营养的不耐受,导致以大量肌肉分解为主的营养不良。

很多微量营养素和营养代谢产物对免疫系统有直接刺激作用。比如,淋巴细胞的成熟过程与维生素 A 的代谢产物视黄酸相关。并且维生素 A 的缺乏也可导致 IgA 产生减少、B 细胞化学趋化因子 CXCL13 及 B 细胞活化因子的表达减少。因此免疫与营养代谢之间的相互作用被称为免疫代谢。细胞因子信号和 T 细胞受体相互作用可使氨基酸、铁离子和糖转运增加,以满足激活的免疫细胞对能量代谢的需求。

急性代谢状态的改变常常伴有免疫功能的改变,如严重急性营养失调时,机体促炎因子水平的明显升高常伴有游离脂肪酸和酮体的增加。

脂肪酸又可调节细胞免疫系统的反应。给予肠外营养的患者可因所用的脂肪乳成分不同而产生不一样的炎症和免疫反应,从而影响临床预后。大豆油制成的脂肪乳中 n-6 脂肪酸可促进炎症反应,抑制免疫系统,因此临床所用脂肪乳多为大豆油与中链甘油三酯(MCTs)、橄榄油和鱼油混合制成的。目前临床研究认为鱼油可明显改善重大手术后的炎症反应,使炎症指标明显下降。

第二节 ｜ 危重患者的营养评估

营养不良分为三种类型。第一类是成人干瘦型营养不良(adult marasmus),其主要原因是能量摄入不足,通常与全身性炎症反应无关。常见于慢性疾病或长期饥饿的患者,如食管狭窄、神经性厌食引起的梗阻或严重吸收不良综合征的患者。主要临床表现为严重的脂肪和肌肉消耗。第二类称为低蛋白血症型(或水肿型)或急性内脏蛋白消耗型营养不良,其主要原因是蛋白质摄入不足。常见于严重外伤、感染、大面积烧伤等引起的剧烈全身性炎症反应,同时还可能伴有食物摄入量显著减少。该类型营养不良伴有生化指标明显异常,主要为血浆白蛋白值明显下降和淋巴细胞计数下降。患者的脂肪储备和肌肉量可在正常范围,因而一些人体测量指标仍可正常,但内脏蛋白质的量迅速下降,毛发易脱落,水肿及伤口愈合延迟。该类型若不进行有效的营养支持,患者可因免疫功能下降并发严重细菌和/或真菌感染。第三类也是最为严重的一类,称为混合型营养不良,该类型患者摄入的蛋白质和能量均不足,常见于疾病终末期。该类患者原本能量储备少,在应激状态下,体内蛋白质急剧消耗,极易发生感染和伤口不愈合等并发症,病情危重,病死率高。

一、危重患者营养状况的评估方法

危重患者的营养状况依赖单一指标进行评估比较困难,目前常用的客观指标如下。

1. **机体测量**　如皮肤皱褶厚度和上臂中部周长等,常用于评估特定人群而非个体的营养状况。

2. **生化检测**　这些指标有其局限性。急性反应期,白蛋白水平通常下降迅速;血红蛋白水平受出血和骨髓抑制影响;前白蛋白、转铁蛋白和淋巴细胞计数可能有一定帮助,但受患者肝功能、疾病及水化状态的影响。

3. **体重指数**　体重指数(BMI)也用于评估营养状况(若 BMI<18.5kg/m^2 则认为体重偏轻),它是危重患者病死率的独立预测因素,但 BMI 不能反映危重患者急性营养状况的改变。

规范化的营养治疗应包含筛查、评定和干预三个步骤,目前临床营养筛查和评定的方法包括营养风险筛查(Nutrition Risk Screening 2002,NRS 2002)和营养不良通用筛查工具(Malnutrition Universal Screening Tool,MUST),二者是临床通用的营养评估方法,而危重症营养风险(Nutrition Risk in Critically Ill,NUTRIC)评分则是针对急诊危重患者的营养评估方法。

NRS 2002(表 28-1)是用于成年住院患者的营养风险筛查工具,旨在筛查现存或潜在的与营养相

表 28-1　营养风险筛查(NRS 2002)

初步筛查		是	否
1	BMI<20.5kg/m^2?		
2	患者近 3 个月体重下降?		
3	过去 1 周患者饮食减少?		
4	患者是否病情危重(例如,需要重症监护治疗)?		
若患者对任一问题回答"是"则需要进一步筛查;若患者对所有问题回答"否",1 周后再次筛查;若患者拟接受重大手术,考虑预防性营养方案以避免手术相关营养风险。			
最终筛查			
营养状况受损		疾病严重状态(营养需求增加)	
无(0 分)	正常营养状况	无(0 分)	正常营养需求
轻微(1 分)	3 个月中体重下降>5% 或食物摄入量为前几周平时需求量的 50%~75%	轻微(1 分)	髋部骨折,肝硬化、COPD、血液透析、糖尿病、恶性肿瘤等慢性疾病患者,尤其是伴急性并发症的患者
中度(2 分)	2 个月中体重下降>5% 或 BMI 18.5~20.5kg/m^2 伴全身情况变差或食物摄入量为前几周平时需求量的 25%~50%	中度(2 分)	重大腹部手术、卒中、严重肺炎、恶性血液疾病
严重(3 分)	1 个月中体重下降>5%(或在 3 个月内体重下降>15%)或 BMI <18.5kg/m^2 伴全身情况差或食物摄入为前几周平时需求量的 0~25%	严重(3 分)	脑外伤、骨髓移植、APACHE-Ⅱ评分>10 分的 ICU 患者
营养状况评分		疾病严重状态评分	总分 =
若年龄≥70 岁,总分则加 1 分		年龄调整总分 =	
总分≥3 分,则患者有营养风险,需要制订方案;<3 分则每周重新评估			

关因素导致患者出现不良临床结局的风险。NRS 2002 评分总分≥3 分表示患者存在营养不良风险，需针对性制订计划。营养不良风险筛查阴性不能排除营养不良，对 NRS 2002 评分<3 分者，在其住院期间每周筛查 1 次。尽管 NRS 2002 是临床通用的营养筛查评估工具，但其在危重症患者中也具有高度的灵敏度和特异度。

MUST 是 2003 年英国肠外肠内营养学会发布的，其评分内容包括 BMI（0~2 分）、无意识体重下降（0~2 分）、疾病所致摄入减少（2 分）等 3 个部分（表 28-2）。总分≥2 分为高营养风险状态，需要行营养干预。

表 28-2　营养不良通用筛查工具（MUST）

项目	0 分	1 分	2 分
BMI/（kg/m^2）	>20	18.5~20	<18.5
过去 3~6 个月体重下降	<5%	5%~10%	>10%
疾病导致近期禁食时间			≥5 天
总分			

NUTRIC 是针对入住 ICU 超过 24 小时的成年危重症患者的营养风险预测工具（表 28-3），用于识别最有可能从强化营养干预中受益的危重症患者。其包括 6 个方面的内容：年龄、APACHE-Ⅱ 评分、序贯器官衰竭评分（SOFA）、并发症数量、入 ICU 前住院时间以及 IL-6 水平。总分 10 分，得分≥6 分即存在高营养风险。因 IL-6 不是医院常规检查项目，后删除了 IL-6 及其相应的分值，总分≥5 分即为高营养风险，并将修订后的评分表命名为改良 NUTRIC 评分（mNUTRIC）。

表 28-3　危重症营养风险评分（NUTRIC）

指标	参数范围	分值	指标	参数范围	分值
年龄/岁	<50	0		≥10	2
	50~74	1	并发症/个	0~1	0
	≥75	2		≥2	1
APACHE-Ⅱ 评分	<15	0	入住 ICU 前住院时间/天	<1	0
	15~19	1		≥1	1
	20~27	2	IL-6/（ng/L）	<400	0
	≥28	3		≥400	1
SOFA 评分	<6	0	总分		
	6~9	1			

二、危重患者的营养需要量估算

主要营养素（如蛋白质、脂肪、碳水化合物）应平衡地满足机体能量需求。而微量营养素（如维生素和矿物质）不提供能量，主要用于维持机体健康。营养需求估算通常分为以下四个步骤。

1. 计算静息能量需要量　能量估算需复杂的仪器设备，因此通常按公式计算。Harris-Benedict 公式可用于计算基础代谢率（basal metabolic rate，BMR），从而估算每天能量需要量：

$$男性 BMR（kcal/d）=66+（13.7×W）+（5×H）-（6.8×A）$$

$$女性 BMR（kcal/d）=655+（9.6×W）+（1.8×H）-（4.7×A）$$

式中，W 为体重（kg）；H 为身高（cm）；A 为年龄（岁）。

根据该公式计算结果，每天需要的能量约为 25kcal/kg。此公式估算的是无发热的健康个体，因此需要根据应激水平加以调整。需调整的应激因素如下：

手术（系数为 1.2）；饥饿（系数为 0.85~1.0）；创伤（系数为 1.35）；脓毒症（系数为 1.6）；严重烧伤（系

数为2.1）

若患者体温在37.0℃以上，每升高1.0℃，则BMR增加10%（最高到40.0℃）。

日常维持能量需要量=BMR×应激因素系数×1.25（增加的25%用于医院内活动，若患者是在呼吸机支持的肌肉松弛或深度镇静状态下，则不用追加该额外的25%能量需求）。

合理的能量供给是实现重症患者有效营养支持的保障，不同疾病状态、时期以及不同个体，其能量需求亦是不同的。应激早期，合并全身炎症反应的急性重症患者，能量供给在20~25kcal/（kg·d），被认为是大多数重症患者能够接受并可实现的能量供给目标。高营养风险或重度营养不良的重症患者，营养治疗初始时达到能量目标值的50%~70%可使临床获益，48~72小时内达到预估目标能量和蛋白质供应量的80%。其目的在于：避免营养支持相关的并发症，如高血糖、高碳酸血症、胆汁淤积、脂肪沉积以及再喂养综合征等。值得注意的是，对ICU患者来说，营养供给时应考虑到机体的器官功能、代谢状态及其对补充营养底物的代谢、利用能力。在肝、肾功能受损情况下，营养底物的代谢与排泄均受到限制，供给量超过机体代谢负荷，将加重代谢紊乱与器官功能损害。肥胖的重症患者应根据其理想体重计算所需能量。

对于病程较长、合并感染和创伤的重症患者，病情稳定后的能量补充量需要适当增加，目标能量值可达30~35kcal/（kg·d），否则将难以纠正患者的低蛋白血症。

2. 计算蛋白质需要量　正常情况下蛋白质需要量为0.8~1.0g/（kg·d），而在疾病消耗或应激状态下，蛋白质需要量增加至1.0~1.5g/（kg·d），甚至增加至1.5~2.0g/（kg·d）。透析前的肾衰竭患者和肝性脑病患者的蛋白质需要量减少。危重患者的蛋白质摄入量明显影响患者预后，一般推荐蛋白质摄入量为1.2~2.0g/（kg·d），并且持续评估蛋白质摄入量是否足够，必要时额外补充蛋白质。

3. 计算非蛋白质（碳水化合物＋脂肪）成分的需要量　用脂肪提供能量可减少葡萄糖过多所引起的风险，并减少总液体量。但脂肪可能会降低机体的免疫反应，脂肪提供的能量应小于总能量值的40%~50%。摄入量一般为1.0~1.5g/（kg·d），应根据血脂廓清能力进行调整，脂肪乳剂应匀速缓慢输注。同时，总能量中至少有4%由必需脂肪酸（亚油酸）提供。剩余能量由碳水化合物（葡萄糖）供给。

主要营养素的能量值分别为：脂肪9kcal/g，蛋白质4kcal/g，碳水化合物4kcal/g。

4. 计算微量营养素（维生素、电解质和微量元素）的需要量

（1）每天维生素需要量：维生素A 3 300IU，维生素D 200IU，维生素E 10IU，维生素B_1 3mg，维生素B_2 3.6mg，维生素B_3 40mg，维生素B_5 15mg，维生素B_6 4mg，维生素B_7 60mg，维生素B_9 0.4mg，维生素B_{12} 5mg，维生素C 100mg，维生素K 2~4mg/w。脓毒症患者大量丢失维生素A，需要大量补充。

（2）每天电解质需要量：Na^+ 1.0~2.0mmol/（kg·d），K^+ 0.7~1.0mmol/（kg·d），Ca^{2+} 0.1mmol/（kg·d），Mg^{2+} 0.1mmol/（kg·d），Cl^- 1.0~2.0mmol/（kg·d），PO_4^- 0.4mmol/（kg·d）。

若机体钾、镁、锌、磷和硫含量较低，则可出现分解代谢和瘦体组织丢失。

（3）每天微量元素需要量：铬10~15mg/d，铜500~1 500mg/d，锰150~800mg/d，硒30~60mg/d，锌2 500~4 000mg/d。严重烧伤者经渗出液大量丢失铜、锌和硒，严重创伤患者经引流液大量丢失锌和硒，因此应注意相应地补充。

第三节　危重患者的营养支持方案

营养不良、严重创伤、严重感染或术后发生严重并发症等均为营养支持的适应证。在进行营养支持时需注意营养物质的全面供给，并且需在动态监测下根据病情需要和患者耐受情况调整营养方案。同时，必须定期对患者的营养状况进行评估，最终达到既满足患者的代谢需求，又减少并发症发生的目的。

一、营养支持方案的选择

（一）营养支持的时机

病程初期，危重患者的机体处于严重应激状态。垂体-肾上腺轴功能改变，儿茶酚胺、胰高血糖素、

生长激素等促分解代谢激素增多,而胰岛素分泌减少或正常。胰岛素/胰高血糖素的比例失调,骨骼肌等蛋白质分解,血浆中的游离氨基酸、脂肪酸增加,糖原分解和异生均增加,出现高血糖。体内胰岛素抵抗增加使糖的利用受限,糖耐量下降。此时脂肪细胞对胰岛素却仍有反应,阻止了脂肪分解,进一步引起能量的供应不足。这与单纯饥饿时发生的营养障碍有所不同,饥饿患者尚能利用脂肪作为部分能源。

　　在这一阶段,危重患者往往合并水、电解质与酸碱平衡紊乱,易于产生水钠潴留,并发代谢性酸中毒。延迟营养支持的情况包括:血流动力学不稳定(MAP<50mmHg),且需要多种儿茶酚胺类药物(去甲肾上腺素、肾上腺素、多巴胺等)维持血压;去甲肾上腺素用量>1μg/(kg·min)且伴有高乳酸血症;未能控制低氧血症和酸中毒等的患者。待病情平稳,维持水、电解质和酸碱平衡48小时后再根据营养评估的结果,按患者的营养需要量进行营养支持。

(二)营养支持的方法

　　根据营养素补充途径,将临床营养支持分为通过外周或中心静脉途径的肠外营养(parenteral nutrition,PN)支持和通过胃肠道途径的肠内营养(enteral nutrition,EN)支持。重症患者不耐受肠内营养的发生率高于普通患者,仅有约50%接受肠内营养的重症患者可达到目标喂养量。因此,重症患者常需部分或全肠外营养。

　　营养支持的具体实施过程存在较大的个体差异性,即根据患者基础情况、疾病种类以及治疗效果等而异。但是对于危重患者来说,只要掌握治疗原则,即能减少手术后并发症,降低病死率,缩短住院时间,降低医疗费用,提高危重患者的生活质量,就称为合理的营养支持方案(图28-1)。

二、肠内营养

(一)肠内营养的适应证与禁忌证

　　"只要胃肠道有功能,就利用它"已成为临床医师的共识。存在营养风险和/或营养不良,且胃肠道有功能、能安全使用的患者,原则上应首选EN。早期EN通常指"进入ICU 24～48小时内",并且在血流动力学稳定、无EN禁忌证的情况下开始EN。通过优化的EN管理措施(如空肠营养、促胃肠动力药等),早期EN是可行的。因此,重症患者在条件允许的情况下,应尽早使用EN。

　　以下情况应避免使用EN:当重症患者出现肠梗阻、肠道缺血时,肠内营养往往造成肠管过度扩张,加重肠道血供恶化,甚至造成肠坏死、肠穿孔;严重腹胀或腹腔间室综合征时,肠内营养增加腹腔内压力,由此将增加反流误吸的风险,并使呼吸、循环等功能进一步恶化;休克患者,尤

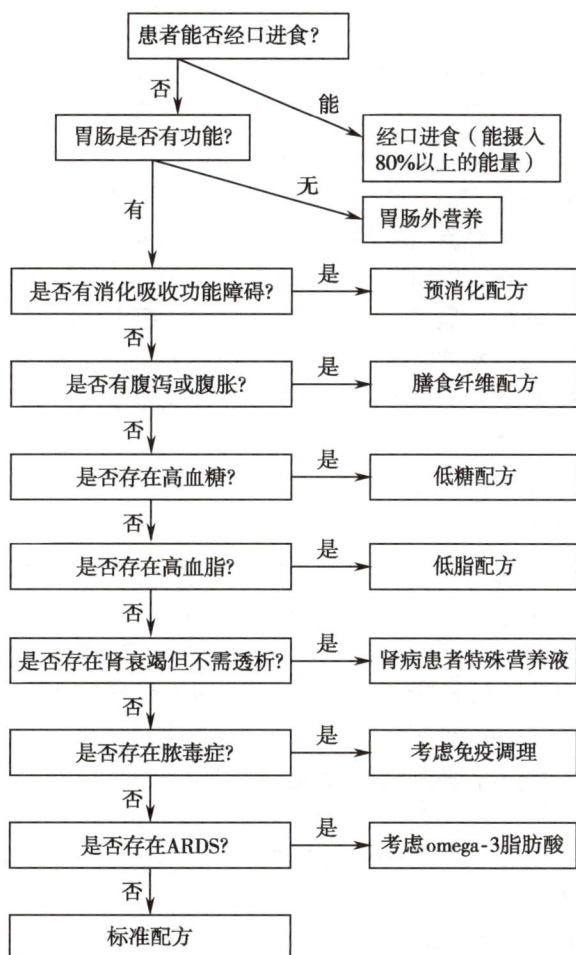

图28-1　危重患者营养支持方案的选择

其是伴有乳酸水平升高的危重患者多存在肠道缺血,肠内营养可能加重肠道负担。对于使用EN后出现严重腹胀、腹泻,且经一般处理无改善的患者,建议暂时停用EN。

(二)肠内营养配方

　　为适应机体代谢的需要,EN制剂的成分一般包括碳水化合物、蛋白质、脂肪或其分解产物,也含

有生理需要量的电解质、维生素和微量元素等。

制剂分粉剂及溶液两种,前者需加水后使用。此外还有可供选择的高能量配方和高氮配方,前者以较少容量提供较高能量,适用于需限制液体入量的患者;后者的氮热比约为 1g∶75kcal,适用于需补充大量蛋白质的患者。

EN 制剂大致可分成以下两类。

1. **以整蛋白质为主的制剂** 其蛋白质源为乳清蛋白、酪蛋白或大豆蛋白;碳水化合物源为麦芽糖、糊精;脂肪源为玉米油或大豆油;不含乳糖。溶液的渗透压较低。适用于胃肠道功能正常者。

2. **以蛋白质水解产物(或氨基酸)为主的制剂** 又称要素膳,其蛋白质源为乳清蛋白水解产物、肽类或结晶氨基酸;碳水化合物源为低聚糖、糊精;脂肪源为大豆油及中链甘油三酯;不含乳糖。渗透压较高。适用于胃肠道消化、吸收功能不良者。但该类配方由于高渗透压吸引游离水进入肠腔而易致腹泻,应用时需加强护理。

有些制剂中还含有谷氨酰胺、膳食纤维等。新产品还有适用于严重应激、糖尿病、癌症的制剂,以及增强免疫的制剂。

(三) 肠内营养途径

根据患者的情况可通过放置鼻胃管、放置鼻空肠管、经皮内镜下胃造口、经皮内镜下空肠造口、术中胃/空肠造口,或经肠瘘口等途径进行 EN。

1. **经鼻胃管途径** 常用于胃肠功能正常、非昏迷以及经短时间管饲即可过渡到口服饮食的患者。优点是简单、易行。缺点是反流、误吸、鼻窦炎、上呼吸道感染的发生率增加。

2. **经鼻空肠置管喂养** 优点在于因导管通过幽门进入十二指肠或空肠,反流与误吸的发生率降低,患者对 EN 的耐受性增加。但要求在喂养的开始阶段,营养液的渗透压不宜过高。

3. **经皮内镜下胃造口术**(percutaneous endoscopic gastrostomy,PEG) PEG 是指在纤维胃镜引导下行经皮胃造口,将营养管置入胃腔。优点是去除了鼻管,减少了鼻咽与上呼吸道的感染并发症,可长期留置营养管。适用于昏迷、食管梗阻等长时间不能进食,但胃排空良好的重症患者。

4. **经皮内镜下空肠造口术**(percutaneous endoscopic jejunostomy,PEJ) PEJ 是指在内镜引导下行经皮胃造口,并在内镜引导下,将营养管置入空肠上段,可以在空肠营养的同时行胃腔减压,可长期留置。其优点是除减少了鼻咽与上呼吸道的感染并发症外,也减少了反流与误吸风险,并可在喂养的同时行胃十二指肠减压。尤其适用于有误吸风险、胃动力障碍、十二指肠淤滞等需要胃十二指肠减压的重症患者。

重症患者往往存在胃肠动力障碍,EN 时容易导致胃潴留、呕吐和误吸。与经胃喂养相比,经空肠喂养能减少上述情况与肺炎的发生,提高重症患者的能量和蛋白质的摄取量,同时缩短达到目标 EN 量的时间。但留置小肠营养管需要一定的设备和技术条件。因此,有条件的单位可常规采取经空肠营养。在条件受限的单位,建议对不耐受经胃营养或有反流和误吸高风险的重症患者选择经空肠营养。这些情况包括:胃潴留、连续镇静或肌松、肠道麻痹、急性重症胰腺炎或需要鼻胃引流。

(四) 肠内营养管理

重症患者往往合并胃肠动力障碍,头高位可以减少误吸及其相关肺部感染的可能性。对经胃营养患者,应严密检查胃内残留量,避免反流误吸。通常需要每 6 小时抽吸一次胃内残留量,也可通过腹部超声动态评估。如果潴留量≤200ml,可维持原速度;如果潴留量≤100ml,加快输注速度 20ml/h;如果潴留量>200ml,应暂时停止输注或降低输注速度。

在 EN 输注过程中,以下措施有助于提高患者对 EN 的耐受性:对 EN 耐受不良(胃潴留>200ml、呕吐)的患者,可应用促胃肠动力药物;EN 开始阶段,营养液浓度应由低到高;使用动力泵控制速度,输注速度逐渐递增;在喂养管末端加温,有助于患者对 EN 的耐受。

(五) 肠内营养并发症

EN 支持比 PN 支持更安全易行,但是也可因营养剂选择或配制不合理、营养液污染及护理不当等因素而产生一系列相关并发症。

1. **机械性并发症**　主要与喂养管的放置、柔软度与所处位置以及护理有关,包括鼻咽部和食管黏膜损伤、喂养管阻塞等。

2. **感染性并发症**　反流误吸可导致吸入性肺炎,多见于经鼻胃管喂养者。原因包括:①胃排空迟缓;②恶心、呕吐引起喂养管移位;③体位不佳,营养液反流;④咳嗽和呕吐反射受损;⑤精神障碍;⑥应用镇静药及神经肌肉阻滞药。预防措施包括:抬高患者头部30°～40°;在每次输注前抽吸并估计胃内残留量,大于200ml时,应暂停输注;必要时加用促胃肠动力药物;将喂养管移至幽门以下或经空肠输注。

3. **胃肠道并发症**　EN时最常见的是恶心、呕吐、腹胀、肠痉挛、便秘和腹泻等胃肠道并发症。其中以腹泻最为多见,约见于5%～30%的EN患者。这些胃肠道并发症可能与EN制剂的类型、营养液的高渗透压、营养液的输注速度过快和温度过低以及营养液污染等因素有关。防治措施包括:①添加肠道益生菌制剂;②选用适合个体的营养制剂;③调整渗透压,逐步递增营养液的浓度和剂量;④控制滴速,最好应用输液泵控制;⑤调节营养液的温度;⑥必要时应用止泻药。

4. **代谢性并发症**　胃肠道具有缓冲作用,因此EN时较少发生代谢性并发症。密切监测和及时调整EN方案以及输注方式可防止高血糖或水、电解质紊乱。

三、肠外营养

(一)肠外营养的适应证与禁忌证

肠外营养(PN)的适应证包括:①胃肠道功能障碍的重症患者;②由于手术或解剖因素,禁止利用胃肠道的重症患者;③存在尚未控制的腹部情况,如腹腔感染、肠梗阻、肠瘘等;④肠内营养不能满足机体的需求。存在以下情况时,不宜给予肠外营养支持:①早期复苏阶段、血流动力学尚未稳定或存在严重水、电解质与酸碱失衡;②严重肝衰竭、肝性脑病;③急性肾衰竭,存在严重的氮质血症;④严重高血糖尚未得到有效控制。

(二)肠外营养成分

全肠外营养(total parental nutrition,TPN)是指完全通过静脉途径给予适量的氨基酸(AA)、脂肪、碳水化合物、电解质、维生素及微量元素,以达到营养支持的一种方法。目的在于维持机体正常生理功能,改善营养状况,促进康复。重症患者急性应激期的营养支持应根据营养支持目标从20～25kcal/(kg·d)开始;在应激与代谢状态稳定后,能量供给量根据需要可适当增加全30～35kcal/(kg·d)。

全肠外营养的一般原则如下。

1. 葡萄糖是肠外营养中主要的碳水化合物来源,一般占非蛋白质能量的50%～60%,应根据糖代谢状态进行调整。

2. 脂肪补充量一般为非蛋白质能量的40%～50%,糖与脂肪的能量供给比例为1.5:1;摄入量可达1.0～1.5g/(kg·d),应根据血脂廓清能力进行调整,脂肪乳剂应匀速缓慢输注。

3. 肠外营养时蛋白质供给量一般为1.2～2.0g/(kg·d),热氮比为(100～150)kcal:1g氮。

4. 营养液的容量应根据病情及每个患者的具体需要,综合考虑每天液体平衡与前负荷状态确定,并根据需要予以调整。

5. 氨基酸和葡萄糖应同时滴注,以保证氨基酸能为机体充分利用,以免作为能量被消耗。

6. 在较长时间不用脂肪乳剂的肠外营养支持过程中,应定期补充脂肪乳剂,以防发生必需脂肪酸的缺乏。

7. 维生素与微量元素应作为重症患者营养支持的组成成分。创伤、感染及ARDS患者,应适当增加抗氧化维生素及硒的补充量。

最好将一天的营养液混匀配制在一个输液袋内,在24小时内匀速滴注。应用单个输液袋可简化输液步骤,减少输注管道,减少护理量;用特定的输液袋在无菌环境下全封闭配制,可减少污染机会,避免产生空气栓塞;各种营养物质相互稀释,降低浓度,降低渗透压,减少高浓度葡萄糖输注相关的并发症,减少胰岛素用量;各种营养物质均匀输注,利用率更高、更科学;能增进氮平衡,比单瓶输注更快达到正氮平衡。

肠外营养途径:外周静脉置管能够快速建立静脉营养输注通道,穿刺部位操作较为简单,可在临床上广泛应用。当肠外营养超过 10 天和 / 或输注高渗透浓度(≥900mmol/L)时,推荐经中心静脉途径输注,置管路径包括锁骨下静脉、颈内静脉、股静脉和经外周静脉穿刺中心静脉置管。

(三)肠外营养并发症

全肠外营养应用过程中可发生并发症,有些并发症相当严重,应早期发现,及时处理。

1. **再喂养综合征**　无论通过何种营养支持途径,严重营养不良或饥饿患者在最初开始营养支持的数天内均可发生再喂养综合征。其发生机制为:饥饿导致细胞内电解质丢失,跨膜泵功能下降和渗漏,使得细胞内储备严重耗竭。当再次给予碳水化合物时,电解质以胰岛素依赖形式向细胞内流动,导致血浆内磷、镁、钾、钙等水平快速下降。临床症状包括虚弱无力、呼吸衰竭、心力衰竭、心律失常、癫痫发作,甚至死亡。因此喂养必须缓慢开始,开始时给予所需能量的 25%～50%,4 天后缓慢增加。同时应补充所需的电解质。开始喂养前经静脉给予维生素 B_1 和其他 B 族维生素,至少连续给予 3 天。

2. **过度喂养**　为逆转分解代谢状态而有意识地过度喂养常伴有不良后果,可导致尿毒症、高糖血症、高脂血症、脂肪肝(肝硬化)、高碳酸血症(尤其是给予过多碳水化合物时)和容量过多。肠外营养的并发症事实上常与过度喂养有关,甚至在某些轻度喂养不足(供给所需能量的 85% 左右)时也可能出现。

3. **高糖血症**　高糖血症可与过度喂养相关,但通常并非由此引起。危重患者因未诊断的糖尿病或应激反应所致的胰岛素抵抗,也可出现高糖血症。目前一般认为目标血糖控制在≤10.0mmol/L 相对比较合理,不必一味追求血糖控制在 4.5～6.0mmol/L。

4. **电解质紊乱和微量营养素缺乏**　在需要长时间营养支持的患者中尤易发生电解质紊乱和微量营养素缺乏。应加以密切监测与防治。

5. **中心静脉置管相关并发症**　危重患者的肠外营养通常经中心静脉给予。中心静脉导管留置本身有一定的风险,如局部渗血、感染、移位、脱位、血栓形成等。

6. **脓毒症**　肠外营养引起的过度喂养、不可控制的高血糖和感染可增加脓毒症的风险。营养袋必须消毒无菌,在开始使用 24 小时内须废弃。更换营养袋时须注意无菌操作,并且其中心静脉管路不能用于采血或者给予其他药物或液体。

7. **其他**　另外,肠外营养可诱发脂肪肝、肝硬化和无结石胆囊炎等肝胆疾病。

第四节 | 特殊危重患者的营养支持

一、肝衰竭患者的营养支持

危重患者的肝衰竭多与严重感染、多发创伤或药物性肝损害等相关,营养不良与继发感染、腹水、肝性脑病等多种并发症的发生密切相关。

1. **营养物质的供给**　约有 15%～20% 的肝硬化患者表现为代谢率增高,25%～30% 的患者表现为代谢率下降,其能量消耗实测值的个体差异大。肝硬化患者的代偿期能量供给可为 30～35kcal/(kg·d),合并营养不良时可酌情增加,合并肝性脑病时应降低蛋白供给量。

约 50%～60% 的能量由碳水化合物提供,40%～50% 的能量由脂肪提供。中链脂肪乳剂不需要肉碱参与而可直接进入线粒体氧化代谢,对肝功能及免疫功能影响小。因此,肝功能不全患者宜选用中 / 长链脂肪乳剂。过多的碳水化合物或脂肪将加重肝脏负担,导致或加重黄疸、转氨酶水平升高、血糖水平增高、血脂廓清障碍,以及免疫功能下降。

在早期肝硬化患者,蛋白质分解增加,低蛋白血症加速了肝细胞损害及肝功能不全的进展。此时补充蛋白质能促进正氮平衡而不导致肝性脑病,可根据肝功能代偿情况给予蛋白质 1.2～1.5g/(kg·d),降低肌肉减少症发生率。在肝病终末期,增加蛋白质的摄入可能导致血氨增加,加速肝性脑病的发生,蛋白摄入量可减至 0.5～1.0g/(kg·d)。建议肝性脑病患者将每天蛋白质摄入总量分散至多次进餐(4～6 次少量进餐)中,以改善耐受性。患者对植物蛋白的耐受性优于动物蛋白,同时可以摄入丰富的膳食纤维,通过调节肠道微生态和通便来预防或减轻肝性脑病。肝衰竭患者的氨基酸失衡主要表现在支链氨基酸水平降低、芳香族氨基酸水平升高以及两者比值下降,这是肝性脑病发病机制之一,对蛋白质不能耐受的患者给予支链氨基酸可缓解肝性脑病症状。

肝功能不全合并大量腹水时,需限制钠盐摄入及提高摄入能量的密度以减少机体水分潴留。需特别注意补充脂溶性维生素及微量元素。

2. **营养途径的选择**　肝功能不全患者早期能耐受正常饮食;合并中至重度营养不良时,需通过口服或鼻胃管饲等加强 EN,一天进食次数可增加至 4~7 次以降低进食不耐受、减少低血糖的发生;但在肝功能不全并食管静脉曲张出血时,放置 EN 管时应注意防止食管黏膜的损伤和诱发消化道出血,但并非绝对禁忌。对合并肝硬化腹水患者行开腹胃空肠切开置管可导致腹膜炎及腹水渗漏,故应慎重。

当肝功能不全患者的食欲缺乏和消化吸收障碍导致严重营养不良时,可通过 PN 补充能量与氨基酸、维生素和微量元素。

二、急性肾损伤患者的营养支持

20%~50% 的 ICU 患者合并急性肾损伤(AKI),AKI 的发生与 ICU 患者病死率升高明显相关。AKI 可导致多种代谢改变,影响机体容量、电解质、酸碱平衡,以及蛋白质与能量的代谢。危重患者已经存在的或医院获得性营养不良是导致 AKI 高病死率的一个重要因素,因此营养支持被认为是其治疗的一个重要部分,以最大限度地减少蛋白质分解,减缓血尿素氮、血肌酐水平升高,有助于肾损伤细胞的修复和再生,提高 AKI 患者的生存率。

尿毒症本身和由急性疾病引起的应激反应可以导致营养底物利用的明显变化。在营养支持过程中必须考虑蛋白质(氨基酸)、碳水化合物、脂的代谢异常以及电解质、液体负荷、酸碱平衡等改变的规律。目前认为 AKI 本身对能量代谢没有直接影响,能量需要量更多地取决于患者的基础疾病和当前状态。AKI 患者接受肾脏替代治疗(renal replacement therapy,RRT)会导致热量的丢失,受温度设定、血流速度的影响,这部分丢失的热量需要计入能量平衡的估算中,同时需要对热量补充量进行适当调整。但同时 RRT 治疗也会导致糖的丢失,在控制血糖的基础上适当补充丢失的葡萄糖。25~30kcal/(kg·d)的能量供给量是 AKI 患者指南推荐的补充量。

AKI 患者体内蛋白质分解增加,蛋白质合成也受到抑制,遏制这种状态一直是营养支持的一个重要方面。蛋白质的供给量需要考虑分解程度和是否接受肾脏替代治疗。AKI 期氨基酸代谢异常,体内氨基酸谱发生改变,应补充含非必需氨基酸和必需氨基酸的混合营养物。接受肾脏替代治疗的患者,尤其是静脉-静脉血液滤过治疗时,超滤液中可丢失一部分氨基酸和蛋白质,丢失总量与每天置换量相关,一般为 6~15g/d。尽管如此,增加单位时间氨基酸补充量仍可使接受肾脏替代治疗的患者获得正氮平衡。肾脏替代治疗期间增加蛋白质补充量达 2.5g/(kg·d),可获得最佳氮平衡状态并纠正氨基酸不足。需要说明的是对于肾小球滤过率(GFR)明显降低、尿氮排出量低于 0.8g/(kg·d)的患者,应测定血清肌酐与尿素氮,以及 24 小时氮的总排出量,依据氮的排出量决定氮入量。

胰岛素抵抗与内源性葡萄糖增加是急性疾病的代谢特点,由于 AKI 患者肾糖原丢失与胰岛素、胰高血糖素清除能力下降,其胰岛素抵抗更为突出。血糖的控制对重症患者非常重要,同时还必须考虑到肾脏替代治疗过程中含糖透析液导致的额外糖负荷及其对血糖的影响。

AKI 时脂代谢也受到明显影响,主要表现在脂蛋白酯酶活性下降,甘油三酯与极低密度脂蛋白(VLDL)、低密度脂蛋白(LDL)水平升高,胆固醇与高密度脂蛋白(HDL)水平降低,导致脂肪的清除能力降低 50%,甘油三酯清除能力受损导致高甘油三酯血症,但脂肪酸的氧化过程并没有受到影响。

AKI 期,体内微量营养素也发生明显的改变。电解质紊乱是临床常见的并发症,主要包括钾、磷酸盐、钙和镁等浓度改变。在进行肾脏替代治疗过程中由于丢失增加可以发生低磷血症。多种原因可以导致血钙的波动:1,25- 二羟维生素 D_3 的活性下降导致的肠道钙吸收下降和骨骼对甲状旁腺素抵抗等可能是主要原因;制动、透析液钙浓度过高、恶性肿瘤和高甲状旁腺素血症等均可导致高钙血症。高镁血症的发生率比较低,一般与摄入量增加有关。低镁血症的发生频率更高些。环孢素、顺铂等药物可以导致低镁血症,另外肾脏替代治疗可以引起镁的额外丢失,应引起注意。

微量营养素的另一个方面是维生素的代谢。水溶性维生素通过肾脏替代治疗丢失是其体内含量下降的主要影响因素。维生素 B_1 和维生素 B_6 的缺乏可以影响能量代谢并导致乳酸酸中毒。补充水溶性维生素很少因过量而导致中毒,但维生素 C 过量补充可能导致继发性草酸盐病,在肾脏替代治疗过程中应维持维生素 C 的补充量在 100mg/d。除了维生素 K 以外,脂溶性维生素常缺乏,尤其是维生素 D 因肾脏羟化作用下降而更为明显。微量元素代谢和补充的数量仍然不是非常清楚。微量元素对免疫调节、抗氧化等均起重要作用。有试验证实连续性静脉 - 静脉血液滤过(CVVH)的超滤液中含有铜、铬、锰、硒和锌等,所以在进行肾脏替代治疗过程中需要适当补充上述微量元素。

三、呼吸衰竭患者的营养支持

(一)慢性阻塞性肺疾病(COPD)时的代谢特点及营养支持原则

COPD 是一种慢性、进行性阻塞性通气功能障碍。COPD 患者多合并营养不良,发生率可达 20%~60%。其原因可能与患者主动摄食减少、胃肠道吸收功能减退、慢性炎症反应及代谢率增加有关。

COPD 患者发生营养不良的明显标志就是体重减轻。COPD 患者在病程早期即有脂肪和瘦体组织的消耗,但患者可以保持正常体重;而后期的 COPD 患者与恶性肿瘤恶病质患者类似,会出现明显的体重减轻。体重减轻是 COPD 患者病情急性加重和死亡的一项独立危险因素。

营养支持原则:对 COPD 合并呼吸衰竭的患者应尽早给予营养支持,并首选 EN。有研究表明营养支持可改善 COPD 患者的肺功能、血气指标、呼吸肌力,缩短机械通气的时间,但能否改善预后尚无定论。如果 EN 不可行,需要启动 PN。对于低营养风险患者,1 周内给予 TPN 不能使患者获益,且延长机械通气时间及 ICU 住院时间,增加感染及死亡风险。启动 TPN 的患者 1 周内采取低热量策略,即热量≤20kcal/(kg·d)或目标能量需求的 80% 和≥1.2g/(kg·d)蛋白质的补充可降低感染发生率,缩短机械通气时间。

(二)急性呼吸窘迫综合征(ARDS)时的代谢特点及营养支持原则

1. ARDS 时的代谢特点 包括:①ARDS 患者多存在严重的高分解代谢状态,短期内即可出现混合型营养不良。②ARDS 患者和其他重症患者类似,其静息能量消耗(resting energy expenditure,REE)可达到预计值的 1.5~2.0 倍。ARDS 的原发病如急性重症胰腺炎、脓毒症、创伤等,伴有 REE 不同幅度的明显增加。由于大多数 ARDS 患者需要机械通气治疗,这也可使 REE 增加。③ARDS 患者体内的肌糖原和肝糖原分解加速,脂肪大量氧化,随即瘦体组织大量分解,各种结构及功能蛋白被迅速消耗,同时伴有血糖水平的升高,机体对糖的利用减少,血清白蛋白浓度下降,谷氨酰胺显著减少,血中氨基酸比例失调。④ARDS 治疗过程中常因限制液体的输入而影响早期的营养支持。大量含磷的能量物质(ATP)被消耗,各种离子消耗的增加、摄入不足、分布异常,可使患者出现低钾、低钙、低磷、低镁、低钠、低氯等表现和对某些微量元素的需求增加。⑤ARDS 患者体内严重的氧化应激可消耗大量的抗氧化物质。

2. 营养支持原则 尽早实施营养支持可减少机械通气时间,缩短 ICU 住院时间。如果患者的肠道功能允许,应早期给予 EN,并采取充分的措施避免反流和误吸,因为误吸本身就可导致 ARDS 的发生。应避免过度喂养,特别是碳水化合物补充过多将导致二氧化碳的产生过多,增加呼吸商,加重患者的呼吸负荷。

(邓小明)

本章思维导图　　　　　　　　本章目标测试

第二十九章 | 疼痛诊疗

第一节 | 概 述

疼痛（pain）是一种与实际或潜在组织损伤相关的，或类似的不愉快的感觉和情感体验（国际疼痛学会，2020年版）。疼痛的定义包含以下内涵：①疼痛始终是一种主观体验，同时又不同程度地受到生物学、心理学以及社会环境等多方面因素的影响；②疼痛与伤害性感受不同，纯粹生物学意义上的感觉神经元和神经通路的活动并不代表疼痛；③人们可以通过生活经验和体验学习、感知疼痛并认识疼痛的实际意义；④个体对自身疼痛的主诉应予以接受并尊重；⑤疼痛通常是一种适应性和保护性感受，但疼痛同时也可对身体功能、心理健康和社会功能产生不利影响；⑥语言描述仅仅是表达疼痛的方式之一，语言交流障碍并不代表一个人或动物不存在疼痛感受。

（一）疼痛分类

1. **根据疼痛严重程度** 分为轻度疼痛、中度疼痛和重度疼痛。

2. **根据疼痛持续的时间** 分为急性疼痛和慢性疼痛。

3. **根据疼痛的原因** 分为创伤性疼痛、炎性疼痛、神经病理性疼痛、癌痛和精神（心理）性疼痛。

4. **根据疼痛发生的系统和器官** 分为躯体痛、内脏痛和中枢痛。

（二）疼痛对生理的影响

1. **精神情绪变化** 急性疼痛可导致患者紧张、焦虑、烦躁、哭闹不安。长时间疼痛可引起情绪异常、抑郁状态、表情淡漠，甚至伴有自杀倾向等。

2. **内分泌系统** 疼痛可通过促使体内释放多种激素，如儿茶酚胺、皮质醇、血管紧张素Ⅱ、抗利尿激素、促肾上腺皮质激素、醛固酮、生长激素和甲状腺素等，产生不同程度的应激反应，引起内环境和器官功能的紊乱。此外，疼痛还可引起肾血管反射性收缩，垂体抗利尿激素分泌增加，尿量减少。

3. **心血管系统** 疼痛通过兴奋交感神经，使血浆儿茶酚胺和血管紧张素Ⅱ水平升高，导致血压升高、心率增快和心律失常，并影响人体的氧供需平衡。

4. **呼吸系统** 疼痛可引起肌张力增加，使呼吸系统总顺应性下降；患者呼吸浅快，肺活量、潮气量和功能残气量均降低，肺泡通气/血流比值下降。由于疼痛影响，患者不愿深呼吸和用力咳嗽，使通气受限，容易导致肺炎、肺不张等并发症，老年人和肥胖患者尤其容易发生。

5. **消化系统** 疼痛可引起食欲缺乏、腹胀、呃逆、恶心、呕吐及便秘等症状。

6. **凝血系统** 疼痛引起的应激反应可改变血液黏滞度，使血小板黏附功能增强，纤溶系统功能紊乱，使机体处于高凝状态，促进血栓形成。

7. **其他** 疼痛可引起免疫功能紊乱，不利于防治感染和控制肿瘤扩散。

（三）疼痛的机制

疼痛是由感觉神经节的初级传入神经元、脊髓中间神经元和痛觉传导束，以及间脑和大脑的痛觉区介导的。三叉神经节和背根神经节中感觉神经元的周围突发出高阈值的Aδ和C纤维，形成支配外周组织（皮肤、肌肉、关节、内脏）的痛觉神经末梢，这些神经节的感觉神经元被称为伤害性刺激感受器，神经元胞体可将痛觉神经末梢的伤害性刺激转变为动作电位，并由神经元的中枢突传导至脊髓后角（图29-1）。周围组织受伤害时可能产生多种刺激因子，包括氢离子、交感胺类、三磷苷磷酸（ATP）、谷氨酸、神经肽（降钙素基因相关肽、P物质）、神经生长因子、前列腺素、促炎细胞因子和趋化因子等,多种刺激因子可导致神经元细胞膜上的阳离子门控通道开放。这些通道包括辣椒素通道(也称为辣椒素受体;transient receptor potential vanilloid 1,TRPV1)、氢离子通道、热敏感的瞬时感受器电位(transient receptor potential,TRP)阳离子通道和ATP门控离子通道(嘌呤能P2X3受体)等。通道开放引起周围伤害性感受器神经末梢的钠离子和钙离子内流,从而引起膜的去极化并导致爆发性动作电位,动作电位沿感觉神经轴突传递至脊髓后角,随后这些冲动传递至脑干、间脑以及大脑皮质。

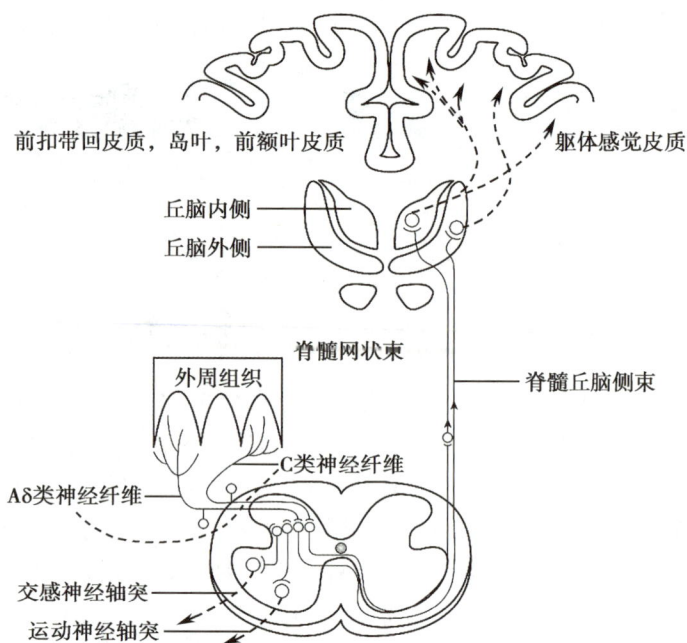

图 29-1　痛觉通路

伤害性刺激感受器中枢突末梢含有兴奋性递质,如谷氨酸、P物质、神经营养因子等,它们分别激活脊髓后角神经元突触后膜上的N-甲基-D-天冬氨酸(NMDA)、神经激肽和酪氨酸激酶受体;反复刺激伤害性感受器可使周围神经元和中枢神经元敏化,即伤害性感受器持续兴奋,导致脊髓神经元的信号输出递增,产生上扬现象。疼痛敏化的持续存在,改变了伤害性刺激感受器和脊髓神经元的基因转录水平。神经元基因转录水平的改变继而通过基因调控影响位于伤害性感受器和脊髓神经元上的神经肽、神经递质、离子通道、受体和转录依赖可塑性的信号分子表达水平,从而导致周围神经系统和中枢神经系统的细胞凋亡、神经生长以及神经树突棘的重塑。

疼痛的感知涉及四个关键过程:①转导:伤害性刺激激活初级传入神经纤维的特化感受器,将伤害性刺激转化为神经电信号。②传递:Aδ纤维传递快速尖锐的感觉,C纤维传递较慢的感觉。这两种纤维投射在脊髓后角(二级神经元),其中Aδ纤维连接到Ⅰ和Ⅴ层感觉神经元,C纤维连接到Ⅰ和Ⅱ层感觉神经元。由于脊髓后角细胞可被上位中枢下行神经纤维调控,电冲动的大小在此处可被调节,从而决定伤害性刺激传入的阈值。③调制:疼痛信息通过脊髓丘脑侧束和脊髓网状束,传至丘脑的三级神经元。脊髓丘脑侧束止于丘脑的腹后外侧核,定义产生疼痛的强度、位置和持续时间;脊髓网状束止于丘脑内侧核团,涉及疼痛情绪。④感知:丘脑的三级神经元投射至特定皮质区域,介导疼痛的感知、定位和情感成分。疼痛信号调节可发生在第二和第三过程,涉及脊髓和脊髓上位中枢的调控,从而对疼痛的神经活动进行敏化或抑制。

第二节 ｜ 疼痛的评估

在疾病诊疗过程中,疼痛的测量方法对确定疼痛持续时间、程度、原因以及对器官系统影响的程度非常重要,它们是制订治疗方案、选择恰当的药物和方法,以及评价治疗效果的重要依据。因此了解常用的疼痛评估方法非常重要。

1. **视觉模拟评分法**(Visual Analogue Scale,VAS)　VAS是一种简便、有效测量和评定疼痛强度的方法。在一张白纸上画一条长10cm的直线,左侧起点表示"无痛",为0分,右侧终点表示"剧烈疼痛",为10分。患者根据自己所感受疼痛程度,在直线上相应部位作标记,从"无痛"端至"剧烈疼痛"端记号之间的距离即为痛觉评分分数。VAS是目前最常用的痛觉强度评估方法。

2. **语言分级评分法**(Verbal Rating Scale,VRS)　VRS是根据患者对疼痛的主诉,将疼痛程度分为:①无痛;②轻度疼痛:有疼痛但可忍受,对生活和睡眠无干扰;③中度疼痛:疼痛不能忍受,对睡眠有干扰,要求服用镇痛药;④重度疼痛:疼痛剧烈,不能忍受,需用镇痛药,对睡眠有严重干扰,可伴自主神经功能紊乱或被动体位。

3. 数字分级评分法(Numerical Rating Scale,NRS)　NRS 使用"疼痛程度数字评估量表"(图 29-2)对患者疼痛程度进行评估。用"0~10"这 11 个数字表示疼痛强度,0 表示无痛,10 表示最痛。被测者根据个人疼痛感受在其中一个数字做记号。按照疼痛对应的数字将疼痛程度分为:轻度疼痛(1~3),中度疼痛(4~6),重度疼痛(7~10)。

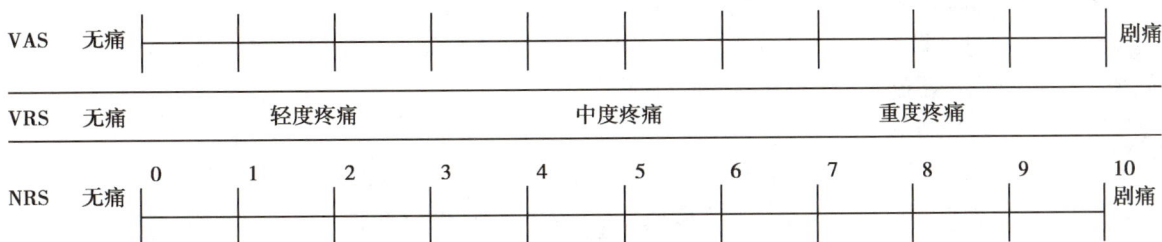

图 29-2　常用疼痛评估方法

4. 面部量表　由医护人员根据患者疼痛时的面部表情状态,对照"面部表情疼痛评分量表"(图 29-3)进行疼痛评估,适用于表达困难的患者,如儿童、老年人,以及存在语言或文化差异或其他交流障碍的患者。

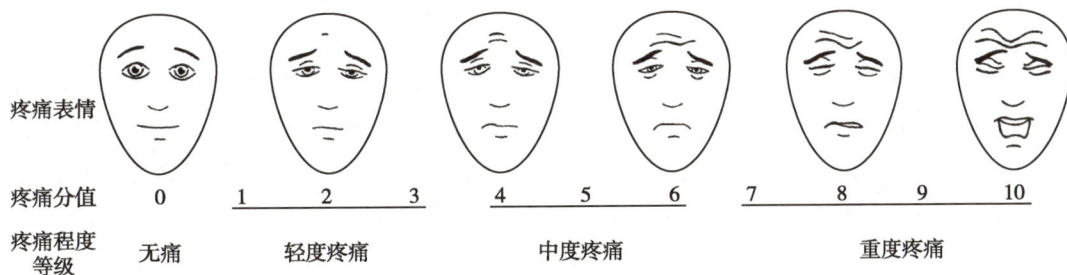

图 29-3　面部表情疼痛评分量表

5. 简明疼痛问卷表(Brief Pain Questionnaire,BPQ)　BPQ 又称简明疼痛量表(Brief Pain Inventory,BPI),是将感觉、情感和评价这三个因素分别量化。此表包括有关疼痛的原因、疼痛性质、对生活的影响、疼痛部位等描述词,并采用 VAS(0~10 级)描述疼痛程度,从多方面进行评价。BPQ 是一种快速、多维的疼痛测量与评价方法。

疼痛评估除上述方法外,还应结合临床表现和生化指标等进行动态评估。

第三节 | 常用的镇痛药物

镇痛药物通过调节与痛觉相关的化学物质(如前列腺素)的产生,抑制疼痛信号的传递(如吗啡),以及调节转导或传递伤害性刺激的神经受体或离子通道的激活(如利多卡因),从而减轻疼痛的感觉。目前用于治疗疼痛的药物主要包括阿片类药物、非甾体抗炎药(NSAIDs)、5- 羟色胺类药物、抗癫痫药、抗抑郁药和局部麻醉药。

(一) 阿片类药物

1. 作用机制　阿片类药物作用于具有七螺旋结构的 G 蛋白偶联受体,目前发现有三种亚型的阿片类受体(μ,δ,κ)。阿片类受体分布集中,且可在各级神经轴突被激活,包括初级感觉神经元(伤害性感受器)的外周突和中枢突、脊髓(中间神经元、投射神经元)、脑干和大脑皮质。所有的阿片类受

271

体与 G 蛋白(主要是 Gi/Go)偶联,随后抑制腺苷酸环化酶,降低电压门控钙通道的电导,开放整流钾通道,或是这些效应的联合。这些效应最终导致神经元活性的降低。钙离子内流受阻抑制了兴奋性(致伤害性)神经递质的释放。此外,阿片类药物抑制感觉神经元特异性河鲀毒素耐受型钠离子通道、TRPV1 以及由脊髓内的谷氨酸受体(如 NMDA)诱发的兴奋性突触后电流,抑制伤害性刺激在各级神经轴突的传递,减轻疼痛的感觉。不同亚型的阿片类受体有不同的生理效应,如 μ 受体介导呼吸抑制、镇静、奖赏 / 欣快感、恶心、尿潴留、胆管痉挛和便秘;κ 受体介导焦虑、厌恶、镇静和利尿作用;δ 受体介导奖赏 / 欣快感、较轻的呼吸抑制和便秘。

2. 常用药物　根据药物与受体的作用类型分为四大类,分别是:完全受体激动药(吗啡、可待因、美沙酮、芬太尼及其衍生物等);部分激动药(丁内诺啡);混合型激动 - 拮抗药(布扎啡诺、纳布啡、喷他佐辛);纯拮抗药(纳洛酮)。前三类药物都有镇痛作用。

(1)完全受体激动药

1)吗啡:为完全性阿片类受体激动药,有强大的镇痛作用,同时也有明显的镇静和镇咳作用。亲水性强,依赖肝脏代谢。皮下和肌内注射吸收迅速,皮下注射 30 分钟后即可吸收 60%,吸收后迅速分布至肺、肝、脾、肾等组织。成人仅有少量吗啡透过血 - 脑屏障,但可产生高效的镇痛作用。可通过胎盘到达胎儿体内。消除半衰期为 1.7～3.0 小时,蛋白结合率为 26%～36%。每次给药镇痛作用维持 4～6 小时。

2)氢吗啡酮(hydromorphone):是吗啡的氢化酮类似物,同吗啡一样具有亲水性,但脂溶性是吗啡的 10 倍,口服或静脉给药的镇痛强度约为吗啡的 5～7 倍。

3)羟考酮:是吗啡的半合成同类物,为 μ、κ 受体激动药,对于内脏痛有更好的镇痛效应。口服用药时镇痛强度约是吗啡的 1.5～2.0 倍。

4)芬太尼及其衍生物:芬太尼是人工合成的苯基哌啶类麻醉性镇痛药,镇痛作用机制与吗啡相似,是阿片类受体激动药,作用强度为吗啡的 100～180 倍。静脉注射 1 分钟即起效,4 分钟达高峰,维持 30～60 分钟。因其高亲脂性,其透皮贴剂常用于癌痛的控制。舒芬太尼的镇痛效价为芬太尼的 5～10 倍,作用持续时间约为其 2 倍。阿芬太尼的效价为芬太尼的 1/4,作用持续时间约为其 1/3。瑞芬太尼的效价与芬太尼相似,注射后起效迅速,药效消失快,是真正的短效阿片药。

5)曲马多:为非选择性的 μ、δ 和 κ 阿片受体完全激动药,与吗啡相比,镇痛剂量的曲马多在较宽的范围内无呼吸抑制作用。其镇痛作用的其他机制为抑制神经元对去甲肾上腺素和 5- 羟色胺的再摄取以及促进 5- 羟色胺的释放,因而可用于神经病理性疼痛的治疗。

(2)部分激动药:丁丙诺啡(buprenorphine)具有 μ 阿片受体部分激动以及 δ 和 κ 阿片受体拮抗的作用,因此呼吸抑制有封顶效应;具有高亲脂性,适用于透皮贴剂;对 μ 受体具有高度亲和力,解离慢,戒断症状轻微;主要经肝脏代谢、排泄,对于肾功能不全患者无须进行剂量调整。

(3)混合型激动 - 拮抗药:地佐辛(dezocine)是合成类阿片受体混合型激动 - 拮抗药,依赖性小,用于术后痛、内脏痛及癌性疼痛。常见的副作用有嗜睡、恶心、呕吐、头晕、定向障碍、幻觉、出汗及心动过速等。

(二)非甾体抗炎药和解热镇痛药

1. 作用机制　是一组不同结构的化合物,具有解热、镇痛、抗炎作用,可抑制环氧合酶(cyclooxygenase,COX),该酶为花生四烯酸转变为前列腺素和血栓素代谢途径中的关键酶。COX 有两种亚型,即 COX-1 和 COX-2,在外周组织及中枢神经系统内表达。在损伤和炎症介质(如细胞因子、缓激肽)的刺激下,这两种亚型都可上调从而引起前列腺素释放增加。在外周,前列腺素(PG)(主要为前列腺素 E_2,PGE_2)通过激活前列腺素受体(prostaglandin E receptors,EP)引起离子通道(如钠离子通道、TRPV1)磷酸化,从而导致痛觉感受器敏化,使伤害性感受器对有害的机械刺激(如压力、空腔脏器的扩张等)及化学性刺激(如酸中毒、缓激肽、神经营养因子等)或热刺激变得更加敏感。在脊髓内,PGE_2 抑制甘氨酸能抑制性神经元,增强兴奋性神经递质的释放,使伤害性感受器的刺激和传递(从脊髓到达大脑)易化。通过阻断其中一种(如选择性 COX-2 抑制剂)或两种环氧合酶(非选择性

COX 抑制剂),减少前列腺素合成,最终使伤害性感受器对伤害性刺激的反应减弱,脊髓中的神经传递减少,从而起到镇痛作用。

2. 常用药物

(1)非选择性 NSAIDs:如布洛芬、氟比洛芬酯或解热镇痛药(如对乙酰氨基酚),通常用于治疗轻、中度疼痛。非选择性的 NSAIDs 的副作用包括:可能抑制 COX-1 而导致血栓素生成受阻、抑制前列腺素合成、血小板功能破坏,引起胃肠道出血及其他出血性疾病。临床常用的氟比洛芬酯(flurbiprofen axetil)是丙酸类的非选择性 NSAIDs,通过在脊髓和外周抑制 COX,减少前列腺素的合成,产生镇痛作用。优点是无明显中枢抑制作用,对胃黏膜刺激小。静脉注射后 6～7 分钟血药浓度即达峰值。药物消除半衰期为 5～8 小时,主要以羟化物和结合物的形式经肾脏排泄。对于严重消化性溃疡,严重血液性疾病,心、肝、肾功能严重异常,严重高血压以及有过敏史的患者禁用。

(2)选择性 COX-2 抑制剂:如塞来昔布、帕瑞昔布属于昔布类的抗炎镇痛药。静脉注射或肌内注射后经肝脏酶水解,迅速转化为有药理学活性的伐地昔布,静脉注射后 7～13 分钟起效,持续 6～12 小时。适用于超前镇痛和多模式镇痛。高选择性 COX-2 抑制剂的副作用:引起血栓形成、心肌梗死、肾损害、高血压、卒中及肝毒性的风险。所有 NSAIDs 均有可能引起严重心血管事件的风险,应避免与其他 NSAIDs 合用。

(三)5- 羟色胺类药物

5- 羟色胺(5-hydroxytryptamine,5-HT)是交感神经系统、胃肠道及血小板中的一种单胺类神经递质,其受体在各级神经组织及血管中均有表达。在脊髓后角,5-HT 能神经元是内源性疼痛抑制系统的一部分。除 5-HT$_3$(一种配体门控离子通道)以外,其他 5-HT 受体都是 G 蛋白偶联受体。5-HT$_{1B/1D}$ 激动药(曲坦类药物)能有效治疗神经血管性头痛(偏头痛、丛集性头痛)。

(四)抗癫痫药

抗癫痫药用于治疗由周围神经系统损害(如糖尿病、疱疹)或中枢神经系统损害(如脑卒中)所导致的神经病理性疼痛。神经病理性疼痛的发病机制包括:再生神经敏化的伤害性感受器产生异位活动;"沉默"的伤害性感受器重新活化;或者自发的神经元活动;也可能是这几种机制的任意组合。它们可引起多级传入神经元敏化。抗癫痫药按其作用机制不同分为 4 类:①阻断病理性活化的电压敏感钠离子通道的药物,如卡马西平、苯妥英钠、拉莫三嗪、托吡酯;②阻断电压依赖性钙通道的药物,如加巴喷丁、普瑞巴林;③抑制突触前兴奋性神经递质释放的药物,如加巴喷丁、拉莫三嗪;④提高 GABA 受体活性的药物,如托吡酯。抗癫痫药常用于治疗神经性疼痛和预防偏头痛。

(五)抗抑郁药

抗抑郁药用于治疗神经病理性疼痛和头痛。根据作用机制,主要分为三环类抗抑郁药(阿米替林、丙米嗪、氯米帕明、地昔帕明)、非选择性去甲肾上腺素 /5-HT 再摄取抑制剂(文拉法辛、度洛西汀)、选择性 5-HT 再摄取抑制剂(舍曲林、西酞普兰、帕罗西汀、氟西汀)三大类。通过阻断再摄取作用,兴奋脊髓及大脑中内源性单胺能疼痛抑制性神经元。此外,它还具有拮抗 NMDA 受体、提高内源性阿片肽水平、阻断钠离子通道和开放钾离子通道的作用,从而抑制外周及中枢神经系统敏化。

(六)外用镇痛药

外用 NSAIDs、辣椒碱、局部麻醉药及阿片类药物有一定镇痛疗效。局部用药能使药物在疼痛局部达到最佳有效浓度,避免血药浓度过高导致的全身副作用,并减轻药物间相互作用。

(七)其他镇痛药

1. 局部麻醉药　慢性疼痛综合征患者可选用局部麻醉药,包括外用、口服、静脉注射、扳机点注射、神经阻滞。

2. α$_2$ 肾上腺素受体激动药　常用药物为可乐定和右美托咪定。α$_2$ 肾上腺素受体是 G 蛋白偶联受体,通过开放钾离子通道,抑制突触前钙离子通道,抑制腺苷酸环化酶活性,减少神经递质的释放,减少突触后传递,从而产生抑制效应。右美托咪定对于 α$_2$ 肾上腺素受体的选择性和亲和性显著高于可乐定。

3. **巴氯芬**　可激活突触前及突触后的$GABA_B$受体,导致兴奋性神经传导减弱,抑制性神经传导增强。常用于三叉神经痛及中枢性神经疼痛。最常见的副作用有嗜睡、头晕、胃肠不适。

第四节 | 急性疼痛治疗

临床上,麻醉医师常处理的两类急性疼痛包括:术后疼痛和分娩痛。

一、术后疼痛的治疗方法

术后疼痛治疗有多种选择,包括全身给予镇痛药和区域(椎管内和外周)镇痛技术。临床医师应结合患者的意愿进行个体化评估,为每例患者选择最合适的术后镇痛方案。

(一)镇痛给药途径

1. **口服给药**　应选择生物利用度高和术后易于口服的镇痛药。疾病本身、手术创伤和麻醉等因素均可抑制胃肠蠕动,影响口服药物吸收。

2. **肌内注射**　常用药物有NSAIDs、曲马多、盐酸丁丙诺啡等。肌内注射时有注射痛且血药浓度波动大。

3. **静脉注射**　静脉注射起效快,连续静脉输注较单次注射血药浓度波动小。常用药物有NSAIDs和阿片类药物。为提高静脉给药的镇痛效果和安全性,多采用患者自控镇痛方法。

4. **其他途径**　包括经直肠或鼻黏膜给药,经关节腔给药,以及神经周围注药,这些给药途径也是临床常用的有效方法。

(二)患者自控镇痛(patient controlled analgesia,PCA)

1. **分类**　根据不同给药途径分为:①患者自控静脉镇痛(PCIA);②患者自控硬膜外镇痛(PCEA);③患者自控神经阻滞镇痛(PCNA);④患者自控皮下镇痛(PCSA)等。

2. **常用术语**　①负荷剂量(loading dose):指PCA迅速达到无痛所需血药浓度,即最低有效镇痛浓度所需药量;②单次剂量(bolus dose):指患者因镇痛不全所追加的镇痛药剂量;③锁定时间(lockout time):指设定的两个单次有效给药的间隔时间,在此期间PCA装置不执行单次剂量指令;④背景剂量(basal infusion):为设定的PCA装置持续给药量。

3. **注意事项**　①使用PCA前根据不同个体和药物配方设置用药参数,使用中应密切监测;②使用前应向患者及家属讲解使用目的和正确操作方法,以便患者能按照自己的意愿安全有效镇痛;③使用期间医师应根据病情及镇痛效果对各项参数进行监测、调控并记录,如有异常应及时处理,防止镇痛不足或过度镇痛,降低相关并发症发生概率,提高镇痛安全。

(三)区域镇痛技术

1. **椎管内单次使用阿片类药物**　鞘内或者硬膜外腔单次注射阿片类药物可有效地作为单一性或辅助性镇痛。椎管内给予亲脂性阿片类药物,如芬太尼和舒芬太尼,镇痛作用起效迅速,并能从脑脊液中迅速清除,副作用少。

2. **持续硬膜外镇痛**　是一种安全有效的治疗急性术后疼痛的方法。术后硬膜外镇痛的效果优于全身应用阿片类药物。常用硬膜外镇痛药包括局部麻醉药、阿片类药物,两者可单用或联合应用。

3. **外周区域镇痛**　应用单次注射或持续输注的外周区域镇痛技术,其镇痛效果优于全身应用阿片类药物。应用各种伤口浸润和外周神经阻滞镇痛技术(如臂丛、腰丛、股神经、坐骨神经和皮神经阻滞)可增强术后镇痛效果。外周区域镇痛(腹横肌平面阻滞、腰方肌平面阻滞、前锯肌平面阻滞及竖脊肌平面阻滞等)在超声引导下进行操作,在某些方面优于全身应用阿片类药物,即镇痛效果更好,阿片类药物相关的副作用减少,并且降低椎管内神经损伤并发症的发生率等,但也应警惕局部血肿和相邻器官损害,如刺破胸膜引起的气胸等。同时应注意监测有无局部麻醉药中毒,并准备局麻药中毒的急救措施和方案。

(四)其他技术

其他非药理学技术如经皮神经电刺激疗法(transcutaneous electrical nerve stimulation,TENS)、针灸和心理学方法,都能用于缓解术后疼痛。

(五)围手术期多模式镇痛(perioperative multimodal analgesia)

是指在整个围手术期,联合应用不同作用机制的镇痛药物、辅助药物和镇痛技术,以应对不同机制产生的术后疼痛,达到最佳的减轻术后疼痛的疗效,降低镇痛相关并发症的发生率。多模式镇痛的原则包括:①术前、术中、术后镇痛;②多水平镇痛,即包括末梢、外周神经、脊髓水平、大脑皮质;③使用多种药物和镇痛技术;④联合方案中充分利用各种药物和技术,实现取长补短的目的,使患者能早日活动、早日恢复胃肠道营养,缩短住院时间,促进快速康复。

二、分娩镇痛

分娩镇痛(labor analgesia)即在分娩过程中由麻醉医师提供的镇痛技术和生命体征监测,为母婴提供安全、舒适的分娩条件。分娩镇痛首选椎管内分娩镇痛(包括连续硬膜外镇痛和腰 - 硬联合镇痛),静脉或吸入全身麻醉药可引起新生儿抑制,应谨慎使用。

1. **适应证**　无椎管内麻醉禁忌证者均有分娩镇痛的指征。

2. **禁忌证**　孕妇拒绝,母体明显的凝血功能异常,穿刺点感染,穿刺点皮肤异常,脊髓拴系综合征和母体血流动力学不稳定等。

3. **病情评估和准备**　首先应询问病史和分娩史,查体,并评估气道情况。在术前评估中,还应记录分娩计划和胎儿健康状况。必须获得产妇及家属的知情同意,麻醉医师应解释操作步骤和可能发生的并发症。

4. **穿刺间隙**　$L_2 \sim L_3$ 或 $L_3 \sim L_4$;置管深度:3～5cm。

5. **导管位置检测**　排除导管误入血管或蛛网膜下腔,注药后观察 5 分钟是否出现心率增快、口舌发麻、耳鸣和下肢麻木等症状。

6. **麻醉平面**　在第一产程使用低剂量局部麻醉药或联合使用阿片类药物,维持 $T_{10} \sim L_1$ 段的感觉阻滞。在第一产程后期和第二产程需要达到骶部神经阻滞效果。

7. **硬膜外镇痛用药方案**　见表 29-1。

表 29-1　分娩镇痛时硬膜外腔常用药物方案

药物	负荷剂量 /ml	背景剂量 /(ml/h)	单次剂量 /ml	锁定时间 /min
0.062 5%～0.15% 罗哌卡因 + 芬太尼 1～2μg/ml 或舒芬太尼 0.4～0.6μg/ml	6～15	6～15	8～10	15～30
0.04%～0.125% 布比卡因 + 芬太尼 1～2μg/ml 或舒芬太尼 0.4～0.6μg/ml	6～15	6～15	8～10	15～30

8. **腰 - 硬联合镇痛**　是蛛网膜下腔阻滞与硬膜外镇痛的结合,此法具有起效迅速、镇痛完善的优点。蛛网膜下腔注药剂量见表 29-2,后续硬膜外腔用药参考表 29-1。

9. **注意事项**　全过程应注意母体生命体征监测,并行胎心监护;同时注意产程进展检查。

表 29-2　分娩镇痛时蛛网膜下腔常用注药方案

单次阿片类药物	单次局麻药	联合用药
舒芬太尼 2.5～7.0μg	罗哌卡因 2.5～3.0mg	罗哌卡因 2.5mg+ 舒芬太尼 2.5μg(或芬太尼 12.5μg)
芬太尼 15～25μg	布比卡因 2.0～2.5mg	布比卡因 2.0mg+ 舒芬太尼 2.5μg(或芬太尼 12.5μg)

第五节 ｜ 慢性疼痛治疗

慢性疼痛（chronic pain）指持续或者反复发作超过 3 个月的疼痛,已被定义为一类独立的疾病。国际疼痛学会（IASP）和世界卫生组织（WHO）共同修订了 ICD-11,将慢性疼痛分为慢性原发性疼痛和慢性继发性疼痛综合征两大类。慢性原发性疼痛（一级诊断）的二级诊断分为:①慢性弥散性疼痛;②复杂性区域疼痛综合征;③慢性原发性头痛或颜面痛;④慢性原发性内脏痛;⑤慢性原发性肌肉骨骼疼痛。慢性继发性疼痛综合征（一级诊断）的二级诊断分为:①慢性癌症相关疼痛;②慢性术后或创伤后疼痛;③慢性神经病理性疼痛;④慢性继发性头痛或颜面痛;⑤慢性继发性内脏痛;⑥慢性继发性肌肉骨骼疼痛。每个二级诊断类别可再分为若干三级诊断类别,每个三级诊断类别可再分为若干四级（终级）诊断类别。常用治疗方法如下。

（一）药物治疗

药物治疗是最常用的方法。一般慢性疼痛患者需较长时间用药,为了维持最低有效血浆药物浓度,应采用定时定量用药。常用药物为非甾体抗炎药、阿片类药物、镇静催眠药、抗癫痫药以及抗抑郁药。

（二）神经阻滞 / 毁损

通过神经阻滞 / 毁损,可以阻断躯体痛和内脏痛的神经传导通路,达到直接缓解疼痛的目的。多种疾病的疼痛与交感神经有关,可通过交感神经阻滞进行治疗,常用的交感神经阻滞法有星状神经节阻滞和腰交感神经节阻滞 / 毁损,常用的方法如下。

1. **星状神经节阻滞术**（stellate ganglion block,SGB） 星状神经节是由颈下神经节与 T_1 神经节融合形成的交感神经节,位于颈长肌的外侧缘,第 7 颈椎横突基部与第 1 肋颈之间的前方。它包含头部及颈部的交感神经节前纤维和支配上肢及心脏的交感神经节后纤维。SGB 后可出现霍纳综合征,可用于治疗头面及上肢疼痛、心绞痛、心律失常等疾病。

2. **腰交感神经节毁损术** 腰交感神经节前纤维（白交通支）主要来自 L_1～L_2 脊神经前支,有时也有 L_3 脊神经前支参与。L_1～L_3 交感神经节的节后纤维在交感干内下行,后经 4 个腰神经的灰交通支加入腰丛,支配下肢。毁损 L_2 或 L_3 交感神经节可使其支配区域的疼痛减轻,血管扩张,从而改善下肢循环障碍。

3. **其他** 内脏大、小神经毁损以及腹腔神经丛毁损、上腹下神经丛毁损、奇神经节毁损等,常用于缓解腹部及盆腔疼痛,特别适用于晚期肿瘤患者。

（三）神经调控

神经调控是利用植入性和非植入性技术,依靠物理或化学手段来改善中枢、周围或自主神经系统的功能。常用的神经调控治疗方法包括脊髓电刺激、周围神经电刺激、运动皮质刺激、脑深部电刺激、鞘内靶控药物输注、经颅磁刺激等。

1. **射频调控** 射频治疗技术是通过专用设备和穿刺针精确输出超高频无线电波并作用于局部组织,起到热凝固、切割或神经调节作用,从而治疗疼痛疾病。该微创方法分为标准射频（热凝）模式和脉冲射频模式。①标准射频模式又称射频热凝或连续射频模式,是一种连续的、低强度的能量输出模式。标准射频通过电流产生的热效应导致蛋白变性、神经纤维破坏,从而阻断疼痛信号的传导。②脉冲射频模式是一种不连续的、脉冲式的电流在神经组织周围形成高电压、低温度的射频模式。射频仪间断发出的脉冲式电流传导至针尖,电极尖端温度保持在 42℃,不会破坏运动神经功能,而是在神经组织附近通过电压快速波动引起的场效应而起到镇痛效果。

2. **脊髓电刺激**（spinal cord stimulation,SCS） 是将脊髓刺激器的电极安放于硬膜外腔背侧,通过电流刺激脊髓后柱的传导束和后角感觉神经元。SCS 除应用于慢性疼痛外,近年来,还被用于器官功能保护、改善胃肠功能、中枢促醒并取得了一定的效果。

3. 鞘内药物输注　是将药物通过植入体内的微电脑输注泵输注至蛛网膜下腔内,直接作用于脊髓,因而药物剂量更低、疗效更佳,适用于慢性癌痛和非癌痛患者。可用于鞘内输注的药物包括吗啡、巴氯芬、可乐定、齐考诺肽。

(四) 其他微创介入治疗

包括微球囊扩张术(三叉神经半月节微球囊压迫术),椎间盘微创减压术(胶原酶、臭氧、等离子、低能量激光等),经皮脊柱内镜术,经皮椎体成形术(椎体后凸成形术和椎体成形术),椎管内、关节腔或痛点注射抗炎镇痛药等,具有风险低、创伤小、手术时间短、患者易于接受、术后恢复快等优点。

(五) 辅助治疗

辅助治疗方法包括:应用物理治疗促进血液循环,加快代谢产物的吸收或排出,从而发挥镇痛、消炎和解痉的作用;应用支具和矫形器转移重量,减少肢体的压力和应力,从而促进损伤愈合、缓解疼痛,防止进一步损伤;应用行为疗法与心理支持帮助患者保持乐观情绪;提供针对性的睡眠建议,促进患者身体恢复;此外,还应根据患者的具体情况给予运动建议或方法指导等。通过上述综合措施来帮助患者缓解疼痛,回归社会生活。

第六节 ｜ 舒缓医学与癌痛治疗

舒缓医学(palliative care)是着眼于改善面临危及生命疾病相关问题的患者及其家人的生活质量的一门学科,又称缓和医疗、姑息治疗、安宁疗护等。许多终末期疾病患者常合并各种难治性症状,如疼痛、呼吸困难、厌食、恶病质、恶心和呕吐、便秘、腹泻、肠梗阻、疲乏、谵妄和心理应激等,不但严重影响患者的生存质量,也给其家庭成员、社会带来巨大负担。舒缓医学通过专业的多学科团队(医师、护士、心理咨询师、物理治疗师、社工、志愿者等),帮助患者减轻症状,关注患者及其家庭的心理／心灵痛苦,让患者和家属在患者走向生命终点的整个过程中都能够获得更高的生存质量。其中癌痛治疗是舒缓医学的重要组成部分。疼痛是癌症患者最常见的症状之一,初诊癌症患者的疼痛发生率约为25%;晚期癌症患者的疼痛发生率约为60%～80%,其中1/3的患者为重度疼痛。癌痛严重影响癌症患者的生活质量。

(一) 病因治疗

癌痛的主要病因是原发病及其并发症等。因此,抗癌治疗如手术、放射治疗或化学治疗等可有效缓解癌痛。

(二) 药物镇痛治疗

1. 原则　根据世界卫生组织(WHO)癌痛三阶梯镇痛治疗指南,癌痛的药物镇痛治疗的五项基本原则如下。

(1) 首选无创给药:包括口服给药和透皮给药。对不宜口服给药者可用其他给药方法,如吗啡皮下注射、患者自控镇痛,较方便的方法有透皮贴剂等。

(2) 按阶梯给药:指根据患者疼痛程度,有针对性地选用不同强度的镇痛药(图29-4)。①轻度疼痛:选用非甾体抗炎药(NSAIDs);②中度疼痛:选用弱阿片类药物,并且可合用NSAIDs;③重度疼痛:选用强阿片类药物,并可联用NSAIDs。联合使用的目的是减少阿片类药物用量,从而达到良好的镇痛效果,且减少不良反应。如果患者诊断为神经病理性疼痛,应首选三环类抗抑郁药或抗惊厥药等。目前较新的观点认为,对于中 - 重度疼痛患者的

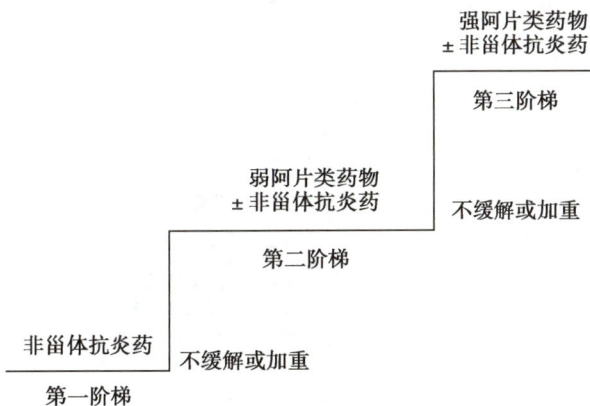

图 29-4　癌痛三阶梯治疗模式

治疗,应弱化第二阶梯的弱阿片类药物,强调早期启动强阿片类药物来控制疼痛。

（3）按时给药:指按规定时间间隔,规律性地给予镇痛药。按时给药有助于维持稳定、有效的血药浓度。目前,临床使用控缓释药物时强调以控缓释阿片类药物作为基础用药的镇痛方法,在滴定和出现爆发痛时,可给予速释阿片类药物来补救镇痛。

（4）个体化给药:指按照患者病情和癌痛缓解时的药物剂量,制订个体化用药方案。使用阿片类药物时,由于个体差异,阿片类药物无理想的标准用药剂量,应当根据患者的病情,使用足够剂量药物,使疼痛得到缓解。同时,还应鉴别是否有神经病理性疼痛,可联合用药。

（5）注意具体细节:对使用镇痛药的患者要加强监护,密切观察其疼痛缓解程度和机体反应情况,注意药物联合应用时的相互作用,及时采取必要措施,尽可能减少药物的不良反应,以提高患者的生活质量。

2. 药物选择与使用方法　应当根据癌症患者疼痛的程度、性质、正在接受的治疗、伴随疾病等情况,合理选择镇痛药和辅助药物,个体化调整用药剂量、给药频率,提高镇痛效果,防治不良反应。

（1）非甾体抗炎药:是癌痛治疗的基本药物,不同非甾体抗炎药有相似的作用机制,具有镇痛和抗炎作用,常用于缓解轻度疼痛,或与阿片类药物联合用于缓解中、重度疼痛。在治疗中应注意消化性溃疡、消化道出血、血小板功能障碍、肾功能或肝功能损伤等,其发生与用药途径、剂量及持续时间相关。

（2）阿片类药物:是中、重度疼痛治疗的首选药物。目前,临床上常用于癌痛治疗的短效阿片类药物为吗啡即释片,长效阿片类药物为吗啡缓释片、羟考酮缓释片、芬太尼透皮贴剂等。对慢性癌痛的治疗,推荐选择阿片类受体激动药。长期使用阿片类镇痛药时,首选口服给药,也可选用透皮贴剂给药,或临时皮下注射用药,必要时可自控镇痛给药。鞘内给药系统（intrathecal drug delivery system, IDDS）,例如脊髓吗啡泵是癌痛和慢性顽固性疼痛的特殊镇痛方法。

（3）辅助用药:包括抗惊厥药、抗抑郁药、糖皮质激素、N-甲基-D-天冬氨酸（NMDA）受体拮抗药和局部麻醉药。辅助药物能够增强阿片类药物镇痛效果,或产生直接镇痛作用。辅助镇痛药常用于辅助治疗神经病理性疼痛、骨痛和内脏痛。

（三）非药物治疗

最常用于癌痛治疗的非药物方法是微创介入治疗,包括神经阻滞、神经松解术、经皮椎体成形术、神经损毁术、神经刺激疗法、射频消融术等干预性治疗措施。椎管内麻醉、神经阻滞等方法可通过局部作用于神经而有效控制癌痛,减轻阿片类药物引起的胃肠道反应,降低阿片类药物的使用剂量。有学者将微创介入治疗归纳为癌痛治疗的"第四阶梯"。然而"第四阶梯"并不是最后的"阶梯",由于微创介入治疗通常风险较低,应评估患者的获益/风险比后将微创介入治疗贯穿癌痛治疗的始终。

其他用于癌痛治疗的非药物治疗方法还有:针灸,经皮穴位电刺激等物理治疗,认知-行为训练,社会心理支持治疗等。适当应用非药物疗法可作为药物镇痛治疗的有益补充,与药物治疗联用可增加镇痛治疗的效果。

（冯　霞）

本章思维导图　　本章目标测试

第三十章 | 药物依赖与戒断

药物依赖又称药物成瘾,是由药物长期与机体相互作用后引起的一种认知、行为和生理等方面的症状,停止用药可导致机体的不适或者心理上的渴求。传统上将药物依赖分为躯体依赖和精神依赖。药物依赖被认为是一种慢性、复发性脑病,不仅直接危害依赖者个体身心健康,也成为严重的社会问题。药物依赖涉及生命科学多个研究领域,其机制尚未完全明确,因此临床上仍缺乏特异性的治疗方法。

第一节 | 概 述

一、基本概念

1. **药物耐受**(drug tolerance) 是指长期使用某种药物后,药物的效应逐渐减弱以至消失,或是需要不断增加药物的剂量以获得同样的药物效应的现象。药物耐受往往导致用药过量,可危及生命安全。

2. **药物依赖**(drug dependence) 又称药物成瘾(drug addiction),是用药者对药物有一种强烈的渴求,并反复地应用,以取得药物产生的特殊感觉或避免停药后产生的痛苦为特点的一种精神和躯体性病理状态,表现为周期性、持续地使用某种药物的强迫性愿望。

3. **躯体依赖**(physical dependence) 是指反复使用具有依赖性潜能的药物所造成的一种适应状态,其特征是用药者一旦停药,将发生一系列生理功能紊乱,即戒断综合征(withdrawal syndrome)。

4. **精神依赖**(psychological dependence) 是指使用者对使用药物所产生的一种特殊的精神效应,表现为对药物的强烈渴求和强迫性觅药行为。这种精神上不能自制的强烈欲望驱使用药者周期性或连续性地用药。

5. **正性强化效应**(positive reinforcement effect) 是指精神活性物质改善人体情绪、产生欣快感的作用,使用这些物质往往会使用药者产生一种无法用语言表述的欣快感,这种感觉驱动使用者不间断地去追求使用药物,形成规律性用药。此作用被称为精神活性物质的正性强化效应,即奖赏效应(reward effect)。

6. **负性强化效应**(negative reinforcement effect) 是指在生理状态下机体的各种功能处在一种平衡状态,长期使用某种精神活性物质后,在中枢神经系统的协调下机体会发生代偿性适应并建立病理状态的新的平衡,此时一旦停止用药,就会打破这种病理状态下的平衡并诱发某些系统的病理性反应,即戒断综合征或某些精神情绪上的负性反应。由于用药者害怕戒断综合征和负性情绪反应的发生而被迫不间断地使用该类精神活性物质以维持这种病理平衡。

7. **脱毒**(detoxification) 包括生理脱毒和心理脱毒,是使个人从精神活性物质的作用中摆脱出来的过程。具体是指逐渐清除体内毒品,减轻主观不适感,减轻可观察或可测量的戒断症状,预防突然中止使用毒品后产生健康风险的治疗过程。

8. **复吸**(relapse) 是指经临床脱毒治疗或以其他方式(如强制戒毒)、出于其他原因(如关押劳教等)停止使用依赖性药物一段时间后,小剂量药物、与用药相关的环境和线索(人员、地点、与过去用药相关的物品等)以及应激等触发以前的觅药和用药行为,并再次形成药物依赖状态。

二、药物依赖的流行病学及危害

药物依赖是一个全球性的社会、健康和公共卫生问题,给世界各国带来了巨大的疾病和经济负担,并增加社会不良事件的发生。药物依赖最多见、最严重的是毒品依赖(吸毒)。大麻是吸食人数最多的毒品,其次是阿片类药物、苯丙胺类中枢兴奋剂("摇头丸")和可卡因等。

根据联合国毒品和犯罪问题办公室发布的《2023年世界毒品问题报告》,截至2021年,全球有近3亿药物成瘾者,比10年前增加23%;因滥用药物患者数近4 000万,10年来增加45%。全球每年因吸毒直接死亡的人数超过60万,主要是由于过量使用海洛因和芬太尼等阿片类药物。全球近1 200万人注射使用毒品,其中140万人感染HIV,560万人患有丙型肝炎。

我国高度重视禁毒工作,深入实施"清源断流"战略,毒品滥用人数持续下降。随着对药品的升级管制,麻醉性药品和精神类药品的科学化管理及规范化用药,毒品供应、毒品消费和毒品滥用规模持续减小。

三、药物依赖的病因

药物依赖是长期滥用成瘾药物导致大脑发生一系列结构与功能改变的结果,目前尚无有效的治疗方法。药物依赖的病因复杂,可能是心理、生物与社会因素相互作用的结果,目前公认环境因素和药物依赖遗传易感性相互作用是药物依赖形成的主要原因。

1. 遗传因素　体验过神经精神药物所产生的欣快感的人群中,只有少数人发展为药物依赖者,说明药物依赖具有遗传易感性。研究显示,依赖性药物作用的神经递质/受体系统、影响药物代谢的酶系等基因多态性,形成了药物依赖易感性的遗传学基础。

2. 社会因素　家庭和生活等社会经济因素、高强度工作压力、同伴压力、容易获得依赖性药物的环境、对药物依赖呈宽容态度的社会环境及生活习惯等,是影响药物依赖形成和复吸的主要社会因素。

3. 个体因素

(1)人格缺陷:意志薄弱、过度依赖他人、缺乏自制自信等,具有攻击性性格、反社会人格等。

(2)具有强烈的好奇心:促使个体去尝试依赖性药物产生的特殊效应。

(3)精神或情感障碍:抑郁症、焦虑症、注意缺陷障碍、多动症等。

(4)躯体疾病:如躯体不适、疼痛、失眠等。

四、依赖性药物的分类

依赖性药物分为麻醉药品、精神药品和其他类药品三大类:①麻醉药品:阿片类如鸦片、海洛因、吗啡、可待因、哌替啶、芬太尼、美沙酮等;可卡因类如可卡因、古柯叶、古柯糊等;大麻类如大麻烟、大麻树脂、大麻油等。②精神药品:镇静催眠药和抗焦虑药如巴比妥类、苯二氮䓬类;中枢兴奋剂如苯丙胺、甲基苯丙胺(冰毒)、亚甲二氧基苯丙胺("摇头丸")等;致幻剂如麦角酸二乙酰胺(LSD)、毒蕈碱等。③其他类药品:烟草、乙醇、咖啡因及挥发性有机溶媒等。

根据《中华人民共和国刑法》第三百五十七条规定,将鸦片、海洛因、甲基苯丙胺、吗啡、大麻、可卡因以及国家规定管制的其他能够使人形成瘾癖的麻醉药品和精神药品定义为毒品。毒品可以分为天然毒品、半合成毒品和合成毒品三大类:天然毒品是指直接从毒品原植物中提取的毒品,如大麻、鸦片等;半合成毒品是由天然毒品和化学物质合成而得,如海洛因、可卡因等;合成毒品是指完全用有机合成的方法制造的毒品,如冰毒、氯胺酮等。2013年,联合国毒品和犯罪问题办公室对新出现的、存在药物滥用可能性但国际上尚未列管的物质定义为新精神活性物质(new psychoactive substance),也被称为第三代毒品。截至2023年,我国列管的新精神活性物质超过180种。

第二节 | 药物依赖的机制

因各类依赖性药物在化学结构、作用靶点和药理效应方面存在较大差异,药物依赖的病理生理学机制极为复杂,但都有导致滥用并最终发展到成瘾的共同特征,即奖赏效应或强化作用,它是形成、维持以及复发性强迫觅药行为的主要原因。

一、药物依赖相关的神经解剖学基础

在生物进化过程中,动物通过饮食、哺乳、交配等行为获得原始的欣快感和满足感,激发了本能的趋向性行为,从而保证了物种的存在、进化、繁衍和延续。在生物行为学中,这种与欣快、满足有关的感受和事件被称为"奖赏"。介导这种奖赏效应的脑区被称为"奖赏系统"或"奖赏通路"。药物依赖的形成,正是过度激活奖赏系统,不断产生正性强化作用的结果。

中枢神经系统内的许多部位参与了药物依赖的形成和发展,而且介导躯体依赖和精神依赖的中枢神经部位有明显的差别。

参与躯体依赖的中枢有蓝斑、中脑导水管周围灰质、内侧丘脑、下丘脑、杏仁核、黑质、苍白球、中缝大核、延髓巨细胞网状核、脊髓等。形成药物精神依赖的最主要的解剖基础是中脑边缘奖赏系统(mesolimbic reward system),包括富含多巴胺能神经元的腹侧被盖区(ventral tegmental area,VTA)及其投射区伏隔核(nucleus accumbens,NAc)、杏仁核(amygdala,AMY)、海马(hippocampus,Hipp)及前额叶皮质(prefrontal cortex,PFC)等结构。其中中脑腹侧被盖区、伏隔核和前额叶皮质之间的神经环路是目前认为介导药物依赖的关键通路(图30-1)。

此外,长期给予依赖性药物产生的慢性效应所涉及的脑环路不仅包括调控急性奖赏效应的环路,还包括学习和记忆的神经环路,后者也参与依赖性药物奖赏所感受到的刺激信息的处理和贮存,对药物成瘾的形成发挥重要作用。

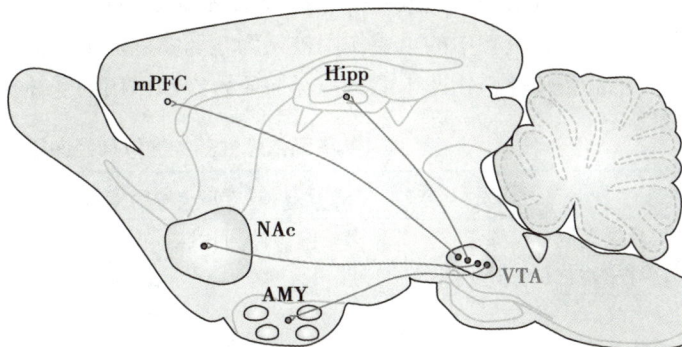

图 30-1 中脑多巴胺奖赏环路
mPFC. 内侧前额叶皮质。

复吸是由药物依赖者对依赖性药物的奖赏效应以及用药时环境线索形成的强烈记忆造成的。因此,与情绪体验、记忆形成和巩固相关的脑区如海马和前额叶皮质在药物依赖中也发挥重要作用。

二、参与药物依赖的神经递质/受体系统

神经递质/受体系统是实现神经环路功能的物质基础,几乎所有神经递质/受体系统都不同程度参与药物依赖,其中研究较多的是多巴胺及谷氨酸系统。

1. 多巴胺(dopamine,DA) 多巴胺是体内一种重要的神经递质,参与运动、情感、动机以及快乐的调节。它是奖赏系统中的重要递质,因其能使人产生愉快感觉,故被称为"快乐递质"。刺激多巴胺奖赏系统可以获得三种效应:激活运动行为、激励学习和使继发性激励特性再燃。在美食及其他感兴趣的天然奖赏的刺激下,脑内腹侧被盖区的多巴胺能神经元被激活,导致伏隔核、前额叶皮质等脑区的多巴胺释放增多,并作用于突触后膜上的多巴胺受体,从而使人产生愉悦的感觉。增多的多巴胺很快会被其转运体再摄取,使得突触间隙中多巴胺的浓度不至于过度升高,因此天然奖赏不会导致强烈持久的欣快感。与天然奖赏不同,多数依赖性药物在激活多巴胺能神经元的同时,还能阻断多巴胺转运体,导致大量的多巴胺在突触间隙中聚集,持续地激动突触后膜上的多巴胺受体,从而产生强烈而持久的欣快感。这种持续的正性强化刺激,导致心理依赖的逐渐形成。虽然每种药物的作用机制略有不同,但其最终均可导致伏隔核内的多巴胺浓度大幅度上升。

2. 谷氨酸(glutamic acid) 腹侧被盖区多巴胺能神经元和伏隔核内多巴胺能神经末梢均接受杏仁核和前额叶皮质的谷氨酸能神经元投射。在药物依赖形成过程中,谷氨酸直接或间接地调节多巴胺系统的功能。传入腹侧被盖区的谷氨酸提高了多巴胺能神经元胞体的兴奋性,促进伏隔核内多巴胺的释放;

传入伏隔核的谷氨酸通过突触前机制也促进多巴胺的释放。从杏仁核和前额叶皮质到腹侧被盖区和 / 或伏隔核等核团的谷氨酸能投射是吸食药物相关的环境线索记忆形成和复吸行为所不可缺少的。

三、药物依赖的细胞和分子机制

1. **细胞机制**　产生和释放多巴胺的腹侧被盖区多巴胺能神经元的兴奋性是调节中脑多巴胺奖赏系统功能的关键。腹侧被盖区多巴胺能神经元存在慢频率单一放电和高频率爆发式放电两种自发放电模式。爆发式放电模式比单一放电模式在其投射靶区产生更多的多巴胺递质释放,从而更有效地激活中脑多巴胺奖赏系统。腹侧被盖区多巴胺能神经元的兴奋性受其自身和突触传入的共同调节,腹侧被盖区多巴胺能神经元兴奋性的改变可影响其投射区多巴胺的释放量,进而通过伏隔核和前脑皮质等区域接受神经元的多巴胺受体功能改变介导药物依赖的形成和发展。

2. **分子机制**　长期应用依赖性药物促使细胞内信号转导系统和核内基因表达发生变化,引起中脑多巴胺奖赏通路神经元异常适应性或可塑性改变,导致药物依赖相关行为的产生。腺苷酸环化酶(adenylate cyclase,AC)/ 环磷酸腺苷(cAMP)/cAMP 依赖蛋白激酶 A(protein kinase A,PKA)/cAMP 反应元件结合蛋白(cAMP-response element binding protein,CREB protein),即 AC/cAMP/PKA/CREB 信号通路在药物依赖中的重要作用被认为是药物依赖形成和发展的分子机制。

不同依赖性药物产生的拟神经递质效应和作用的受体机制如表 30-1 所示。

表 30-1　不同依赖性药物的拟神经递质效应和作用的受体机制

药物	拟神经递质 / 调质效应	作用的受体 / 离子通道
阿片类药物	内源性阿片肽	激动 μ、δ 和 κ 阿片受体
精神兴奋剂(可卡因、苯丙胺等)	多巴胺	可卡因阻断 DA 转运体,使 DA 重摄取减少;苯丙胺促进 DA 释放
乙醇	γ- 氨基丁酸,谷氨酸	增强 $GABA_A$ 受体功能 抑制 NMDA 受体配体门控离子通道
大麻	内源性大麻素	激活 CB1 受体
致幻剂	5- 羟色胺	部分激活 $5-HT_{2A}$ 受体
尼古丁	乙酰胆碱	激活 ACh 受体
苯环利啶	谷氨酸	拮抗 NMDA 受体配体门控离子通道

注:CB.cannabinoid,大麻素;ACh.acetylcholine,乙酰胆碱。

第三节 ｜ 药物依赖的临床表现和诊断

一、临床表现

长期使用依赖性药物给滥用者的精神和身体带来严重损害,其临床表现包括精神障碍、心理障碍、戒断症状、中毒和其他相关并发症等。

1. **渴求与强迫性觅药行为**　渴求是慢性药物滥用者在中断使用药物一段时间后的一种体验,是精神依赖性的特征性表现。为了追求药物的精神效应和避免戒断症状的痛苦,滥用者常不顾法律和道德,不择手段获取这类药物。药物依赖导致的强迫性觅药行为,是造成药物滥用及相关暴力犯罪、家庭毁灭等社会问题的根源。

2. **戒断综合征**　是指长期应用依赖性药物后,中断或减量用药所引起生理功能的紊乱。其严重程度不一,重者可致药物滥用者身心内稳态严重失调,器官功能受损乃至衰竭而致死。戒断反应也是药物滥用者或吸毒者难以戒毒和复吸的重要原因。不同药物有不同的戒断症状。

(1)阿片类:一般在停药 6～8 小时后出现症状,18～24 小时后出现明显的戒断症状。临床表现为:①精神状态及行为异常,如焦虑、不安、易怒、困倦或失眠;②呼吸困难、关节与肌肉疼痛、肌强直、肌无力、意向性震颤、斜视、体重减轻、发冷或体温升高；③自主神经系统症状，如大汗淋漓、汗毛竖立、瞳孔散大、流涕、流涎、食欲缺乏、恶心、呕吐、腹泻、胃肠绞痛、皮肤苍白、心动过速、血压增高等。

（2）大麻：骤然停用可出现不安、焦虑、食欲缺乏、失眠、体温下降甚至寒战、发热、震颤。

（3）精神兴奋剂：骤然停用可出现持久睡眠、全身乏力、精神萎靡、抑郁、饮食过量等。苯丙胺类有类似可卡因类药物的戒断表现。

（4）镇静催眠药、抗焦虑药及乙醇：戒断症状主要表现为不安、焦虑、快速眼动睡眠反跳性加强、失眠、震颤、深反射亢进、出现阵发性异常脑电图（高幅放电）、恶心、呕吐、食欲缺乏、直立性低血压，严重者出现高热、惊厥、谵妄、意识模糊以及恐怖的幻视与幻听等。突然停用大剂量巴比妥类药可出现痉挛性抽搐，严重者发生癫痫持续状态甚至死亡。

3. 精神障碍　是最主要和最危险的临床表现，可以出现幻觉、思维障碍、人格缺陷，甚至出现伤人或自杀等危险行为。

4. 中毒反应　一次大量或长期慢性服用依赖性药物可引起中毒反应。不同的药物引起的中毒反应的症状和体征也不同，严重者如不及时治疗可导致死亡。

（1）阿片类药物：主要表现为呼吸频率减慢、幅度减小、发绀，瞳孔缩小、可呈针尖样瞳孔，脉搏细弱、心率减慢、血压下降、皮肤湿冷、意识模糊，外周循环衰竭、少尿或无尿、休克。

（2）大麻：临床表现为心率增快、直立性低血压、意识不清，结膜血管充血扩张而出现典型的红眼，伴发错觉、幻觉与思维障碍。部分患者产生严重的焦虑、恐惧和冲动行为，并伴有濒死感。有些还可出现一过性的抑郁状态，悲观厌世、自杀。

（3）可卡因：临床表现为心动过速、血压升高、瞳孔散大、肌肉抽搐、失眠、焦虑，也可出现幻觉、偏执妄想及攻击行为。

（4）苯丙胺类：中毒症状包括多语、头痛、意识错乱、血压上升、瞳孔散大、食欲缺乏。大剂量使用可引起精神错乱、思维障碍等。

（5）巴比妥类药物：长期服用可引起慢性中毒反应，主要表现为：①共济失调；②思维迟钝；③情绪不稳，易激惹；④起居无节，行为放荡，道德观念差；⑤可发生中毒性精神病。

5. 神经精神系统损害　大多数药物依赖患者都会有烦躁不安、焦虑、激动、偏执、幻觉、欣快、抑郁甚至精神错乱等精神异常或障碍。最大的危害是损害判断能力，从而导致暴力行为。长期滥用药物对中枢和周围神经系统的直接毒性作用，导致神经细胞或组织不可逆的病理性改变，如发生弱视、横断性脊髓病变、突发性下肢截瘫、躯体感觉异常及末梢神经炎等。

6. 其他

（1）感染：各类依赖性药物均可削弱机体免疫功能，使药物滥用者的各种机会性感染发生率增高，且抗生素难以治愈，如并发病毒性肝炎、蜂窝织炎、肢体坏疽、破伤风、获得性免疫缺陷综合征（AIDS）等。

（2）对胎儿和新生儿的影响：许多依赖性药物可以通过胎盘进入胎儿体内，因此，妊娠期吸毒可导致胎儿畸形、发育障碍、流产、早产和死胎，常有新生儿体重减轻、易于感染、器官畸形及身体发育障碍等。

二、诊断

（一）病史

对于主动接受治疗的患者来说，其临床诊断并不困难。而对于强制戒毒者，则需借助其他诊断手段如实验室检查等来甄别。在病史采集过程中要特别注意患者的首次药物滥用时间、年龄、原因和相关背景，首次滥用药物的感受和经过；现阶段药物滥用的方式、途径、剂量、频率、是否为复合用药及身体和精神状况等；药物滥用后若有戒治史，应问诊戒治时间、方法、使用的药物、地点、疗效、失败的原因、复吸间隔时间、是否有并发症及其他既往病史等。

（二）体格检查

多数药物依赖患者因营养不良，无力型体型者较为多见，常明显消瘦。药物滥用者由于毒品的精神活性作用，往往出现精神障碍的表现，主要表现为感知觉障碍、思维障碍、注意力不集中、记忆力下降、定向力障碍、情感障碍等。此外,药物依赖患者的皮肤主要表现为苍白或色素沉着、皮疹、痤疮、溃疡与糜烂,沿体表浅静脉走行可见多发的针眼或针斑,肌内注射者在臀部或上臂可出现较大面积的皮下结节和硬斑。当出现戒断症状时,患者主要表现为强迫体位、腺体分泌增多、心动过速、血压升高、呼吸频率和幅度发生明显变化。

(三)诊断标准

1. 依赖综合征诊断标准　《中国精神障碍分类与诊断标准第三版》(CCMD-3)中,依赖综合征的定义为:反复使用某种精神活性物质导致躯体或心理方面对某种物质的强烈渴求与耐受性。

(1)症状标准:反复使用某种精神活性物质,并至少有下列中的 2 项:①有使用某种物质的强烈欲望;②对使用物质的开始、结束,或剂量的自控能力下降;③明知该物质有害,但仍应用,主观希望停用或减少使用,但总是失败;④对该物质的耐受性增高;⑤使用时体验到快感或必须用同一物质消除停止应用导致的戒断反应;⑥减少或停用后出现戒断症状;⑦使用该物质导致放弃其他活动或爱好。

(2)严重标准:社会活动功能受损。

(3)病程标准:在最近 1 年的某段时间内符合症状标准和严重标准。

2. 戒断综合征诊断标准　CCMD-3 中,戒断综合征的定义为:停用或减少使用精神活性物质所致的综合征,包括引起的精神症状、躯体症状,或社会活动功能受损。

(1)症状标准:因停用或减少所用物质,至少有下列中的 3 项精神症状:①意识障碍;②注意力不集中;③内感性不适;④幻觉或错觉;⑤妄想;⑥记忆减退;⑦判断力减退;⑧情绪改变,如坐立不安、焦虑、抑郁、易激惹、情感脆弱;⑨精神运动性兴奋或抑制;⑩不能忍受挫折或打击;⑪睡眠障碍,如失眠;⑫人格改变。

因停用或减少所用药物,至少有下列 2 项躯体症状或体征:①寒战、体温升高;②出汗、心率过快或过缓;③手颤加重;④流泪、流涕、打哈欠;⑤瞳孔散大或缩小;⑥全身疼痛;⑦恶心、呕吐、厌食,或食欲增加;⑧腹痛、腹泻;⑨粗大震颤或抽搐。

(2)严重标准:症状及其严重程度与所用物质和剂量有关,再次使用可缓解症状。

(3)病程标准:起病和病程均有时间限制。

(4)排除标准:①排除单纯的后遗效应;②其他精神障碍(如焦虑障碍、抑郁症)也可引起与本综合征相似的症状,需注意排除。

(四)实验室检查

多使用薄层色谱法、荧光分光光度法、气相色谱法等方法对毒品成瘾者的尿样进行定性和定量分析。

第四节 ｜ 药物依赖的治疗及麻醉处理原则

一、药物依赖的治疗原则

药物依赖治疗包括临床脱毒治疗、后续康复巩固、重返社会三大基本环节,只有将这三者紧密结合起来,才能使更多的成瘾者真正脱离毒魔,回归社会。

1. 了解病史,正确诊断,全身体格检查和实验室检查。根据依赖性药物的种类和剂量确定治疗计划。

2. **临床脱毒治疗**　临床脱毒治疗是药物依赖全程治疗的第一阶段和首要环节。作为脱离毒品的第一步,治疗目标:首先是帮助毒品成瘾者从毒品依赖变成无毒状态;其次是帮助患者维持无毒状态。通过科学合理的治疗,将药物依赖所致的戒断症状降至最低限度,药物依赖造成的体内一系列病理生理改变及其引起的并发症得到有效治疗。通过心理治疗为后续康复巩固打下基础。临床上常用的治疗方法有依赖性药物递减疗法、其他药物替代疗法、中西医结合疗法、针刺疗法等。

3. **康复治疗**　在滥用者完成临床脱毒治疗后,应尽快让患者进入康复治疗程序,接受相当长时间的身体、心理等方面的康复治疗。治疗集体或治疗社区是指在一种特定的居住环境中,居住成员通过治疗程序来修通自己的人格问题,改善人际关系,树立对自己行为负责的观念。成员通常应在社区中住6～12个月,在这期间,他们需要接受各种辅导(如心理辅导、职业辅导、教育辅导等),学习各种知识,接受技能训练等。当完成在治疗集体中的基本康复治疗程序后,戒毒成功率明显增高,最终回归社会。

4. **复吸预防和回归社会**　防止复吸需要采用多因素综合措施方能奏效,应将药物治疗、康复治疗与个人 - 家庭 - 社区和社会力量相结合,不仅需要医务人员的参与,更需要社会学家、心理学家、教育家和法律、执法工作者的共同努力与支持。

二、药物依赖患者的麻醉处理原则

(一)麻醉前评估和准备

1. 详细了解患者药物依赖的成因、依赖性药物的种类、服用的时间和剂量、近期发生戒断症状的情况以及既往的治疗过程等。

2. 围手术期不进行依赖性药物的脱毒治疗。

3. 长期使用依赖性药物可导致患者多个器官 / 系统功能发生病理性损害。

4. 药物依赖患者在围手术期可因停用依赖性药物而发生戒断综合征。

5. 患者对镇痛药产生耐受,因此应注意镇痛药的使用剂量,慎重使用纳洛酮等拮抗药物。

6. 注意依赖性药物和麻醉用药之间相互作用或交叉耐受。

7. 纠正营养不良、脱水、恶病质、感染等。

8. 注意患者的精神状态和情绪变化,对于术前镇静、抗焦虑药物的选择,要考虑到药物依赖患者可能会对各种镇静药产生耐受性。

9. 注意患者外周皮肤感染情况,评估可能存在的静脉开放或神经阻滞穿刺困难。

10. 注意患者是否合并艾滋病。

(二)麻醉方法的选择和麻醉管理

1. **全身麻醉**　药物依赖患者一般身体情况较差,术中可能出现戒断症状,选择气管内插管全身麻醉较为合适。对阿片类药物依赖者,如果正在使用依赖性药物,术中仍可使用阿片类药物,如芬太尼等,且剂量应适当加大;对处于戒毒期的患者,尽量不用阿片类药物。镇痛维持以氯胺酮为主,其他全身麻醉药、镇静药、肌肉松弛药的选择应尽量避免使用对心、肝、肾功能影响大者。一般认为,药物依赖患者对镇静药和全麻药的耐受性增高,药物效应降低,应适当增大剂量。

2. **椎管内麻醉**　对于时间不长的腹盆腔和下肢手术,也可谨慎施行椎管内麻醉。但由于药物依赖患者易发生脊椎感染,术前应仔细检查,尤其注意有无穿刺部位的皮肤感染及脊柱畸形和压痛等。术中应注意观察,及时发现戒断症状,必要时改全麻。

3. **局麻或神经阻滞**　适用于简单的清创手术或伤口缝合等小手术。

4. **麻醉管理**　药物依赖患者可能发生对镇痛药、镇静药耐受,难以维持麻醉深度,可借助听觉诱发电位和脑电双频指数等监测手段,结合严密的临床观察调整用药剂量,防止患者术中知晓。如果发生不明原因的心率增快、血压升高、分泌物增多等,应高度警惕戒断症状出现的可能。若患者术后苏醒延迟,应送入 PACU 或 ICU,不推荐使用拮抗药。

5. **术后镇痛**　可选择使用局部麻醉药、氯胺酮、非甾体抗炎药等。

(曹君利)

本章思维导图　　　　本章目标测试

推荐阅读

［1］ 刘进,熊利泽.麻醉学.2 版.北京:人民卫生出版社,2022.

［2］ 邓小明,姚尚龙,于布为,等.现代麻醉学.5 版.北京:人民卫生出版社,2021.

［3］ 迈克尔·格鲁博.米勒麻醉学:第 9 版.邓小明,黄宇光,李文志,译.北京:北京大学医学出版社,2021.

［4］ 郭曲练,姚尚龙.临床麻醉学.4 版.北京:人民卫生出版社,2016.

［5］ 邓小明,李文志.危重病医学.4 版.北京:人民卫生出版社,2016.

［6］ 李文志,赵国庆.麻醉学.2 版.北京:人民卫生出版社,2021.

［7］ 丁文龙,刘学政.系统解剖学.9 版.北京:人民卫生出版社,2018.

［8］ 中华医学会麻醉学分会.2020 版中国麻醉学指南与专家共识.北京:人民卫生出版社,2022.

［9］ 阿鲁鲁·S.雷迪.水、电解质和酸碱平衡紊乱:临床评估与管理:原书第 2 版.张向阳,陈旭岩,译.北京:中国科学技术出版社,2020.

［10］ 围术期醋酸盐平衡晶体液临床应用专家共识工作小组.围术期醋酸盐平衡晶体液临床应用专家共识.中华麻醉学杂志,2023,43(5):513-518.

［11］ 中国抗癌协会肿瘤营养专业委员会,中华医学会肠外肠内营养学分会.肠外营养安全性管理中国专家共识.肿瘤代谢与营养电子杂志,2021,8(5):495-502.

［12］ 中华医学会肠外肠内营养学分会.中国成人患者肠外肠内营养临床应用指南(2023 版).中华医学杂志,2023,103(13):946-974.

［13］ BUTTERWORTH J F,MACKEY D C,WASNICK J D. Morgan & Mikhail's clinical anesthesiology. 7th ed. New York:McGraw-Hill Education,2022.

［14］ APFELBAUM J L,HAGBERG C A,CONNIS R T,et al. 2022 American Society of Anesthesiologists practice guidelines for management of the difficult airway. Anesthesiology,2022,136(1):31-81.

［15］ PANCHAL A R,BARTOS J A,CABAÑAS J G,et al. Adult basic and advanced life support writing group. Part 3:adult basic and advanced life support:2020 American Heart Association guidelines for cardiopulmonary resuscitation and emergency cardiovascular care. Circulation,2020,142(16_suppl_2):S366-S468.

［16］ EVANS L,RHODES A,ALHAZZANI W,et al. Surviving sepsis campaign:international guidelines for management of sepsis and septic shock 2021. Intensive Care Med,2021,47(11):1181-1247.

［17］ MATTHAY M A,ARABI Y,ARROLIGA A C,et al. A new global definition of acute respiratory distress syndrome. Am J Respir Crit Care Med,2024,209(1):37-47.

［18］ DESAI N,SCHOFIELD N,RICHARDS T. Perioperative patient blood management to improve outcomes. Anesth Analg,2018,127(5):1211-1220.

［19］ BEREND K,DE VRIES A P,GANS R O. Physiological approach to assessment of acid-base disturbances. N Engl J Med,2014,371(15):1434-1445.

中英文名词对照索引

5-羟色胺 5-hydroxytryptamine, 5-HT 273
6 分钟步行试验 6 minutes walking distance, 6MWD 175
CO_2 波形图 capnography 33
γ-氨基丁酸 γ-aminobutyric acid, GABA 108

A

阿芬太尼 alfentanil 164
阿片类药物 opiates 164
阿片样物质 opioid 164
阿托品 atropine 16
艾司氯胺酮 esketamine 162
鞍区麻醉 saddle anesthesia, SA 150
胺碘酮 amiodarone 236

B

靶控输注 target-controlled infusion, TCI 165
白蛋白 albumin 83
饱胃 full stomach 15
背景剂量 basal infusion 274
苯二氮䓬类药物 benzodiazepines 15
鼻咽通气道 nasopharyngeal airway 23
辨证论治 syndrome differentiation and treatment variation 194
标准碳酸氢盐 standard bicarbonate, SB 77
表面麻醉 topical anesthesia 138
丙泊酚 propofol 162
屏气试验 breath holding test 11
布比卡因 bupivacaine 150

C

肠内营养 enteral nutrition, EN 263
肠外营养 parenteral nutrition, PN 263
超声心动图 echocardiography 120
潮气量 tidal volume, V_T 32
持续气道正压 continuous positive airway pressure, CPAP 34
持续性炎症、免疫抑制和分解代谢综合征 persistent inflammation, immuno-suppression, catabolism syndrome, PICS 259
出血时间 bleeding time, BT 57

醋酸盐平衡晶体液 acetate-buffered crystalloid solution 82

D

代谢当量 metabolic equivalent, MET 12
代谢性碱中毒 metabolic alkalosis 79
代谢性酸中毒 metabolic acidosis 78
单次剂量 bolus dose 274
低钾血症 hypokalemia 71
低钠血症 hyponatremia 69
低血容量性休克 hypovolemic shock 216
低氧血症 hypoxemia 36
地氟烷 desflurane 161
地西泮 diazepam 15
地佐辛 dezocine 272
电解质紊乱 electrolyte disturbances 182
电休克治疗 electric shock therapy, EST 172
丁丙诺啡 buprenorphine 272
丁卡因 tetracaine 150
动脉血二氧化碳分压 $PaCO_2$ 33
动脉血压 arterial blood pressure 41
动脉血氧分压 PaO_2 36
动脉血氧含量 CaO_2 37
动态肺顺应性 dynamic compliance, C_{dyn} 34
短暂性神经综合征 transient neurologic syndrome, TNS 184
多巴胺 dopamine, DA 221, 281
多巴酚丁胺 dobutamine 220
多尿 polyuria 182
多器官功能衰竭 multiple organ failure, MOF 219
多器官功能障碍综合征 multiple organ dysfunction syndrome, MODS 217, 243

E

恶性高热 malignant hyperthermia, MH 104
恩氟烷 enflurane 161

F

非去极化肌松药 nondepolarizing muscle relaxants 162
非甾体抗炎药 nonsteroidal anti-inflammatory drugs, NSAIDs 176